画像診断 別冊 KEY BOOKシリーズ

A Key to Gynecologic MR Imaging

婦人科MRI アトラス

改訂第2版

編著
今岡いずみ・坪山尚寛・田中優美子

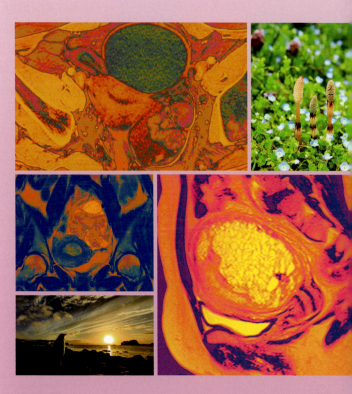

秀潤社

改訂第2版の推薦のことば

　大学や会社において，女性が働きやすく，活躍できる組織にしようという運動が盛んである．特に，管理職や責任あるポジションに女性が少なく，様々な指標で日本は最下位に近い．大学においても女性の教員，管理職登用に数値目標を設けたり，diversity宣言をしたりして努力しているが，なかなか実績が上がってこない．放射線科においても，ポストが上にいくに従って女性の比率が低く，サブスペシャルティの学会や研究会でも，役職に就いている女性の比率は低い．

　この中で唯一，婦人科画像診断は女性が優位な領域である．婦人科画像診断のセッションでは，学会で発表する人も，それに質問する人も，そして座長も女性という場面をよく見る．MRIが婦人科画像診断に用いられた頃から現在に至るまで，この傾向は変わっていない．能力ある女性達が，長い間努力して，遠慮なく活躍できる領域として築いてきたのであろう．今岡いずみ博士，田中優美子博士はその代表であり，現在も第一線の放射線科医として活躍している．二人の力を結集して2004年に出版した『KEY BOOK婦人科MRIアトラス』は，長い間，婦人科MRIを読影する上での標準図書であり続けてきた．

　その後，2014年には，田中優美子博士は産婦人科の画像診断全般を解説した教科書を出版され，その高い能力を改めて感じさせられた．そのお二人が『KEY BOOK婦人科MRIアトラス』を大幅に改訂して世に出されると聞き，その変わらぬエネルギーに脱帽した次第である．改訂第2版は初版に比べて100ページ以上増えており，選び抜かれた画像が数多く示されている．これらの画像が，分かりやすい解説と相まって，理解を助けている．

　改訂第2版のもう一つの特徴は，坪山尚寛博士が加わったことである．坪山先生は卒後間もなくして，近畿大学で今岡先生とともに働き，婦人科画像診断に興味を持った．その頃ISMRM (International Society for Magnetic Resonance in Medicine) でお会いして，その高い能力に強い魅力を感じたのをよく覚えている．その後，学会活動，執筆，講演と目覚ましい活躍をしておられる．今回，お二人に伍して執筆され，改訂版に新鮮な魅力を与えている．誠に素晴らしい人選であり，今後の活躍を心より期待している．

　取扱い規約の改訂や勤務先の異動があったりして，やり直しや中断を余儀なくされたであろう．このような困難を乗り越えて，大変な努力の上に本書が完成されたことは想像に難くない．今後10年は，婦人科のMRIを代表する教科書として用いられ続けるであろう．三人の先生に，婦人科MRIに興味を持つ放射線科医を代表して，厚く感謝の気持ちを捧げたい．

2019年3月

神戸大学理事・副学長

杉村和朗

改訂第2版の序

　早いもので，初版を上梓してから，干支が一回りともう少し経ちました．この間，手にとって下さった方々のお陰で，『KEY BOOK婦人科MRIアトラス』は育ってきたと思います．本当に有難いことと，心より感謝申し上げます．

　婦人科領域の画像診断のみならず，画像診断全般において，現在はかなり成熟した時代であると感じます．初学者にとっては，最初から非常に高い山が領域ごとにそびえ立っているように思われることでしょう．一方で，この登山で六合目あたりに来た中堅者にとっては，今まで踏みしめてきた道を振り返る作業と，さらに目指す方向を探す作業とで，いくら時間があっても足りません．

　本書がアトラスの名の通り，"役立つ地図"となれるよう，編著者一同，持てる力を振り絞りました．基本的には初版の構成を踏襲していますが，疾患の項目を増やしたことや，できる限り多くの症例を載せたことから，ページ数は増やさざるを得なかったことをご了承ください．

　画像診断の世界を登山になぞらえましたが，では頂上はどこにあるのか，と問われると残念ながらわかりません．駆け出しの頃，いつか山頂から景色を見るように，全てが解る日が来るのだろうかと思っていました．そんな日は来ない，ということだけはわかりました．形態診断だけの時代は過ぎ，機能診断が当たり前のように組み込まれ，さらにブレイクスルーがあり，AI (artificial intelligence) も参入し，今後も刻々と変化していくのでしょう．時代が変わっても，最終的な目的は患者さんの利益であることを忘れずにいたいと思います．

　放射線科，産婦人科でご指導いただいた多くの先輩方，同じ道を目指す皆様，いつも凄い画像で唸らせてくださる技師の皆様，たくさんの方々に今日までの御礼を申し上げたく思っております．

　代表として，初版に続いて推薦のことばをお引き受けくださった杉村和朗先生に深謝いたします．また，改訂の話はもっと前から浮かんでいましたが，上手く波に乗れず泡のような日が続きました．その間，じっと辛抱強くお付き合いくださった原田顕子氏，学研メディカル秀潤社の編集部諸氏，栗田由香里氏，谷口陽一氏，そして吉安俊英氏に，感謝いたします．

2019年3月　よく見ればあとさき多きつくし哉（子規）

今岡いずみ
坪山尚寛
田中優美子

初版の推薦のことば

　冬のシカゴはとても寒い．正直ほとんど楽しみもなくRSNAに参加している．来年こそは不参加にして，優雅な年末を過ごそうと思うのだが，気が付けばシカゴ，というのが20年以上続いている．その中で，1つ楽しみがある．Girl's nightである．RSNA 3日目の夜，trendy restaurantで開かれる．主催はDr. Susan Ascher, regular memberに富樫かおりさん，今岡いずみ君，と私が入っている．何故Girl's nightに私が？ この会への参加条件は，富樫先生を尊敬する女性医師ということになっている．そして，富樫さんの宿敵であるという理由から，私が加わっている．

　別に女性臓器だから女性が診なければならない理由はない．特に画像であるから，男性が読影することに何ら差し障りは無いはずである．ところがこの領域の女性放射科医の活躍はめざましい．これは日本に限らず，欧米においてもそうである．ちなみに私が留学していた時のボスはDr. Hedvig Hricakといい，今はRSNAのBoard of trusteeをしている女性放射科医である．もちろん，日本には世界に誇る富樫かおり先生がいる．

　領域は違うが，私が最も尊敬していた放射線科医は板井悠二先生である．富樫さんも，誰にもまして彼を尊敬していた．そして，彼の身近に，やはり彼の心酔者がいた．田中優美子さんである．関東の地に婦人科MRIを根付かせ，筑波から多くの業績を世界に発信し続けている．素晴らしい能力と努力の人である彼女の目標は富樫かおり先生である．勿論，今岡君も同じ目標を持っている．

　さて，一昨年のRSNAが終わってしばらくしてから，今岡君が，長年の構想があるのだが，それを実現したいと相談に来た．Practicalなところと，academicな内容が程良くミックスされている企画であった．彼女は1人でこつこつと努力し，着実に仕事を成し遂げている．必ず良い本ができるであろうと思い，誰と執筆するのかを尋ねた．田中さんと何度も意見を交わしているとのこと．それなら問題はない．成功を強く確信し秀潤社の須摩さんに引き合わせた．勿論，すぐ了解された．

　彼女たちは何時も1例ずつレビューし，考え，それをまとめ上げてRSNAに出し，英文論文にまとめ上げている．本書も人の論文だけを頼りにして書かれていない．長年の蓄積の重みが，本のあちこちできらめいている．ページをめくりながら，よく書いたものだと彼女たちの努力に敬意を感じる次第である．一般診療にたずさわりながら，本書を書き上げるのは本当に大変であっただろうと，改めて感心する．

　本書は彼女たちが尊敬し目標としている板井悠二先生と富樫かおり先生，良きパートナーであるDr. Ascher, 彼や，彼女たちのしっかりとした土台の上に作られた著書である．女性による女性のための婦人科MRIの定番として，本書を是非放射科医，婦人科医に勧めたい．男性医師にも，より役立つ本であることは言うまでもない．

2004年3月

神戸大学大学院医学系研究科生体情報医学講座教授
杉村和朗

初版の序

　時折，研究会や学会で話をする機会をいただくようになり，相手に自分の考えを伝えることの難しさを痛感することが多くなりました．多くを表現しようとすれば漏れ落ち，漏れなくやろうとすれば狭い範囲に限られます．いきおい，最大公約数で無難に，となるのですが本当に相手の求めていることなのだろうか？そのようなことを考えていると自分自身の内に何か溜まっていくのを感じていました．

　婦人科疾患の画像診断は今や特殊なものではなくなり，先達の無数の尽力の上に目覚ましい発展を遂げています．しかしながら，多くの画像診断医にとって，新たなエビデンスを取り入れながら診断レポートを作成するのは容易なことではありません．そこで，本書は初心者のために日常診療に役立つ婦人科領域の画像診断の基本と，中堅として画像診断に関わる読者のためにさらに専門領域へ踏み込んだ解説を盛り込んだ，使いやすい専門書を目指しました．既刊のKeybookシリーズは著者も愛読していますが，研修医もその道の達人も気軽に手に取って利用されているのを目の当たりにして，その魅力に少しでも近づけるよう心掛けたところです．本書においては「疾患から始まりその所見解説」の構成にとどまらず，「症候や所見から始まり鑑別診断と解説」の構成を積極的に取り入れて，実際の読影手順に沿うことを目指しています．特に6章はその色合いを濃くしており，今岡と田中が呻吟した結果，重なる項目を敢えて省かず，入り口を複数呈示しました．エビデンスからはずれないよう気を付けましたが，最大公約数を越えて踏み込んだ冒険になりました．

　症例の選択には細心の注意を払いましたが，日々最高の画像を目指して下さる技師の方々の努力には，改めて頭の下がる思いがいたします．画像の源は一人一人の患者さんですが，本書が患者さんの利益としてフィードバックされることを切に願います．

　思えば，今まで本当に多くの方々にお世話になり，育てていただきました．ここに皆様のお名前を挙げて感謝を申し上げたいところですが，かなわぬ非礼をお許し下さい．その代表として，いつも暖かく見守って下さり，本書の序文もお引き受け下さった杉村和朗先生に，深く感謝を申し上げます．また，長年にわたり厳しくも優しくご指導をいただいた板井悠二先生が，本書の完成を見ずにご逝去なされたことは誠に残念でなりません．謹んで御霊前にご報告し深謝申し上げます．最後に，編集にあたり大変お世話になった原田顕子氏をはじめ画像診断編集部諸氏に，感謝いたします．

　2004年3月　鴬の鳴いた日に

今岡いずみ
田中優美子

編著者一覧

今岡いずみ	Izumi Imaoka	近畿大学医学部放射線診断学 （現：神戸低侵襲がん医療センター放射線科）
坪山尚寛	Takahiro Tsuboyama	大阪大学大学院医学系研究科放射線医学講座
田中優美子	Yumiko Oishi Tanaka	がん研究会有明病院画像診断部

CONTENTS

画像診断 別冊 KEY BOOK シリーズ
婦人科MRIアトラス 改訂第2版
A Key to Gynecologic MR Imaging

改訂第2版の推薦のことば	2
改訂第2版の序	3
略語一覧	13
本書の構成と凡例	14

1章 婦人科疾患のMR検査法

▌婦人科疾患のMR検査法

適応と前処置	（田中）	18
基本の撮像法	（田中）	22
追加の撮像法	（田中）	22
高磁場装置	（田中）	34
日本医学放射線学会編『画像診断ガイドライン』の活用	（田中）	36

2章 正常解剖とそのバリエーション

▌正常解剖

子宮・腟	（今岡）	40
卵巣・卵管	（今岡）	41
月経周期に伴う変化	（今岡）	41
年齢による変化	（今岡）	47
外因性ホルモンによる子宮の変化　hormonal medication associated uterine changes	（今岡）	48
手術による子宮の変化　post operative uterine changes	（今岡）	52

3章　子宮体部の疾患

■主として子宮内腔を占める疾患

子宮内膜癌　endometrial cancer	（坪山）	56
子宮内膜増殖症　endometrial hyperplasia	（今岡）	68
子宮内膜ポリープ　endometrial polyp	（今岡）	72
子宮粘膜下筋腫　submucosal leiomyoma	（今岡）	74
子宮癌肉腫　carcinosarcoma	（坪山）	76
子宮腺肉腫　adenosarcoma	（坪山）	78
子宮留水症・留膿症・留血症　hydrometra, pyometra, and hematometra	（今岡）	80

■主として筋層を冒す疾患

子宮腺筋症　adenomyosis	（今岡）	82
様々な子宮腺筋症　adenomyosis	（今岡）	85
子宮筋腫　uterine leiomyoma	（今岡）	88
様々な子宮筋腫　uterine leiomyoma	（今岡）	91
子宮筋腫：変異型（1）　uterine leiomyoma, variants	（今岡）	94
子宮筋腫：変異型（2）　uterine leiomyoma, variants	（今岡）	97
子宮平滑筋肉腫　leiomyosarcoma	（坪山）	100
低異型度子宮内膜間質肉腫　low-grade endometrial stromal sarcoma (low-grade ESS)	（坪山）	102
高異型度子宮内膜間質肉腫，未分化子宮肉腫 　　high-grade endometrial stromal sarcoma (high-grade ESS), undifferentiated uterine sarcoma	（坪山）	105
その他の稀な子宮腫瘍　1：女性生殖器のPEComa 　　perivascular epithelioid cell tumor (PEComa) of the female genital tract	（田中）	108
その他の稀な子宮腫瘍　2：アデノマトイド腫瘍　adenomatoid tumor	（坪山）	112
その他の稀な子宮腫瘍　3：二次性子宮腫瘍　secondary uterine tumor	（今岡）	114

> ▶ NOTE
> 　子宮内膜間質肉腫の病理の変遷　　　　　（坪山）　107
> ▶ Column
> 　怖い思いをした症例①：子宮内膜癌と子宮留水症　（今岡）　71
> 　婦人科悪性腫瘍と傍腫瘍症候群　　　　　（田中）　111

4章　子宮頸部の疾患

■子宮頸癌

画像診断医に求められる臨床的事項	（田中）	118
ステージングアトラス	（田中）	121
放射線治療に伴う変化	（田中）	127

■充実性腫瘤

子宮頸部筋腫　leiomyoma of the uterine cervix	（田中）	130
その他の稀な子宮頸部腫瘍　other rare tumors of the uterine cervix	（田中）	132

■嚢胞性腫瘤

ナボット嚢胞　nabothian cyst	（田中）	134

分葉状頸管腺過形成　lobular endocervical glandular hyperplasia (LEGH)		(田中)	136
胃型頸部腺癌　mucinous adenocarcinoma, gastric type		(田中)	140

> ▶ NOTE
> 　メラニンのT1短縮効果　　　　　　　　　　　　　　(田中)　133
> ▶ Column
> 　怖い思いをした症例②：子宮頸部摘出術　　　　　　　(坪山)　139
> 　怖い思いをした症例③：卵巣境界悪性腫瘍と悪性腫瘍　(坪山)　139
> 　怖い思いをした症例④：妊娠中の造影剤使用　　　　　(坪山)　139

5章　周産期の異常と絨毛性疾患

▍異所性妊娠
(田中)　144

▍胎盤の異常
前置胎盤　placenta previa　　　　　　　　　　　　　　(田中)　146
癒着胎盤　placenta accreta　　　　　　　　　　　　　　(田中)　149
遺残胎盤・胎盤ポリープ・妊娠付属物遺残
　　retained placenta, placental polyp, retained products of conception (RPOC)　(田中)　151
胎盤腫瘍　placental tumors　　　　　　　　　　　　　　(田中)　154

▍絨毛性疾患
胞状奇胎　hydatidiform mole　　　　　　　　　　　　　(田中)　156
侵入胞状奇胎・絨毛癌・存続絨毛症
　　invasive hydatidiform mole, choriocarcinoma, persistent torphoblastic disease　(田中)　158
その他の稀な絨毛性疾患　other rare gestational trophoblastic diseases　(田中)　160

> ▶ NOTE
> 　妊娠中のガドリニウム造影剤の投与　　　　　　　　　(田中)　148

6章　無月経と不妊に関連した疾患

▍原発性無月経
アンドロゲン不応症　androgen insensitivity syndrome　(坪山)　164
その他の性分化疾患（性腺形成不全を中心に）
　　other dysorders of sex development (especially gonadal dysgenesis)　(田中)　166

▍Müller管形成異常，その他
子宮低形成／無形成　MDA class Ⅰ : hypoplasis/agenesis　(今岡)　168
単角子宮　MDA class Ⅱ : unicornuate　　　　　　　　　(今岡)　170
重複子宮　MDA class Ⅲ : didelphus　　　　　　　　　　(今岡)　172
双角子宮・中隔子宮　MDA class Ⅳ and Ⅴ : bicornuate and septate　(今岡)　174
月経流出路障害　obstructing disorders associated with abnormal fusion　(今岡)　176
骨盤子宮内膜症　pelvic endometriosis　　　　　　　　　(今岡)　178
多嚢胞性卵巣症候群　polycystic ovary syndrome (PCOS)　(今岡)　180

7章 女性骨盤内腫瘤の鑑別診断

▍鑑別診断のための戦略概論
腫瘍か腫瘍でないか　　　　　　　　　　　　　　　　　　　　　　　　（田中）　184
上皮性か非上皮性か　　　　　　　　　　　　　　　　　　　　　　　　（田中）　184
上皮性腫瘍の良悪性・組織学的亜分類　　　　　　　　　　　　　　　　（田中）　186
癌性腹膜炎の鑑別診断（desicion tree 5）　　　　　　　　　　　　　　　（田中）　189

▍卵巣癌と関連疾患
画像診断医に求められる臨床的事項　　　　　　　　　　　　　　　　　（今岡）　194
ステージング　　　　　　　　　　　　　　　　　　　　　　　　　　　（今岡）　195
decision tree 5：大量腹水・骨盤内多発腫瘤　　　　　　　　　　　　　　　　　204
遺伝性婦人科腫瘍　genetic predisposition in gynecologic cancers　　　　（田中）　206
decision tree 1：単房性嚢胞性腫瘤　　　　　　　　　　　　　　　　　　　　　208
decision tree 4：多房性嚢胞性腫瘤　　　　　　　　　　　　　　　　　　　　　210

▍嚢胞性腫瘤，充実性構造を伴わない
機能性嚢胞　functional cyst　　　　　　　　　　　　　　　　　　　　（今岡）　212
傍卵巣嚢胞　paraovarian cyst　　　　　　　　　　　　　　　　　　　（今岡）　214
漿液性腫瘍，良性　serous tumors, benign　　　　　　　　　　　　　　（今岡）　216
卵管留水症　hydrosalpinx　　　　　　　　　　　　　　　　　　　　　（今岡）　218
子宮内膜症性嚢胞（チョコレート嚢胞）　endometriotic cyst (chocolate cyst)　（今岡）　220
粘液性腫瘍，良性　mucinous tumors, benign　　　　　　　　　　　　　（今岡）　222
粘液性腫瘍，境界悪性〜悪性　mucinous borderline tumor and mucinous carcinoma　（今岡）　226
黄体化過剰反応　hyperreactio luteinalis (HL)　　　　　　　　　　　　（今岡）　228
peritoneal inclusion cyst（偽嚢胞）　peritoneal inclusion cyst (pseudocyst)　（今岡）　230
術後合併症　post operative complication　　　　　　　　　　　　　　（今岡）　232
卵管卵巣膿瘍　tubo-ovarian abscess　　　　　　　　　　　　　　　　（今岡）　234
虫垂粘液性腫瘍　mucinous tumor of the appendix　　　　　　　　　　（今岡）　238

▍嚢胞＋充実性腫瘤
成熟奇形腫　mature teratoma (dermoid cyst)　　　　　　　　　　　　（今岡）　240
成熟奇形腫の悪性転化　malignant transformation within a mature teratoma　（今岡）　242
未熟奇形腫　immature teratoma　　　　　　　　　　　　　　　　　　（今岡）　246
特殊な奇形腫（卵巣甲状腺腫，カルチノイド）　struma ovarii, carcinoid　（坪山）　248
卵黄嚢腫瘍　yolk sac tumor　　　　　　　　　　　　　　　　　　　　（坪山）　250
漿液性境界悪性腫瘍　serous borderline tumor (SBT)　　　　　　　　　（坪山）　252
漿液性癌　serous carcinoma　　　　　　　　　　　　　　　　　　　　（坪山）　254
様々な漿液性癌，境界悪性腫瘍　serous carcinoma, borderline tumor　　（今岡）　256
卵管癌　tubal cancer　　　　　　　　　　　　　　　　　　　　　　　（坪山）　258
明細胞癌　clear cell carcinoma　　　　　　　　　　　　　　　　　　　（坪山）　260
様々な明細胞癌　clear cell carcinoma　　　　　　　　　　　　　　　　（今岡）　262
類内膜癌　endometrioid carcinoma　　　　　　　　　　　　　　　　　（坪山）　264
様々な類内膜癌　endometrioid carcinoma　　　　　　　　　　　　　　（今岡）　266
粘液性癌　mucinous cystadenocarcinoma　　　　　　　　　　　　　　（坪山）　268
二次性腫瘍（転移性卵巣腫瘍）　secondary tumor (metastatic ovarian tumor)　（坪山）　271
虫垂粘液性腫瘍　mucinous neoplasm of the appendix　　　　　　　　（坪山）　274

顆粒膜細胞腫　granulosa cell tumor	（坪山）	276
様々な顆粒膜細胞腫　granulosa cell tumor	（今岡）	278

▌主として充実性成分からなるもの

decision tree 2：充実性腫瘍		280
漿膜下子宮筋腫　subserosal leiomyomas of the uterus	（田中）	282
播種性腹膜筋腫症　leiomyomatosis peritonealis disseminata (LPD)	（田中）	284
婦人科腫瘍と鑑別を要する他臓器腫瘍　other tumors mimicking gynecologic tumors	（田中）	286
線維腫　fibroma	（田中）	290
莢膜細胞腫　thecoma	（田中）	293
硬化性間質性腫瘍　sclerosing stromal tumor	（田中）	296
ブレンナー腫瘍　Brenner tumor	（田中）	298
未分化胚細胞腫／ディスジャーミノーマ　dysgerminoma	（田中）	300
Krukenberg腫瘍　Krukenberg tumor	（田中）	302
卵巣悪性リンパ腫　malignant lymphoma of the ovary	（田中）	304

▌T1強調像で高信号を示す腫瘍

decision tree 3：T1強調像で高信号を呈する腫瘍		306
子宮内膜症性嚢胞（チョコレート嚢胞）　endometriotic cyst	（田中）	308
子宮内膜症性嚢胞に合併した悪性・境界悪性腫瘍　malignant or borderline ovarian tumor accompanied with endometriotic cyst	（田中）	312
子宮内膜症性嚢胞に合併した腫瘍類似病変　tumor-like lesions accompanied with endometriotic cyst	（田中）	316
出血性卵巣嚢胞　hemorrahagic ovarian cyst	（田中）	319
嚢胞内出血を伴う上皮性悪性腫瘍　epithelial ovarian tumor with intracystic hemorrhage	（田中）	322
成熟奇形腫　mature teratoma	（田中）	324
ステンドグラス腫瘍　stained glass tumor	（田中）	326
顆粒膜細胞腫　granulosa cell tumor	（田中）	329
卵黄嚢腫瘍　yolk sac tumor	（田中）	332
卵管卵巣膿瘍　tubo-ovarian abscess	（田中）	334
異所性妊娠　ectopic pregnancy	（田中）	337

▌T2強調像で低信号を示す腫瘍

子宮内膜症性嚢胞（チョコレート嚢胞—shadingの著しい例）　endometrotic cyst with marked shading	（田中）	338
卵巣甲状腺腫　struma ovarii	（田中）	341
粘液性腫瘍（"black mucinous"）　mucinous tumor	（田中）	344
ブレンナー腫瘍　Brenner tumor	（田中）	346
線維腫　fibroma	（田中）	347
Krukenberg腫瘍　Krukenberg tumor	（田中）	348

▌若年者の腫瘍

総論	（田中）	349
未熟奇形腫　immature teratoma	（田中）	350
卵黄嚢腫瘍　yolk sac tumor	（田中）	351
未分化胚細胞腫／ディスジャーミノーマ　dysgerminoma	（田中）	352
若年型顆粒膜細胞腫　juvenile granulosa cell tumor	（坪山）	353
硬化性間質性腫瘍　sclerosing stromal tumor	（田中）	354

▶ NOTE
- 正常卵胞の発育過程　　　　　　　　　　　　　　　　　　（今岡）　213
- 広間膜の模式図（真横から見た図）　　　　　　　　　　　（今岡）　215
- 卵黄嚢腫瘍の病理の変遷　　　　　　　　　　　　　　　　（坪山）　251
- 微小浸潤　　　　　　　　　　　　　　　　　　　　　　　（坪山）　253
- psammocarcinoma　　　　　　　　　　　　　　　　　　　（坪山）　255
- serous tubal intraepithelial carcinoma（STIC）　　　　　（坪山）　259
- Meigs症候群　　　　　　　　　　　　　　　　　　　　　（田中）　292
- 子宮内膜症の重症度　　　　　　　　　　　　　　　　　　（田中）　340

▶ Column
- 怖い思いをした症例⑤：高齢者の卵巣嚢胞　　　　　　　　（今岡）　237
- 怖い思いをした症例⑥：虫垂にご用心　　　　　　　　　　（田中）　245
- 婦人科腫瘍に対する分子標的薬　　　　　　　　　　　　　（坪山）　311

8章 腟・外陰部の疾患

- 腟癌　vaginal cancer　　　　　　　　　　　　　　　　　（今岡）　356
- 外陰癌　vulvar cancer　　　　　　　　　　　　　　　　 （今岡）　358
- その他の腟癌，外陰癌　vaginal cancer, vulvar cancer　　（今岡）　360
- 外陰部の嚢胞性腫瘤　cystic mass of the vulva　　　　　　（今岡）　364
- 稀少部位子宮内膜症　endometriosis in less common and rare site　（今岡）　366
- 侵襲性血管粘液腫　aggressive angiomyxoma　　　　　　　（坪山）　368

▶ Column
- 婦人科画像診断に役立つweb resourcesの紹介　（今岡，坪山，田中）　363

9章 婦人科急性腹症

- 異所性妊娠　ectopic pregnancy　　　　　　　　　　　　 （田中）　372
- 卵巣出血　ovarian hemorrhage　　　　　　　　　　　　　（田中）　375
- 骨盤内感染症　pelvic inflammatory disease（PID）　　　　（田中）　378
- 卵巣嚢腫茎捻転　ovarian torsion　　　　　　　　　　　　（田中）　380
- 卵巣嚢腫破裂／化学腹膜炎　ruptured ovarian cyst / chemical peritonitis　（田中）　384
- 子宮筋腫赤色変性／卒中性平滑筋腫
  red degeneration of the uterine leiomyomas / leiomyoma with apoplectic change　（田中）　386

付録

- 骨盤臓器脱　pelvic prolapse syndrome　　　　　　　　　　（田中）　388
- 骨盤うっ滞症候群　pelvic congestion syndrome　　　　　　（今岡）　390

索引　　　　　　　　　　　　　　　　　　　　　　　　　　　　　392

※本書で提示されている拡散強調像について，田中優美子先生ご執筆項目のみ「白黒反転」で掲載されております．予めご了承ください．

略語一覧

Abbreviation	Full spelling
ADC	Apparent Diffusion Coefficient
AFP	Alpha-FetoProtein
ASRM	Amerian Society of Reproductive Medicine
DCE	Dynamic Contrast Enhanced imaging
DCE-Subtraction	Dynamic Contrast Enhanced imaging with Subtraction
DWI	Diffusion Weighted Imaging
ESS	Endometrial Stroma Sarcoma
FIGO	The International Federation of Gynecology and Obstetrics
GIST	GastroIntestinal Stromal Tumor
GnRHa	Gonadotropin Releasing Hormone analogue
HASTE	Half-Fourier Acquisition Single Shot Turbo Spine Echo
hCG	human Chorionic Gonadotropin
IUD	Intrauterine Contraceptive Device
LAMN	Low Grade Appendiceal Mucinous Neoplasm
MDA	Müllerian Duct Anomaly
MIP	Maximum Intensity Projection
NMDAR	N-Methyl D-Aspartate Receptor
PCOS	Polycystic Ovary Syndrome
PET	Positron Emission Tomography
PID	Pelvic Inflammatory Disease
SBT	Serous Borderline Tumor
SEE	SubEndometrial Enhancement
SSFP	Steady State Free Precession
SSFSE	Single Shot Fast Spin Echo
SWI	Susceptibility Weighted Images
UICC	Union for International Cancer Control
WHO	World Health Organization

本書の構成と凡例

- 本書は，9つの章と付録で構成されています．
- 初学者にも読みやすいよう，基本的に1疾患につき見開き2ページで解説しています．また，特に重要な疾患については，3ページ以上で解説しています．

症例解説ページの構成

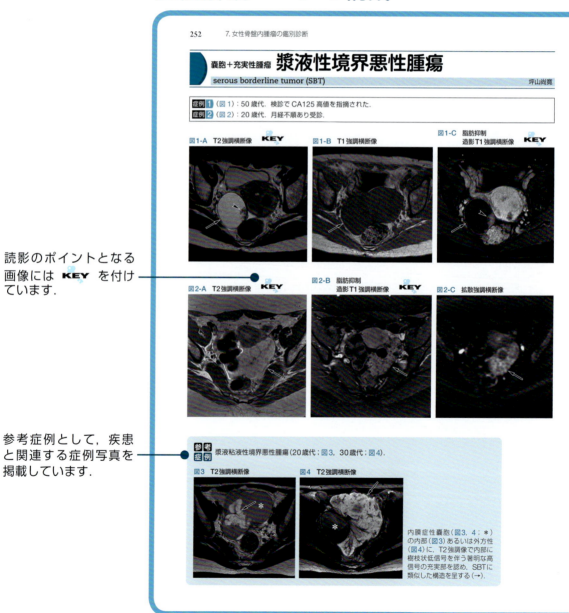

読影のポイントとなる画像には **KEY** を付けています．

参考症例として，疾患と関連する症例写真を掲載しています．

■ 診断のポイントとなる画像には “KEY FILM” のマーク（KEY）を，読影や鑑別診断のポイントについての解説では “ポイント” のマーク（ ）を付けています．

■ 各章には代表的な疾患と参考症例も含め，多数の症例写真を提示しています．また，シェーマや囲み記事（NOTE）を適宜入れていますので，知識の整理に役立ちます．

漿液性境界悪性腫瘍　253

画像の読影と経過

症例1：右卵巣に壁在結節を伴う単房性囊胞性腫瘤を認め（図1；→），壁在結節はT2強調像で樹枝状の形態を呈し，造影後にひとまわり大きく見える（図1-A，C；►）．

症例2：左卵巣腫瘤を認め（図2；→），囊胞成分から外方性に発育する充実成分を伴う．充実部はT2強調像および拡散強調像で高信号を呈し，内部に樹枝状の低信号域を伴う．

経過　**症例1**：手術が施行され，漿液性境界悪性腫瘍と診断された．

症例2：妊孕性温存術が施行され，漿液性境界悪性腫瘍（腹水細胞診陽性）と診断された．

前ページの症例写真の読影と診断，経過を記載しています．が目印です．

漿液性境界悪性腫瘍の一般的知識

漿液性境界悪性腫瘍（SBT；serous borderline tumor）は中間的悪性度を示す漿液性腫瘍である．乳頭状発育が特徴的で，囊胞の内腔や外方に増殖する．約1/3が両側性である．幅広い年齢に発生するが，20〜30歳代の若年者にも発生しやすいのが特徴である．ほとんどがI期に留まり予後良好であるが，微小乳頭状パターンを伴うSBTは進行症例の割合が高く，非浸潤性低異型度漿液性癌として扱われる．

腹膜病変は腹膜インプラントと呼ばれ，囊胞内発育より外方性発育を呈するSBTに合併しやすい．浸潤性と非浸潤性に分類され，前者は予後不良因子である．WHO分類第4版（2014年）では，浸潤性病変は低異型度漿液性癌として扱われ，非浸潤性病変のみを“インプラント”と呼ぶように提唱されている．

SBTに伴うリンパ節病変にはいくつかの病理パターンがあり，実際の転移は少ない．多くは子宮内膜症や卵管内膜症（endosalpingiosis）であり，予後に影響なく，転移とは鑑別を要する．

7 女性骨盤内腫瘤の鑑別診断：囊胞＋充実性

疾患に関する一般的知識と画像所見について解説しています．

鑑別診断のポイント

SBTのMRI所見は特徴的で，囊胞内あるいは外向性に乳頭状増殖を示す充実成分を認め，T2強調像で中心部に線維性間質を反映した低信号の樹枝状構造が見られ，辺縁は浮腫状間質を反映した高信号を呈する．私見ではあるが，SBTの壁在結節はT2強調像よりも造影後の方が大きく見える．これは，T2強調像では辺縁の浮腫状領域が周囲の囊胞内溶液と同様に，高信号を呈して見えにくいためと考えている．

壁在結節を伴う囊胞性腫瘤として明細胞癌，類内膜癌，漿液粘液性境界悪性腫瘍が鑑別疾患となるが，これらは子宮内膜症性囊胞に合併するため，囊胞内容液がしばしばT1強調像で高信号を呈する．SBTと漿液粘液性境界悪性腫瘍の乳頭状増殖は類似した像を呈するが，臨床上の扱いは同様である．

鑑別診断のポイントを解説しています． が目印です．

> **NOTE　微小浸潤**
>
> 従来，間質浸潤が悪性の基準とされていたが，WHO分類第3版（2003年）では間質浸潤巣の面積が $10mm^2$ 未満のものを微小浸潤とし，漿液性腫瘍に限って微小浸潤に留まるものは境界悪性に分類されるようになった．WHO分類第4版(2014年)では微小浸潤の定義が最大径5mm未満とされ，微小浸潤を伴う境界悪性腫瘍の概念が他の組織型にも拡大された（明細胞性腫瘍のみ明確な規定なし）．境界悪性の概念が広がっている点を認識しておく必要がある．

知っておくと役立つ知識は囲み記事 NOTE で，簡潔に解説しています．

参考文献

1) Tanaka YO, Okada S, Satoh T, et al: Ovarian serous surface papillary borderline tumors form sea anemone-like masses. J Magn Reson Imaging 33: 633-640, 2011.

特に参考にすべき文献を挙げています．

1 婦人科疾患のMR検査法

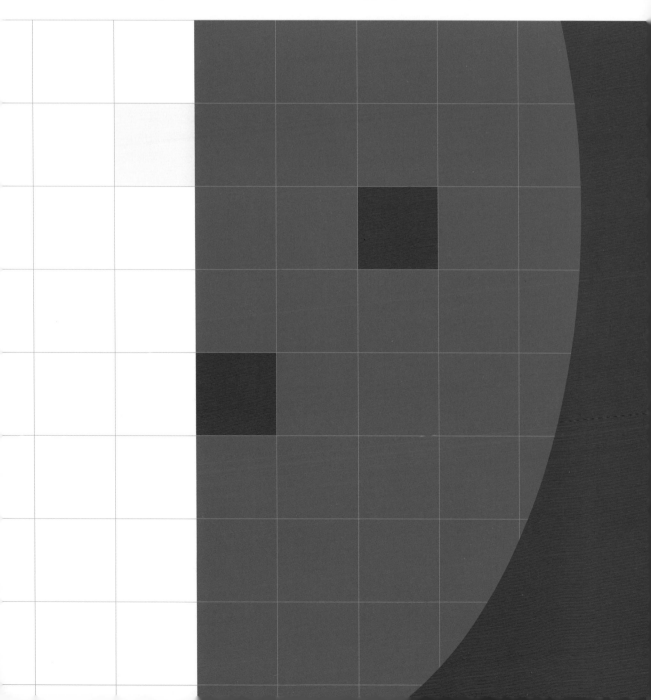

婦人科疾患のMR検査法

田中優美子

　MRIが婦人科疾患の治療方針決定において重要な役割を果たす"problem-solving tool"であることは論を待たない．multi-detector row CT (MDCT) の登場によりCTでも再構成により自由な断層面が得られるようになり，MRIのもつ多断面性 (multi-planer capability) という優位性は失われたが，卓越したコントラスト分解能の優位性は今なお揺るがない．しかしMRIにも，子宮癌の診断において，ステージングは可能だが質的診断はできないなどの限界はあり，また高価な検査でもあり，適応を知り，適切な検査を行うことが重要である．

適応と前処置

1. 検査の適応

1) 子宮頸癌のステージング

　原則として，ⅠB期以上（細胞診や組織診で浸潤癌が検出されたもの）の局所の広がり診断．病変の存在診断におけるMRIの有用性は確立されていないが，細胞診・組織診不一致例など，治療方針の決定に本来は円錐切除を要する例において，MRIで明らかな腫瘍が描出されれば，取扱い規約[1]上の「肉眼的に明らかな病巣」に準じて浸潤癌として取り扱うべきであり，診断的円錐切除を省略できる可能性がある．

2) 子宮内膜癌のステージング

　病理組織学的に癌が検出されているものは全例．高齢者で頸管の硬化や内膜の萎縮のため組織診が十分行えない例や，経腟超音波検査で内膜肥厚の明らかな例（閉経後で5mm以上）も，MRIで良悪性の鑑別はできないが，筋層浸潤を伴う腫瘤が描出されれば質的に悪性腫瘍の可能性が高くなるため，適応となる．

3) 子宮腫大の鑑別診断

　子宮筋腫か子宮腺筋症か区別が困難なもの，筋腫であることが明らかであっても筋腫核出術前は手術計画のため，子宮動脈塞栓療法やホルモン療法などの子宮温存療法選択例は治療効果の判定のため，適応がある．さらに，閉経後急速に増大するものや，経腟超音波検査で浸潤傾向の疑われる子宮筋腫も，肉腫の可能性を考慮して適応となる（現状では筋腫と肉腫をMRI所見で完全に区別することは難しいが，疑わしい症例を拾い上げることはできる）[2]．

4) 付属器腫瘤

　性成熟期の径5cm未満の単純性嚢胞は機能性嚢胞の可能性が高いので，経時的増大傾向や腫瘍マーカーの上昇が見られない限り適応とならない[2]が，それ以外の疾患に対しては質的診断のための第一選択である．

5) 妊娠・分娩にかかわる異常

　胎児に対するMRI（高磁場環境，電磁波への曝露）の影響は詳細には明らかとなっていない[3〜5]が，明らかな有害事象も報告されていない[3]．器官形成期における検査も，米国放射線科医会ではその施行を妨げていない．いずれにせよ，検査によって得られる利益が検査のリスクを上回る場合に限り，被検者への十分な説明と同意のもとに行われるべきである[2]．

　特に胎児奇形に対する検査は，分娩前の検査が生後の児の予後を改善しうる場合にのみ行われ

るべきであり，興味本位に行うべきではない．また妊娠中の造影剤投与に関しては，2016年にカナダで行われた大規模な研究にて，児にリウマチ性・炎症性疾患の発症が有意に増加したとの報告がなされた[6]ため，現時点では原則的に投与は自粛せざるをえないと考える．

a. ヒト絨毛性ゴナドトロピン（hCG；human chorionic gonadotropin）の上昇する病態

　絨毛組織は造影剤による早期濃染を示すため，異所性妊娠，絨毛性疾患，遺残胎盤などのhCGが上昇する病態は，子宮内妊娠が否定されていれば，造影MRIのよい適応である．

b. 卵巣腫瘍・子宮筋腫合併妊娠

　多くは経腟超音波検査で妊娠と同時に診断されるが，質的診断，合併症の診断には有用である．

c. 胎盤の異常

　前置胎盤，癒着胎盤など．胎盤機能不全については報告はあるが，確立された適応ではない．

d. 胎児の異常

　原則として，超音波検査で診断が困難なものに限る．胎児への筋弛緩薬等の投与は，高速撮像法の発達した現在では行わない．

2. 検査準備と前処置

1) 検査申し込み時点でアレルギー歴と腎機能（造影が予想される例），体内磁性体（刺青を含む）のチェック（図1）．
2) 検査前食は禁食（造影剤投与を予定しない例でも腸管蠕動抑制のため）．
3) 検査前2～3時間は排尿禁（悪性腫瘍の膀胱浸潤の評価のためにはもちろん，蠕動により画像を劣化させうる小腸を子宮近傍から押し上げるため）．
4) 検査当日の厚化粧は控えること（マスカラ，アイラインはもちろん，ファンデーションや口紅にも酸化鉄が含まれており，火傷の潜在的危険がある．また本書の対象外だが，頭部では画像劣化の原因となる[7]）（図2）．
5) 身につけている金属製品の除去．
6) 禁忌疾患を有する例を除き，腸管蠕動抑制のため，検査室入室直前に鎮痙薬（臭化ブチルスコポラミン，商品名：ブスコパン®，20mg）筋注または静注（図3）．
7) テーブル上でのコイル（体幹用 phased array coil）と腹帯による腹部の緊縛（図4）．

3. 禁忌

1) 体内磁性体に関するもの

　体内埋込型除細動器・人工内耳・心臓ペースメーカは特定のMRI対応機種のみ，本体だけでなくリード線もMRI対応で施設基準を満たしている場合のみ，施行可能．その他の手術材料は，脳動脈クリップや心臓弁も含めてステンレスからチタン製などのMRI対応材料へ変化してきており，材質が確認できる限り，検査中のモニタリングを注意深く行えば禁忌ではない[8]．婦人科領域ではIUD（IntraUterine contraceptive Device）が問題となるが，本邦ではステンレス製が用いられることはなく，基本的にsignal defectとなるのみであり問題ない[9,10]が，中国ではステンレス製も用いられた時期があるので，注意が必要である．刺青・パーマネント・アイラインも，染料に含まれる酸化鉄のため火傷の危険があり[8]，禁忌としている施設もあるが，筆者は十分な説明と同意，検査中のモニタリングのもとで行っている．

―CT・MRI・造影剤検査問診票―

CT・MRIともに造影剤を使用して検査をすることがあります．この造影剤による副作用としてまれに，かゆみ・発疹・くしゃみ・吐き気・嘔吐など，またごくまれにショックなどが起こることがあります．この副作用を予防するために，以下の質問にお答えください．

検査日 20　　年　　　月　　　日

患者さんのお名前 ＿＿＿＿＿＿　年齢 ＿＿＿

1. アレルギー体質や，アレルギー性の病気がありますか？
   □なし　□あり
   喘息・蕁麻疹・アトピー性皮膚炎・食物アレルギー・アレルギー性鼻炎・薬物アレルギー・その他（　　）
2. 今まで造影剤の注射をして検査をしたことがありますか？
   □なし　□あり
   ★いつ頃ですか？　　（　　　　）
   ★何の検査ですか？　（　　　　）
   ★そのときに副作用がありましたか？
   □なし　□あり
   蕁麻疹・発赤・吐き気・嘔吐・口内異常・その他（　　）
   ★それに対し，特別な処置を受けましたか？
   □いいえ　□はい　（　　　　）
3. 以下の疾患があれば○で囲んでください．
   心筋梗塞・狭心症・不整脈・高カリウム血症・糖尿病・慢性腎不全・腎結石・腎機能障害・高尿酸血症・緑内障・前立腺肥大症・その他（　　　）
4. 現在妊娠または妊娠の可能性がありますか？
   □ない　□ある

造影剤を使用する検査に同意されますか？
□はい　□いいえ　□詳しい説明を受けたい
□判らないので今回はやめたい
（再度造影検査が必要なことがあります）

―MRI問診票―

MRI検査を安全にお受けいただくために以下の問診にお答えください．

1) 心臓ペースメーカー　　　　　　　　　　有　無
2) 人工内耳などの体内電子装置　　　　　　有　無
3) 脳動脈瘤クリップ(頭の手術)　　　　　　有　無
4) 人工心臓弁　　　　　　　　　　　　　　有　無
5) 銃弾や鉄片などの外傷の既往　　　　　　有　無
6) 妊娠あるいは妊娠の可能性　　　　　　　有　無
7) 貼り薬(磁気治療器等を含む)　　　　　　有　無
8) 閉所恐怖症　　　　　　　　　　　　　　有　無
9) 金属のついた下着　　　　　　　　　　　有　無

10) 以下の金属や異物が体内にあれば○で囲んでください．
    人工骨頭・関節，手術クリップ，ワイヤー，磁石を利用した義歯・義眼，針治療の針，避妊リング，入れ墨，その他（　　）

11) 以下のものはロッカーに入れてください．
    □入れた
    時計，磁気カード(テレホンカード・キャッシュカード・クレジットカードなど)，ポケットベル，携帯電話，補聴器，ライター，カイロ，指輪，財布，鍵(車のキー・家の鍵など)，かつら，メガネ，ベルト，その他金属の物

検査日 20　　年　　　月　　　日

医療者確認署名 ＿＿＿＿＿＿＿＿＿＿＿

図1　MRI問診票の例（筑波大学附属病院）

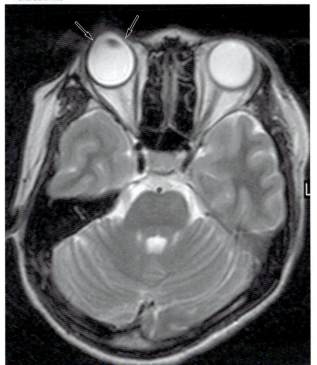

図2　マスカラ・アイラインによるアーチファクト
脳腫瘍精査のため，外来でMRI検査を行った28歳女性．フルメイクで来院したがそのまま検査を行ったところ，化粧品に含まれる酸化鉄によるmagnetic susceptibilityにより，眼球が歪み，腹側に突出している（→）．

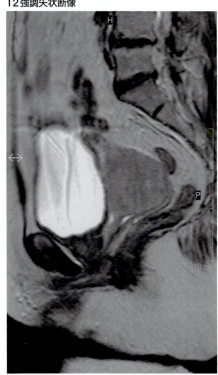

図3　腸管蠕動によるmotion artifact
子宮頸癌のステージングのため，MRI撮像した60歳女性．緑内障既往のため，ブスコパン®を投与できなかった．頭側の腸管蠕動によるmotion artifactが，膀胱近傍の画質を劣化させている．

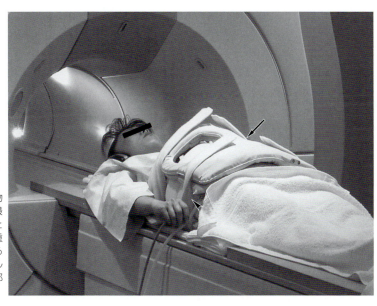

図4　腹帯およびphased array coilによる腹部の圧迫固定
図3にも示したように，「動き」はMRIに禁物である．呼吸運動による腹壁の上下運動を最低限に抑えるため，入室時には腹帯（▶）とphased array coil（→）による腹部の固定が重要である．なお，このコイルの巻かれている領域が信号の受信限界となり，複数のコイルを組み合わせて使用しない場合には，上腹部は同時にスキャン不可能なことがわかる．

2）安静の保持に関するもの

　年少児，重度の閉所恐怖症や精神発達遅滞・不穏状態などにより安静を保てない例は，鎮静下に行う．胎児に関しては，以前は筋弛緩薬の投与下で撮像していたが，昨今は高速撮像法が発達したため行わない[5]．

3）造影剤の投与に関するもの

　骨盤領域で投与が認められている造影剤は，2019年時点でガドリニウム製剤のみである．本剤による有害事象の頻度は1％程度とされ，多くは嘔気・嘔吐，頭痛，蕁麻疹といった軽症である．アナフィラキシーショックは1～5万人に1人とされている[8]．したがって本剤に対して重篤な副作用の既往のある場合，絶対禁忌である．アレルギー歴（特に喘息）のある患者では，有害事象を生じる確率が1.5～2.5倍増すとされており，原則禁忌であるが，投与の必要がある場合は十分な説明と同意，モニタリングが必要である．

　ガドリニウム製剤は，CTのヨード造影剤に比べると投与量が少ない（0.1～0.2ml/kg body weight）ため，造影剤腎症を引き起こすリスクは少ないが，重篤な腎機能障害のある患者に対するガドリニウム製剤の投与は，腎性全身性線維症（NSF；nephrogenic systemic fibrosis）を誘発する可能性がある．よって長期透析中の終末期腎障害患者，非透析例で糸球体濾過率（GFR；glomerular filtration rate）が$30ml/min/1.73m^2$未満の慢性腎不全症例への投与は禁忌である．またGFRが$30～60ml/min/1.73m^2$の患者に対しては，利益と危険性を慎重に検討の上，使用する場合には必要最小量の使用にとどめる[11]．

基本の撮像法

　子宮筋腫・子宮腺筋症，子宮頸癌，子宮内膜癌，悪性卵巣腫瘍，子宮内膜症の術前検査として，最低限必要なパルス系列を表1に示す．なお，現状では多くの施設が子宮癌，卵巣癌の術前ステージングにCTを併用していることから，このプロトコールは子宮癌においては局所浸潤，卵巣癌においては質的診断と局所浸潤に照準を合わせており，リンパ節転移（特に傍大動脈領域）や上腹部の播種性転移はCTで評価することが前提になっている．これは，骨盤領域の撮像ではphased array coilを受信コイルとして用いるのが標準化しており，上腹部はコイルの感度域外となる（図4）ことにも関連している．

　子宮疾患の検査で重要なことは，矢状断および横断はそれぞれ，必ず子宮の長軸および短軸に平行な断面を選ぶことである（図5）．これを行うことにより，子宮頸癌の傍子宮組織浸潤や子宮内膜癌の頸管浸潤の精度が増す[12,13]．

追加の撮像法

1. dynamic contrast enhancement imaging（DCE）

　高速撮像法を用いて造影剤を急速注入後，同一スライス面を経時的にスキャンし，病変の血行動態を明らかにする方法．一度に撮像可能なスライス数は機種により異なるが，スライス枚数と時間分解能はtrade-offの関係にあり，目的に応じた使い分けが必要である．また，CTに比べて用いられる造影剤の総量が少ないので，造影剤注入終了直後に生理食塩水で静脈ライン内をフラッシュする必要があり，図6のようなデュアルインジェクターを用いると簡便・確実に行える．

表1 主要疾患の必須MRIプロトコール

		Series 1	Series 2	Series 3	Series 4	Series 5	Series 6	Series 7
子宮筋腫・子宮腺筋症	パルス系列	T2強調	T1強調	T2強調	拡散強調			
	撮像面	矢状断	矢状断	横断	横断			
子宮頸癌	パルス系列	T2強調	T1強調	T2強調	拡散強調			
	撮像面	矢状断	矢状断	横断	横断			
子宮内膜癌	パルス系列	T2強調	T1強調	T2強調	拡散強調	DCE	脂肪抑制造影T1強調	脂肪抑制造影T1強調
	撮像面	矢状断	矢状断	横断	横断	矢状断＋横断 または 3D	矢状断	横断
悪性卵巣腫瘍	パルス系列	T2強調	T1強調	T2強調	拡散強調	DCE※	脂肪抑制造影T1強調	脂肪抑制造影T1強調
	撮像面	横断	横断	矢状断	横断	横断 または 3D	横断	矢状断
子宮内膜症	パルス系列	T2強調	T1強調	脂肪抑制T1強調	拡散強調	T2強調		
	撮像面	横断	横断	横断	横断	矢状断		

※はオプション

A 矢状断像の設定

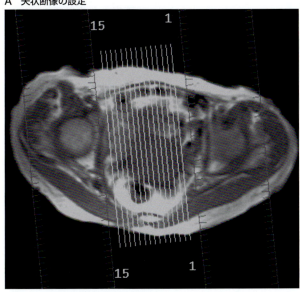

B 横断像の設定

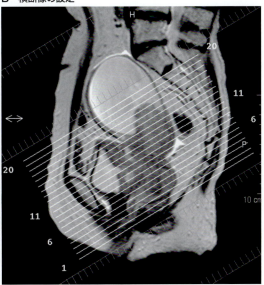

図5 子宮頸癌術前検査の計画例
本例では，子宮は体部側が右に偏位していることから矢状断撮像時に斜矢状断とし（A），さらに横断像は子宮頸管の傾きに対し垂直に撮像し（B），傍子宮組織や直腸・膀胱浸潤の正確な診断に努めている．

1) 時間分解能を優先すべきもの

早期濃染する組織を含むもの，もしくは造影早期の増強パターンが質的診断を左右しうるもの．異所性妊娠 (p.144～p.145, p.372～p.374参照)，絨毛性疾患 (p.156～p.162参照)，変性筋腫と富細胞性筋腫の鑑別 (p.100～p.101参照)[14]，漿膜下子宮筋腫と卵巣線維腫の鑑別 (p.282～p.283参照) など．また子宮頸癌のステージングでは，造影剤投与後30～60秒後に見られる腫瘍濃染が傍子宮組織浸潤の評価に有用との報告もある (p.121～p.127参照)[15]．

2) スライス枚数のある程度必要なもの

子宮内膜癌のステージングでは，筋層浸潤の評価が重要である．これについては近年の meta-analysis の結果，造影後平衡相のみでなくDCEの併用が優れるとされている．これは，内膜癌と健常子宮筋層とのコントラストが造影後2分で最大となる[16]からである．このためには高い時間分解能の代わりに子宮全体をカバーし，空間分解能を優先した撮像法を選択すべきである．ただ

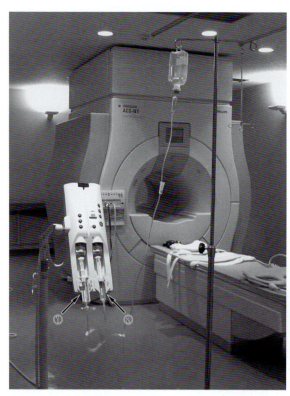

図6　DCE用デュアルインジェクター
あらかじめ静脈ラインを留置し側管を介してインジェクターにセットされた2本のシリンジが連結されている(→)．注入開始後まず造影剤①が注入され，引き続き静脈ライン内に停滞している造影剤をフラッシュする目的で，生理食塩水②が注入される．なお，大動脈の増強効果は4ml/sec以上で造影剤を注入した場合に最大となるとの知見[37]に基づき，濃度が0.2mmol/mlの製剤は造影剤・生食とも4ml/sec，0.4mmol/mlの製剤は造影剤を1.5〜2.0ml/sec，生食を3〜4ml/secで注入している．

し筋層浸潤の診断に限れば，後述する拡散強調像にて造影剤を用いずに，より高い正診率を得られるとされる[17]が，子宮内膜腔に貯留した液体と腫瘍との分離，腫瘍内壊死の診断など，造影検査のみで得られる情報も多く，内向型癌と子宮腺筋症との鑑別にある程度役立つ[18]ことから，造影剤を投与するのであれば，DCEを付け加えた方が情報は多くなる[19〜21]．

3) 造影剤投与前後の信号強度の比較を主眼とするもの (subtraction)

造影前のT1強調像で高信号を示す組織，または周囲を高信号の構造物で囲まれた組織の増強効果の有無は，造影後の画像から造影前の画像を差分しないと不明瞭なことがあり，もっぱらこれを目的としてDCE-subtractionを行うこともある．血性内容物を含む囊胞壁の壁在結節として発症する卵巣癌 (p.194〜p.203参照)[22]，卵巣甲状腺腫 (p.248〜p.249参照)，異所性妊娠破裂や絨毛性疾患で血腫内の絨毛組織を検出したい場合などで行う．

2. 脂肪抑制法

一般的にMRIにおいて脂肪抑制像を撮像する目的は，①T1強調像で高信号を呈する組織が脂肪かどうかを確認すること，②撮像範囲内の脂肪の信号を抑制することにより，脂肪以外の高信号構造を見やすくすること，に大別される．①の代表が，卵巣成熟奇形腫における脂肪の確認であり，②を目的として，悪性腫瘍の術前診断では腹腔内外の脂肪の信号を抑制して，腫大リンパ節や腹腔内播種を容易に認識できるようにしている．しかしここでの注意点は，脂肪抑制にはいくつかの異なった方法があり[23]，どの方法で脂肪抑制された画像かを知らないと，思わぬ誤診につながりうることである．本項では，代表的な脂肪抑制法について概説する．

1）選択的脂肪抑制法（CHESS；chemical shift selective saturation法）

水と脂肪の共鳴周波数の差を利用して，脂肪の信号のみを選択的に抑制する方法（図7, 8-C）である[24, 25]．あらかじめ脂肪の共鳴周波数に一致したRFパルスを照射して脂肪のみを励起し90°倒すことにより，脂肪の縦磁化は消失する（図7）．したがって，得られた画像は脂肪抑制T1強調像となる．これにより，関心領域内の組織が脂肪かどうかを鑑別することができ[26]，成熟奇形腫と内膜症性嚢胞の鑑別に役立つ．子宮内膜症においては，腹腔内脂肪織内の小さなendometrial implantsを描出することができる[27,28]ので，婦人科領域では最も診断に役立つ脂肪抑制像といえるが，低磁場装置では脂肪と水の共鳴周波数に差が少ないため，良好な画像を得られないことがある．

2）STIR（short TI inversion recovery）

図9[29]に示すように，inversion recovery法においてinversion timeを脂肪の縦磁化がゼロになるように設定すると，脂肪の信号を抑制することができる[30]．よってSTIR像は「脂肪抑制T2強調像」に近い像となる（図8-D）．本法は，後腹膜・腹腔内脂肪織の信号を抑制して脂肪以外の画像コントラストを向上させるのには有用だが，脂肪と同等のT1値をもつ組織の信号も同時に抑制されるので，目的とする腫瘍内に脂肪があるかないかの診断には利用できない．

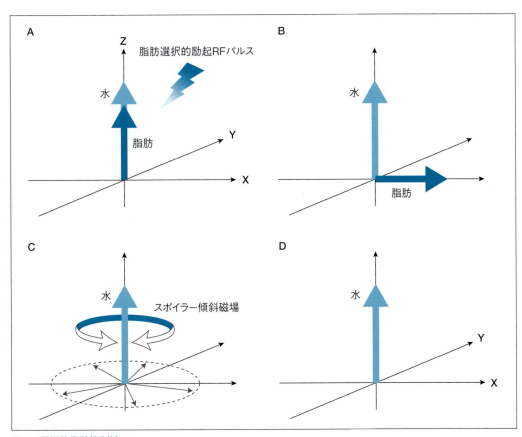

図7　選択的脂肪抑制法
（文献25）より改変して転載）

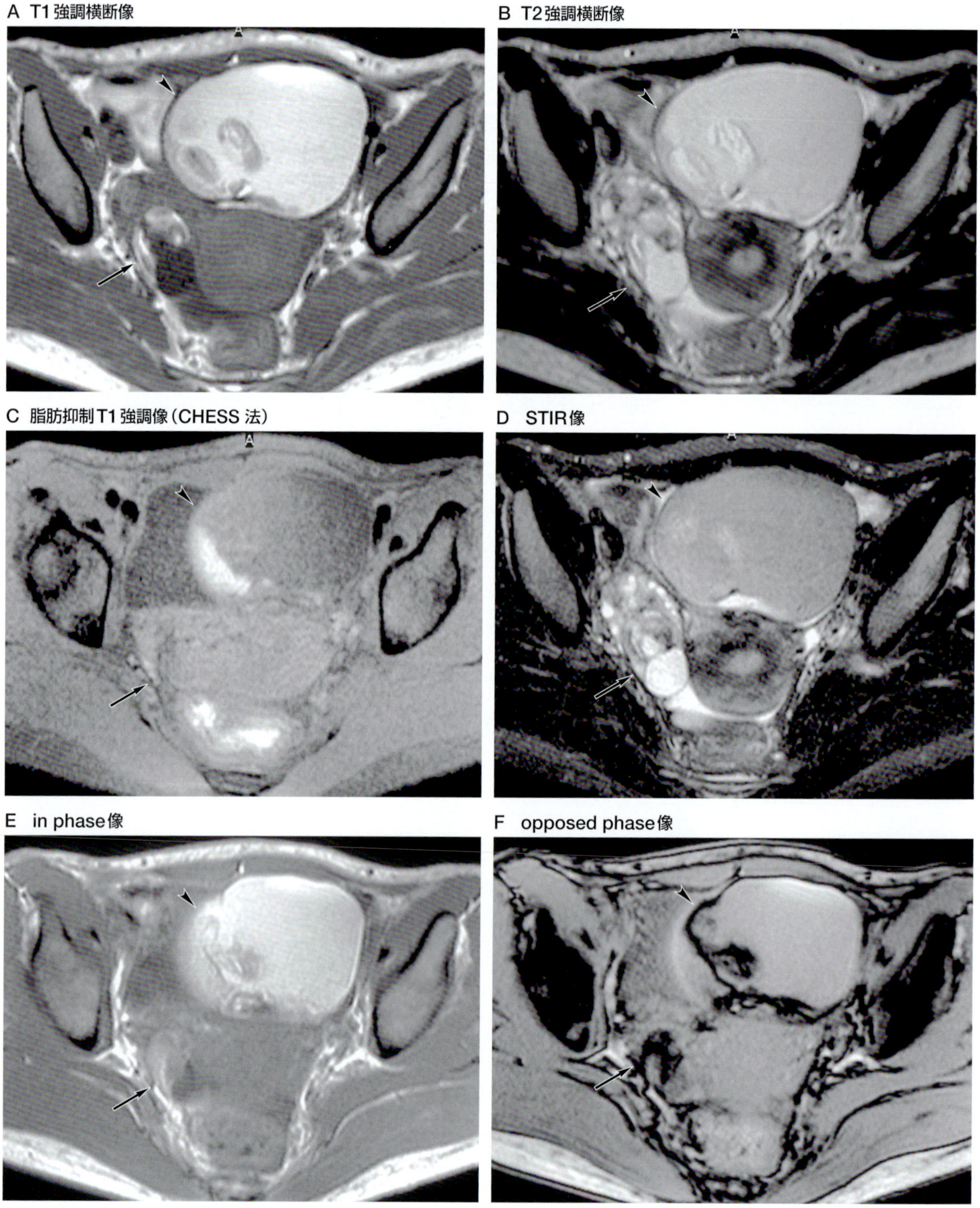

A　T1強調横断像
B　T2強調横断像
C　脂肪抑制T1強調像（CHESS法）
D　STIR像
E　in phase像
F　opposed phase像

図8　各種撮像法による成熟奇形腫の信号変化

子宮の前方に，T1強調像で高信号の内容物を含む嚢胞性腫瘤があり（A；▶），T2強調像で腫瘤内のchemical shiftがかなり目立つ（B）ので，この高信号は脂肪と推定される．CHESS法による脂肪抑制T1強調像では，皮下脂肪同様腫瘤内の信号強度に低下が見られる（C）ので，内容物が脂肪であることは容易に認識される．STIR像では腹腔内脂肪の信号抑制効果により，腹水の存在がT2強調像に比べ明瞭化する（D）．腫瘤内の信号もT2強調像に比べ低下しているが，絶対的な低信号にならないので，しばしば混乱を生じる原因となる．opposed phase像（F）でもin phase像（E）に比べると腫瘤内の信号は低下しているのだが，腫瘤内の脂肪成分が多すぎて信号低下はわずかに留まり，これも時に解釈に混乱を生じる．一方，右卵巣後縁のわずかな高信号域（A；→）は脂肪の含有量が少なく，CHESS法での信号抑制も見られる（C）が，opposed phaseでのsignal dropが顕著である（F）．

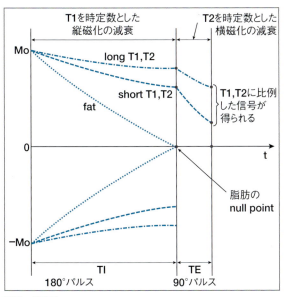

図9 STIR
(文献29)より許諾を得て改変し転載)

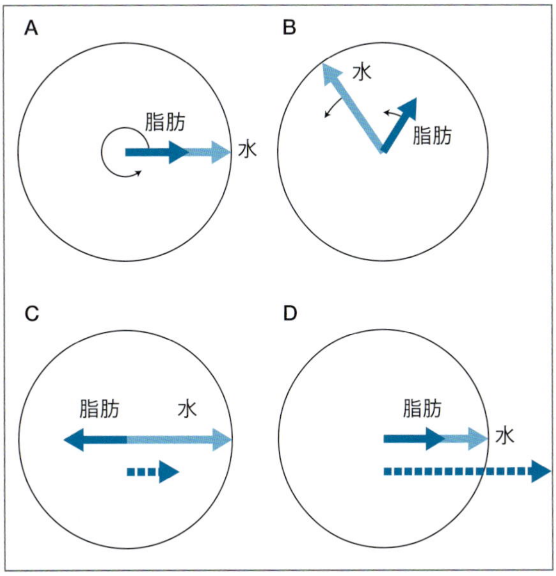

図10 Dixon法
(文献25)より改変して転載)

3) Chemical shift imaging (in phase と opposed phase)

　水と脂肪の磁化には回転速度に差があり, 脂肪の磁化の位相は水に比べ徐々に遅れる. 1.5Tの静磁場強度では, 2.2msec後には脂肪の磁化と水の磁化がちょうど180°反対向きとなり, opposed phaseとなる(図10-C). さらに2.2msec後には, 再び水と脂肪の位相は同一方向となり(in phase, 図10-D), 4.4msecごとにin phaseとopposed phaseを繰り返す(図10). この opposed phaseでは, 水と脂肪が全く逆の位相を示すことから双方の信号が打ち消しあうことになり, opposed phaseで信号低下が見られた場合は, 脂肪の存在を指摘できる[31]. しかしここで重要なのは, 信号が低下するためには脂肪と水が混在しなければならないことで, 純粋な脂肪のみからなる組織の信号は低下しないことである. 多くの奇形腫内の脂肪成分は, 腫瘍を構成する角化扁平上皮内の皮脂腺が分泌する皮脂であり, 純粋な脂肪ではない. また奇形腫では, 皮脂は奇形腫のその他の成分が産生した非脂肪性の液体と混在することが多い(図8-D, 8-E). そこで opposed phaseで信号低下が見られることが多い[32]が, 脂肪成分が非脂肪成分に比べ極端に多い(図11)と信号低下は不明瞭となり, 脂肪成分の豊富な奇形腫の診断では判断を誤る可能性があるので注意が必要である.

3. 拡散強調像

　拡散強調像は, T2強調像にmotion probing gradientを印加することにより, 分子の拡散(ブラウン運動)を可視化した撮像法である. 厳密には当該組織内の拡散(diffusion)と灌流(perfusion)を総体として見ていることになるが, 後者の影響は日常臨床ではほぼ無視できると考えられている[33]. 実臨床では, 細胞密度の高い組織(多くは悪性腫瘍)において, 細胞間隙の減少により拡散制限を来すことを利用して, 腫瘍の悪性度の推定, 腹腔内播種やリンパ節転移の広がり診断, 放射線や化学療法後の治療効果の判定に用いられることが多い(図12, 13)[34, 35]. 特に本

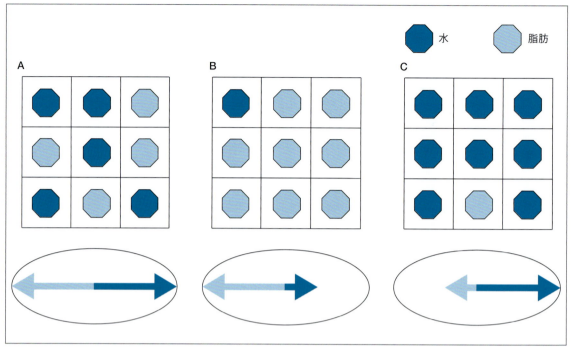

図11 opposed phaseにおける信号強度
Aのように脂肪と水が同程度の割合で存在する時には，水と脂肪の相が反対方向になるため，双方の信号が打ち消しあって信号低下が起こるが，脂肪（B）または水（C）が極端に多い場合には信号低下は視覚的に認識できるほど，高度にならない．

法の撮像と同時に計算可能な見かけの拡散係数（ADC；apparent diffusion coefficient）は，撮像条件や使用装置によって左右されるものの，拡散制限の程度を数値化できることから，バイオマーカーとして広く用いられている[36,37]．他の婦人科領域での活用法としては，内容物の粘稠さから嚢胞が膿瘍であることの診断や，阻血による出血性梗塞による細胞の膨化が招く拡散制限から付属器腫瘤の茎捻転の診断にも用いられる．

拡散強調像においては，拡散の制限された領域が「高信号」域として描出されるが，PET（positron emission tomography）の画像表示になぞらえて白黒反転した像（DWIBS；diffusion-weighted images with back-ground surpression）として提供されることも多く，後者では異常域が「低信号」域として描出される．これらの信号強度の異常の指標として，上腹部では細胞密度の高い脾と信号強度の比較がなされることが多いが，婦人科領域では子宮内膜や卵巣が背景に比べ強い信号を示すことから，これらとの比較が視覚的な拡散制限の指標となる．

ただし冒頭で述べたように，拡散強調像はあくまでT2強調像に拡散情報を乗せたものであり，T2緩和の影響が反映され，異常信号域が必ずしも拡散制限域を示しておらず，必ずT2強調像［撮像された拡散強調像にmotion probing gradientを印加する前の他の撮像条件は，拡散強調像と同等のT2強調像がいわゆるb0像（ビーゼロ；b値が0sec/mm^{2}の画像）として同時に供覧されるので，これが一般的に用いられる］，ADC mapと対比し，真の拡散制限域であるか否かを確認しながら評価する必要がある．

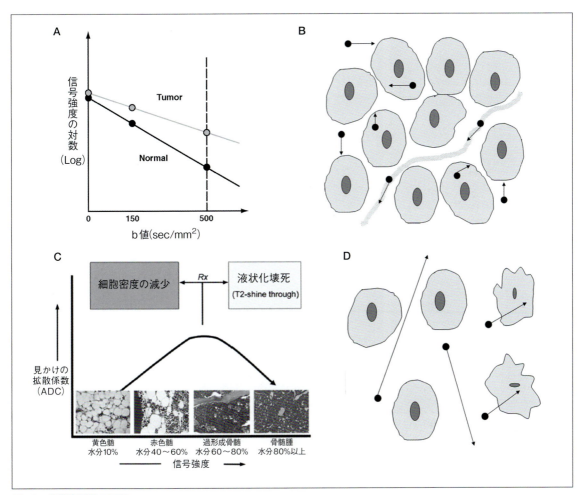

図12 拡散強調像の原理
拡散強調像においては印加する motion probing gradient のb値が大きいほど，より強くADCを反映するようになる（A）．一般的に悪性腫瘍では，正常組織よりも細胞密度が高く細胞間隙が狭いこと，あるいは細胞内に核や細胞内装置が豊富なことから細胞内液も相対的に少なく，細胞内および組織全体の分子の拡散は制限される（B）．一方，化学療法や放射線療法により腫瘍が壊死に陥ると，細胞がshrinkしたり消滅したりして，細胞間隙が拡大し拡散は亢進する（D）．ただし，組織の信号強度は元になっているT2強調像のT2値と分子の見かけの拡散係数（ADC）の和となるので，T2緩和の影響を受けることに注意が必要である．
（A，B，D：文献34）を元に作成．C：文献35）より改変して転載）

4. 3D撮像法

　CTでは，MDCT，および検出器をより多列化したarea detectorの普及に伴い，薄いスライス厚の横断像を三次元的に再構成して自由な断層面を得ることが一般的となったが，MRIではスライス厚を薄くすると含まれる情報量が減少して，信号雑音比（S/N；signal to noise ratio）が低下したり，大量の画像データを一度に収集しようとするとコントラストが変化したりすることから，isotropic imagingの普及は遅れた．しかし近年では各社とも，婦人科領域で汎用性の高いT2強調像でも3D撮像シーケンスを提供している．T2強調像では，fast spin echo（FSE）法に比べコントラスト分解能にまだ課題は残るものの，個々の画像のスライス厚が薄いこと，撮像終了後に自由な断層面で再構成できることという利点は，子宮奇形の全体像の把握や筋腫核出術前計画用に

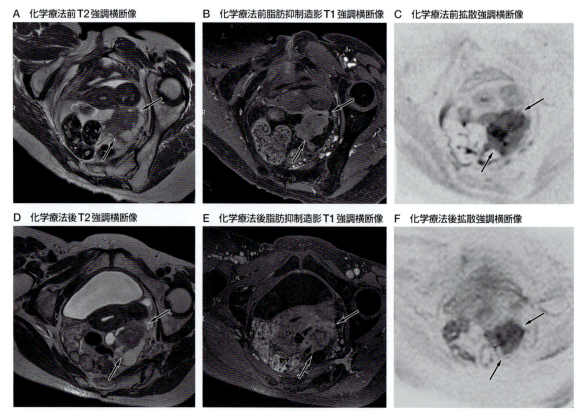

図13　拡散強調像の実際（卵巣漿液性癌における化学療法前後の比較）
化学療法後，左卵巣腫瘤の充実部（→）の縮小効果は限定的だが，拡散強調像での異常信号の程度は減弱しており，治療によりviableな腫瘍細胞が減少したことがうかがわれる．

おいて，有用な情報をもたらす[38,39]（図14）．またT1強調像でも，造影後はspin echo法と遜色ないコントラストが得られることから，脂肪抑制造影T1強調像を3Dで撮像し，検査時間の短縮を図ることもある．

5. MR Urography

MR Urography（MRU）はMR Hydrography（MRH）の一種であり，MRCP（MR cholangio-pancreatography）と同様に，高度T2強調像（heavily T2強調像）を撮像することによって，T2値の非常に長い水の信号のみを強調した画像が得られる．

MRU（MRH）の撮像法には，①single thick slice法，②multi thin slice法がある．図15に示すように，single shot fast spin echo（SSFSE）法ではecho trainを十分に長く採ると，echo train後半部分では水以外の生体内組織からの信号はほとんどなくなるため，水（尿）の溜まった腎盂・尿管・膀胱を抽出して描出することができる[40]．single thick slice法は，図16のように厚いスライスを設定して尿路全体を1スライスに収めることにより，尿路の全体像をわずか数秒の一時呼吸停止下で撮像することができる．multi thin slice法は，FSE法で実効エコー時間（TE；echo time）とecho trainを十分長く採り薄いスライス厚で多断面の撮像を行い，後からMIP（Maximum Intensity Projection）により投影像を作成して，信号の高い尿路を抽出する[41,42]．撮像時間は当然後者の方が長いが，MIP前の元画像を詳細に検討することにより，閉塞点の詳細な形態を知ることができる．

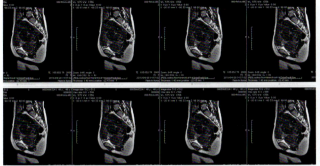
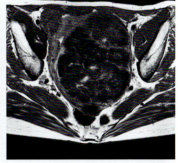
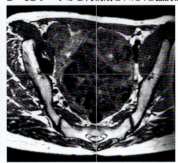

図14 3D撮像法
3D撮像では，一方向のきわめて薄いスライス厚の画像を多数撮像（本例では1mmスライス厚を332枚）し（A），得られたデータをワークステーション上でMPR（multiplaner reconstraction）処理する（B）ことで，好みの断面を撮像後に自由に作成することができる．もともとスライス厚が薄いこと，多断面を短時間に撮像しなければならないことから，T2強調像の場合，FSE法で撮像された像（C）よりもコントラストは低下する場合が多いが，概ね診断可能な画質の再構成像が得られる（D）．

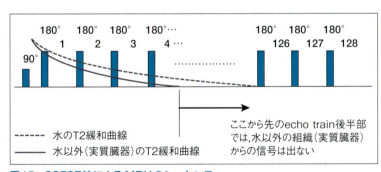
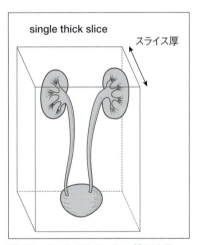

図15 SSFSE法によるMRUのシーケンス
（文献25）より改変して転載）

図16 single thick slice 法によるMRU（概念）
（文献25）より改変して転載）

　MRUの婦人科領域における最も有効な使途は水腎症の検出，多くの場合，子宮頸癌のステージングにおけるⅢB期の診断である．MRUでは，拡張のない尿管の描出は困難だが，拡張があれば容易に描出される．逆に排泄性尿路造影では，水腎症があると造影剤の腎盂への排泄が遅れ，腎盂尿管内に貯留していた尿により造影剤が希釈され，描出不良となりがちである．したがって，腎機能に左右されず尿路を描出できるMRUの方が，良好な画像を得られることが多い（図17）．

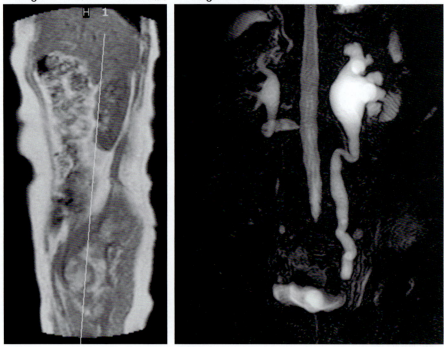

図17 single thick slice法MRUの実際
腎上極から膀胱底まで含めるため信号収集はbody coilで行い，Aの線上をSSFSE法（TR4,000/TE1,300msec，ETL256，スライス厚90mm）でスキャンすると，スキャン時間12秒でBのMRUが得られる．尿と同様，液体の貯留している硬膜嚢や胆嚢・胆管，消化管も高信号となることに注目．

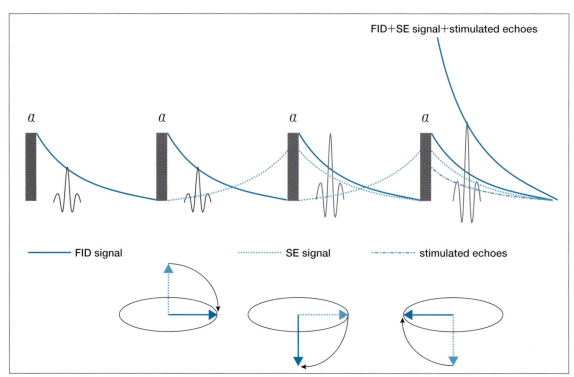

図18 定常状態自由歳差運動を構成する信号（株式会社フィリップス・ジャパンのご厚意による）

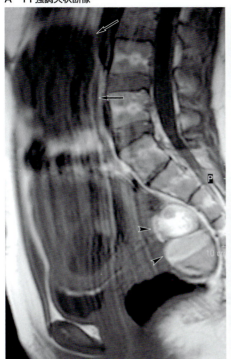
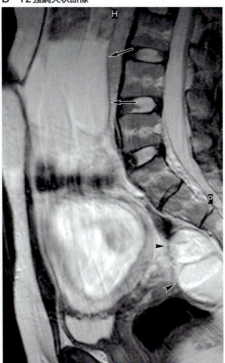
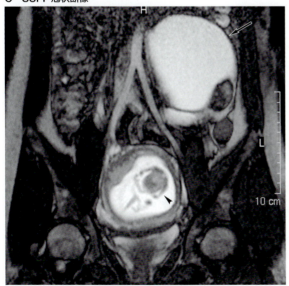
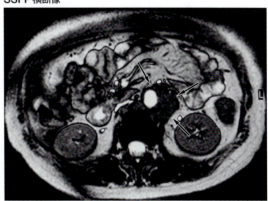

図19 卵巣腫瘍合併妊娠

20歳代，妊娠14週．Douglas 窩にT1強調像で一部高信号の内容物を含む多房性囊胞（A，B；▶），子宮の左頭側に漿液性の液体を含む囊胞（A，B；→）がある．前者はアーチファクトの影響をほとんど受けず内部の性状も十分に評価可能だが，後者は通常の撮像法では胎児の motion artifact のため，輪郭すら同定困難である．SSFPでは信号強度による質的診断は困難だが，薄い壁を持った二房性の囊胞である様子が明瞭に描出されている（C；→）．本法はきわめて撮像時間が短いので，活発に動いている胎児の輪郭も同定可能である（C；▶）．

図20 SSFPによる子宮頸癌の傍大動脈リンパ節転移の評価

ヨードアレルギーのため造影CTを行えず，上腹部まで SSFP でリンパ節転移の検索を行った子宮頸癌症例．水以外の組織間コントラストが不良なので質的診断には適さないが，大動脈を取り囲むリンパ節転移（→）が明瞭に描出されている．

6. steady state free precession（定常状態歳差運動）を用いた超高速撮像法

図18に示すように，測定対象のT2値よりも短い間隔でRFパルスの照射を繰り返すと，単一のRFパルスが生成するFID信号，2個のRFパルスによるspin echo信号，3個のRFパルスが生成する励起エコーの3つの信号が，一定の定常状態を作り出すようになる．このとき生じる3種類のすべての信号を収集して得られる超高速撮像法が，steady state free precession（SSFP；定常状態歳差運動）を用いた超高速撮像法である[43,44]．メーカーによりbFFE，bTFE（以上Philips社），true FISP（Siemens社），FIESTA（GE社），true SSFP（東芝）と名称は異なるが，ほぼ同じ特徴をもつ．

この撮像法の最大の特徴は短い撮像時間であり，motion artifactを最小限にとどめることができる．これは，胎動により通常の長時間かかる撮像法では画像が劣化しがちな胎児や，妊娠中の母体の異常の検索（図19）[45]において，大きなメリットとなる．また一時呼吸停止下に撮像できることから，短時間でコントラスト分解能のよい広範囲の撮像が可能であり，悪性腫瘍のステージングにおけるMRIによる"one stop shopping"化への道を拓く（図20）．

詳細は割愛するが，本法では水や血液のようなT2がT1に近い組織では信号が高くなるので，T2強調像では無信号（signal void）となる血管が高信号に描出される[46]．またこのシーケンスの信号強度は，T2/T1を反映している．よって，それ自体の信号により対象組織の質的診断を行うのは困難だが，T2強調像とは別のコントラストの画像を提供してくれる．これを生かして特に造影剤を使用することの難しい産科領域で，鑑別診断に資する付加的な情報を得ることができる[47]．

高磁場装置

昨今，静磁場強度が3TであるMRI装置（3T MRI）が臨床現場でも普及してきた．理論的には静磁場強度が高いほど，信号雑音比（S/N）が上昇してMRIの画質は向上する．しかし，高磁場装置ではT1緩和時間が延長して，組織間コントラストが低下する（図21）[48]．一方でガドリニウム造

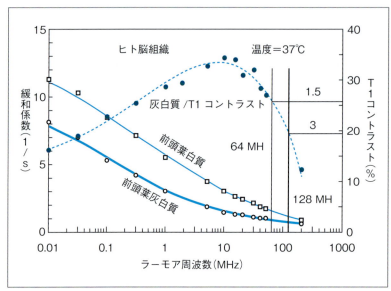

図21 ラーモア周波数の違いによるT1コントラストの変化

プロトンは，物質の置かれた磁場強度に応じたラーモア周波数で歳差運動をしているので，静磁場強度が変われば緩和時間も変化する．3T装置では1.5T装置に比べ，約30％縦緩和が延長し，脳の灰白質－白質間のコントラストは低下する．
（文献48）より改変して転載）

影剤のT1短縮効果は，3T装置の使用に伴うコントラストの低下の影響をほとんど受けない．したがって造影T1強調像では，S/Nの上昇によるメリットを享受して画質が向上する．なお，T2緩和時間への静磁場強度上昇の影響は，組織により延長するものと短縮するものが混在するとされ，繰り返し時間(TR；repetition time)，エコー時間(TE)の工夫により，コントラストの良好な画像を得ることができるが，1.5T装置とは微妙にコントラストの異なる画像となる[49]（図22）．また高磁場装置の弱点として，磁場の不均一性が挙げられる．特に誘電効果による体内でのラジオ波の減弱は，体幹深部での組織の励起を不十分にする．これに伴う信号の減弱は，時に巨大腫瘍や大量腹水合併例を対象とする婦人科領域では，大きな弱点である（図23）．また，体内磁性体(婦人科領域では股関節の人工関節や腰椎の後方固定具など)による画像の歪みも，一層強烈となる．

各種シーケンスの中では，選択的脂肪抑制法で脂肪の信号が不均一になることが多い．さらに，RF発熱効果は静磁場強度の2乗に比例して増大することから，非吸収率(SAR；specific absolution rate)が増大し，SARが人体に有害なレベルに達してしまうため，1.5Tでは難なく撮像できたシーケンスが選択できないことも多い[48,50]．これに対して近年の3T装置はMultiTransmit®(Phillips社)に代表されるように，RFパルスを四方八方から照射して磁場の不均一性を是正するなどの対策が講じられ，腹部領域でも3Tの利点が十分に生かされるようになっている．このため，対象病変が小さく，骨盤底にあって消化管ガスによる磁場の不均一性の影響を受けることが比較的少ない子宮頸癌，子宮内膜癌の局所進行期の評価においては，むしろ3T装置で検査するのが主流になりつつある．さらに，研究レベルでは7T，11Tといった超高磁場装置の臨床応用も婦人科領域でも開始され[51]，安全性が確認されれば，商用に供用される日も遠くないかもしれない．

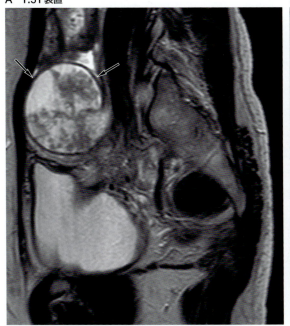
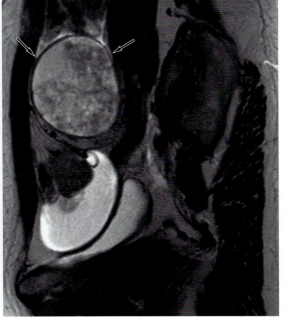

図22　1.5Tと3T装置の比較（境界悪性漿液性腫瘍）
約6週間のインターバルで，同一腫瘍（→）を1.5T（A）と3T（B）装置で撮像した．同じT2強調矢状断像だが，少しコントラストが異なる．3T装置の方が嚢胞内に突出する乳頭状構造の輪郭が明瞭なことに注目．

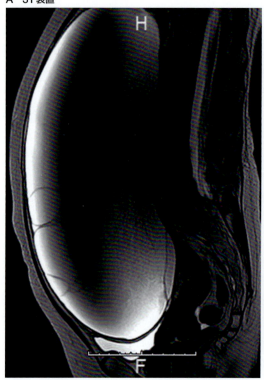 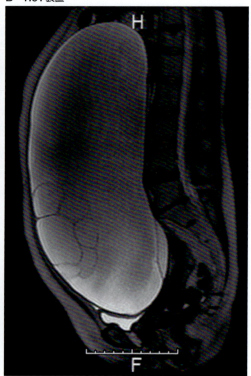

図23 3T装置の誘電効果による体幹深部の信号減弱
巨大な卵巣粘液性嚢胞腺腫の症例．約3週間のインターバルで撮像した（紹介元の）3T装置でのT2強調矢状断像（**A**）と，1.5T装置で再検したほぼ同一位置のT2強調矢状断像（**B**）．3T装置では誘電効果により深部の信号減弱が著しく，3Tの利点が生かされていない．

日本医学放射線学会編『画像診断ガイドライン』の活用

　日本医学放射線学会は，主として「その領域を専門としない放射線診断専門医」向けに，主な疾患の『画像診断ガイドライン』を発行している[2]．本ガイドラインでは他科のガイドライン同様，クリニカルクエスチョンに対する回答として，各疾患（産婦人科領域では子宮筋腫・肉腫，子宮頸癌，子宮内膜癌，卵巣腫瘍，子宮内膜症，胎盤疾患，胎児疾患など）に対する画像診断の適応，診断精度をエビデンスに基づいて提供しているほか，的確な撮像法を指南している．

　MRIに関しては，1.5T装置における至適撮像法が撮像範囲やスライス厚，スライス方向も含めて示されている．基本的に5年ごとの大改訂を目指しており，常にほぼ最新のエビデンスに基づいた指針となっている．本書でも撮像法の実際は表1に示したが，より詳細な情報についてはガイドラインを併読されることをお勧めしたい．

参考文献

1) 日本産科婦人科学会,日本病理学会,日本医学放射線学会・他（編）：子宮頸癌取扱い規約　第4版．金原出版，2017．
2) 日本医学放射線学会（編）：画像診断ガイドライン　2016年版．金原出版，2016．
3) Colletti PM, Sylvestre PB: Magnetic resonance imaging in pregnancy. Magn Reson Imaging Clin N Am 2: 291-307, 1994.
4) Kanal E: Pregnancy and the safety of magnetic resonance imaging. Magn Reson Imaging Clin N Am 2: 309-317, 1994.
5) Levine D, Barnes PD, Edelman RR: Obstetric MR imaging. Radiology 211: 609-617, 1999.
6) Ray JG, Vermeulen MJ, Bharatha A, et al: Association Between MRI Exposure During Pregnancy and Fetal and Childhood Outcomes. JAMA 316: 952-961, 2016.
7) Weiss RA, Saint-Louis LA, Haik BG, et al: Mascara and eyelining tattoos: MRI artifacts. Ann Ophthalmol 21: 129-131, 1989.
8) Shellock FG. MRI Safety.com. http://mrisafety.com（2018年12月25日検索）
9) Pasquale SA, Russer TJ, Foldesy R, et al: Lack of interaction between magnetic resonance imaging and the copper-T380A IUD. Contraception 55: 169-173, 1997.
10) Hess T, Stepanow B, Knopp MV: Safety of intrauterine contraceptive devices during MR imaging. Eur Radiol 6: 66-68, 1996.
11) 日本腎臓学会，日本医学放射線学会，日本循環器学会（編著）：腎障害患者におけるガドリニウム造影剤使用に関するガイドライン．東京医学社，2018．
12) Shibutani O, Joja I, Shiraiwa M, et al: Endometrial carcinoma: efficacy of thin-section oblique axial MR images for evaluating cervical invasion. Abdom Imaging 24: 520-526, 1999.
13) Shiraiwa M, Joja I, Asakawa T, et al: Cervical carcinoma: efficacy of thin-section oblique axial T2-weighted images for evaluating parametrial invasion. Abdom Imaging 24: 514-519, 1999.
14) Yamashita Y, Torashima M, Takahashi M, et al: Hyperintense uterine leiomyoma at T2-weighted MR imaging: differentiation with dynamic enhanced MR imaging and clinical implications. Radiology 189: 721-725, 1993.
15) Yamashita Y, Takahashi M, Sawada T, et al: Carcinoma of the cervix: dynamic MR imaging. Radiology 182: 643-648, 1992.
16) Yamashita Y, Harada M, Sawada T, et al: Normal uterus and FIGO stage I endometrial carcinoma: dynamic gadolinium-enhanced MR imaging. Radiology 186: 495-501, 1993.
17) Andreano A, Rechichi G, Rebora P, et al: MR diffusion imaging for preoperative staging of myometrial invasion in patients with endometrial cancer: a systematic review and meta-analysis. Eur Radiol 24: 1327-1338, 2014.
18) Tanaka YO, Nishida M, Tsunoda H, et al: A thickened or indistinct junctional zone on T2-weighted MR images in patients with endometrial carcinoma: pathologic consideration based on microcirculation. Eur Radiol 13: 2038-2045, 2003.
19) Hirano Y, Kubo K, Hirai Y, et al: Preliminary experience with gadolinium-enhanced dynamic MR imaging for uterine neoplasms. Radiographics 12: 243-256, 1992.
20) Joja I, Asakawa T, Shiraiwa M, et al: Endometrial carcinoma: multisection dynamic MR imaging using a three-dimensional FLASH technique during breath holding. Radiat Med 17: 211-218, 1999.
21) Ito K, Matsumoto T, Nakada T, et al: Assessing myometrial invasion by endometrial carcinoma with dynamic MRI. J Comput Assist Tomogr 18: 77-86, 1994.
22) Tanaka YO, Yoshizako T, Nishida M, et al: Ovarian carcinoma in patients with endometriosis: MR imaging findings. AJR Am J Roentgenol 175: 1423-1430, 2000.
23) Bley TA, Wieben O, François CJ, et al: Fat and water magnetic resonance imaging. J Magn Reson Imaging 31: 4-18, 2010.
24) Matthaei D, Frahm J, Haase A, et al: Chemical-shift-selective magnetic-resonance imaging of avascular necrosis of the femoral head. Lancet 1: 370-371, 1985.
25) 荒木　力，杉村一朗（編）：MRI・CT用語事典．メジカルビュー社，2000．
26) Stevens SK, Hricak H, Campos Z: Teratomas versus cystic hemorrhagic adnexal lesions: differentiation with proton-selective fat-saturation MR imaging. Radiology 186: 481-488, 1993.
27) Sugimura K, Okizuka H, Imaoka I, et al: Pelvic endometriosis: detection and diagnosis with chemical shift MR imaging. Radiology 188: 435-438, 1993.
28) Tanaka YO, Itai Y, Anno I, et al: MR staging of pelvic endometriosis: role of fat-suppression T1-weighted images. Radiat Med 14: 111-116, 1996.
29) 荒木　力：MRI「再」入門―臨床からみた基本病理．南江堂，p.187，1999．
30) Bydder GM, Young IR: MR imaging: clinical use of the inversion recovery sequence. J Comput Assist Tomogr 9: 659-675, 1985.
31) Dixon WT: Simple proton spectroscopic imaging. Radiology 153: 189-194, 1984.
32) Yamashita Y, Torashima M, Hatanaka Y, et al: Value of phase-shift gradient-echo MR imaging in the differentiation of pelvic lesions with high signal intensity at T1-weighted imaging. Radiology 191: 759-764, 1994.
33) Le Bihan D, Breton E, Lallemand D, et al: MR imaging of intravoxel incoherent motions: application to diffusion and perfusion in neurologic disorders. Radiology 161: 401-407, 1986.
34) Koh DM, Collins DJ: Diffusion-weighted MRI in the body: applications and challenges in oncology. AJR Am J Roentgenol 188: 1622-1635, 2007.
35) Padhani AR, Koh DM, Collins DJ: Whole-body diffusion-weighted MR imaging in cancer: current status and research directions. Radiology 261: 700-718, 2011.
36) Taouli B, Beer AJ, Chenevert T: Diffusion‐weighted imaging outside the brain: Consensus statement from an ISMRM-sponsored workshop. J Magn Reson Imaging 44: 521-540, 2016.
37) Iima M, Le Bihan D: Clinical Intravoxel Incoherent Motion and Diffusion MR Imaging: Past, Present, and Future. Radiology 278: 13-32, 2016.
38) Morakkabati-Spitz N, Schild HH, Kuhl CK, et al: Female pelvis: MR imaging at 3.0 T with sensitivity encoding and flip-

angle sweep technique. Radiology 241: 538-545, 2006.
39) Proscia N, Jaffe TA, Neville AM, et al: MRI of the pelvis in women: 3D versus 2D T2-weighted technique. AJR Am J Roentgenol 195: 254-259, 2010.
40) Laubenberger J, Buchert M, Schneider B, et al: Breath-hold projection magnetic resonance-cholangio-pancreaticography (MRCP): a new method for the examination of the bile and pancreatic ducts. Magn Reson Med 33: 18-23, 1995.
41) Morimoto K, Shimoi M, Shirakawa T, et al: Biliary obstruction: evaluation with three-dimensional MR cholangiography. Radiology 183: 578-580, 1992.
42) Takehara Y, Ichijo K, Tooyama N, et al: Breath-hold MR cholangiopancreatography with a long-echo-train fast spin-echo sequence and a surface coil in chronic pancreatitis. Radiology 192: 73-78, 1994.
43) Haacke EM, Wielopolski PA, Tkach JA, et al: Steady-state free precession imaging in the presence of motion: application for improved visualization of the cerebrospinal fluid. Radiology 175: 545-552, 1990.
44) Van Cauteren M: bFFEとbTFE－超高速リアルタイム撮像と高S/Nを両立させたシーケンス. Innervision 16: 44-48, 2001.
45) Chung HW, Chen CY, Zimmerman RA, et al: T2-Weighted fast MR imaging with true FISP versus HASTE: comparative efficacy in the evaluation of normal fetal brain maturation. AJR Am J Roentgenol 175: 1375-1380, 2000.
46) Plein S, Bloomer T, Ridgway J, et al: Steady-state free precession magnetic resonance imaging of the heart: comparison with segmented k-space gradient-echo imaging. J Magn Reson Imaging 14: 230-236, 2001.
47) Tanaka YO, Shigemitsu S, Nagata M, et al: A decidualized endometrial cyst in a pregnant woman: a case observed with a steady-state free precession imaging sequence. Magn Reson Imaging 20: 301-304, 2002.
48) Kuhl CK, Träber F, Schild HH: Whole-Body High-Field-Strength (3.0-T) MR Imaging in Clinical Practice Part I. Technical Considerations and Clinical Applications. Radiology 246: 675-696, 2008.
49) de Bazelaire CM, Duhamel GD, Rofsky NM, et al: MR imaging relaxation times of abdominal and pelvic tissues measured in vivo at 3.0 T: preliminary results. Radiology 230: 652-659, 2004.
50) Kuhl CK, Träber F, Gieseke J, et al: Whole-body high-field-strength (3.0-T) MR imaging in clinical practice. Part II. Technical considerations and clinical applications. Radiology 247: 16-35, 2008.
51) Hoogendam JP, Kalleveen IM, de Castro CS, et al: High-resolution T2-weighted cervical cancer imaging: a feasibility study on ultra-high-field 7.0-T MRI with an endorectal monopole antenna. Eur Radiol 27: 938-945, 2017.

2 正常解剖とそのバリエーション

正常解剖
normal anatomy of the female pelvis

今岡いずみ

▌子宮・腟（図1〜4）

　子宮の解剖学的構造の評価には，T2強調像が最も重要である．T2強調像では特有の層構造が認められるが（図1-A），T1強調像では均一な中等度信号を示し，層構造は認識されない（図1-B）．

　子宮体部は，T2強調像で内腔側より，高信号を示す内膜（endometrium），低信号のjunctional zone，中等度信号の平滑筋層（myometrium）の三層構造を示す．

　junctional zoneは最内側筋層の一部である．外層の平滑筋層と異なり低信号を示す理由としては，平滑筋細胞の密度が高く細胞間隙が狭い，核の数が多く大きいことから単位面積当たり外層筋層の約3倍の核の量を有する，水分含有量が少ない，などの報告がある．また子宮の蠕動運動に際して，junctional zoneと子宮内膜には，方向性をもった波状の動きが観察される（図4-B, C, 後述）．

　内子宮口のくびれを経て子宮頸部に至る．

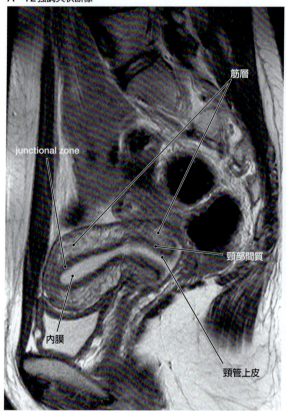
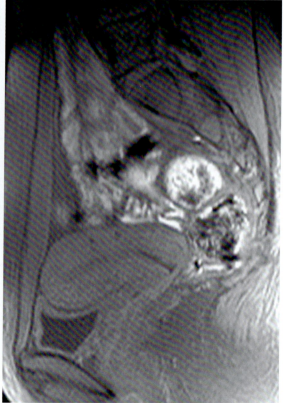

図1　20歳代　分泌期子宮
A　T2強調矢状断像
B　脂肪抑制T1強調矢状断像

子宮頸部では，T2強調像で内腔側より，淡い高信号を示す頸管上皮（cervical mucosa），低信号の頸部間質（cervical stroma）を指摘できる．特に若年者においては，頸部間質の外層に体部から連続する平滑筋層を見ることが多い．

　内子宮口から腟壁付着部までを腟上部，腟壁付着部以下を子宮腟部（portio）と呼ぶ．腟上端は子宮腟部を囲むように存在し，この部を腟円蓋という．腟円蓋から腟入口部にかけて，腟筋層は低信号域として認められる．内腔側は腟粘膜および分泌物のため，高信号を示す．腟横断面はしばしば，H型の形状で認められる．

　子宮頸部は，腟上部では直接，子宮腟部では腟円蓋を介して子宮傍組織に接している．子宮傍組織は，基靱帯・膀胱子宮靱帯・仙骨子宮靱帯，およびこれらに含まれる神経・血管・リンパ節の総称である．このうち，T2強調像では通常，基靱帯内に含まれる静脈叢（高信号），脂肪織，仙骨子宮靱帯（低信号）を認識できる．

　造影を行うと，子宮内膜および外層筋層には比較的強い増強効果が見られる．junctional zoneや頸部間質の増強効果は淡い．このコントラストにより，T2強調像に類似した層構造が認められる．子宮傍組織では，静脈叢相当部に増強効果が見られる．

卵巣・卵管（図2, 3）

　T2強調像で高信号を示す嚢胞構造として，卵胞を指摘できる．間質はやや低信号を示し，卵胞とコントラストをなす．T1強調像では間質は中等度信号を示し，卵胞はこれと等〜低信号を示す．造影を行うと，間質には淡い増強効果が見られる．卵胞には辺縁を縁取るように増強効果が見られ，内部は造影されない．

　正常卵管は通常，描出されない．

月経周期に伴う変化（図4, 5）

　子宮内膜は，月経→増殖期→分泌期→月経……という周期的変化を来す（図6）．組織学的に，子宮内膜は内腔側から機能層と基底層に分けられるが，周期的変化を来し，月経時に脱落するのは機能層に相当する．増殖期初期より，子宮内膜は徐々に厚みを増し，分泌期後期に最大となる．T2強調像ではこれを反映して，子宮内膜は分泌期後期に最も厚く描出される（図4-E）．月経時には内膜は薄く，内腔に低信号の凝血塊を見ることもある（図4-A）．

　junctional zoneは，月経期には不明瞭化，あるいは肥厚しているように見えることが多い．筋層の信号は，月経期にはやや低く，分泌期において高くなる．したがって子宮体部の三層構造は，分泌期において最も明瞭に観察することができる．

　子宮蠕動は，排卵期において子宮頸部から体部へ向かう動きが見られ，精子の輸送に合目的であるとされている（図4-B, Cで見られるjunctional zoneの厚さの違い，内腔の変形は蠕動運動による）．分泌期後期には，蠕動運動の頻度が低下する．また，月経期には子宮体部から頸部へ向かい，底部には強い収縮が見られ，月経血の排出を助けているとされる．

　卵巣における周期的変化は，卵胞期→排卵→黄体期→卵胞期……となる．卵胞の成熟過程では，一つの卵胞が排卵に至り，その他大多数は閉鎖卵胞となる．排卵直前に卵胞は最も大きくなり，約25mm大である．排卵後の卵胞は黄体と呼ばれ（受精しない場合は月経黄体，妊卵が着床すれば妊娠黄体），次いで白体となる．

　卵胞はT1強調像で中等度〜低信号，T2強調像で高信号を示す円形の嚢胞として認められる．

2. 正常解剖とそのバリエーション

A〜C T2強調矢状断像
A 正中のスライスレベル　　B Aより1スライス外側レベル　　C 外側のスライスレベル

D〜F 脂肪抑制造影T1強調矢状断像
D Aと同じスライスレベル　　E Bと同じスライスレベル　　F Cと同じスライスレベル

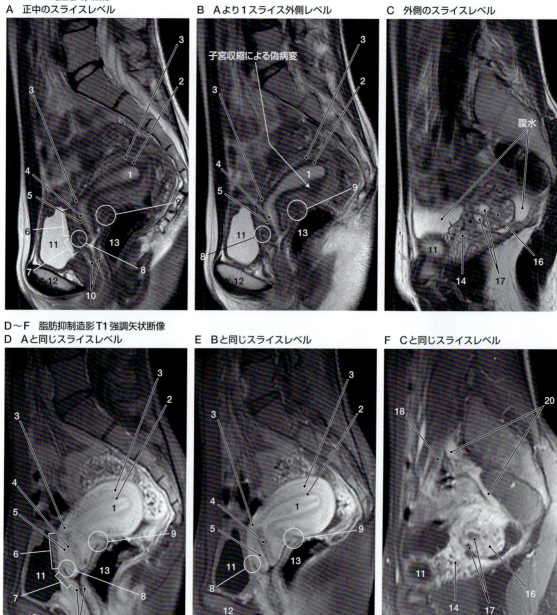

図2　正常骨盤矢状断 連続像

1 子宮内膜	5 頸部間質	9 後腟円蓋
2 junctional zone	6 腟上部	10 腟筋層
3 外層筋層	7 子宮腟部	11 膀胱
4 頸管上皮	8 前腟円蓋	12 恥骨

A〜C　T2強調横断像
A　子宮体部レベル

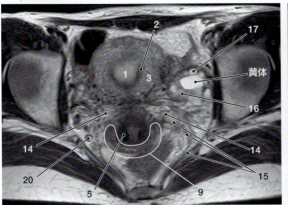

D〜F　脂肪抑制造影T1強調横断像
D　Aと同じスライスレベル

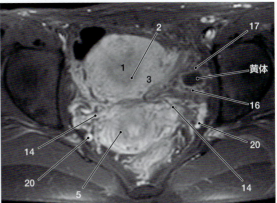

B　子宮頸部レベル

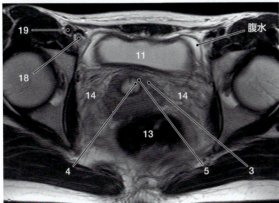

E　Bと同じスライスレベル

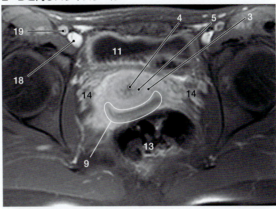

C　腟レベル

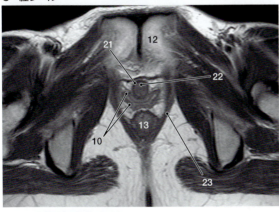

F　Cと同じスライスレベル

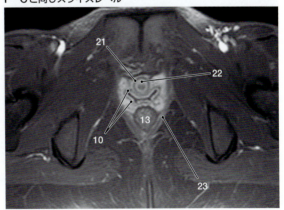

図3　正常骨盤横断 連続像

13　直腸	17　卵胞	21　尿道筋層（横紋筋層）
14　子宮傍組織（基靱帯）	18　外腸骨静脈	22　尿道筋層（平滑筋層）＋粘膜下層
15　子宮傍組織（仙骨子宮靱帯）	19　外腸骨動脈	23　肛門挙筋
16　卵巣間質	20　内腸骨静脈	

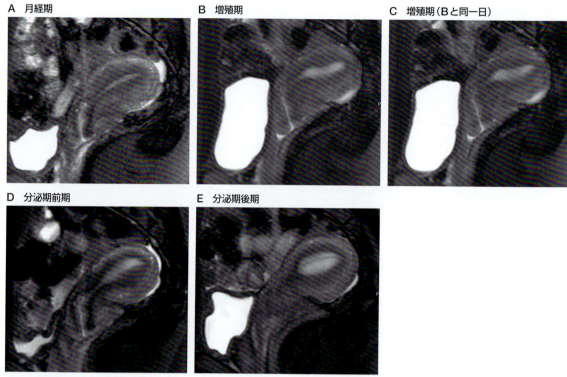

図4　40歳代　T2強調矢状断像

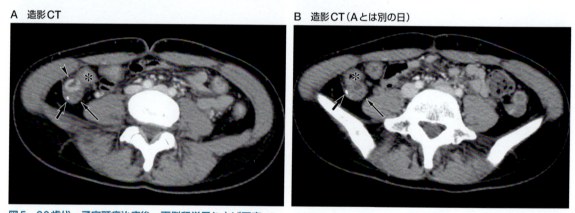

図5　30歳代　子宮頸癌治療後，両側卵巣吊り上げ固定

＊：上行結腸　▶：黄体　→：右卵巣　➡：固定の目安となるクリップ

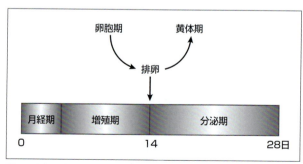

図6　月経周期を28日とした場合のシェーマ

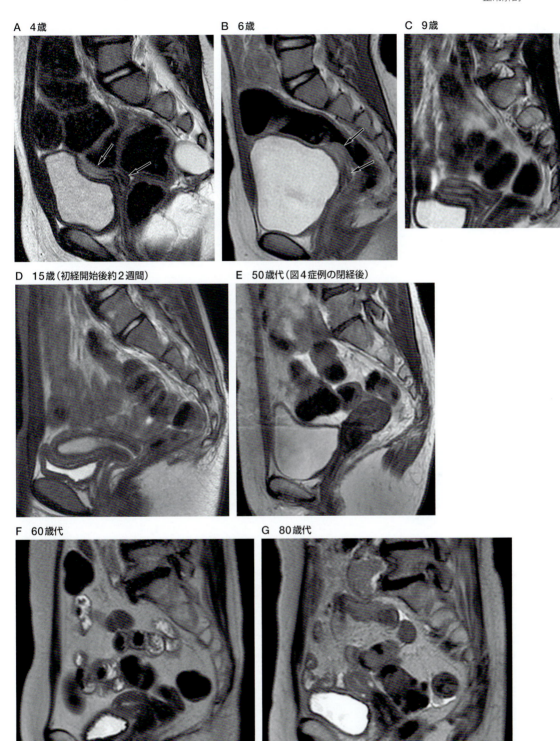

図7　年齢による子宮の変化　T2強調矢状断像
各々の像は該当する年齢を代表しているわけではない．あくまでも，小児の像，閉経後の像，という枠組みの中でご覧いただきたい．→：子宮

46　2. 正常解剖とそのバリエーション

A　T1強調横断像
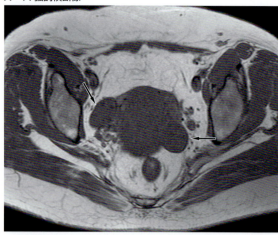

B　T2強調横断像
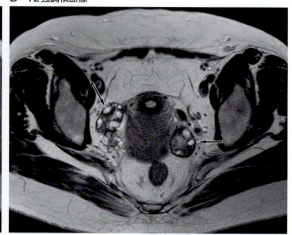

C　拡散強調像
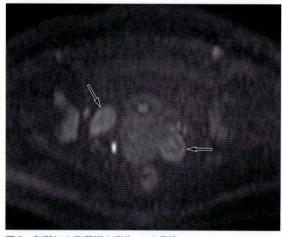

D　ADC map
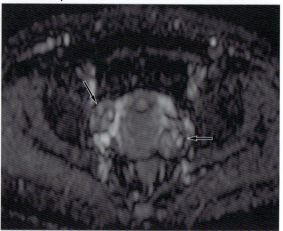

図8　年齢による卵巣の変化：40歳代
→：卵巣

A　T2強調横断像
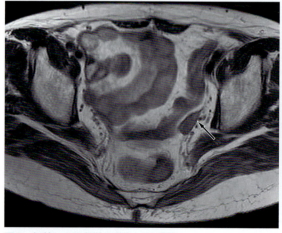

B　拡散強調像
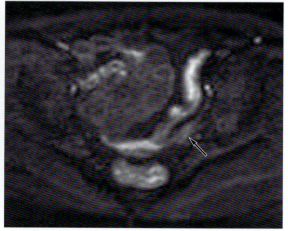

図9　年齢による卵巣の変化：60歳代
→：卵巣

性成熟期では通常，大小の卵胞が複数認められる．排卵直前の（主席）卵胞は機能性嚢胞（「機能性嚢胞」p.212〜p.213参照）の一つである．時に亜急性期血腫の信号を示す小嚢胞や，緊満感を欠く不整形・壁の肥厚した嚢胞を見ることがあり（図3-A），黄体に相当すると考えられる．造影を行うと，黄体の壁はよく増強される（図3-D）．なお，排卵に伴い，生理的腹水が認められる．

　子宮頸癌などで放射線治療を行う場合，卵巣機能を温存するために，照射野外の下腹部へ卵巣を吊り上げて固定することがある．この部位でも卵巣には周期性変化が見られるので，病変と混同しないよう留意する（図5）．

年齢による変化（図7〜9）

　性成熟期では，子宮体部は約6〜8×5〜6×5〜6cm大（長軸×左右×前後径）の大きさである．子宮体部と頸部の比は約2：1〜3：1と，明らかに体部が大きい．体部には層構造が認められ，月経周期に伴い変化する．

　一方，閉経後には子宮体部は約5×2×2cm大（長軸×左右×前後径）と小さくなり，子宮体部と頸部の比は1：1となる．内膜は萎縮し，MRI上も非常に薄く通常3mmを超えない（閉経後子宮内膜癌のカットオフ値としては5mmを用いることが多い）．junctional zoneは不鮮明で，筋層の信号は全体に低下している．子宮頸部粘膜も薄くなる．小児においても，子宮体部は小さく，層構造は不明瞭である．頸部の方がむしろ大きく，同定しやすい（図7）．

　卵巣は，性成熟期では卵胞の発育に応じて大きさが変化するが，平均すると約1×3×1.7cm大（長軸×左右×前後径）の大きさである．卵胞を含み，ほぼ全例において同定可能である．閉経後には，卵巣の大きさが小さくなることに加えて，卵胞が認められなくなるために，T2強調像で全体が低信号となる（図9-A）．性成熟期，閉経後ともに，卵巣実質は拡散強調像で淡く高信号となり，同定の助けとなることがある（図8-C, 9-B）．

参考文献

1) Soutt LM, Flynn SD, Luthringer DJ, et al: Junctional zone of the uterus: correlation of MR imaging and histologic examination of hysterectomy specimens. Radiology 179: 403-407, 1991.
2) Broan HK, Stoll BS, Nicosia SV, et al: Uterine junctional zone: correlation between histologic findings amd MR imaging. Radiology 179: 409-419, 1991.
3) Outwater EK, Talerman A, Dunton C: Normal adnexa uteri specimens: anatomic basis of MR imaging features. Radiology 201: 751-755, 1996.
4) McCarthy S, Tauber C, Gore J: Female pelvic anatomy: MR assessment of variations during the menstrual cycle and with use of oral contraceptives. Radiology 160: 119-123, 1986.
5) Haynor DR, Mack LA, Soules MR, et al: Changing appearance of the normal uterus during the menstrual cycle: MR studies. Radiology 161: 459-462, 1986.
6) Fleischer AC, Kepple DM: Normal pelvic anatomy as depicted by various sonographic techniques. *In* Fleischer AC, Javitt MC, Jeffresy RB Jr, et al (eds); Clinical Gynecologic Imaging. Lippincott-Raven Publishers, Philadelphia, p.10-22, 1997.
7) Nakai A, Togashi K, Yamaoka T, et al: Uterine peristalsis shown on cine MR imaging using ultrafast sequence. J Magn Reson Imaging 18: 726-733, 2003.
8) Morisawa N, Kido A, Koyama T, et al: Changes of the normal ovary during menstrual cycle in reproductive age on the diffusion-weighted image. J Comput Assist Tomogr 36: 319-322, 2012.

48　2. 正常解剖とそのバリエーション

外因性ホルモンによる子宮の変化
hormonal medication associated uterine changes

今岡いずみ

症例1（図1）：60歳代．閉経後ホルモン補充療法（HRT）中に不正出血を認めた．

図1-A　T2強調矢状断像 　　図1-B　ホルモン剤中止約6か月後，T2強調矢状断像

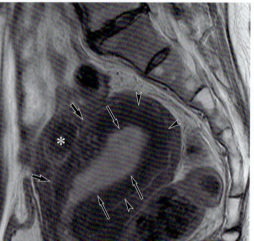
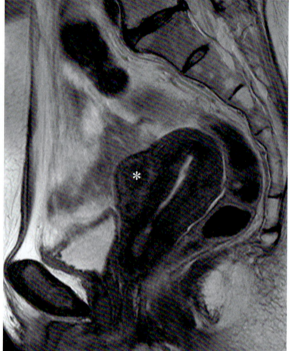

画像の読影と経過

症例1：図1-Aでは子宮は年齢不相応に大きく，内膜は肥厚し（図1-A；→），筋層も厚い．junctional zoneは全周性に肥厚し（図1-A；▶），前壁側には子宮腺筋症（図1-A；➡），筋腫（図1；＊）も認められる．

症例2：子宮体部後壁に筋腫のある症例．治療前後を比較すると，筋腫は8cmから4cmへ縮小した（非提示）．子宮体部のサイズ，筋層や内膜厚に減少が見られることがわかる（図2-A；M：子宮筋腫，図2；＊：右副卵巣嚢胞）．

症例3：子宮内腔に高信号の嚢胞構造と，低信号の間質様構造が混在する腫瘤を認め，内膜ポリープと考えられる（図3；→）．SSFSEを追加すると（図3-B），これらの嚢胞構造がより明瞭となる．後壁側には子宮腺筋症も見られる．

　経過　**症例1**：内膜掻爬を施行し，異型腺管は見られなかったため，HRTを中止し経過を観察した．中止約6か月後には（図1-B），子宮は縮小し，内膜肥厚や子宮腺筋症も改善されている．

　　　症例3：アナストロゾール（アロマターゼ阻害薬）へ薬剤が変更された．

外因性ホルモンによる子宮の変化　49

症例2（図2）：40歳代．子宮筋腫術前でGnRHa治療を行われた．
症例3（図3）：60歳代．乳癌術後よりトレミフェンを投与され約2年．

図2-A　治療前，T2強調矢状断像
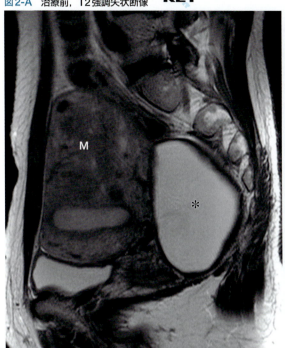

図2-B　治療後，T2強調矢状断像
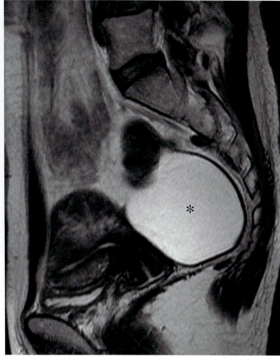

図3-A　T2強調矢状断像
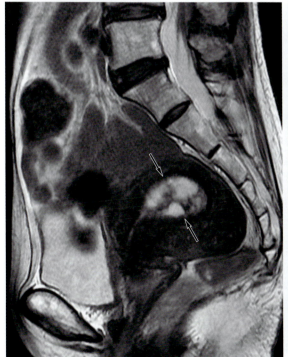

図3-B　SSFSE矢状断像
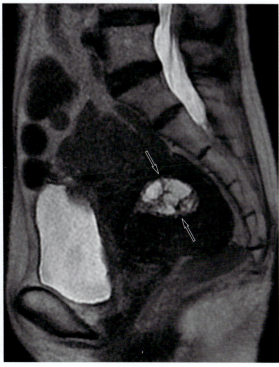

症例4（図4）：70歳代．乳癌術後よりタモキシフェンを投与され約3年半．

図4　T2強調矢状断像

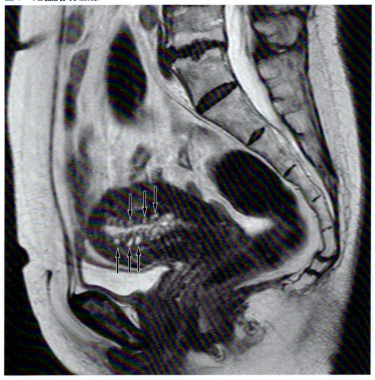

症例4：子宮内膜の肥厚と，前・後壁の粘膜−筋層境界に多数の小囊胞（図4；→）が認められ，囊胞性萎縮（cystic atrophy）と考えられる．

経過 症例4：タモキシフェンは術後5年まで投与され，終了となった．

外因性女性ホルモンと画像所見

　更年期障害や骨粗鬆症に対して，エストロゲン製剤やプロゲステロン製剤を組み合わせたホルモン補充療法（HRT；hormone replacement therapy）が広く行われている．組織学的に，内膜には増殖期像，分泌期像，それらの混合像，異常分泌像，萎縮，あるいは化生が認められる．超音波検査による報告では，閉経後の正常子宮内膜は4mm以下としたものが多いが，HRTにある場合は厚くなり約6～8mmで，2cm近いこともある．

　GnRHa（gonadotropin releasing hormone analogue）は，子宮筋腫や子宮内膜症の内分泌療法として用いられる．下垂体からのGnRH分泌を抑制することで，卵巣機能抑制→血中エストロゲンレベルの低下が起こる．このためMR像でも，子宮は閉経後の像に類似するようになり，子宮の縮小，内膜萎縮が観察される．T2強調像において，筋層は低信号化する．

　選択的エストロゲン受容体モジュレーター（SERM；selective estrogen receptor modulator）に分類されるタモキシフェン（tamoxifen）は，閉経前ホルモン受容体陽性乳癌の術後内分泌療法と

して投与が推奨される．一方，閉経後ホルモン受容体陽性乳癌の術後内分泌療法としては，アロマターゼ阻害薬が推奨されるが，タモキシフェンとの組み合わせで用いられることもある．タモキシフェンは，乳腺に対しては主として抗エストロゲン作用を示し，術後の再発リスクや乳癌死亡リスクを低下させる．一方で子宮に対しては，弱いエストロゲン作用を示し，子宮の腫大や子宮筋腫・子宮腺筋症の再増大，子宮内膜癌発症率の増加といった影響を及ぼす．タモキシフェンの投与で，子宮内膜癌の罹患リスクは2.4倍に増加すると報告されているが，死亡リスクの増加は認められない．なお，この罹患リスクは55歳以上で見られるとされている．トレミフェン（toremifene）の効果および有害事象も，タモキシフェンとほぼ同等と考えられている．

MRI所見のポイント

読影の際は，年齢に相応の画像であるか，確認を行う．年齢に矛盾しないとわかって，はじめて正常像と評価できる．

年齢不相応に若々しい子宮の場合，HRTやSERMといった薬剤投与の有無を確認する．投与がなければ，内因性の異常分泌，ホルモン産生腫瘍が発見される契機になるかもしれない．一方，年齢不相応に萎縮した子宮は，十分な女性ホルモンの影響下にないことを示唆する．

SERMによる子宮内膜への影響は様々であり，萎縮から増殖期様変化，脱落膜様変化，子宮内膜ポリープ，子宮内膜増殖症，子宮内膜癌まで見られる．萎縮の像と，これに相反する像が同一子宮内に認められることもある．内膜の萎縮の一つのパターンとして，嚢胞性萎縮がある．内膜腺が嚢胞状に拡張しており，小嚢胞を指摘できる（図4）．SERM投与が，婦人科医に知らされていないこともあるので，画像からSERMの関与を疑った場合，その旨を記載しておくことは重要と考えている．

参考文献

1) Levine D, Gosink BB, Johnson LA: Change in endometrial thickness in postmenopausal women undergoing hormone replacement therapy. Radiology 197: 603-608, 1995.
2) Demas BE, Hricak H, Jaffe RB: Uterine MR imaging: effects of hormonal stimulation. Radiology 159: 123-126, 1986.
3) Ascher SM, Imaoka I, Lage JM: Tamoxifen-induced uterine abnormalities: the role of imaging. Radiology 214: 29-38, 2000.
4) Ochi J, Hayakawa K, Moriguchi Y, et al: Uterine changes during tamoxifen, toremifene, and other therapy for breast cancer: evaluation with magnetic resonance imaging. Jpn J Radiol 28: 430-436, 2010.
5) Marttunen MB, Cacciatore B, Hietanen P, et al: Prospective study on gynaecological effects of two antioestrogens tamoxifen and toremifene in postmenopausal women. Br J Cancer 84: 897-902, 2001.
6) 日本乳癌学会（編）：乳癌診療ガイドライン 薬物療法（Web版）．2018. http://jbcs.gr.jp/guidline/2018/index/

手術による子宮の変化
post operative uterine changes

今岡いずみ

> 症例1（図1）：40歳代．帝王切開歴あり．
> 症例2（図2）：40歳代．帝王切開歴あり．

図1-A　T2強調矢状断像　**KEY**

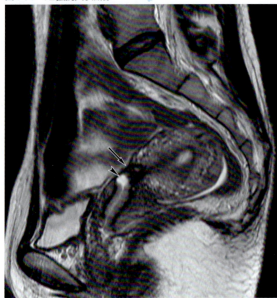

図1-B　T2強調矢状断像（Aの隣りあうスライス）

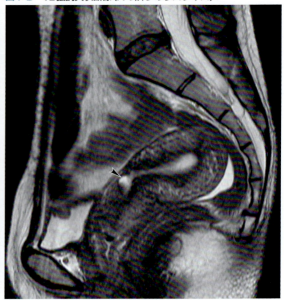

図2　T2強調矢状断像　**KEY**

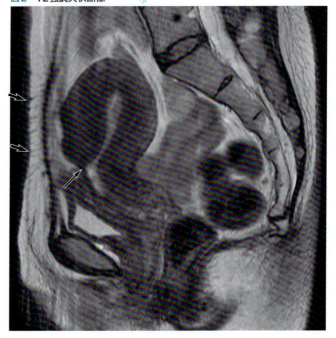

症例 3 （図3）：30歳代．約1年前に開腹による子宮筋腫核出術後．

図3-A　T2強調矢状断像　　図3-B　T2強調横断像

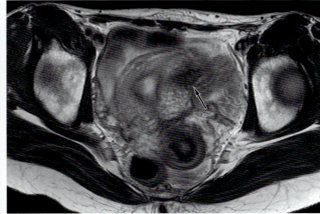

画像の読影

症例1：子宮体部前壁低位に低信号の瘢痕を認め（図1-A；→），同部では筋層が菲薄化している．近傍には子宮内膜よりやや信号の高い円形構造が見られ，fluid貯留と考えられる（図1；►）．

症例2：子宮体部前壁低位に低信号の瘢痕を認め（図2；→），同部では筋層が菲薄化している．子宮は腹壁方向へ著しく偏位しており，頸管は延長している．腹壁脂肪織に術後変化が見られる（図2；➡）．

症例3：子宮左側壁に低信号の索状痕があり（図3；→），子宮筋腫核出術後の瘢痕に相当する．

手術による子宮変化と画像所見

1）帝王切開

　帝王切開後の変化としては，子宮体下部前壁側に筋層の部分的な非薄化，および低信号の瘢痕が見られる．図2のように子宮が腹壁方向へ偏位し，頸部のelongationが見られるものもある．

　帝王切開瘢痕症候群（cesarean scar syndrome）は，続発性不妊の一因として注目されている．瘢痕部や子宮内腔に液体や出血（おそらく月経血）が貯留し，症状としては不正出血，月経困難，慢性骨盤痛，不妊がある．図1のように，瘢痕部の近傍にT2強調像で高信号のfluidが見られることがある．私見だが，本症候群と関連するものかもしれず，「帝王切開瘢痕の近傍に少量のfluidが存在する」とレポートに記載しておくのがよいかと考えている．

2）子宮筋腫核出術

　子宮を温存し妊孕性を保つ外科的治療として，子宮筋腫核出術が行われる．超音波検査では術後2～3か月で，顕著な子宮体積の減少が報告されている．MRIで観察すると術後1か月で，子宮体積の縮小と子宮体部のproportionの復元傾向が認められ，筋層内血腫などの合併症がなければ3か月で，ほぼ落ち着いた状態となる．筋層切開部の瘢痕は，T2強調像で低信号の線状痕として見られるが，年月が経ったものでは同定できないことも多い．

参考文献

1) Kawakami S, Togashi K, Sagoh T, et al: Uterine deformity caused by surgery during pregnancy. J Comput Assist Tomogr 18: 272-274, 1994.
2) Tsuji S, Murakami T, Kimura F, et al: Management of secondary infertility following cesarean section: Report from the Subcommittee of the Reproductive Endocrinology Committee of the Japan Society of Obstetrics and Gynecology. J Obstet Gynaecol Res 41: 1305-1312, 2005.
3) Tsuji, S, Takahashi K, Imaoka I, et al: MRI evaluation of the uterine structure after myomectomy. Gynecol Obstet Invest 61: 106-110, 2006.

3 子宮体部の疾患

1 主として子宮内腔を占める疾患

主として子宮内腔を占める疾患　子宮内膜癌
endometrial cancer

坪山尚寛

1. 画像診断医に求められる臨床的事項

1）疫学

　本邦の子宮内膜癌患者数は過去10年で約2倍と著しく増加しており（図1），従来子宮頸癌や卵巣癌よりも頻度の低い癌であったが，現在ではこれらを上回り婦人科癌で最も多い癌となっている[1]．食生活の欧米化や晩婚化，少子化などのライフスタイルの変化が増加の背景にあり，米国において子宮内膜癌の頻度が卵巣癌の約2倍，子宮頸癌の約4倍と遥かに高いことを考えると[2]，本邦でも今後さらに増加することが予想される．

　子宮内膜癌の発症は40歳代から増加し，50歳代でピークを迎える（図1）．ほとんどの患者が不正出血で発症する．

2）リスク因子[3]

　プロゲステロンによる拮抗を受けないエストロゲン曝露（unopposed estrogen）がリスク因子となる．早発月経，遅発閉経，未産はエストロゲン曝露期間の延長により，肥満や糖尿病は活性型エストロゲンの相対的増加により，体癌のリスクを増加させる．多嚢胞性卵巣症候群（PCOS）は肥満や糖尿病，不妊など子宮内膜癌のリスク因子となる病態を来し，若年性子宮体癌ではしばしばPCOSを合併する．

　リスクとなる薬剤としてエストロゲン単独使用とタモキシフェンがある．プロゲステロン併用エストロゲン補充療法はリスクとならない．タモキシフェンは抗エストロゲン作用を示す乳癌の治療薬であるが，閉経後子宮内膜に対しては逆にエストロゲン作用を示し，子宮内膜ポリープや増殖症，内膜癌だけでなく，肉腫の発生も見られる．閉経前子宮内膜には影響がない．治療前の内膜

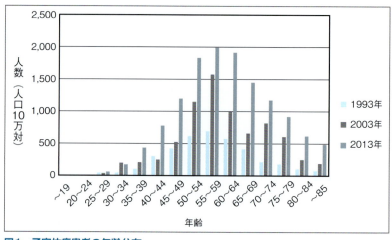

図1　子宮体癌患者の年齢分布
（文献1）を元に作成）

ポリープの存在がタモキシフェン内服後の異型内膜増殖症発生のリスクとなる．ただし，ほとんどの患者は内膜病変を発症しないので，有症状患者に対してのみ精査が推奨されている．

子宮内膜癌に関連する遺伝性疾患としてLynch症候群がある．これはDNAミスマッチ修復遺伝子の異常を原因とする常染色体優性遺伝性疾患であり，大腸癌をはじめとして様々な悪性腫瘍が同時性あるいは異時性に発生する．女性においては子宮内膜癌の生涯累積リスクは40〜60%と高率で，体下部発生が多い[4]．

3）組織分類

子宮体癌は子宮内膜癌を示す用語として広く使われているが，子宮体癌取扱い規約においては子宮内膜癌と子宮体部肉腫を包括する用語となっている[5]．表1に子宮体癌取扱い規約（第4版）の組織学的分類を示す．これはWHO分類第4版に準拠しており，第3版からの内膜癌に関する変更点として，「腺癌」はすべて「癌」となり，脱分化癌が新たに項目に加えられ，扁平上皮癌と移行上皮癌が項目から削除された．

子宮内膜癌は発癌機序によって2種類に大別される（表2）．Type Iはエストロゲン依存性に子宮内膜増殖症を経て発生し，組織型は類内膜癌で，予後は良い．一方，Type IIは高齢者の萎縮内膜から de novo に発生し，主な組織型は漿液性癌と明細胞癌で，予後不良である．類内膜癌（G3）と癌肉腫は臨床的にType IIと同様に扱われ，これ

表2　発癌機序による体癌の分類

	Type I	Type II
発癌機序	エストロゲン依存性	de novo 発生
好発年齢	周閉経期	高齢
組織型	類内膜癌	漿液性癌 明細胞癌
遺伝子異常	PTEN, KRAS	P53
予後	良好	不良

表1　子宮体癌取扱い規約組織学的分類（第4版，2017年）

I．上皮性腫瘍および前駆病変
A 前駆病変
 1. 子宮内膜増殖症
 2. 子宮内膜異型増殖症／類内膜上皮内腫瘍
B 子宮内膜癌
 1. 類内膜癌
  a. 扁平上皮への分化を伴う類内膜癌
  b. 絨毛腺管型類内膜癌
  c. 分泌型類内膜癌
 2. 粘液性癌
 3. 漿液性子宮内膜上皮内癌
 4. 漿液性癌
 5. 明細胞癌
 6. 神経内分泌腫瘍
  a. 低異型度神経内分泌腫瘍
   （1）カルチノイド
  b. 高異型度神経内分泌腫瘍
   （1）小細胞神経内分泌癌
   （2）大細胞神経内分泌癌
 7. 混合癌
 8. 未分化癌／脱分化癌
C 類腫瘍病変
 1. 子宮内膜ポリープ
 2. 化生
 3. アリアス-ステラ反応
 4. リンパ腫様病変

II．間葉性腫瘍
A 平滑筋腫
 1. 富細胞性平滑筋腫
 2. 奇怪核を伴う平滑筋腫
 3. 活動性核分裂型平滑筋腫
 4. 水腫状平滑筋腫
 5. 卒中性平滑筋腫
 6. 脂肪平滑筋腫
 7. 類上皮平滑筋腫
 8. 類粘液平滑筋腫
 9. 解離性（胎盤分葉状）平滑筋腫
 10. びまん性平滑筋腫症
 11. 静脈内平滑筋腫症
 12. 転移性平滑筋腫
B 悪性度不明な平滑筋腫瘍
C 平滑筋肉腫
 1. 類上皮平滑筋肉腫
 2. 類粘液平滑筋肉腫
D 子宮内膜間質腫瘍と関連病変
 1. 子宮内膜間質結節
 2. 低異型度子宮内膜間質肉腫
 3. 高異型度子宮内膜間質肉腫
 4. 未分化子宮肉腫
 5. 卵巣索腫瘍に類似した子宮腫瘍
E その他の間葉性腫瘍
 1. 横紋筋肉腫
 2. 血管周囲性類上皮細胞腫
 3. その他

III．上皮性・間葉性混合腫瘍
A 腺筋腫
B 異型ポリープ状腺筋腫
C 腺線維腫
D 腺肉腫
E 癌肉腫

IV．その他の腫瘍
A アデノマトイド腫瘍
B 神経外胚葉性腫瘍
C 胚細胞腫瘍

V．リンパ性および骨髄性腫瘍
A リンパ腫
B 骨髄性腫瘍

VI．二次性腫瘍

（文献5）より転載）

らを合わせて子宮体癌の約2割を占める[6].

4) 進行期分類

子宮体癌の進行期は手術によって決定される．現行の分類は2008年国際産婦人科連合（FIGO）分類に基づいており（表3）[5]，国際対がん連合（UICC）のTNM分類第8版（2017年），子宮体癌取扱い規約第4版（2017年）もこれに準拠している．

子宮内膜癌の7割以上は体部に限局するⅠ期で（図2）[6]，筋層浸潤が1/2未満のものがⅠA期，1/2を超えるものがⅠB期に分類される．旧FIGO分類（1988年）では筋層浸潤のないものがⅠa期とされていたが，1/2未満の筋層浸潤を伴う旧Ⅰb期と予後に差がなく，削除された[7]．そもそも子宮内膜と筋層の間に組織学的に明確な境界はなく，筋層浸潤の有無について病理診断の一致率は低い[7]．また，腺筋症や筋腫の合併，外向性発育，角部病変，特殊な浸潤形態など，筋層浸潤の深さが病理学的に評価困難である状況があることを知っておく必要がある[7, 8]．

子宮頸部間質浸潤があるとⅡ期になる．旧FIGO分類（1988年）では頸管上皮に留まる浸潤をⅡa期と細分化していたが，予後に影響がないため削除された[7]．なお，頸部間質浸潤の病理診断は一致率が高くない．これは，体部と頸部の組織学的境界が曖昧なこと（境界部では内膜腺と頸管腺が混在する），頸管腺浸潤と間質浸潤の鑑別が容易でないことなどに起因する[8]．

子宮外に腫瘍が進展すると，Ⅲ期あるいはⅣ期となる．旧FIGO分類（1988年）からの変更点として，腹膜細胞診陽性はⅢA期から削除された．また所属リンパ節転移を伴うⅢC期において，予

表3 手術進行期分類（日産婦 2011，FIGO 2008）

Ⅰ期：癌が子宮体部に限局するもの
  ⅠA期：癌が子宮筋層1/2未満のもの
  ⅠB期：癌が子宮筋層1/2以上のもの
Ⅱ期：癌が頸部間質に浸潤するが，子宮をこえていないもの
Ⅲ期：癌が子宮外に広がるが，小骨盤腔をこえていないもの，または所属リンパ節へ広がるもの
  ⅢA期：子宮漿膜ならびに／あるいは付属器を侵すもの
  ⅢB期：腟ならびに／あるいは子宮傍組織へ広がるもの
  ⅢC期：骨盤リンパ節ならびに／あるいは傍大動脈リンパ節転移のあるもの
    ⅢC1期：骨盤リンパ節転移陽性のもの
    ⅢC2期：骨盤リンパ節への転移の有無にかかわらず，傍大動脈リンパ節転移陽性のもの
Ⅳ期：癌が小骨盤腔をこえているか，明らかに膀胱ならびに／あるいは腸粘膜を侵すもの．ならびに／あるいは遠隔転移のあるもの
  ⅣA期：膀胱ならびに／あるいは腸粘膜浸潤のあるもの
  ⅣB期：腹腔内ならびに／あるいは鼠径リンパ節転移を含む遠隔転移のあるもの

（文献5）より転載）

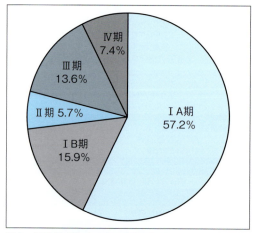

図2 子宮体癌治療患者の進行期別分布
（文献6）を元に作成）

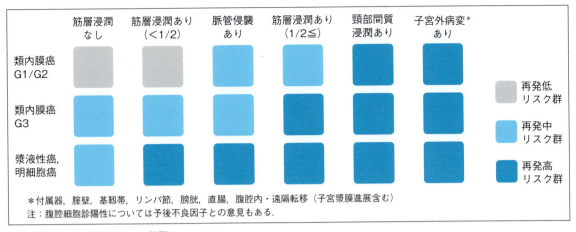

図3 子宮体癌術後再発リスク分類
(文献9)より転載)

後不良因子である傍大動脈リンパ節転移の有無によりⅢC1期とⅢC2期に細分化された．子宮外病変としてリンパ節転移が最も多い．所属リンパ節は骨盤リンパ節と傍大動脈リンパ節で，子宮体癌取扱い規約第3版まで傍大動脈リンパ節の上縁は左腎静脈下縁であったが，第4版では横隔膜まで広げられた．鼠径リンパ節は所属リンパ節ではない．

5) 治療

子宮内膜癌の治療は，腫瘍因子(組織型や予想される進行期)と患者因子(妊孕性温存の希望，全身状態，合併症)によって決められる[9]．治療の基本は手術で，術式は術後再発リスク分類(図3)で決められる．"術後"の名称がつくが，"術前"の推定リスクが治療方針に直結する．組織型が類内膜癌(G1, G2)の場合，筋層浸潤が1/2未満であれば低リスクとなり，低侵襲手術(リンパ節郭清の省略や腹腔鏡下・ロボット支援下手術)の適応となりうる．このため，MRIによる筋層浸潤の評価が重要となる．一方，組織型がType Ⅱの場合は中・高リスクとなり，筋層浸潤の程度にかかわらず傍大動脈までリンパ節郭清が施行される．このため筋層浸潤の評価は治療方針に影響せず，むしろ頸部間質浸潤や子宮外病変の有無が拡大手術の適応を決める上で重要となる．頸部間質浸潤があれば(準)広汎子宮全摘術の適応となるが，合併症のリスクが増える一方で治療効果の改善はないとする報告も多く，治療ガイドラインにおいても慎重な施行が求められている．画像診断においても，過剰診断とならないよう注意を払う必要がある．

例外的に手術以外の治療法が選択される場合があり，組織型が類内膜癌(G1)で画像上腫瘍が内膜に限局する場合，ホルモン療法による妊孕性温存療法を選択しうる．再発率は低くなく，厳重な経過観察のもとで施行される．Ⅲ期やⅣ期など進行症例で手術困難であれば，化学療法や放射線療法が選択される．明らかな骨盤壁浸潤があり子宮摘出が困難な場合を除き，子宮摘出術と腫瘍減量術が可能であれば予後改善に寄与しうるので，治療方針は個々の症例ごとに決定される．

2．ステージングアトラス

子宮内膜癌は容易に組織が得られるため，良悪性の診断がMRIに求められることは少ない．多くの場合は，病理学的に内膜癌が確定した後にステージング目的にMRIが施行され，MRIは子宮内膜癌の術前ステージングの中心的役割を担う[10,11]．ステージングのために必要な評価項目は筋層浸潤，頸部間質浸潤，子宮外病変の3つである．

1）筋層浸潤

多くの症例がⅠ期にある子宮体癌において，筋層浸潤はステージングの最重要評価項目となる．MRIにおける筋層浸潤診断の手がかりには，T2強調像におけるjunctional zone, DCE早期相におけるsubendometrial enhancement（SEE），そしてDCE後期相あるいは拡散強調像における腫瘍の輪郭の3つがある（図4）[12]．このうち，最も信頼できる所見はDCE後期相あるいは拡散強調像における腫瘍の輪郭である[13]．これらで筋層浸潤が1/2未満であればⅠA期，筋層浸潤が1/2以上であればⅠB期と診断し，感度と特異度はいずれも80〜90％である[13,14]．junctional zoneやSEEはピットフォールに十分注意して，補助的に解釈することが重要である[10〜12]．

以下に各シーケンスにおいて評価すべきポイントを述べる．

a. T2強調像

子宮内膜癌により内膜は肥厚し，正常内膜よりT2強調像の信号は低下する．内膜肥厚のカットオフ値は閉経後では一般的に5mm以上で，閉経前は定まっていない．低信号のjunctional zoneが筋層浸潤評価の指標となる．junctional zoneが保たれていれば筋層浸潤はないか，あってもわずかであり（図4, 5-A），深い筋層浸潤を否定する際に有用な所見となる．断裂していれば筋層浸潤が示唆されるが，この際，筋層浸潤の深さを評価してはいけない（図4, 6-A）．これは腫瘍と筋層の外層（junctional zoneの外側）のコントラストが低いためで，浅い浸潤でも深く見えてしまうことがしばしばあり過大評価の原因となる[15]．また，junctional zoneは高齢者では見えにくい場合があり[11]，全周性に見えない場合は生理的に見えない可能性も考慮して，筋層浸潤については判断を保留する（図4, 7-A）．

内膜癌と腺筋症が合併した場合，筋層浸潤の評価には特別な配慮が必要となり，T2強調像で腺筋症の有無を確認しておく必要がある（図8-A）．

b. 拡散強調像

拡散強調像では腫瘍は高信号，筋層は低信号を呈し，両者は高いコントラストを示すため腫瘍の輪郭が明瞭に描出される．したがって，拡散強調像では筋層浸潤の有無およびその深さが評価可能で，腫瘍と筋層の境界が平滑であれば筋層浸潤はないかあってもわずかで，不整であれば筋層浸潤が示唆される（図4〜9）[13]．拡散強調像はDCE MRIと同等の診断能を有し，筋層浸潤評価の最重要シーケンスとなっているが，撮像の特性上，歪みやアーチファクトが出やすく，空間分解能が低いという弱点もある．拡散強調像の画質は診断能に大きく影響するため重要であるが，機種や撮像法によるばらつきが大きい．局所励起法を用いた高分解拡散強調像では歪みも少なく，診断能を向上しうる（図6-B）[16]．

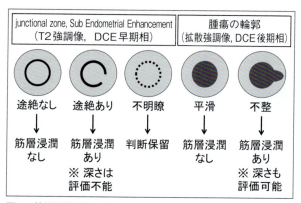

図4 筋層浸潤読影の基本ルール
（文献12）より改変して転載）

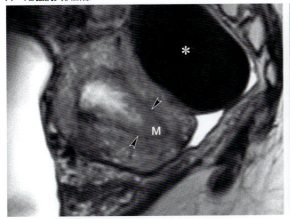
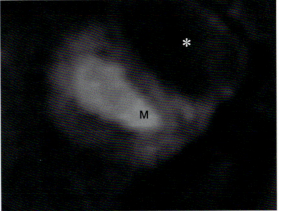
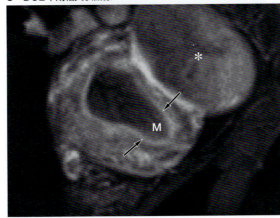
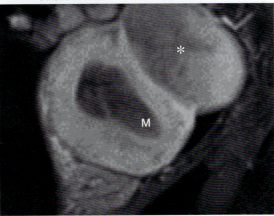

図5　30歳代　類内膜癌（G1）ⅠA期
子宮内膜は肥厚し，T2強調像でやや低信号，拡散強調像で高信号の領域を認める（A，B；M）．病変は低い造影効果を呈する（C，D；M）．T2強調像でのjunctional zone（A；▶），DCE早期相でのsubendometrial enhancement（C；→）は保たれており，拡散強調像やDCE後期相での腫瘍と筋層の境界に不整像は認めない．漿膜下筋腫を伴う（＊）．生検で類内膜癌（G1）が検出されており，妊孕性温存療法が施行された．

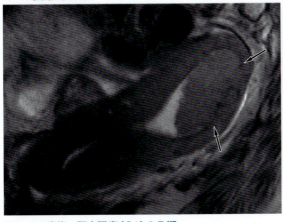
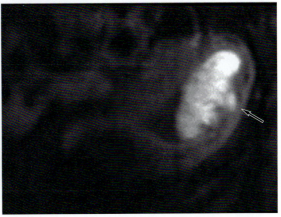

図6　60歳代　類内膜癌（G1）ⅠB期
子宮内膜底部側にT2強調像でやや低信号の腫瘤を認める．接するjunctional zoneに断裂を認め（A；→），筋層浸潤が示唆されるが深さはわからない．拡散強調像では腫瘍が明瞭に高信号として描出され，1/2を超える筋層浸潤と診断できる（B；→）．

A　T2強調矢状断像　　　　　　　　B　拡散強調矢状断像

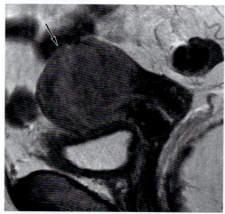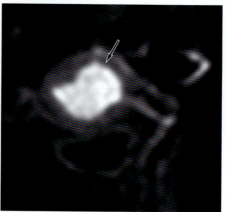

C　DCE早期相矢状断像　　　　　　D　DCE後期相矢状断像

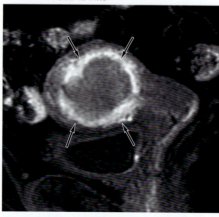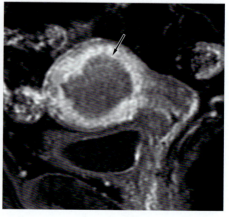

図7　50歳代　類内膜癌（G1）ⅠB期
T2強調像では内膜が腫瘍により低信号化している．junctional zoneは全周性に不明瞭で，腫瘍と筋層は等信号を呈し，腫瘍の進展範囲は不明瞭である（A；→）．拡散強調像やDCE後期相では腫瘍と筋層のコントラストが高く，1/2を超える筋層浸潤と評価できる（B，D；→）．DCE早期相では腫瘍の辺縁に強い造影効果があり，Type 2のperitumoral enhancementである（C；→）．

A　T2強調矢状断像　　　B　拡散強調矢状断像　　　C　DCE後期相矢状断像

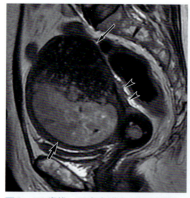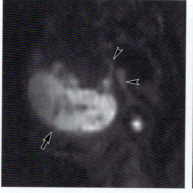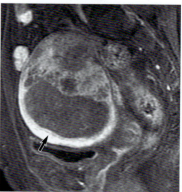

図8　70歳代　子宮内膜癌（漿膜浸潤）
T2強調像で子宮体部後壁筋層は肥厚して低信号を呈し，内部に点状高信号域を含み腺筋症の像である（A；→）．内膜は肥厚し，拡散強調像高信号で造影効果は低く，内膜癌の典型像を呈する（→）．後壁で筋層と腫瘍の境界が不整であるが，異所性内膜の分布に沿った腫瘍進展であり，筋層浸潤を伴うのか異所性内膜にとどまるのか判断が難しい．T2強調像および拡散強調像では高信号の病変が漿膜に至る部分があり，漿膜浸潤と診断できる（A，B；▶）．

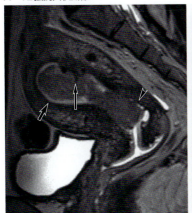
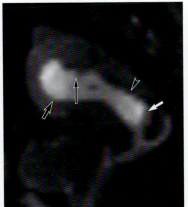
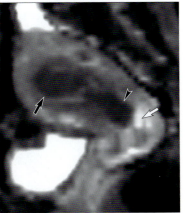
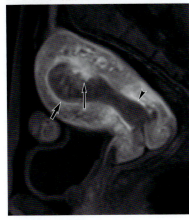
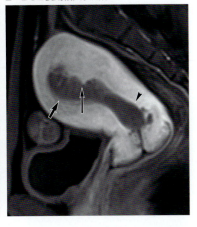

図9　40歳代　類内膜癌（G1）ⅠA期
子宮内膜にポリープ状に増殖する腫瘍を認める（→）．腫瘍は筋層後壁に付着し，付着部で腫瘍と筋層の境界は不整で（A，B，E；→），DCE早期相ではType 1のperitumoral enhancementと，SEEの途絶を認める（D；→）．腫瘍は頸管内に進展しているが（▶），間質との境界は平滑でstromal ringも保たれており，間質浸潤の所見は認めない．頸管の囊胞がT2 shine through効果で拡散強調像で高信号を呈し偽陽性の原因となりうるが，ADC mapでは高信号で囊胞と診断できる（B，C；⇨）．

c. DCE早期相

　DCE早期相では内膜癌は乏血性でわずかに造影される程度であり，稀によく造影される腫瘍も存在する．内膜と筋層の間にSEEと呼ばれる線状の造影効果が認められ，筋層浸潤の評価においてこのSEEがT2強調像におけるjunctional zoneと同様の役割を果たす（図4，5-C）．DCE早期相は腫瘍と筋層のコントラストが低く，筋層浸潤の深さを評価してはいけない点もT2強調像と同様である．またSEEは閉経後に認められやすく，若年者では月経期で見られないことも知っておく必要がある[11]．

　SEEの解釈に欠かせない所見としてperitumoral enhancementがあり，2つのタイプがある[17]．Type 1はポリープ状腫瘍の基部に見られ，同部位の血管増生を伴った線維性組織を反映する（図9-D）．SEEが途絶し，拡散強調像や造影後期相でも境界が不整に見えるので（図9-B, E）明確な筋層浸潤と誤認される原因となるが，実際には筋層浸潤はあってもごくわずかな場合が多い．Type 2は深い筋層浸潤を伴う腫瘍の辺縁に認められる造影効果で，これをSEEと誤認して筋層浸潤なしと判断すると過小評価の原因になる（図7-C, 10-B）．腫瘍辺縁の造影効果における

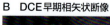 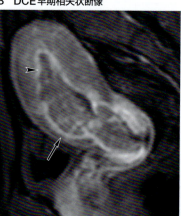 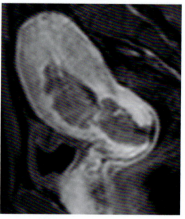

図10　40歳代　漿液性癌Ⅱ期
子宮内膜に腫瘍があり，T2強調像でjunctional zoneの断裂を認め，筋層浸潤を伴う（A；→）．また頸管にも進展し，T2強調像でstromal ringが断裂し，間質浸潤と診断できる（A；➡）．DCE早期相で筋層浸潤部辺縁にSEE（B；▶）と同様の線状造影効果があり（B；→），Type 2のperitumoral enhancementである．本症例では頸部間質は上皮と同等に強く造影されている（通常は図7のように上皮のみ強く造影されることの方が多い）．

DCE後期相斜横断像

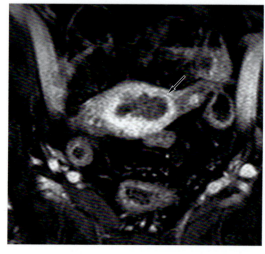

図11　60歳代　類内膜癌（G1）ⅠA期
左子宮角部に乏血性の腫瘍を認める（→）．1/2以上の筋層浸潤と判断したが，病理診断では1/2未満の浅い浸潤であった．

SEEとperitumoral enhancement Type 2の鑑別は，T2強調像のjunctional zoneと合わせて評価することが重要で，junctional zoneの途絶部に一致して線状造影効果がある場合はSEEではなくperitumoral enhancementと判断できる（図10）．

d. DCE後期相

DCE後期相では腫瘍の造影効果は低く低信号で，筋層は均一によく造影されて高信号に描出され，腫瘍と筋層のコントラストが高く，拡散強調像と同様に筋層浸潤の有無，その程度が評価可能である（図4, 5, 7〜11）[10, 11]．最も腫瘍・筋層コントラストが高くなる至適タイミングは造影剤注入後90〜120秒と報告されている[11, 18]．拡散強調像と診断能が同等で，造影の必要性については再考の必要性があるものの，拡散強調像に比べて歪みやアーチファクトが出にくく，空間分解能が高く萎縮した子宮における内膜癌の評価に有用な場合があるので，現時点では特に禁忌がない場合は造影しておくことが望ましい．

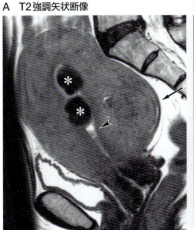
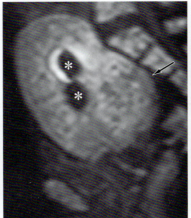
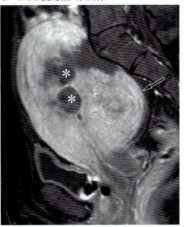

図12 50歳代 びまん性筋層浸潤を伴う漿液性癌
子宮筋層はびまん性に肥厚し，拡散強調像で高信号を呈し，強い造影効果を伴う（→）．内膜は軽度肥厚し，junctional zoneは保たれている（A；▶）．頸部には明らかな異常信号を認めない．手術が施行され，びまん性に筋層浸潤を認め，漿膜浸潤や頸部間質浸潤も認められた．＊：粘膜下筋腫．

e．ピットフォール

　筋層浸潤の評価には様々な避けがたいピットフォールがある．まず，わずかな筋層浸潤は評価困難である[19]．次に腺筋症の合併がある場合，異所性内膜に沿った筋層内への腫瘍進展は筋層浸潤とはみなされず，異所性内膜を超えた浸潤を示す場合に筋層浸潤と判断される．したがって，腫瘍が筋層内に進展していても直ちに筋層浸潤とはならず，筋層浸潤の評価がきわめて困難となる（図8）[10, 20]．また，筋層が薄い場合も評価が困難となり，外方性発育腫瘍により筋層が圧排性に菲薄化した場合や，もともと筋層が薄い子宮角部に腫瘍が存在する場合に問題となる（図11）[10, 20]．ただし，これら画像診断のピットフォールは病理診断においても同様にピットフォールとなっており，画像診断と病理診断の両方とも不確実で一致しにくいと認識しておくのがよい．
　その他，びまん性筋層浸潤を呈する腫瘍においてjunctional zoneが保たれる場合があり，筋層がびまん性に肥厚し拡散強調像で高信号を呈する場合は注意を要する（図12）．

2）頸部間質浸潤

　頸部間質浸潤の評価もT2強調像，DCE，拡散強調像で行う[10, 21, 22]．頸部間質浸潤を示唆する所見として，T2強調像で低信号として描出される間質（stromal ring）の断裂や菲薄化，DCEにおいて造影剤注入後2～3分に強く造影される頸管上皮の断裂，拡散強調像で高信号を呈する腫瘍の間質内浸潤がある（図10）．T2強調像やDCEによる診断能は，特異度は90％以上と高いが感度は60％程度と低い[14, 22]．拡散強調像により感度が90％程度まで上昇すると報告されている[22]．
　ピットフォールとして腫瘍により頸管が開大した場合，ポリープ状腫瘍が内腔のみに存在するのか間質浸潤を伴うのかの判断に苦慮する（図9）[10, 21, 22]．上記の間質浸潤の所見がなく，間質と腫瘍の境界が明瞭であれば，浸潤なしと判断する．また，腫瘍の筋層浸潤が内子宮口近傍に及ぶ場合，頸部の境界がはっきりせず頸部間質浸潤の判断が難しいが，前述した通り，この判断は病理学的にも難しい[8]．頸管には貯留嚢胞が好発し，拡散強調像でT2 shine-through効果により高信号を呈し偽陽性の原因となりうるので，T2強調像やADC mapと合わせて評価する必要がある（図9-A〜C）．前述した通り，頸部間質浸潤の過剰診断は極力避けるべきであり，迷った場合はなしと判断した方がよい．

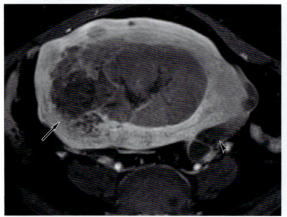

A　DCE後期相横断像　内膜癌中心レベル

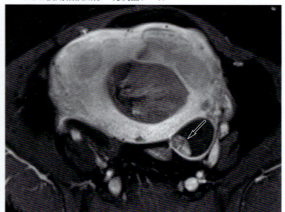

B　DCE後期相横断像　付属器レベル

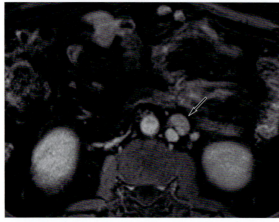

C　DCE後期相横断像　傍大動脈レベル

図13　50歳代　類内膜癌（G2）ⅢA期
筋層に深く浸潤する内膜癌を認め（A；→），左卵管拡張を伴っており（A；▶），卵管内に造影される充実部を認める（B；→）．傍大動脈には短径9mmのリンパ節あり（C；→）．手術が施行され，左卵管転移を認めたが，リンパ節転移は認めなかった．

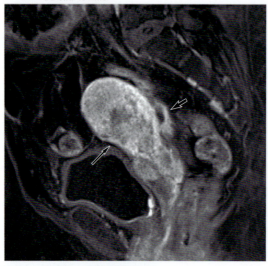

A　DCE後期相矢状断像

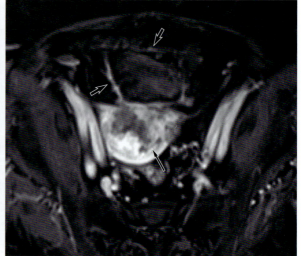

B　DCE後期相斜横断像

図14　70歳代　漿液性癌ⅣB期
子宮筋層は不整な造影効果を呈し，びまん性に筋層に浸潤する腫瘍を疑う（→）．Douglas窩や膀胱子宮窩，大網に不整な肥厚と造影効果を認める（➔）．開腹所見で腹膜全体に播種が及び，Douglas窩や膀胱子宮窩は腫瘍により閉鎖し子宮摘出は困難で，試験開腹術に終わった．

3）子宮外病変の評価

子宮漿膜に至る腫瘍浸潤，卵巣あるいは卵管転移があればⅢA期となる（図8, 13）．内膜癌に合併する付属器腫瘍は転移とは限らず，原発性類内膜癌の可能性もあり，両者の鑑別を要する（「類内膜癌」p.264～p.265参照）．腟浸潤や傍組織浸潤があればⅢB期となり，頸癌に準じた画像診断を行う．

所属リンパ節転移があればⅢC期となる．一般的に1cm以上の腫大や多発する腫大，辺縁不整や内部壊死がリンパ節転移を示唆する所見となるが[10]，特異度は90％以上と高いものの感度は約50％程度で低い[14]．小さなリンパ節転移は診断困難で，逆に腫大していても炎症性であることもある（図13-C）．PET-CTはMRIに比しやや優れるが，やはり限界がある[23]．どの領域の癌でも共通することであるが，結局リンパ節転移は画像診断できないので，リンパ節郭清が診断的意味も含めて行われている[24]．

膀胱，直腸の筋層はT2強調像で低信号を呈し，これを超えて高信号の粘膜に浸潤するとⅣA期となる[10]．膀胱・直腸の筋層浸潤にとどまる場合は病期には影響しないが，術式や切除不能の判断に影響するので的確な読影が求められる．腹膜播種や遠隔転移があればⅣB期となり（図14），特にType Ⅱの体癌では原発巣が小さくても播種を伴うことがあるので注意を要する．

参考文献

1) 国立がん研究センター癌情報サービス「癌登録・統計」：http://ganjoho.jp/reg_stat/index.html
2) National Cancer Institute, Surveillance, Epidemiology, and End Results Program: https://seer.cancer.gov/statfacts/html
3) 長谷川清志，鳥居　裕，加藤利奈・他：子宮体癌発生のリスク因子．臨床婦人科産科 64: 1605-1615, 2010.
4) Minamiguchi K, Takahama J, Uchiyama T, et al: Uterine endometrial carcinoma with DNA mismatch repair deficiency: magnetic resonance imaging findings and clinical features. Jpn J Radiol 36: 429-436, 2018.
5) 日本産科婦人科学会，日本病理学会（編）：子宮体癌取扱い規約　病理編．第4版．金原出版，2017.
6) 婦人科腫瘍委員会報告．日産婦誌 69: 1171-1216, 2017.
7) Zaino RJ: FIGO staging of endometrial adenocarcinoma: a critical review and proposal. Int J Gynecol Pathol 28: 1-9, 2009.
8) McCluggage WG: Pathologic staging of endometrial carcinoma: selected area of difficulty. Adv Anat Pathol 25: 71-84, 2018.
9) 日本婦人科腫瘍学会（編）：子宮体がん治療ガイドライン　2018年版．金原出版，2018.
10) Freeman SJ, Aly AM, Kataoka MY, et al: The revised FIGO staging system for uterine malignancies: implications for MR imaging. Radiographics 32: 1805-1827, 2012.
11) Kinkel K, Forstner R, Danza FM, et al: Staging of endometrial cancer with MRI: guidelines of the European Society of Urogenital Imaging. Eur Radiol 19: 1565-1574, 2009.
12) 坪山尚寛，富山憲幸：悪性腫瘍 症例：子宮体がん①．臨床婦人科産科 71（4増）：285-288, 2017.
13) Andreano A, Rechichi G, Rebora P, et al: MR diffusion imaging for preoperative staging of myometrial invasion in patients with endometrial cancer: a systematic review and meta-analysis. Eur Radiol 24: 1327-1338, 2014..
14) Luomaranta A, Leminen A, Loukovaara M: Magnetic resonance imaging in the assessment of high-risk features of endometrial carcinoma: a meta-analysis. Int J Gynecol Cancer 25: 837-842, 2015.
15) Lee YJ, Moon MH, Sung CK, et al: MR assessment of myometrial invasion in women with endometrial cancer: discrepancy between T2-weighted imaging and contrast-enhanced T1-weighted imaging. Abdom Radiol 41: 127-135, 2016.
16) Ota T, Hori M, Onishi H, et al: Preoperative staging of endometrial cancer using reduced field-of-view diffusion-weighted imaging: a preliminary study. Eur Radiol 27: 5225-5235, 2017.
17) Fujii S, Kido A, Baba T, et al: Subendometrial enhancement and peritumoral enhancement for assessing endometrial cancer on dynamic contrast enhanced MR imaging. Eur J Radiol 84: 581-589, 2015.
18) Park SB, Moon MH, Sung CK, et al: Dynamic contrast-enhanced MR imaging of endometrial cancer: optimizing the imaging delay for tumour-myometrium contrast. Eur Radiol 24: 2795-2799, 2014.
19) Sakane M, Hori M, Onishi H, et al: Assessment of myometrial invasion in premenopausal grade 1 endometrial carcinoma: is magnetic resonance imaging a reliable tool in selecting patients for fertility-preserving therapy? J Comput Assist Tomogr 42: 412-417, 2018.
20) Kinkel K: Pitfalls in staging uterine neoplasm with imaging: a review. Abdom Imaging 31: 164-173, 2006.
21) Seki H, Takano T, Sakai K: Value of dynamic MR imaging in assessing endometrial carcinoma involvement of the cervix. AJR Am J Roentgenol 175: 171-176, 2000.
22) Lin G, Huang YT, Chao A, et al: Endometrial cancer with cervical stromal invasion: diagnostic accuracy of diffusion-weighted and dynamic contrast enhanced MR imaging at 3T. Eur Radiol 27: 1867-1876, 2017.
23) Antonsen SL, Jensen LN, Loft A, et al: MRI, PET/CT and ultrasound in the preoperative staging of endometrial cancer – a multicenter prospective comparative study. Gynecol Oncol 128: 300-308, 2013.
24) Fares R, Kehoe S, Shams N: Preoperative Prediction of Lymph Nodal Metastases in Endometrial Carcinoma: Is it Possible? A Literature Review. Int J Gynecol Cancer 28: 394-400, 2018.

3. 子宮体部の疾患

主として子宮内腔を占める疾患 — 子宮内膜増殖症
endometrial hyperplasia

今岡いずみ

症例 1（図1）：30歳代．卵巣癌（Ⅰa）の既往があり，定期的に経過観察されていたところ，子宮内膜の肥厚を認めた．

図1-A　T2強調矢状断像
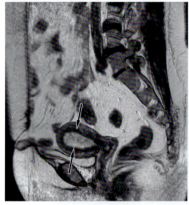

図1-B　T2強調矢状断像（Aの2年後）
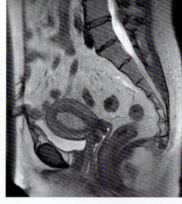

図1-E　T2強調矢状断像（Bの1年後）
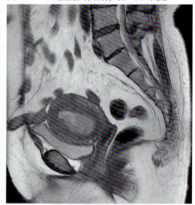

図1-C　拡散強調像（図1-Bに対応）
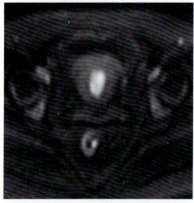

図1-F　拡散強調像（図1-Eに対応）
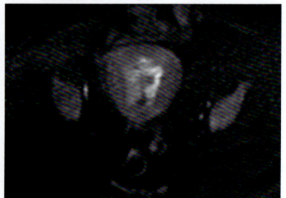

図1-D　ADC map（図1-Bに対応）
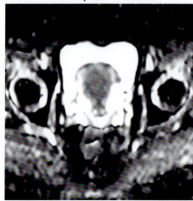

図1-G　ADC map（図1-Eに対応）
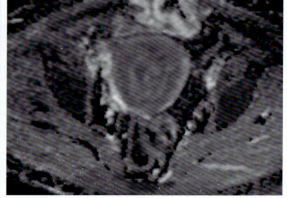

子宮内膜増殖症　69

> **症例2**（図2）：40歳代．過長月経があり受診．子宮内膜の肥厚を認めた．

図2-A　T2強調矢状断像

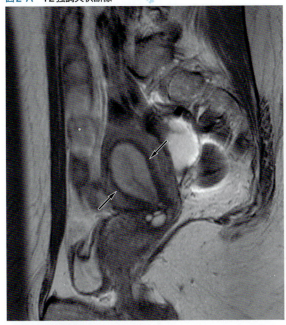

図2-B　脂肪抑制造影T1強調矢状断像

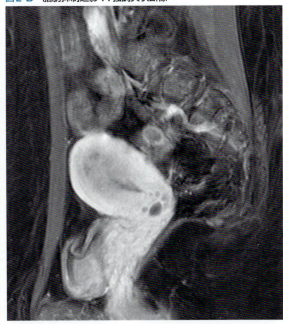

図2-C　拡散強調像

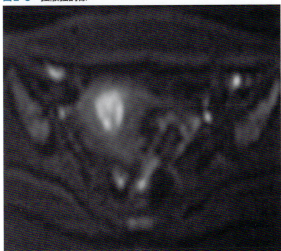

図2-D　ADC map

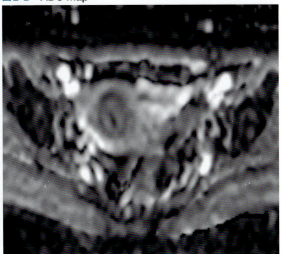

画像の読影と経過

症例1：子宮内膜の肥厚があり（図1-A；→），全体に正常内膜よりもやや低い信号を呈している．組織診で子宮内膜増殖症（異型なし）と診断．2年後の図1-Bでも同様のMR所見が継続．肥厚した子宮内膜は拡散強調像で全体に高信号だが（図1-C），ADC低下は見られない（図1-D）．この時は組織診で子宮内膜異型増殖症と診断され，メドロキシプロゲステロン酢酸エステル剤（MPA；medroxyprogesterone acetate）を投与された．しかし，その1年後の図1-Eでは内膜肥厚は増悪しており，組織診では異型内膜増殖症と類内膜癌（G1）とが見られた．図1-A，図1-Bともに内膜-筋層境界は整だが，図1-Eでは前壁側で不整である．拡散強調像（図1-F），ADC map（図1-G）ともに内膜信号は不均一だが，癌の部位を特定するには至らない．

症例2：子宮内膜の肥厚が見られる．junctional zoneは明瞭に保たれている（図2-A；→）．内膜について，T2強調像での高信号（図2-A），造影後像での増強効果が保たれており（図2-B），内膜－筋層境界は整．拡散異常は見られない（図2-C, D）．組織診では子宮内膜増殖症で，異型は見られなかった．

経過　症例2：本例は2か月後に子宮全摘を行われたが（子宮頸部病変，非提示），子宮内膜の肥厚は消失していた．

子宮内膜増殖症の一般的知識

『子宮体癌取扱い規約　病理編　第4版』では，細胞異型の有無により
- 子宮内膜増殖症　endometrial hyperplasia without atypia
- 子宮内膜異型増殖症　atypical endometrial hyperplasia

に分ける．

『子宮体癌取扱い規約　第2版』までは，子宮内膜異型増殖症を子宮体癌0期として取り扱っていたが，第3版ではこの0期は削除された．また，構造異型により，それぞれ単純型と複雑型に分けられていたが，細胞異型の有無が治療と予後との観点からより重要であることがわかってきた．このため第4版には，単純型と複雑型という亜分類はしないと明記されている．

英国のcase control studyでは子宮内膜増殖症では癌化のリスクが10％に対して，子宮内膜異型増殖症では40％と報告している[4]．

なお，類内膜上皮内腫瘍（EIN；endometrioid intraepithelial neoplasia）は，子宮内膜異型増殖症と同義である．

鑑別診断のポイント

筆者はMR像において，子宮内膜増殖症と異型内膜増殖症，あるいは異型内膜増殖症と子宮内膜癌を，決定的に鑑別できるとは考えていない．あくまでも組織診を相補するものと思っている．

例えば症例1の図1-Aや図1-B～Dの段階，症例2については，筋層浸潤の所見がないことや，拡散異常が見られないことを報告書に記載するが，かといって，子宮内膜癌と鑑別できたとは思わない．経過観察中には，このような「明確に断定しきれない」時期がままある．画像診断の役割としては，図1-E～Gの段階のように前回よりも肥厚が増悪していること，明らかに異なる内膜－筋層境界の不整が出現していることなど，時系列での変化を正確に主治医に伝えることが重要と考える．

子宮内膜全面搔爬を行い，子宮内膜異型増殖症，子宮内膜に限局する子宮内膜癌（G1）と診断された症例で，妊孕能温存を強く希望する場合は，MPAなどの薬剤によるホルモン療法を行うことがあり，子宮体癌治療ガイドラインでは推奨Grade C1である．病変が消失し，再発がなく，出産に至る例も多いが，病変が残存・再発する例もある．治療前～中～後にわたってMR像による局所の評価が行われるため，あらましについてこの項を設けた．

参考文献

1) 日本産科婦人科学会，日本病理学会（編）：子宮体癌取扱い規約　病理編．第4版．金原出版，2017.
2) 日本婦人科腫瘍学会（編）：子宮体がん治療ガイドライン　2018年度版．金原出版，2018.
3) Kurman RJ, Kaminski PF, Norris HJ: The behavior of endometrial hyperplasia; a long-term study of "untreated" hyperplasia in 170 patients. Cancer 56: 403-412, 1985.
4) Laecy JV Jr, Ioffe OB, Ronnett BM, et al: Endometrial carcinoma risk among women diagnosed with endometrial hyperplasia: the 34-year experience in a large health plan. Br J Cancer 98: 45-53, 2008.
5) Ellenson LH, Ronnett BM, Kurman RJ: Precursor lesions of endometrial carcinoma. In Kurman RJ, Ellenson LH, Ronnett BM (eds); Blaustein's Pathology of the Female Genital Tract, 6th ed. Springer, New York, p359-391, 2011.

| Column | 怖い思いをした症例①：子宮内膜癌と子宮留水症 |

今岡いずみ

症例 **1**（図1）：60歳代.

図1-A　T1強調矢状断像　　図1-B　DCE矢状断像（30秒）　　図1-C　DCE矢状断像（60秒）

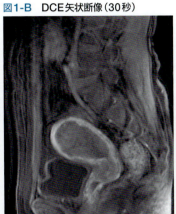
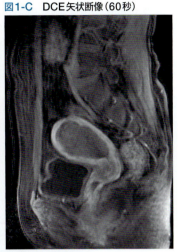

図1-D　DCE矢状断像（90秒）　　図1-E　T2強調矢状断像

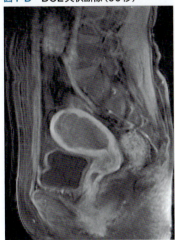
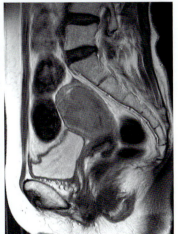

　このような画像が時に，子宮留水症，と診断されてしまうことがある．
　一つの原因は，臨床情報に引きずられた「思い込み」である．依頼情報の中に，内膜スメアclass Ⅲとあった場合，読影医の頭の中はどのようなブラックボックスになるでしょう．
　もう一つの原因は，おそらく，DCEの0秒像がないことである（図1B～D）．いつもはちゃんと撮像されているのに，今回はない，なぜだかわからないけど．それもこういう症例に限って！ DCEで子宮内腔にROIを置くと，信号の変化は多少あるが誤差の範疇だろう，染まっていないと判断．T2強調像は，閉経後の年齢だし，層構造が見えなくてもいいだろう．
　かくして，怖い思いをする症例が誕生するのでした．
　子宮留水症と，子宮内膜癌の画像を，写真を見ずにイメージできるでしょうか．
　最終診断：子宮内膜癌Ⅰb（類内膜癌G3）

（今岡いずみ：Case-based review－教訓症例から学ぶ－女性生殖器．画像診断 28: 1460-1461, 2008. より改変して転載）

主として子宮内腔を占める疾患　子宮内膜ポリープ
endometrial polyp

今岡いずみ

> **症例 1**（図1）：50歳代．閉経後．他院での超音波検査で子宮内膜肥厚を疑われ，紹介受診となった．超音波検査上は内膜厚11mm．子宮体部吸引細胞診はclass Ⅱ．
>
> **症例 2**（図2）：60歳代．両側乳癌術後（左乳癌30歳代，右乳癌50歳代）．右乳癌術後に5年間のタモキシフェン投与あり．60歳代で右乳癌が再発し，トレミフェンを投与（終了時期不明）．子宮内膜組織診，内膜細胞診を繰り返しており，組織診では内膜ポリープとの診断だが，細胞診の異常（Ⅲb～Ⅴ）が継続．

図1-A　T2強調矢状断像

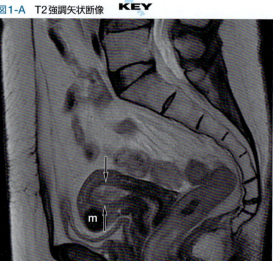

図1-B　脂肪抑制造影T1強調矢状断像

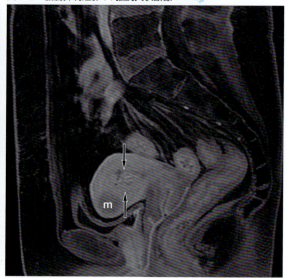

図2-A　T2強調矢状断像（B～Fの約5年前）

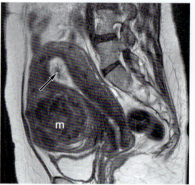

図2-B　T2強調矢状断像

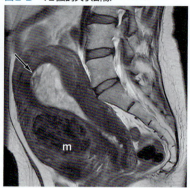

図2-C　SSFSE矢状断像

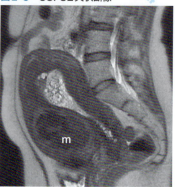

図2-D　T2強調横断像

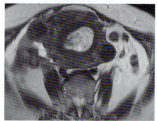

図2-E　拡散強調像

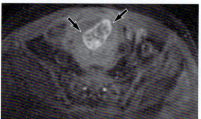

図2-F　ADC map

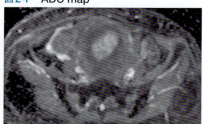

画像の読影と経過

症例1：子宮内膜は肥厚し，T2強調像で不均一な高～低信号，不均一な増強効果が見られる（図1；→）．増強効果は強く，子宮筋層と同等程度に見られる．m：子宮筋腫．

症例2：子宮は年齢不相応に大きく層構造が明瞭で，外因性ホルモンの影響下にあることを示唆する．子宮筋腫（図2-A～C；m）も大きい．内腔は拡大しT2強調像で不均一な高信号を呈しており，内部には樹枝状の低信号域を認める（図2-A，B；→）．SSFSE像（図2-C）では囊胞状の高信号が明瞭である．線維性間質と多数の小囊胞を含む腫瘤と考えられ，タモキシフェンの投与歴とも併せて，画像は子宮内膜ポリープに矛盾しない．経時的な増大を認めるが，筋層浸潤所見は見られない．腫瘤表層では，拡散強調像での高信号が見られるが（図2-E；→），ADC低下はなく（図2-F），悪性とはしがたい．

経過　症例1：子宮内膜ポリープを疑い，子宮鏡下で摘出術を施行．病理学的に子宮内膜ポリープと診断された．また，同時に子宮内膜全面搔爬術も行われ，悪性像は認められなかった．

症例2：腹腔鏡下子宮摘出術が行われ，腫瘤は子宮内膜ポリープであったが，一部に子宮内膜異型増殖症が存在した．背景の子宮内膜にも子宮内膜異型増殖症が存在した．

子宮内膜ポリープの一般的知識

子宮内膜ポリープは閉経前・閉経後のどちらでも見られ，不正出血の原因となる．内膜腺（多くの場合腺管は拡張），密な線維性間質，壁の肥厚した血管で構成されている．閉経後であっても，ポリープ内の内膜線は萎縮のみではなく，増殖期内膜状であることも多い．有茎性の大きなものから数mm大の隆起まで様々であり，術後標本で偶然見つかることも多い．

ホルモン補充療法やタモキシフェンの投与により，頻度が高くなることが知られている（「外因性ホルモンによる子宮の変化」p.48～p.51参照）．タモキシフェン投与群では，非投与群に比較して大きくなる傾向があり，組織学的には腺組織が"staghorn"（サンゴや鹿の角）状に発達し，腺周囲間質の増生，間質の浮腫が目立つという．

内膜ポリープ自体は良性であるが，ここに子宮内膜異型増殖症や類内膜癌，漿液性腺癌が発生することがある．単施設での後方視的な分析で，45歳以上を対象として，4.8％とした報告がある．また，内膜ポリープに子宮内膜増殖症が見られる場合は，約半数で背景の子宮内膜にも同様の所見が見られるとされている．

鑑別診断のポイント

子宮内膜ポリープの典型像としては，T2強調像で腫瘤内に低信号を示す線維性間質と，高信号を示す小囊胞構造を伴う．この小囊胞構造は，SSFSEで強調されて認識しやすくなる．囊胞部分は増強効果を欠くが，それ以外の部分は子宮筋層に近い強い増強効果を呈する．

子宮内腔に生ずる腫瘤性病変が鑑別に挙げられるが，子宮内膜ポリープは強い増強効果を示すものが多い．これに対して子宮内膜癌は通常，子宮筋層よりも弱い増強効果を示す．病変の筋層浸潤像は，悪性病変を示唆する．ただし，既述のような内膜ポリープに合併した癌を指摘することは困難で，良性の内膜ポリープと診断する際にも，頭の片隅に置いておく必要がある．

参考文献

1) Grasel RP, Outwater EK, Siegelman ES, et al: Endometrial polyps; MR imaging features and distinction from endometrial carcinoma. Radiology 214: 47-52, 2000.
2) Ascher SM, Imaoka I, Lage JM: Tamoxifen-induced uterine abnormalities: the role of imaging. Radiology 214: 29-38, 2000.
3) Bel S, Billard C, Godet J, et al: Risk of malignancy on suspicion of polyps in menopausal women. Eur J Obstet Gynecol Reprod Biol 216: 138-142, 2017.
4) McCluggage WG: Benign diseases of the endometrium. In Kurman RJ, Ellenson LH, Ronnett BM (eds); Blaustein's Pathology of the Female Genital Tract, 6th ed. Springer, New York, p305-358, 2011.

主として子宮内腔を占める疾患 — 子宮粘膜下筋腫
submucosal leiomyoma

今岡いずみ

> 症例1（図1）：30歳代．過多月経あり，Hgb 6g/dlと低下．粘膜下筋腫疑いで紹介受診．
> 症例2（図2）：40歳代．過多月経あり，Hgb 8.9g/dlと低下．筋腫分娩を指摘され紹介受診．

図1-A　T2強調矢状断像

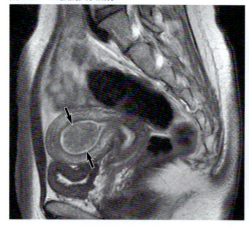

図1-B　T2強調横断像　KEY

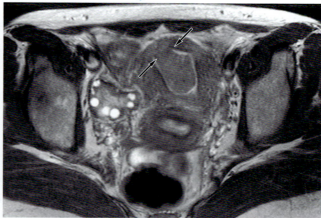

図2-A　T2強調矢状断像

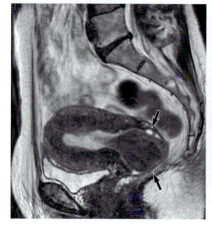

図2-B　T2強調横断像　KEY

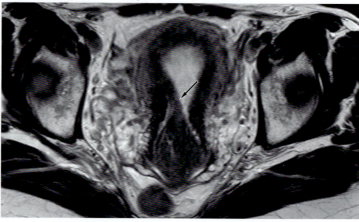

画像の読影と経過

症例1：子宮内腔に境界明瞭な腫瘤を認める（図1-A；→）．T2強調像で子宮筋層とほぼ等信号である．子宮底部右側寄りに茎があることがわかる（図1-B；→）．

症例2：子宮頸部から腟内にかけて，T2強調像で子宮筋層とほぼ等信号を示す腫瘤を認める（図2-A；→）．腫瘤には茎があり（図2-B；→），体部右側壁に付着していることがわかる．

経過 症例1：有茎性粘膜下筋腫の診断にて，子宮鏡下子宮筋腫摘出術を行われた．病理学的には浮腫と硝子様変性が混在していた．

症例2：有茎性粘膜下筋腫の筋腫分娩の診断にて，子宮鏡下子宮筋腫摘出術を行われた．術中，腟内に5cm大の筋腫分娩が確認された．

> **症例3**（図3）：40歳代．筋腫合併妊娠にて，帝王切開の約20日後にMRI撮像．

図3-A　T1強調横断像

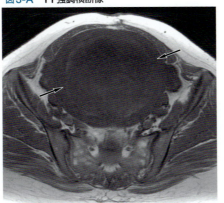

図3-B　T2強調矢状断像

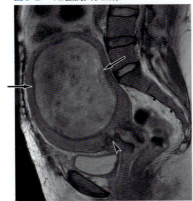

図3-C　T2強調矢状断像
（A，Bの約1か月半後）

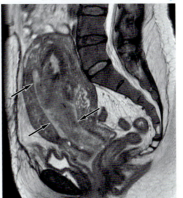

症例3：子宮体部に大きな腫瘤を認める（図3-A, B；→）．辺縁にT1強調像で高信号かつT2強調像で低信号を示すrimが見られ，子宮筋腫赤色変性の像である．1か月半後，筋腫は縮小・変形して子宮内腔へ突出し（図3-C；→），その一部は筋腫分娩となっている．T2強調像では不均一な高～低信号を呈している．帝王切開後の瘢痕（図3-B；►）．

経過　症例3：子宮摘出術を施行され，硝子化を伴う平滑筋腫と診断された．

子宮粘膜下筋腫の一般的知識と画像所見

　粘膜下筋腫は内膜直下にあり，内腔の変形や内腔への突出が見られる．症例2および3のように外子宮口から突出すると，筋腫分娩と呼ばれる．信号自体は子宮筋腫一般における注意と特に差異はなく，「T2強調像で境界明瞭な低信号腫瘤」が基本であり，変性が加われば変化を来す．

　粘膜下筋腫に特有の注意としては，小さくとも不正出血や過多月経の原因となることが多いため，レポートには部位を含めてきちんと指摘しておく必要がある．また，有茎性の場合，子宮鏡下子宮筋腫摘出術を行うことがあるため，付着部位を特定できることが望ましい．ルーチン画像のみでは特定できず，撮像断面の工夫が必要な場合もある．T2強調像を3Dのシーケンスで撮像し，後に適切な断面で再構成する，というのも一つの案と思われる．

参考文献

1) Hori M, Kim T, Onishi H, et al: Uterine tumors; comparison of 3D versus 2D T2-weighted turbo spin-echo MR imaging at 3.0 T - initial experience. Radiology 258: 154-163, 2011.

主として子宮内腔を占める疾患　子宮癌肉腫

carcinosarcoma

坪山尚寛

> **症例1**（図1）：60歳代．不正出血あり受診．
> **症例2**（図2）：60歳代．10年前に乳癌の手術歴あり，その後5年間タモキシフェンを内服していた．不正出血あり受診．

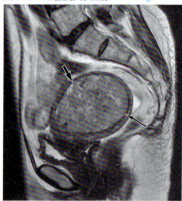

図1-A　T2強調矢状断像

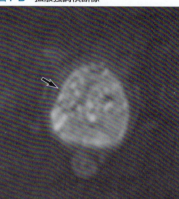

図1-B　拡散強調横断像

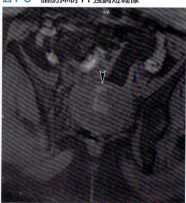

図1-C　脂肪抑制T1強調短軸像

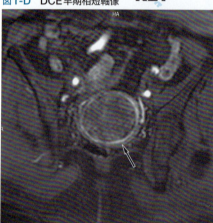

図1-D　DCE早期相短軸像

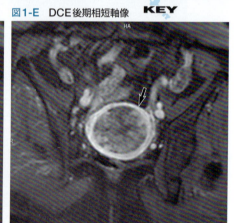

図1-E　DCE後期相短軸像

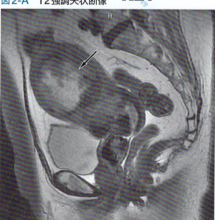

図2-A　T2強調矢状断像

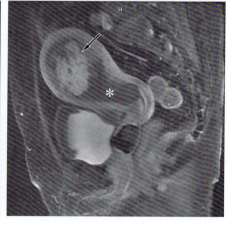

図2-B　脂肪抑制造影T1強調矢状断像

画像の読影と経過

症例1：子宮内腔は拡張し，内部を充満する腫瘤を認める．腫瘤は，T2強調像および拡散強調像で不均一な高信号を呈し（図1-A, B；→），T1強調像でわずかに高信号域を含む（図1-C；▶）．DCEでは，早期相から後期相にかけて内膜癌としては非典型的な強い漸増性造影効果を認める．筋層は菲薄化し（図1-E；→），junctional zoneやsubendometrial enhancementの途絶を認めない（図1-A, D；→）．

症例2：子宮内腔に不均一な信号を呈する腫瘤を認め（図2；→），広範な壊死を示唆する造影不良域を伴っている（図2-B；＊）．充実部はT2強調像で著明な高信号を呈し，筋層と同程度に造影される（図2-A；→）．

経過　症例1：手術により癌肉腫（筋層浸潤なし）と診断された．骨盤・傍大動脈リンパ節に顕微鏡的転移を認めた．

症例2：手術により癌肉腫（筋層浸潤1/2以内，大網転移あり）と診断された．

癌肉腫の一般的知識

癌肉腫は上皮性・間葉性混合腫瘍に分類され，悪性の上皮成分および間葉成分からなり，子宮の肉腫成分を含む腫瘍としては最も頻度が高い．好発年齢は60歳代と，他の子宮悪性腫瘍よりもやや高く，閉経前発生は稀である．放射線治療やタモキシフェン内服の既往が危険因子として知られている．癌成分は，低分化型類内膜癌や漿液性癌などの高悪性度体癌であることが多く，リンパ節転移の頻度や成分は肉腫成分よりも癌成分の悪性度に相関する．一方，肉腫成分は癌成分の間葉形質転換により生じ，平滑筋肉腫や内膜間質肉腫の場合が同所性，横紋筋肉腫や軟骨肉腫などの場合は異所性と分類され，後者は予後不良因子となる．

細胞性格や進展形式の類似性から，癌肉腫は臨床的に肉腫ではなく体癌として扱われ，体癌の進行期分類が用いられる．予後は不良で，筋層浸潤にかかわらず子宮外病変が多く見られるため，早期でも骨盤・傍大動脈リンパ節郭清および大網切除を行うことが望ましいとされている．生検で癌肉腫と診断されないこともあり，画像で組織型を推定する意義は高い．

鑑別診断のポイント

癌肉腫は子宮内腔にポリープ状発育を呈するのが特徴で，時に頸管を押し広げて下方に突出する．これに加えて，壊死や不均一な組織成分を反映した内部の不均一性，そして多血性が画像診断の手がかりとなる．MRIではT2強調像や拡散強調像で不均一な高信号を呈し，T1強調像では出血を示唆する高信号域をしばしば含む．DCEあるいは造影ダイナミック検査では造影不良域がしばしば見られる．充実部は筋層と同様に早期相からよく造影され，後期相でも持続するが，漸増性造影パターンを呈する場合もある．

子宮内腔のポリープ状腫瘤が鑑別対象となる．子宮体癌は通常均一で乏血性であり，鑑別可能である．内膜ポリープは多血性であるが，拡散低下は伴わず，内部にしばしば嚢胞を含むことが鑑別点となる．異型腺筋腫は多血性と拡散低下を呈し癌肉腫と類似するが，出血・壊死は稀であり，閉経前発生が多い点が癌肉腫と異なる．

参考文献

1) Takana YO, Tsunoda H, Minami R, et al: Carcinosarcoma of the uterus: MR findings. J Magn Reson Imaging 28: 434-439, 2008.
2) Kozawa E, Takahashi M, Meguro S, et al: Benign and malignant tumor of the uterine body with broccoli sing: MR imaging features for differential diagnosis. Jpn J Radiol 31: 437-443, 2013.
3) Kamishima Y, Takeuchi M, Kawai T, et al: A predictive diagnostic model using multiparametric MRI for differentiating uterine carcinosarcoma from carcinoma of the uterine corpus. Jpn J Radiol 35: 472-483, 2017.

主として子宮内腔を占める疾患 子宮腺肉腫
adenosarcoma

坪山尚寛

症例 1（図 1）：60 歳代．閉経後不正出血あり受診．

図1-A　T2強調矢状断像　KEY

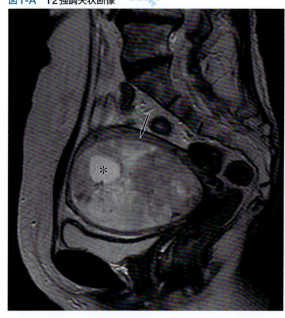

図1-B　T2強調冠状断像

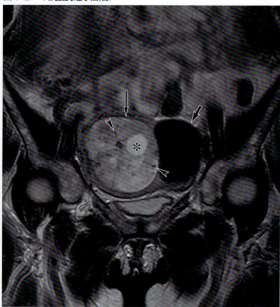

図1-C　脂肪抑制T1強調横断像

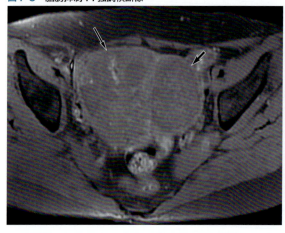

図1-D　脂肪抑制造影T1強調横断像　KEY

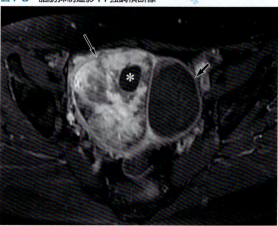

画像の読影と経過

症例1：子宮内腔を充満する腫瘤を認め（図1；→），筋層は菲薄化している．腫瘤はT2強調像で不均一な信号を呈し，内部に囊胞成分（図1-A, B, D；＊）やflow void（図1-B；▸）が見られる．T1強調像ではわずかに高信号域を含み，筋層より強い造影効果を認める．明らかな筋層浸潤は指摘できない．左側筋層内にヒアリン化した筋腫を認める（図1-B～D；➤）．

経過　症例1：手術により腺肉腫（筋層浸潤1/2以内）と診断された．

腺肉腫の一般的知識

腺肉腫は上皮性・間葉性混合腫瘍に分類され，良性の上皮成分と悪性の間葉成分からなる非常に稀な腫瘍である．閉経後に好発するが幅広い年齢に発生する．タモキシフェン内服に関連して発生した症例も報告されている．不正出血が代表的な症状である．肉眼的には，癌肉腫と同様に外向性の発育を示す大きなポリープ状腫瘤であり（平均6.5cm），時に頸管の開大を伴う．腺筋症に関連して筋層に発生することもある．組織学的には，良性の上皮からなる腔の周囲を肉腫成分が取り囲み，葉状の形態を呈する．肉腫成分は，低異型度子宮内膜間質肉腫である場合が多く，異型が乏しいため，生検では悪性との診断が困難な場合がある．実際に，生検で内膜ポリープと診断され経過観察となり，その後増大して切除される報告例が散見される．低悪性度の腫瘍であり，予後は良好であるが，肉腫成分が全体の25%以上を占める場合は肉腫成分過剰増殖（sarcomatous overgrowth）と定義され，筋層浸潤や子宮外への進展とともに予後不良因子となる．

2008年FIGO進行期分類において肉腫の分類が新たに設けられ，腺肉腫は独立した進行期分類が使用される（表1）．

表1　腺肉腫の進行期分類（FIGO 2008）

期	
Ⅰ期	腫瘍が子宮に限局するもの
ⅠA期	子宮体部内膜，頸部内膜に限局するもの（筋層浸潤なし）
ⅠB期	筋層浸潤が1/2以内のもの
ⅠC期	筋層浸潤が1/2を超えるもの
Ⅱ期	腫瘍が骨盤腔に及ぶもの
ⅡA期	付属器浸潤のあるもの
ⅡB期	その他の骨盤内組織へ浸潤するもの
Ⅲ期	腫瘍が骨盤外に進展するもの
ⅢA期	1部位のもの
ⅢB期	2部位以上のもの
ⅢC期	骨盤リンパ節ならびに／あるいは傍大動脈リンパ節転移のあるもの
ⅣA期	膀胱粘膜ならびに／あるいは直腸粘膜に浸潤のあるもの
ⅣB期	遠隔転移のあるもの

（文献3）より転載）

参考症例 50歳代．腺筋症に関連して漿膜下に発生した腺肉腫．

図2-A　T2強調矢状断像　　図2-B　拡散強調横断像

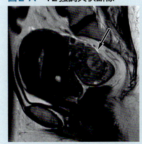

肥厚した子宮筋層の後壁から漿膜下に発育する腫瘤を認め（図2：→），内部に小嚢胞を含み，拡散強調像では高信号域と低信号域が混在する．

鑑別診断のポイント

腺肉腫の画像所見の報告は限られている．子宮内腔の大きなポリープ状腫瘤で多血性という点は癌肉腫に類似するようであるが，内部に多数の嚢胞成分を含むことが特徴とされる．また，拡散強調像で高信号を呈さないとの報告もあり，その場合，画像上も内膜ポリープと鑑別が難しくなる．ただし内膜ポリープが5cmを超えることは，タモキシフェン関連病変でない限り稀である．

参考文献

1) Takeuchi M, Matsuzaki K, Yoshida S, et al: Adenosarcoma of the uterus: magnetic resonance imaging characteristics. Clin Imaging 33: 244-247, 2009.
2) Chourmouzi D, Boulogianni G, Zarampoukas T, et al: Sonography and MRI of tamoxifen-associated mullerian adenosarcoma of the uterus. AJR Am J Roentgenol 181: 1673-1675, 2003.
3) 日本産科婦人科学会, 日本病理学会（編）：子宮体癌取扱い規約　病理編. 第4版. 金原出版, 2017.

子宮留水症・留膿症・留血症

主として子宮内腔を占める疾患

hydrometra, pyometra, and hematometra

今岡いずみ

症例1（図1）：60歳代．スクリーニングの超音波検査で卵巣癌を疑われ紹介受診．

図1-A　T2強調矢状断像（SSFSE）　　図1-B　脂肪抑制T1強調矢状断像　　図1-C　脂肪抑制造影T1強調矢状断像

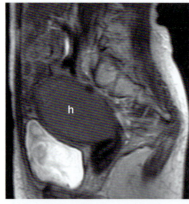
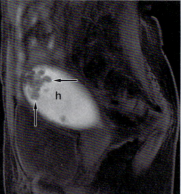
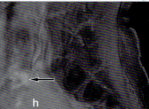

図1-D　拡散強調像　　図1-E　ADC map

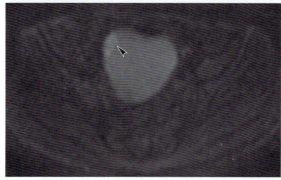
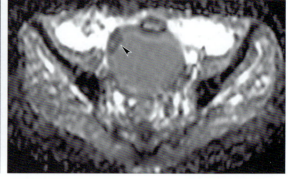

画像の読影と経過

症例1：子宮内腔は拡大し，T1強調像で高信号，T2強調像で淡い高信号を呈し，子宮留血症である（図1-A～C；h）．底部寄りに分葉状の腫瘤があり，淡く増強されている（図1-B, C；→）．増強効果は筋層より弱く，拡散異常も見られ（図1-D, E；▶），子宮内膜癌と診断できる（超音波検査では，この全体像が囊胞＋充実成分を有する卵巣癌と判断されたものと推測される）．

症例2：子宮頸部にはT2強調像で淡い低信号，淡い増強効果を示す腫瘤を認め（図2-A～C；→），子宮頸癌である．子宮体部内腔にはT1強調像では膀胱内容よりわずかに高信号，増強効果を示さない液体が含まれ（図2-A～C；p），貯留物全体に拡散異常があり（図2-D, E；▶），子宮留膿症と考えられる．

経過 症例1：腹腔鏡下で子宮全摘，両側卵巣摘出，骨盤内リンパ郭清が行われた．病理学的診断は子宮内膜癌で，筋層にわずかな浸潤が認められた．

症例2：子宮頸癌（腺癌）stage ⅢBの診断で，放射線治療が選択され，治療終了後には腫瘍の縮小に伴い，子宮留膿症も改善された．

子宮留水症・留膿症・留血症

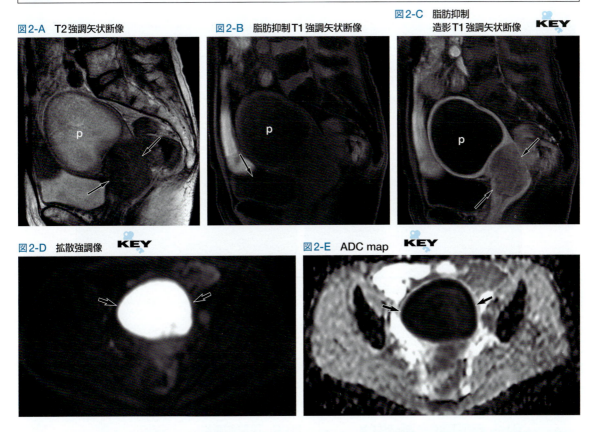

症例2（図2）：60歳代．不正出血を主訴に受診，子宮頸癌を疑われた．

図2-A　T2強調矢状断像
図2-B　脂肪抑制T1強調矢状断像
図2-C　脂肪抑制造影T1強調矢状断像
図2-D　拡散強調像
図2-E　ADC map

子宮留水症・留膿症・留血症の一般的知識と鑑別診断のポイント

　子宮内腔の拡張がある場合，「なぜ拡張しているのか」を画像から判断することとなる．具体的には，流出路を塞ぐような腫瘍（症例2），流出路閉鎖を来す子宮や腟の奇形（「月経流出路障害」p.176〜p.177参照），炎症や腫瘍で分泌物が増加する状態（症例1），などが挙げられる．

　そして，内腔には液体のみなのか，腫瘍が存在するのかを合わせて考えることになる．子宮留水症，留膿症，留血症のいずれかを判別できるようならば記載する．子宮留水症の場合，貯留物は水の信号で（T1強調像で低信号，T2強調像で高信号），拡散制限は見られない．子宮留膿症では全体に均一な強い拡散制限を認める．子宮留血症では出血の時期に依存するが，多くの場合はT1強調像で高信号である．拡散制限を呈する場合があるが，一部に不均一に見られることが多い．子宮留膿症と子宮留血症との鑑別が難しい例もある．

　造影を行った場合，貯留物に増強効果は見られない．内腔に増強効果を伴うようであれば，腫瘍の存在を考慮する必要がある．特に子宮内膜癌では増強効果が弱いため，「増強効果が弱い」と「増強効果がない」ことは，確実に判別しなければならない．わかりにくい場合には，サブトラクション（造影後と造影前の差分像）を作成して確認することが望ましい．

　閉経後，高齢者で頸管が閉鎖した際に，少量の子宮留水症が見られることがある．閉経後女性での頻度は8.9％とした報告もあり，必ずしも病的所見とはいえない．しかし頸管閉鎖のため，子宮内膜スメアを採取しがたく，画像が内膜病変の有無を評価する唯一の手がかりとなる．

参考文献

1) Gull B, Karlsson B, Wikland M, et al: Factors influencing the presence of uterine cavity fluid in a random sample of asymptomatic postmenopausal women. Acta Obstet Gynecol Scand 77: 751-757, 1998.

2 主として筋層を冒す疾患

主として筋層を冒す疾患　子宮腺筋症
adenomyosis

今岡いずみ

症例1（図1）：40歳代．卵巣の内膜症性嚢胞を定期的に経過観察中．

図1-A　T2強調矢状断像
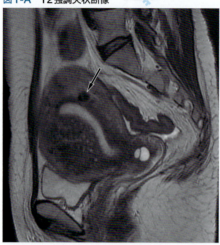

図1-B　脂肪抑制T1強調矢状断像
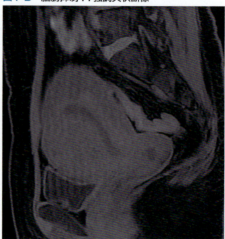

図1-C　脂肪抑制造影T1強調矢状断像
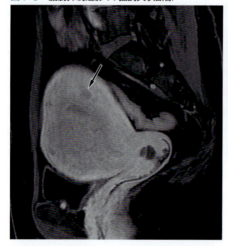

図1-D　T2強調横断像
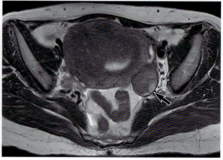

図1-E　拡散強調像
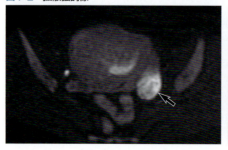

図1-F　ADC map
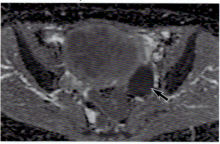

> 症例2（図2）：50歳代．子宮腺筋症として経過観察中．

図2-A　T2強調矢状断像　KEY

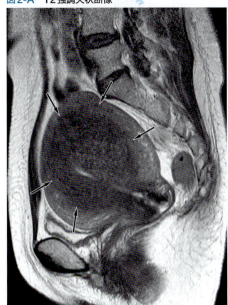

図2-B　T1強調矢状断像

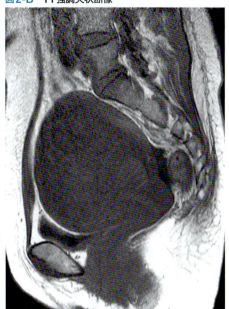

画像の読影

症例1：子宮前壁側優位の筋層肥大があり，T2強調像で境界不明瞭な低信号を示す（図1-A）．病変はjunctional zone（JZ）と接しており，分離同定は困難である．病変内には微細な点状高信号域が多発しており，異所性内膜に相当する．造影後は，病変部は正常筋層よりもやや弱い増強効果を呈している（図1-C）．拡散強調像での信号上昇はなく（図1-E），ADC値は低下が見られる（図1-F）．図1-A, C；→：子宮筋腫，図1-D〜F；➡：内膜症性嚢胞．

症例2：子宮体部筋層にびまん性の肥大があり，T2強調像で広範に境界不明瞭な低信号域を認める（図2-A；→）．辺縁では正常筋層が中等度信号を示す．低信号域はJZと分離できず，あたかもJZが全周性に肥厚しているかのようである．病変内には微細な点状高信号域が多発している．T1強調像では高信号域を認めない（図2-B）．

子宮腺筋症の一般的知識と画像所見

　子宮腺筋症は，子宮内膜組織が子宮筋層内へ侵入し，異所性に増殖する疾患である．経産婦に多いとされてきたが，妊孕性温存が求められる年齢においても増加している．過多月経や不正出血，月経困難症を来す．

　異所性内膜は，T2強調像で点状高信号として病変内に散在して認められる．この点状高信号は，多数明瞭に認められることも，少なく不明瞭なこともある．異所性内膜組織の周囲には平滑筋の増生を来していることから，T2強調像では境界不明瞭な筋層内低信号病変として描出される．病変は内膜直下から筋層内に連続し，JZとは信号がきわめて類似していることから，あたかもJZが肥厚しているかのように描出される．

　一方，漿膜側に分布し，JZとは離れて描出され（「様々な子宮腺筋症」p.85〜p.87参照），子宮

内膜症病変が漿膜側より浸潤したものと考えた方がよさそうなものもある.

　本症における異所性内膜組織は，組織学的に子宮内膜基底層に類似し，出血やヘモジデリン沈着は目立たない．このため，T1強調像では高信号の点状出血が散在する程度で（提示した症例のように指摘されないこともある），子宮内膜症における内膜症性嚢胞のような大きな嚢胞を形成しないのが普通である.

鑑別診断のポイント

　臨床的に最も問題となるのは，子宮筋腫との鑑別である．MRIによる両者の鑑別診断能は高く，非侵襲的な確定診断を期待された検査となる．どちらの疾患も，T2強調像では低信号を示す筋層内病変で，「境界明瞭＝核出可能＝子宮筋腫」「境界不明瞭＝核出不可能＝子宮腺筋症」が鑑別の基準となる.

　また，正常子宮の収縮により，T2強調像で低信号を示す腫瘤様構造が見られ，子宮腺筋症や子宮筋腫と鑑別が難しい場合があるが（参考症例を参照），経時的に消失を確認することで診断できる．T2強調像を複数断面撮像したり，SSFSEのT2強調像矢状断を追加したりすることで，対応できると思われる．収縮の時間経過はゆっくりなので，検査の最初と最後にT2強調像を撮像する手順にしておくと良い.

 30歳代．卵巣腫瘍の術前精査中.

図3-A　T2強調矢状断像（FSE）　　　図3-B　T2強調矢状断像（SSFSE）

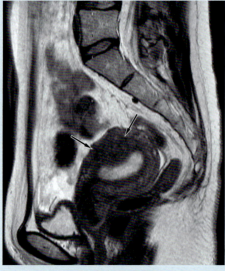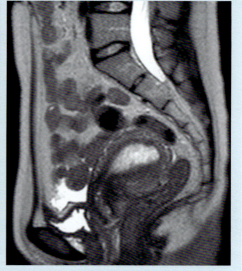

図3-Aでは，子宮体部前壁側に境界不鮮明な低信号域（図3-A；→）と，内腔の変形を認めるが，図3-Bでは消失しており，子宮収縮に伴う偽病変であることがわかる.

参考文献

1) Togashi K, Ozasa H, Konishi I, et al: Enlarged uterus: differentiation between adenomyosis and leiomyoma with MR imaging. Radiology 171: 531-537, 1989.
2) Togashi K, Kawakami S, Kimura I, et al: Sustained Uterine contractions: possible diagnostic pitfall at MR imaging. J Magn Reson Imaging 3: 889-893, 1993.
3) Sakamoto A: Subserosal adenomyosis: a possible variant of pelvic endometriosis. Am J Obstet Gynecol 165: 198-201, 1991.

様々な子宮腺筋症
主として筋層を冒す疾患
adenomyosis

今岡いずみ

症例1 40歳代．子宮体部後壁側〜底部側の筋層が肥大し，T2強調像で境界不明瞭な低信号病変が広がっている．その内部には微細な点状高信号域が分布しており，この一部はT1強調像で高信号を呈している（図1-A；→）．病変は漿膜下に分布しており，junctional zone（図1-B；→）の特定は可能である．この後ホルモン療法が繰り返されており，3年後，病変は縮小し低信号が強調されている（図1-C；▶）．

子宮腺筋症ではホルモン治療後に，T2強調像で病変部の低信号域の厚さが減少し，点状高信号域が不明瞭となることが多い．時折，本例のように病変の範囲縮小と境界明瞭化が見られ，子宮筋腫のような低信号腫瘤の像を示すことがある．読影に際して，治療歴の有無を参考にすることは重要である．投薬を終了し，再度月経が発来すると，病変の再増大と症状の再現が見られるものが多く，本症のコントロールは容易でない．

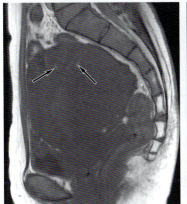
図1-A　T1強調矢状断像

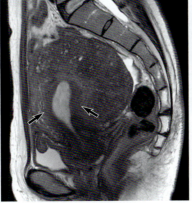
図1-B　T2強調矢状断像

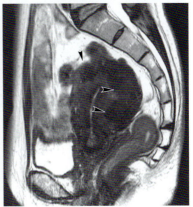
図1-C　T2強調矢状断像（Aの3年後）

症例2 30歳代．子宮前壁〜底部，後壁の一部にかけて筋層の肥大，およびT2強調像で境界不明瞭な低信号病変が見られる（図2-B）．内部には多数の高信号域が分布し，異所性内膜相当である．子宮内膜から筋層にかけて，高信号が線状に連続するように見えることは（linear striation），内膜の浸潤性増殖に相当するとされている（図2-B；→）．内膜－筋層境界の不整として見られることがあるが，悪性所見ではないので，注意が必要である．

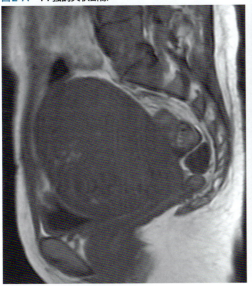
図2-A　T1強調矢状断像

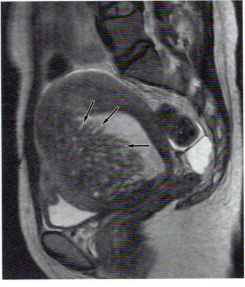
図2-B　T2強調矢状断像

症例3 30歳代．子宮体部後壁に突出する腫瘤（図3；→）があり，後壁筋層からの連続が見られる（図3-A；▶）．腫瘤内部にはT1強調像で多数の高信号域が見られ，通常の子宮腺筋症で見られるものよりも大きな囊胞を形成している（図3-C；→）．

腹腔鏡下で子宮腺筋症部分切除術が施行された．子宮腺筋症病変は漿膜下筋腫のように突出しており，子宮筋層を切ることなく摘出された．その後，妊娠・出産に至った．

図3-A　T2強調矢状断像（子宮レベル）　　図3-B　T2強調矢状断像（腫瘤レベル）　　図3-C　T1強調矢状断像

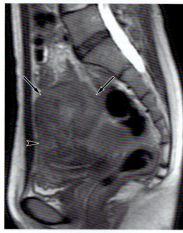
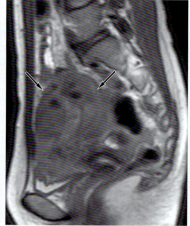
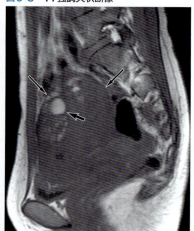

症例4 40歳代．子宮前壁優位の子宮腺筋症があり（図4-A, C；→），これに接するように出血を含む腫瘤が見られる（図4；→）．出血部分はT1強調像で高信号，T2強調像で高信号〜中等度信号を示すが，一部にT2強調像で淡い高信号・T1強調像で筋層と等信号の部分があり，増強効果を示し充実成分である（図4；▶）．

術前は内膜症性囊胞に発生した卵巣癌（明細胞癌や類内膜癌）を疑い，手術を施行した．結果は囊胞性子宮腺筋症で，内部の充実部分は子宮内膜組織が増生したものであった．この子宮内膜組織は，病理学的に子宮内膜増殖症相当で，悪性所見は認められなかった．このようにcystic adenomyosis（adenomyotic cyst）と呼ばれる囊胞状の形態を示すことがある．

図4-A　T2強調矢状断像　　図4-B　脂肪抑制T1強調矢状断像　　図4-C　脂肪抑制造影T1強調矢状断像

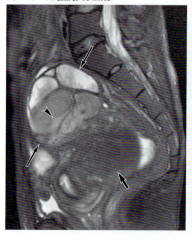
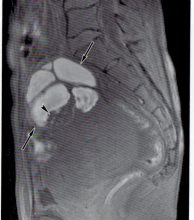
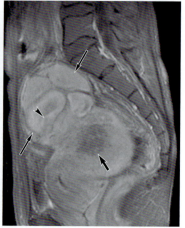

症例5 40歳代．子宮腺筋症と子宮内膜癌の合併例．合併例では，子宮内膜癌の深達度診断が困難な例があり，注意が必要である．例えば①子宮内膜癌は内膜に限局しており，子宮腺筋症とは連続しない，②子宮内膜癌が筋層内の異所性内膜に進展するが，筋層には浸潤しない，③子宮内膜癌が筋層内の異所性内膜に進展し，筋層にも浸潤する，④子宮内膜癌は，子宮内腔の内膜ではなく，異所性内膜より発生している，といった状態を画像上鑑別できるのか，という問題が残る．①②は予後が良いが，④では悪いとされる．

　本例において増強効果の強さは，子宮筋層＞子宮腺筋症（図5-B；➤）＞子宮内膜癌（図5-B；→）となっている．子宮筋層の1/2を超す浸潤と診断でき，病理診断でも筋層の1/2を超す浸潤があった．後壁の子宮腺筋症部分（図5-C）と，前壁の子宮内膜癌浸潤部分（図5-D）とは，拡散強調像でも信号差が見られ，混在例において腫瘍浸潤範囲を診断する一助になると期待される．

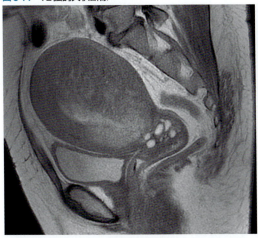

図5-A　T2強調矢状断像

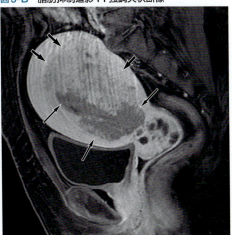

図5-B　脂肪抑制造影T1強調矢状断像

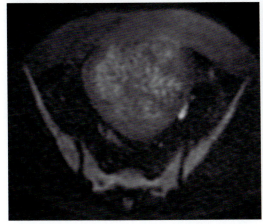

図5-C　拡散強調像（子宮腺筋症レベル）

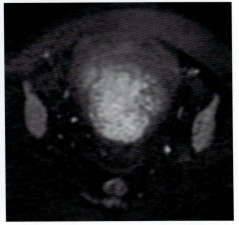

図5-D　拡散強調像（子宮内膜癌レベル）

参考文献

1) Imaoka I, Ascher SM, Sugimura K, et al: MR imaging of diffuse adenomyosis changes after GnRH analog therapy. J Magn Reson Imaging 15: 285-290, 2002.
2) Reinhold C, Tafazoli F, Mehio A, et al: Uterine adenomyosis; endovaginal US and MR imaging features with histopathologic correlation. Radiographics 19: S147-S160, 1999.
3) Imaoka I, Kaji Y, Kobashi Y, et al: Cystic adenomyosis with florid glandular differentiation mimicking ovarian malignancy. Br J Radiol 78: 558-561, 2005.
4) Takeuchi M, Matsuzaki K, Nishitani H: Diffusion-weighted magnetic resonance imaging of endometrial cancer: differentiation from benign endometrial lesions and preoperative assessment of myometrial invasion. Acta Radiol 50: 947-953, 2009.
5) Machida, H, Maeda M, Cahoon SS, et al: Endometrial cancer arising in adenomyosis versus endometrial cancer coexisting with adenomyosis; are these two different entities? Arch Gynecol Obstet 295: 1459-1468, 2017.

主として筋層を冒す疾患 — 子宮筋腫
uterine leiomyoma

今岡いずみ

症例1（図1）：40歳代．20歳代で子宮筋腫核出術の既往あり．超成人頭大の子宮筋腫を指摘され来院．

図1-A　T2強調矢状断像

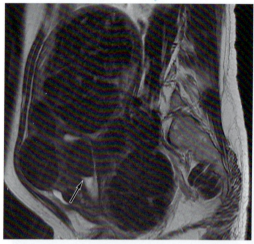

図1-B　T1強調矢状断像

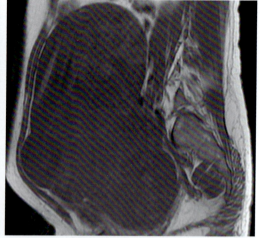

図1-C　造影T1強調矢状断像

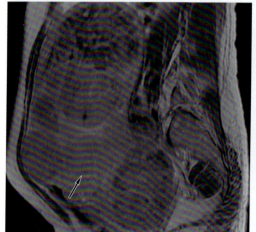

図1-D　T2強調横断像

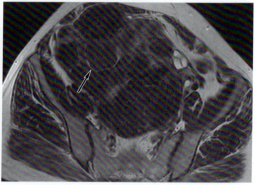

図1-E　拡散強調像

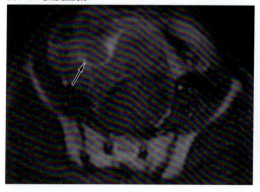

図1-F　ADC map

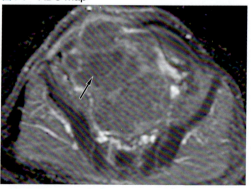

子宮筋腫　89

> **症例 2**（図2）：40歳代．1年前に他院で子宮筋腫を指摘．軽度の腹部膨満感あり．

図2-A T2強調矢状断像

図2-B 脂肪抑制T1強調矢状断像

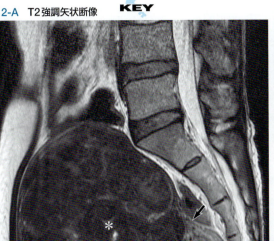
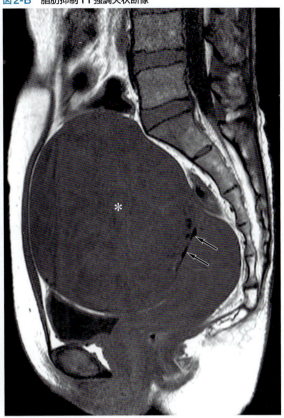

> **症例 3**（図3）：30歳代．4年前より子宮筋腫の経過観察中．

図3-A T2強調矢状断像（SSFSE）

図3-B T2強調横断像

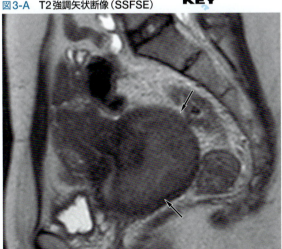
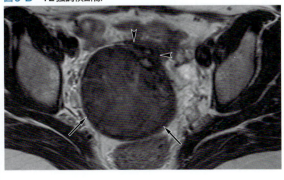

画像の読影と経過

症例1：多発子宮筋腫を認める．粘膜下筋腫が内腔へ突出している（図1-A, C～F；→）．T2強調像で子宮筋層より低信号，T1強調像で等信号，造影効果は子宮筋層と同等～低いものまで様々である．拡散強調像で低信号，ADCも低い（T2 blackout）．

症例2：子宮体部の腹側にT2強調像で低信号を示す充実性腫瘤を認める（図2；＊）．腫瘤の辺縁には子宮筋層が鋭角をなして連続していること（図2-A；➡），腫瘤と子宮後壁をつなぐように多数のsignal voidが認められること（図2；→）から，漿膜下筋腫と診断できる．

症例3：子宮頸部の後唇側から突出する腫瘤を認める（図3；→）．T2強調像にて，子宮筋層とほぼ等信号，頸部間質よりはやや高信号を示す頸部筋腫である（図3-B；▶：子宮頸部）．

経過　症例1, 3：GnRHa療法を施行．その後，症例1は単純子宮全摘術，症例3は腹腔鏡下子宮筋腫核出術を施行され，病理学的にも子宮筋腫と診断された．

症例2：手術は希望されず，経過観察されている．

子宮筋腫の一般的知識と画像所見

子宮筋腫は平滑筋腫であり，非常に頻度の高い良性腫瘍である．エストロゲンやプロゲステロンの受容体を有し，ホルモンに依存した発育を示す．閉経後は縮小する．

T1強調像では子宮筋層と等～低信号，T2強調像では境界明瞭な低信号腫瘤として描出される．変性の少ない筋腫，最もありふれた変性であるヒアリン変性，高齢者に多い石灰化，といった組織がこの信号に反映されている．

位置により筋層内筋腫，粘膜下筋腫（「子宮粘膜下筋腫」p.74～p.75），漿膜下筋腫，頸部筋腫（「子宮頸部筋腫」p.130～p.131）と呼ばれる．筋層内筋腫は，子宮筋層に取り囲まれるように存在し，比較的の診断は容易である．粘膜下筋腫（図1）は内膜直下にあり，内腔の変形や内腔への突出が見られる．小さくても不正出血の原因となることが多い．漿膜下筋腫（図2）は漿膜側にあり，筋腫辺縁には子宮筋層が鋭角をなして連続する（beak sign）．筋層から筋腫への栄養血管がsignal voidとして描出されることが多い（bridging vascular sign）．

鑑別診断のポイント

臨床的には，①子宮腺筋症との鑑別，②平滑筋肉腫との鑑別，が問題となる．子宮筋腫，子宮腺筋症は良性子宮病変としてしばしば遭遇する疾患であり，画像診断をもとにして単純子宮全摘，核出術，GnRHaや子宮動脈塞栓術による治療といった選択がなされる．ことに子宮温存を視野に入れた場合，組織学的な裏づけなく画像のみで診断することになるので，臨床的重要性はきわめて高い．

子宮筋腫は高頻度に変性し，信号の変化を来すが，「T2強調像で境界明瞭な低信号腫瘤」を基本として認識することが重要である．拡散強調像では様々な信号を示しうるので，拡散強調像で高信号＝平滑筋肉腫疑い，とはならない．しかしながら拡散強調像で低信号である場合，平滑筋肉腫を否定することができる，という強力な利点がある．

T2値が低い場合は，その影響により拡散強調像でも低信号，ADCも低値となる．T2 shine throughの裏返しで，T2 blackoutと呼ばれる．

参考文献

1) Torashima M, Yamashita Y, Matsuno Y, et al: The value of detection of flow voids between the uterus and the leiomyoma with MRI. J Magn Reson Imaging 8: 427-431, 1998.
2) Tasaki A, Asatani MO, Umezu H, et al: Differential diagnosis of uterine smooth muscle tumors using diffusion-weighted imaging: correlations with the apparent diffusion coefficient and cell density. Abdom Imaging 40: 1742-1752, 2015.
3) Thoeny HC, Forstner R, De Keyzer F: Genitourinary applications of diffusion-weighted MR imaging in the pelvis. Radiology 263: 326-342, 2012.

様々な子宮筋腫
主として筋層を冒す疾患
uterine leiomyoma

今岡いずみ

症例1 40歳代．過多月経，貧血を主訴に受診．子宮体部の腫瘤（図1-B〜D；→）は，子宮筋層と比較してT1強調像（図1-A）で等信号，T2強調像で低信号を主体に高信号が不規則に混在している．ここまでで，変性を伴った子宮筋腫と診断できる．拡散強調像では高信号，ADC低下を示す領域があり，これだけを見ると悪性所見と誤ることになる．
　腹腔鏡下子宮全摘術を施行．病理学的にも悪性所見はなく子宮筋腫と診断された．

図1-A　T1強調横断像
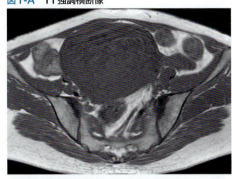

図1-B　T2強調横断像
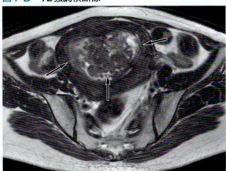

図1-C　拡散強調像
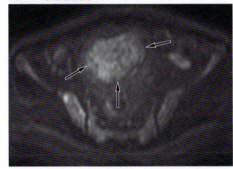

図1-D　ADC map
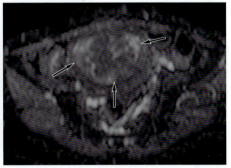

症例2 30歳代．下腹部腫瘤，過多月経，貧血を主訴に来院．臍上近くまで腫瘤を触知する．子宮体部には，T2強調像で低信号を示す複数の子宮筋腫を認める（図2-A；＊）．造影後は，いずれも子宮筋層と同等の増強効果を示している．このうち頭側の大きなものでは，岬角に接する位置で部分的な増強不良域が見られる（図2-B；→）．これは病理学的な変化は証明されず，血行動態など機能的なものと考えられている．壊死と誤解しないようにする．
　腹腔鏡下子宮全摘術を施行．病理学的にも悪性所見はなく子宮筋腫と診断された．

図2-A　T2強調矢状断像
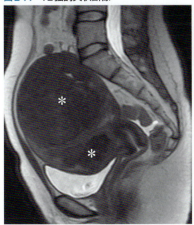

図2-B　脂肪抑制造影T1強調矢状断像
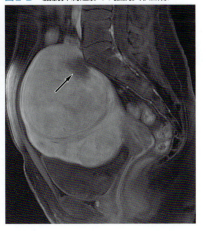

症例 3 70歳代．子宮頸癌の術前検査中（非提示）に，偶然指摘された筋腫．子宮体部前壁に，T1強調像，T2強調像ともに子宮筋層よりも低信号を示す筋腫を認める（図3-A，B；→）．低信号の度合いがひときわ強い．単純CTでは腫瘤内に（図3-C；→）粗大な石灰化が見られ，腹部単純X線写真においても桑実状の石灰化を指摘できる（図3-D；→）．石灰化は変性後に生ずる変化であり，高齢者の子宮筋腫で認められることが多い．
　病理学的には悪性所見はなく硝子化を伴った子宮筋腫であった．

図3-A　T1強調矢状断像

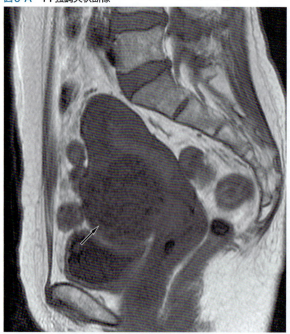

図3-B　T2強調矢状断像

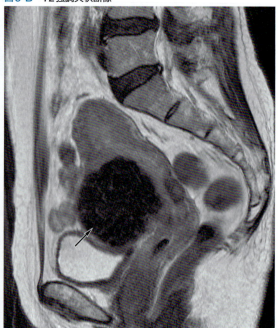

図3-C　単純CT

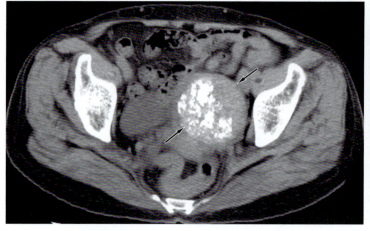

図3-D　腹部単純X線写真

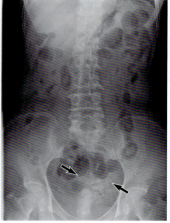

症例 4 40歳代．検診で子宮筋腫を指摘され，経過観察されていたが，増大傾向と腹痛があり精査．子宮体部に大きな腫瘤があり（図4；→），辺縁はT1強調像，T2強調像ともに低信号を示し，内部はともに不整形の高信号を示す．辺縁は拡散強調像で低信号，ADCも低い（T2 blackout）．内部は拡散強調像で高信号だが，ADCの低下は見られない．これらの所見から，平滑筋肉腫は否定的で，赤色変性からの広範な血流障害を来した後の状態と考えられる（「子宮筋腫赤色変性／卒中性平滑筋腫」p.386〜p.387参照）．

腹腔鏡下子宮筋腫核出術を施行．病理学的には悪性所見はなく，広く硝子化を来した子宮筋腫であった．病理学的に本例のような壊死は infarct-type necrosis（梗塞壊死）であり，hyaline necrosis（硝子壊死）と表現される．これは平滑筋肉腫に見られる coagulative necrosis（凝固壊死）とは区別される．

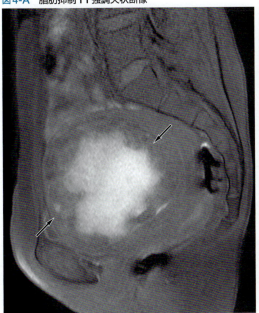

図4-A　脂肪抑制T1強調矢状断像

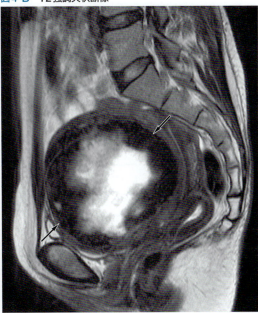

図4-B　T2強調矢状断像

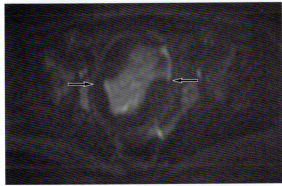

図4-C　拡散強調像

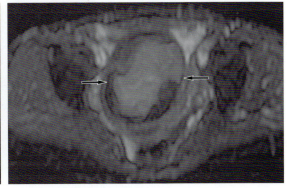

図4-D　ADC map

参考文献

1) Park SW, Kim SH, Cho JY, et al: Compression of large uterine myoma by sacral promontory: MR findings. J Comput Assist Tomogr 22: 387-390, 1998.
2) Okizuka H, Sugimura K, Takemori M, et al: MR detection of degenerating uterine leiomyomas. J Comput Assit Tomogr 17: 760-766, 1993.
3) Ueda H, Togashi K, Konishi I, et al: Unusual appearances of uterine leiomyomas: MR imaging findings and their histopathologic backgrounds. Radiographics 19: S131-S145, 1999.
4) Kawakami S, Togashi K, Konishi I, et al: Red degeneration of uterine leiomyoma: MR appearance. J Comput Assist Tomogr 18: 925-928, 1994.

94　　3. 子宮体部の疾患

主として筋層を冒す疾患　子宮筋腫：変異型（1）
uterine leiomyoma, variants

今岡いずみ

> 症例 1（図1）：50歳代．超音波検査で子宮腫瘤を指摘された．
> 症例 2（図2）：40歳代．子宮筋腫で経過観察されていたが，過多月経，月経困難が増悪し，手術目的で精査．

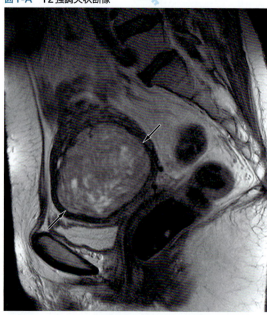

図1-A　T2強調矢状断像

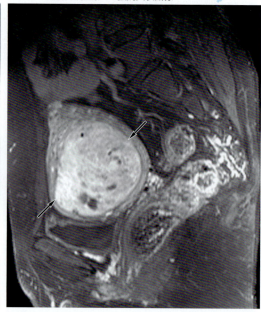

図1-B　脂肪抑制造影T1強調矢状断像

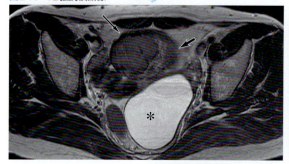

図2-A　T2強調横断像

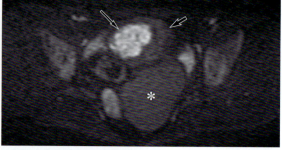

図2-B　拡散強調像

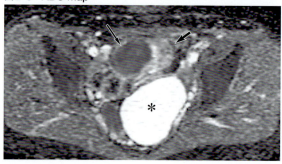

図2-C　ADC map

子宮筋腫：変異型（1）

症例3（図3）：40歳代．子宮筋腫を指摘されていたが，数か月前より腹部腫瘤が増大してきたとのことで，紹介受診となった．内診上，子宮は超新生児頭大．

症例4（図4）：60歳代．閉経前より子宮筋腫にて経過観察されている．

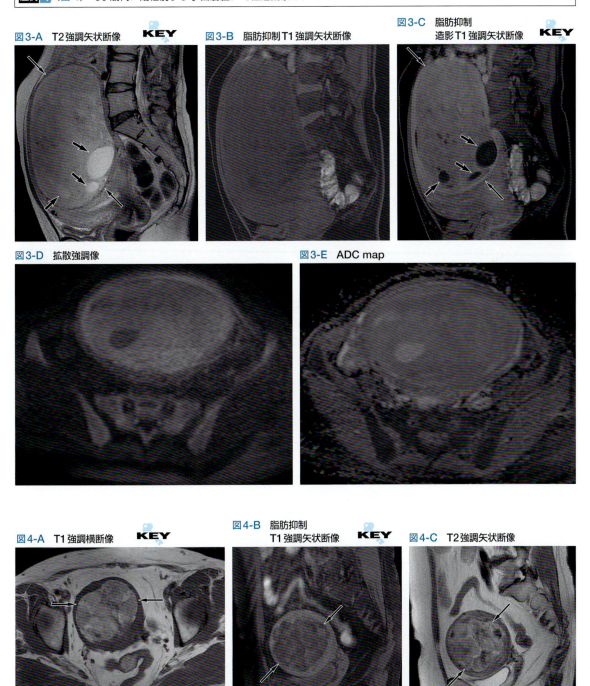

図3-A　T2強調矢状断像
図3-B　脂肪抑制T1強調矢状断像
図3-C　脂肪抑制造影T1強調矢状断像
図3-D　拡散強調像
図3-E　ADC map
図4-A　T1強調横断像
図4-B　脂肪抑制T1強調矢状断像
図4-C　T2強調矢状断像

画像の読影と経過

症例1：子宮体部に境界明瞭な腫瘤を認める（図1；→）．T2強調像で筋層よりも高信号を示し，腫瘤全体が著明な増強効果を示している．「典型的な，よく見る筋腫」の像ではないことがわかる．

症例2：子宮体部に腫瘤があり（図2；→），T2強調像で子宮筋層（図2；➡）よりも，信号が高い．拡散強調像では腫瘤全体が高信号に，ADCは全体に低下して認められ，細胞密度が高いことを示唆する．＊：卵巣腫瘤．

症例3：子宮体部後壁に大きな腫瘤があり（図3-A, C；→），T2強調像で筋層よりも高信号を示し，腫瘤全体が著明な増強効果を示している．内部にはT2強調像で高信号，増強効果を欠く境界明瞭な囊胞構造が見られる（図3-A, C；➡）．軽度の拡散低下が見られる．

症例4：子宮体部に大きな腫瘤があり（図4；→），T2強調像で筋層よりも不均一高信号を示す．T1強調像でも高信号で，脂肪抑制像にて信号低下が明らかであり，脂肪を含むlipoleiomyomaと考えられる．

経過 症例1：単純子宮全摘術を行いcellular leiomyomaと診断された．

症例2：腹腔鏡下筋腫核出術を行い，cellular leiomyomaと診断された．

症例3：子宮全摘術を行い，myxoid leiomyomaと診断された．間質に粘液変性が広く見られ，一部には囊胞構造を呈していた．MR像における増強効果は粘液部分ではなく，浮腫状の間質に相当するものと考えられる．

症例4：この2年後に卵巣腫瘍が見つかり，腹腔鏡下に卵巣腫瘍および子宮を摘出．子宮腫瘍はlipoleiomyomaと診断された．

子宮筋腫の変異型の一般的知識と画像所見

変性とは別に，子宮筋腫には組織学的な多様性が見られる．子宮体癌取扱い規約第4版では，平滑筋腫（の変異型）を12に分類している．これはWHO分類（2014）と同様である．その8までをここに記し，9～12は次項に記す．

① cellular leiomyoma＊　富細胞平滑筋腫
② leiomyoma with bizarre nuclei　奇怪核を伴う平滑筋腫
③ mitotically active leiomyoma＊　活動性核分裂型平滑筋腫
④ hydropic leiomyoma　水腫様平滑筋腫
⑤ apoplectic leiomyoma　卒中性平滑筋腫（p.386～p.387参照）
⑥ lipoleiomyoma＊　脂肪平滑筋腫
⑦ epithelioid leiomyoma＊　類上皮平滑筋腫
⑧ myxoid leiomyoma＊　類粘液平滑筋腫

＊子宮体癌取扱い規約第3版から第4版で名称変更のないもの

このうち，MR所見について報告があり，コンセンサスが得られていると思われるのは①cellular leiomyoma，⑥lipoleiomyoma，⑧myxoid leiomyoma，である．

cellular leiomyoma：周囲の子宮筋層と比べて有意に細胞密度が高い．細胞異型や核分裂像は通常の子宮筋腫と同様で，凝固壊死巣は認められない．T2強調像で高信号・著明な増強効果を示す特徴があり，拡散強調像では高信号を示すとされる．しかしながら，これらの画像所見は，変異型ではない通常の子宮筋腫とオーバーラップする．

lipoleiomyoma：成熟した脂肪細胞を含む．これを反映して，T1強調像・T2強調像で高信号を示す領域がまだらに，あるいは全体に認められる．脂肪抑制法を併用すれば診断は容易である．

myxoid leiomyoma：平滑筋細胞の間に粘液性物質が豊富である．核分裂像は認められないか，きわめて少ない．粘液性物質はT2強調像で高信号だが，症例3のように浮腫性の間質，囊胞部分，いずれも高信号かつ非特異的である．通常増強されるのは，浮腫状の間質部分と思われる．粘液性物質が多量に貯留していると，増強効果はその内部に介在する間質部分に薄く現れるのみとなる．

参考文献

1) 日本産科婦人科学会，日本病理学会（編）：子宮体癌取扱い規約　病理編．第4版．金原出版，2017．
2) Yamashita Y, Torashima M, Takahashi M, et al: Hyperintense uterine leiomyoma at T2-weighted MR imaging: differentiation with dynamic enhanced MR imaging and clinical implications. Radiology 189: 721-725, 1993.
3) Tamai K, Koyama T, Saga T, et al: The utility of diffusion-weighted MR imaging for differentiating uterine sarcomas from benign leiomyomas. Eur Radiol 18: 723-730, 2008.

子宮筋腫：変異型（2）
uterine leiomyoma, variants

主として筋層を冒す疾患

今岡いずみ

症例1（図1）：40歳代．子宮全摘の既往あり．検診にて胸部異常影を指摘．精査中に骨盤内腫瘤を指摘され，婦人科紹介となった．

図1-A　T2強調横断像

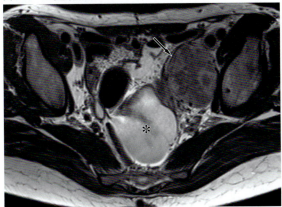

図1-B　T1強調横断像

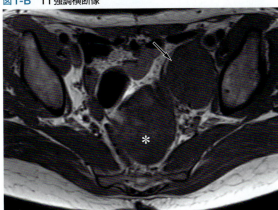

図1-C　脂肪抑制造影T1強調横断像

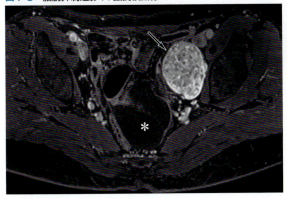

図1-D　胸部単純X線写真

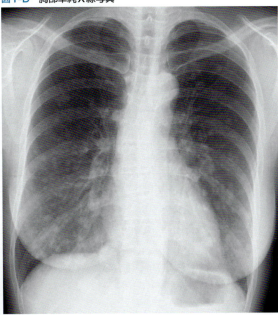

図1-E　胸部単純CT

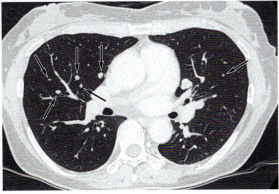

（田中優美子先生のご厚意による）

画像の読影と経過

症例1：metastasizing leiomyoma．左骨盤壁沿いに5cm大の腫瘤を認める（図1-A～C；→）．T2強調像で不均一な中等度から高信号，T1強調像で筋組織と同等の信号，全体に不均一な増強効果を示す．平滑筋腫を疑う像である．腹水貯留あり（図1-A～C；＊）．

胸部単純X線写真では，両肺野に結節が多発しており（図1-D），胸部単純CTでは，結節の境界は明瞭で辺縁は整であり（図1-E；→），非特異的な転移性腫瘍の像である．

経過　症例1：骨盤壁の腫瘤はCTガイド下生検で平滑筋腫瘍との結果であった．腫瘍摘出が行われ，粘液腫様あるいは硝子様変化が見られるが，壊死や核分裂像のない平滑筋腫と診断された．同時に大網も切除され，5mm大の腫瘍が見られたが，同様の病理所見であった．両側付属器切除も行われており，これが内分泌療法のような役割を果たしたのか，術後1年間，肺転移結節に増大は見られていない．

子宮筋腫の変異型の一般的知識と画像所見

前項の「子宮筋腫：変異型(1)」に続いて，次の4つが分類される．
⑨dissecting (cotyledonoid) leiomyoma　解離性（胎盤分葉状）平滑筋腫
⑩diffuse leiomyomatosis＊　びまん性平滑筋腫症
⑪intravenous leiomyomatosis＊　静脈内平滑筋腫症
⑫metastasizing leiomyoma＊　転移性平滑筋腫
＊子宮体癌取扱い規約第3版から第4版で名称変更のないもの

子宮体癌取扱い規約の第3版（2012年）では，「組織学的変異型」，「増殖パターンによる変異型」の語が明記されていたが，第4版ではこれらの用語は消えており，①～⑫として並列表記されている．①～⑧が第3版における組織学的変異型に，⑨～⑫が増殖パターンによる変異型に相当している．名称にも変更が見られ，第3版から第4版で変更されていないものを＊で表している．

intravenous leiomyomatosis (IVL)：子宮内外の静脈内に芋虫状（wormlike）の進展を示す，稀な病態である．下大静脈から右心房まで進展することもある．動脈内には進展しない．血管内病変を主体として静脈壁の平滑筋由来と考えられるものと，子宮筋腫から静脈内へ進展したと考えられるものがあるという．血管内進展部分は血管に富むとされ，MRIで増強効果を示すことの裏付けとなる．

私見では，画像診断で鑑別を要するものとして，子宮内膜間質肉腫（ESS）が挙げられると考えている．ESSは脈管に沿った進展を示すことが知られており，下大静脈から右心房まで進展したものも報告されている．子宮筋腫の像が典型ではなく，T2強調像で高信号を示す場合には，診断に迷うことがあると思われる．

metastasizing leiomyoma：「転移」の語が付くが，腫瘍は組織学的に良性である．子宮筋腫の手術歴を有することが多い．肺への転移が最も多いが，リンパ節や上腹部への転移も見られる．IVL症例で見られることもある．子宮筋腫と，転移した平滑筋腫は同一クローンであることが確認されているが，いわゆる転移であるのか，多中心性に発生したのかはいまだ不明である．

臨床的には，平滑筋肉腫やその他の悪性腫瘍からの転移との鑑別が問題となる．子宮筋腫の既往がある場合には，鑑別に含めることとなるが，肺腫瘤の像は非特異的で決め手を欠く．FDG-PET/CTでは集積は低いとする報告が多いようである．エストロゲンやプロゲステロン受容体があるとされ，卵巣摘出後や閉経後，GnRHaの投与により縮小することがある．

参考症例 30歳代．過多月経を契機に他院で子宮筋腫を指摘．約3年前には子宮動脈塞栓を施行しているが，過多月経は持続．1年前にはGnRHa療法後に約7cm大の筋腫を核出した．現在も子宮のサイズは臍上に及ぶ．

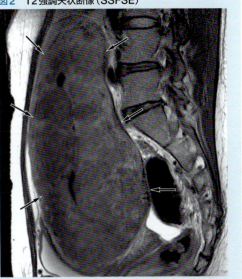

図2　T2強調矢状断像（SSFSE）

diffuse leiomyomatosis疑い．子宮の著明な腫大が見られる（図2；→）．筋層内にはT2強調像で低信号を示す無数の結節が見られ，個々に判別するのが困難なほどである．病理の裏づけがないため，参考症例とした．

参考症例 50歳代．検診で子宮筋腫を疑われ，受診となった．約18年前に筋腫核出術の既往あり．

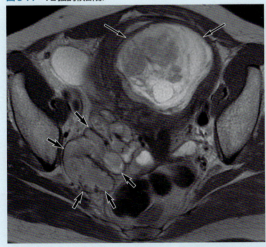

図3-A　T2強調横断像

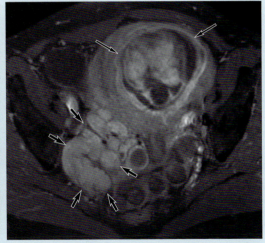

図3-B　脂肪抑制造影T1強調横断像

intravenous leiomyomatosis疑い．子宮筋層内にT2強調像で高信号と中等度信号の混在する腫瘤を認める．中等度信号域には増強効果があり，高信号域は増強効果を欠く（図3；→）．類粘液平滑筋腫に相当する像である．T2強調像で中等度信号，増強効果を示す腫瘤は右傍組織から内腸骨静脈にかけて進展している（図3；➡）．子宮筋層内の静脈や，卵巣静脈にも進展が見られた（非提示）．病理の裏づけがないため，参考症例とした．

参考文献

1) 日本産科婦人科学会，日本病理学会（編）：子宮体癌取扱い規約　病理編．第4版．金原出版，2017．
2) Cohen, DT, Oliva E, Hahn PF, et al: Uterine smooth-muscle tumors with unusual growth patterns: imaging with pathologic correlation. AJR Am J Roentgenol 188: 246-255, 2007.
3) Nakajo, M, Nakayama H, Sato M, et al: FDG-PET/CT finding of benign metastasizing leiomyoma of the lung. Acta Radiol Short Rep 1(3): arsr.2012.120012, 2012.

主として筋層を冒す疾患　子宮平滑筋肉腫
leiomyosarcoma

坪山尚寛

> 症例1（図1）：40歳代．偶然発見された肺結節の精査のためPET-CTを施行され，子宮腫瘤を指摘された．
> 症例2（図2）：60歳代．下腹部痛，発熱を主訴に受診．

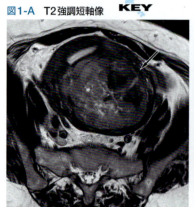

図1-A　T2強調短軸像

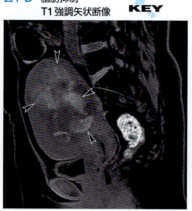

図1-B　脂肪抑制 T1強調矢状断像

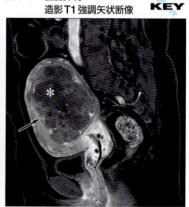

図1-C　脂肪抑制 造影T1強調矢状断像

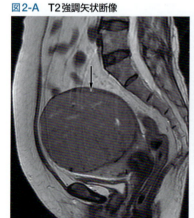

図2-A　T2強調矢状断像

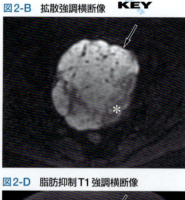

図2-B　拡散強調横断像

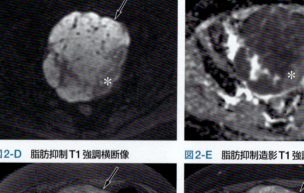

図2-C　ADC map

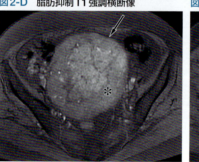

図2-D　脂肪抑制T1強調横断像

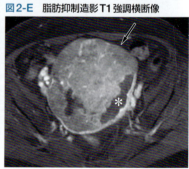

図2-E　脂肪抑制造影T1強調横断像

画像の読影と経過

症例1：子宮体部後壁筋層内に腫瘤を認める（図1-A, C；→）．腫瘤は大部分がT2強調像で筋層より高信号を呈し，T1強調像で出血を示唆する高信号域を伴う（図1-B；▻）．また広汎な造影不良域を認め（図1-C；＊），壊死と思われる．腫瘤の辺縁は不整で，周囲筋層への浸潤が示唆される．

症例2：子宮底部筋層内に境界明瞭な腫瘤を認める（図2；→）．T2強調像で通常の筋腫より高信号を呈し，拡散強調像で著明な高信号，ADC mapで低信号を呈する．T1強調像では全体的に淡い高信号を呈し，造影不良域も認められ，出血・壊死が示唆される（図2-B〜E；＊）．

経過　症例1：切除が施行され，平滑筋肉腫と診断された．

症例2：手術により，平滑筋肉腫と診断された．

子宮平滑筋肉腫の一般的知識

子宮平滑筋腫瘍は，良性の平滑筋腫，悪性の平滑筋肉腫，そして両者の中間群（STUMP；smooth muscle tumor of uncertain malignant potential）に分類され，細胞異型や核分裂像，凝固壊死の組み合わせで診断される．通常 de novo 発生するが，稀に筋腫から発生することがある．多くは40歳以降に発生し，不正出血や下腹部痛など筋腫に類似した症状を伴う．閉経後に増大する筋層腫瘤は本症を示唆する重要な臨床像である一方，閉経前に急速増大する筋層腫瘤はほとんどが筋腫である．

予後は不良で，局所浸潤や播種，血行性転移を来しやすい一方，リンパ節転移の頻度は低い．FIGO進行期分類（2008年）では内膜間質肉腫と共通の独立した分類が設けられた（「低異型度子宮内膜間質肉腫」p.102〜p.104参照）．

鑑別診断のポイント

子宮筋層腫瘤の画像診断においては，圧倒的に頻度が高く，しかも多彩な画像所見を呈しうる筋腫の中から，的確に平滑筋肉腫を拾い上げることが重要となる．

まずT2強調像で腫瘤が高信号を呈する場合，悪性の可能性を念頭に置く必要がある．そして，腫瘤が拡散低下かつ出血・壊死を伴う場合は，積極的に肉腫を疑ってよい．拡散強調像の信号はT2 shine through 効果によっても高信号を呈しうるので，拡散低下は必ずADC mapで判断する必要がある．

拡散低下や出血・壊死は，単独では肉腫を示唆する所見とはならない点に注意が必要である．富細胞性筋腫は拡散低下を伴うが，出血・壊死を伴わない．一方，変性筋腫は硝子様・梗塞型壊死による造影不良域や時に出血を伴いうるが，拡散低下を伴わない．腺筋腫も内部出血を伴うが，出血巣の周囲にT2強調像で低信号域が見られ，拡散低下は見られない．

周囲への浸潤所見も肉腫を示唆する重要な所見であるが，しばしば境界明瞭な平滑筋肉腫にも遭遇するし，反対にdissecting leiomyomaのように辺縁不整な筋腫も存在する．

参考文献

1) Tanaka YO, Nishida M, Tsunoda H, et al: Smooth muscle tumors of uncertain malignant potential and leiomyosarcomas of the uterus: MR findings. J Magn Reson Imaging 20: 998-1007, 2004.
2) Takeuchi M, Matsuzaki K, Nishitani H: Hyperintense uterine myometrial masses on T2-weighted magnetic resonance imaging: differentiation with diffusion-weighted magnetic resonance imaging. J Comput Assist Tomogr 33: 834-837, 2009.
3) Namimoto T, Yamashita Y, Awai K, et al: Combined use of T2-weighted and diffusion-weighted 3-T MR imaging for differentiating uterine sarcomas from benign leiomyomas. Eur Radiol 19: 2756-2764, 2009.
4) Yanai H, Wani Y, Notohara K, et al: Uterine leiomyosarcoma arising in leiomyoma: clinicopathological study of four cases and literature review. Pathol Int 60: 506-509, 2010.

主として筋層を冒す疾患　低異型度子宮内膜間質肉腫
low-grade endometrial stromal sarcoma (low-grade ESS)

坪山尚寛

症例1（図1）：40歳代．子宮筋腫核出後，筋層内腫瘤の増大を認めた．
症例2（図2）：60歳代．水腎症の精査で子宮腫瘤を指摘された．

図1-A　T2強調横断像　KEY

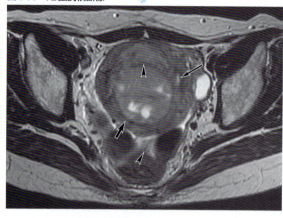

図1-B　拡散強調横断像　KEY

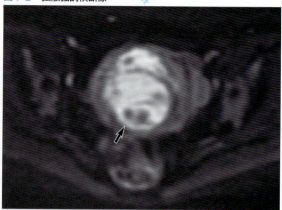

図2-A　T2強調横断像　KEY

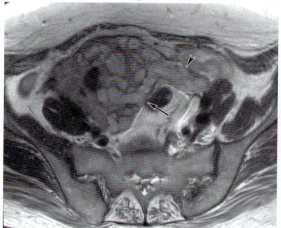

図2-B　拡散強調横断像

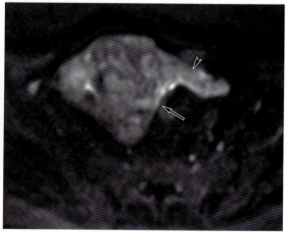

画像の読影と経過

症例1：子宮体部右側筋層内に腫瘤を認め（図1；→），内膜（図1-A；→）とは離れている．腫瘤はT2強調像および拡散強調像で高信号を呈し，内部に囊胞成分を含む．腹側辺縁が不整で，腫瘤内に低信号の索状構造が見られる（図1-A；▶）．

症例2：子宮筋層内に芋虫状に進展する腫瘤を認め（図2；→），T2強調像および拡散強調像で高信号を呈する．脈管内を伝って左広間膜に進展している（図2；▶）．

症例3：子宮筋層内に境界明瞭な腫瘤を認め（図3；→），T2強調像で高信号を呈し，内部に囊胞成分を含み，辺縁に低信号域を伴う．T1強調像で高信号域は認めず，不均一な造影効果を呈する．

経過　症例1～3：手術が施行され，低異型度子宮内膜間質肉腫と診断された（症例2では，わずかにhigh grade成分を含む）．

症例3 (図3): 60歳代. 下腹部痛, 不正出血あり, 子宮腫瘤を指摘された.

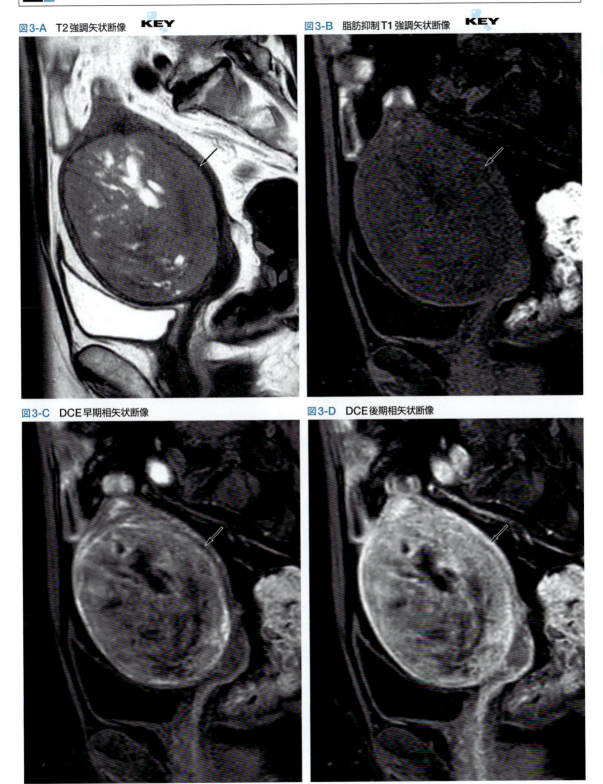

図3-A　T2強調矢状断像
図3-B　脂肪抑制T1強調矢状断像
図3-C　DCE早期相矢状断像
図3-D　DCE後期相矢状断像

低異型度子宮内膜間質肉腫の一般的知識

内膜間質肉腫（ESS）は，低異型度（low-grade）と高異型度（high-grade）に分類される．low-grade ESSは，比較的異型の乏しい子宮内膜間質に類似した腫瘍細胞からなる悪性腫瘍で，周囲への浸潤を伴う点で，良性の内膜間質結節と区別される．免疫組織化学的にCD10，ER，PgR陽性で，*JAZF1-SUZ12*の融合遺伝子を有する．周閉経期に好発し，若年者にも発生しやすい特徴がある．

筋層内腫瘤を形成することが多いが，内腔のポリープ状病変を呈する場合も稀にある．周囲筋層への舌状浸潤や，脈管内を伝った子宮外進展は本症に特徴的な進展形式として知られている．リンパ節転移も稀ではないが，他の子宮肉腫に比し予後は良好である．ホルモン受容体が陽性であり，内分泌療法が治療法に含まれる点も他の肉腫と異なる．晩期再発を来すことがある．

表1に平滑筋肉腫／子宮内膜間質肉腫のFIGO進行期分類（2008年）を示す．

表1 平滑筋肉腫／子宮内膜間質肉腫の進行期分類（FIGO 2008）

Ⅰ期	腫瘍が子宮に限局するもの
ⅠA期	腫瘍サイズが5cm以下のもの
ⅠB期	腫瘍サイズが5cmを超えるもの
Ⅱ期	腫瘍が骨盤腔に及ぶもの
ⅡA期	付属器浸潤のあるもの
ⅡB期	その他の骨盤内組織へ浸潤するもの
Ⅲ期	腫瘍が骨盤外に進展するもの
ⅢA期	1部位のもの
ⅢB期	2部位以上のもの
ⅢC期	骨盤リンパ節ならびに／あるいは傍大動脈リンパ節転移のあるもの
ⅣA期	膀胱粘膜ならびに／あるいは直腸粘膜に浸潤のあるもの
ⅣB期	遠隔転移のあるもの

（文献4）より転載）

鑑別診断のポイント

low-grade ESSのMRI所見の特徴は，高い細胞密度を反映したT2強調像および拡散強調像における高信号と，浸潤性の発育形態あるいは脈管侵襲である．特に浸潤部に取り残された筋層が，T2強調像において索状の低信号域として描出されるのが特徴的である．ただし，浸潤が微小で画像上境界明瞭に見える場合があり，富細胞性筋腫との鑑別が困難となるが，両者の鑑別は病理でも時に問題となる．明瞭な境界の辺縁には，T2強調像で低信号域が認められることが報告されているが，本疾患に特異的とは言えない．筋層にびまん性に浸潤し腺筋症に類似する場合もあるが，腺筋症では一般的に拡散低下が見られない．

low-grade ESSは内部にしばしば嚢胞が見られるが，出血を伴う頻度は低く，筋腫と誤認される原因となる．腫瘍内出血は子宮肉腫の診断における重要な手がかりではあるが，low-grade ESSにおいては当てはまらない点を十分認識しておく必要がある．

参考文献

1) Koyama T, Togashi K, Konishi I, et al: MR imaging of endometrial stromal sarcoma: correlation with pathologic findings. AJR Am J Roentgenol 173: 767-772, 1999.
2) Fujii S, Kaneda S, Tsukamoto K, et al: Diffusion-weighted imaging of uterine endometrial stromal sarcoma: a report of 2 cases. J Comput Assist Tomogr 34: 377-379, 2010.
3) Furukawa R, Akahane M, Yamada H, et al: Endometrial stromal sarcoma located in the myometrium with a low-intensity rim on T2-weighted images: report of three cases and literature review. J Magn Reson Imaging 31: 975-979, 2010.
4) 日本産科婦人科学会，日本病理学会（編）：子宮体癌取扱い規約　病理編．第4版．金原出版，2017.

主として筋層を冒す疾患 高異型度子宮内膜間質肉腫，未分化子宮肉腫
high-grade endometrial stromal sarcoma (high-grade ESS), undifferentiated uterine sarcoma

坪山尚寛

症例1（図1）：60歳代．下腹部膨満感，不正出血を主訴に受診．

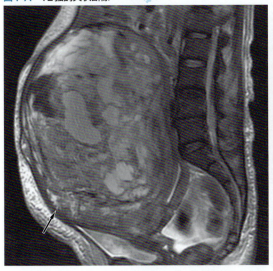

図1-A　T2強調矢状断像

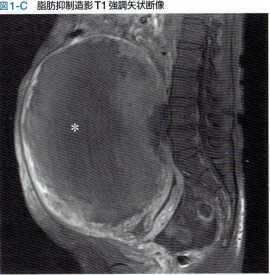

図1-C　脂肪抑制造影T1強調矢状断像

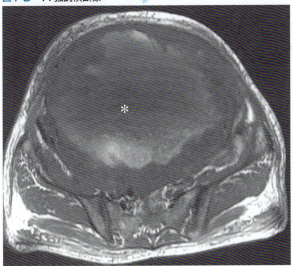

図1-B　T1強調横断像

画像の読影と経過

症例1：子宮前壁筋層内に巨大な腫瘤を認める（図1-A；→）．腫瘤内部はT2強調像で不均一な信号を呈し，T1強調像で広範な高信号域および造影不良域があり（図1-B, C；＊），出血・壊死が示唆される．

経過 **症例1**：切除され，未分化子宮肉腫（胸水細胞診陽性）と診断された．

症例2（図2）：50歳代．乳癌既往あり，その後タモキシフェンを内服していた．数年間不正出血が持続していたが，最近細胞診陽性が指摘された．

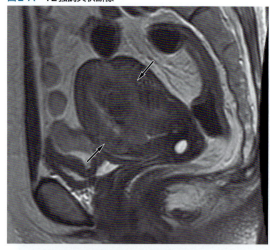
図2-A　T2強調矢状断像

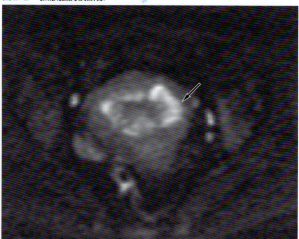
図2-B　拡散強調横断像

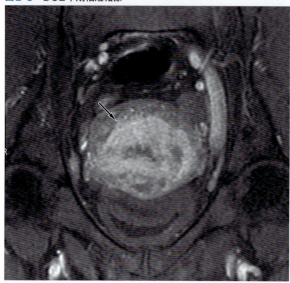
図2-C　DCE早期相短軸像

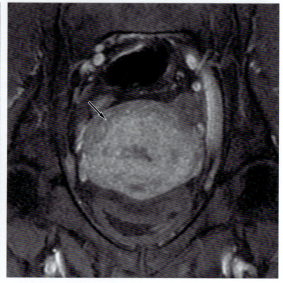
図2-D　DCE後期相短軸像

症例2：子宮筋層浅部に一見，腺筋症を思わせる境界不明瞭な腫瘤状の病変があり（図2；→），拡散強調像では辺縁優位に高信号が見られる．DCEでは早期から濃染し，後期相でも造影効果が持続している．

経過　症例2：切除され，高異型度子宮内膜間質肉腫と診断された．

高異型度子宮内膜間質肉腫,未分化子宮肉腫の一般的知識と鑑別診断のポイント

　高異型度子宮内膜間質肉腫（high-grade ESS）はlow-grade ESSより核異型が強いものの，多形性は認めない腫瘍である．免疫組織化学的にCD10陰性，cyclin D1陽性を示し，*YWHAE-NUT2A/B*の融合遺伝子を有する．low-grade相当の領域をしばしば含み，周囲筋層への舌状浸透や血管内進展などlow-gradeと同様の進展形式をとりうるが，破壊性の浸潤も伴う．ホルモン受容体の発現は認めず，予後はlow-gradeより不良である．

　未分化子宮肉腫は，内膜間質細胞など特定の方向への分化を示さず，多形性の目立つ肉腫細胞からなる腫瘍で，他の腫瘍の除外により診断される．閉経後に好発し，予後はきわめて不良である．

　high-grade ESS，未分化子宮肉腫は疾患概念が大きく変化しており，まとった画像の報告は認めない．病理学的な定義からは，high-grade ESSはlow-grade ESSに類似した領域を含み，壊死や破壊性浸潤がより顕著な像を呈すると推定される．また，未分化子宮肉腫は平滑筋肉腫に類似した画像を呈すると推定される．

NOTE　子宮内膜間質肉腫の病理の変遷

　子宮内膜間質肉腫は，核の均一性を呈する点から子宮内膜間質に分化する腫瘍とされ，従来，核分裂数によって低異型度と高異型度に分類されていた．しかし，正常子宮内膜間質も高い核分裂数を示しうることから，WHO分類第3版（2003年）では核分裂数の多寡は異型度の診断に影響しないことが明記され，細胞異型の低い病変を低異型度子宮内膜間質肉腫とし，細胞異型の高い病変は子宮内膜間質への分化を欠くとして高異型度子宮内膜間質肉腫の名称は削除され，未分化内膜肉腫にまとめられた．

　その後，未分化内膜肉腫の中にも細胞異型が高いながらも多形性に乏しい一群があることが見出され，低異型度子宮内膜間質肉腫との関連も示されたため，WHO分類第4版（2014年）ではこの一群に対して高異型度子宮内膜間質肉腫の名称が再度つけられ，未分化内膜肉腫は未分化子宮肉腫へと変更となった．

参考文献

1) Thomassin-Niggera I, Dechoux S, Bonneau C, et al: How to differentiate benign from malignant myometrial tumours using MR imaging. Eur Radiol 23: 2306-2314, 2013.
2) Ali RH, Rouzbahman M: Endometrial stromal tumours revisited: an update based on the 2014 WHO classification. J Clin Pathol 68: 325-332, 2015.

主として筋層を冒す疾患　その他の稀な子宮腫瘍　1：女性生殖器のPEComa
perivascular epithelioid cell tumor (PEComa) of the female genital tract

田中優美子

> **症例1**（図1）：40歳代．子宮肉腫を疑われた．

図1-A　T2強調矢状断像

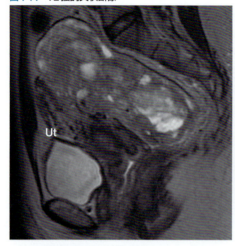

図1-B　T2強調横断像

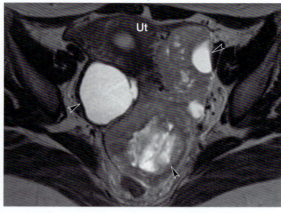

図1-C　T1強調横断像

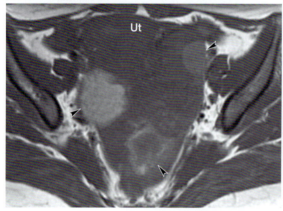

図1-D　脂肪抑制T1強調横断像

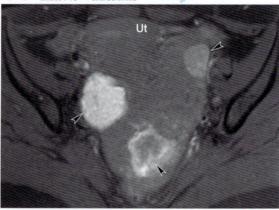

（東京慈恵会医科大学放射線医学　渡嘉敷唯司先生のご厚意による）

図1-E　拡散強調横断像

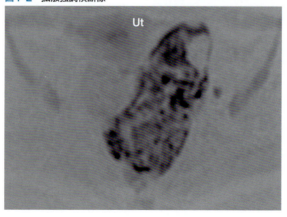

画像の読影と経過

症例1：子宮（図1；Ut）の左後方を取り巻くように，子宮漿膜面から連続する多結節状の腫瘤があり，T2強調像で筋層より信号強度の高い充実部に，T1強調像で高信号を示す血性の非充実部を伴っている（図1-B～D；▶）．充実部は拡散制限が強く（図1-E），出血壊死と細胞密度の高い腫瘍で，平滑筋肉腫に類似する．

経過 症例1：子宮肉腫疑いとして子宮全摘が行われた．術中，腫瘤は子宮の左後壁から発生しており，病理組織学的に血管と膠原線維に富む充実性腫瘍が認められた．HMB-45陽性でありperivascular epithelioid cell tumor（PEComa）と診断された．

子宮PEComaの一般的知識と画像所見

perivascular epithelioid cell tumor（PEComa）は，明るく好酸性の細胞質をもった上皮様細胞から構成される間葉系腫瘍と定義され，血管筋脂肪腫（AML；angiomyolipoma），リンパ脈管筋腫症（LAM；lymphangioleiomyomatosis）や肺のclear cell "sugar" tumorがいわゆる"PEComa family"とされる．腎のAMLや肺や肺外のLAMは結節性硬化症（TS；tuberous sclerosis）患者に好発し，多くのPEComa症例でTSの原因遺伝子である*TSC1*もしくは*TSC2*遺伝子の不活化が観察されるが，女性生殖器外病変によりTSと診断されている症例に発症したPEComaは，むしろ少ない（参考症例）．女性生殖器では子宮に発症する頻度が高く，子宮周囲の腹膜原発例も散見されるが卵巣や腟での報告例は少ない．

子宮のPEComaは更年期の女性に好発し，筋層内に結節を形成して，時に舌状に突出することから，病理組織学的に子宮内膜間質肉腫や平滑筋肉腫との鑑別が問題になる．臨床的には不正出血や腹腔内出血での発症が散見されるが，同じくPEComa familyであるLAMの子宮病変でも腹腔内出血での発症例が少なからず報告されていることは興味深い．予後は様々で病理組織学的にも良悪性の鑑別点については議論の途上にあるが，腫瘍径5cm以上，浸潤性発育などが悪性の徴候とされる[1]．子宮原発例での画像所見のまとまった報告はないが，他領域も含め，T1強調像で低信号，T2強調像で高信号のよく増強される腫瘍で非特異的である[2]が，臨床的に出血で発症することに対応して，本例のような血性の内容物を含む囊胞優位の症例報告も見られる[3]．

鑑別診断のポイント

子宮筋腫や肉腫との画像的鑑別点は乏しく，孤発例の方が多いとされるが，TS症例で間葉系子宮腫瘍を認める場合や，腹腔内，不正出血の原因として疑われる場合には鑑別として考慮すべきであろう．

参考文献

1) Folpe AL, Mentzel T, Lehr HA, et al: Perivascular epithelioid cell neoplasms of soft tissue and gynecologic origin: a clinicopathologic study of 26 cases and review of the literature. Am J Surg Pathol 29: 1558-1575, 2005.
2) Tan Y, Zhang H, Xiao EH: Perivascular epithelioid cell tumour: dynamic CT, MRI and clinicopathological characteristics--analysis of 32 cases and review of the literature. Clin Radiol 68: 555-561, 2013.
3) Yoo-Bee H, Ri SY, Jun KK, et al: Computerized tomography and magnetic resonance imaging findings in malignant perivascular epithelioid cell tumors of the ovaries with pulmonary metastasis. Iran J Radiol 13: e34712, 2016.

参考症例 40歳代．反復性気胸の手術時に肺嚢胞性病変をリンパ脈管筋腫症と診断された．今回は腹腔内出血で受診．肺病変との関連を疑われた．

図2-A　T2強調矢状断像
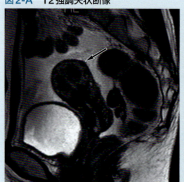

図2-B　T2強調横断像
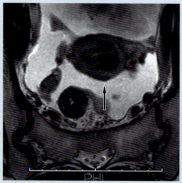

図2-C　脂肪抑制T1強調横断像
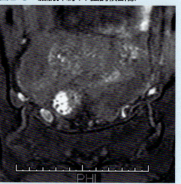

図2-D　DCE横断像
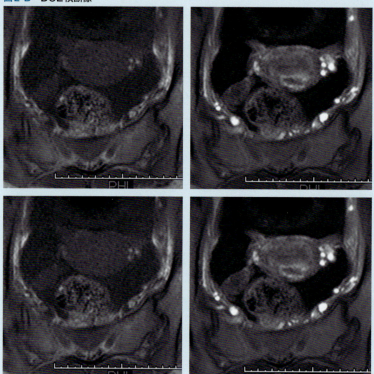

子宮にT2強調像で低信号の結節が複数存在し，一部は漿膜下にも認められ（図2-A, B：→），T1強調像でやや高信号を示す淡血性の腹水を伴っている（図2-C）．結節はDCEで早期から遷延性に濃染し［空間分解能の制約から筋層内の大きな結節を示す（図2-D）］，変性に乏しい筋腫類似の形態を示す．

肺のLAM既往から子宮PEComaからの腹腔内出血を疑い，子宮全摘したが，結節は通常の筋腫に比べ血管に富むもののHMB45陰性であった．

Column 婦人科悪性腫瘍と傍腫瘍症候群

田中優美子

　婦人科悪性腫瘍では，しばしば血栓塞栓症を合併する．これは骨盤腔内を巨大筋腫や卵巣腫瘍が占めることによる静脈系の圧迫による物理的な静脈灌流障害のみでは，説明のつかないことも多い．Satohらは卵巣癌における深部静脈血栓症の増加に早期から警鐘を鳴らし[1]，中でも明細胞癌における血栓塞栓症の頻度が取り立てて高いことが，本邦発の研究で明らかにされている[2]．悪性腫瘍，とりわけ粘液性癌における血栓塞栓症の増加はTrousseau症候群として広く知られ[3]，肺循環系にも体循環系にも血栓塞栓症を来す（下肢静脈血栓症由来の塞栓は奇異性塞栓がない限り，通常は体循環系には生じない）ことで気づかれる[4]．

　本症の発症機序には腫瘍由来の循環血液中への放出，腫瘍細胞からのcysteine proteinaseやtissue factorの放出によるトロンビンの活性化などが関与しているとされる[5]．近年，卵巣明細胞癌においてはインターロイキン6（IL6；interleukin 6）の増加が着目されており[6]，IL6の増加が血栓塞栓症の増加のみならず，明細胞癌のもう一つの有名な傍腫瘍症候群である高カルシウム血症（HHM；humoral hypercalcemia of malignancy）[7]の発症にも関与し，ひいては血管新生の増進等により転移能を高め，本腫瘍が予後不良である一因となっているとされる．いずれにせよ血清D-ダイマー上昇を伴う卵巣癌症例において，下肢静脈血栓症（DVT；deep venous thrombosis）陽性例においては肺血栓塞栓症（PTE；pulmonary thromboembolism）の検索が必須である．

　一方，自己免疫性辺縁系脳炎の一種である抗NMDA受容体脳炎には，高率に卵巣奇形腫を合併する．NMDA受容体とは，脳内にあるグルタミン酸受容体の一種であり，この受容体に対するIgG抗体が奇形腫内の神経組織に発現している受容体に結合し，脳内でのグルタミン酸やドパミンの調節障害を生じるためとされる[8]．

　具体的には妄想や情緒障害，易攻撃性といった統合失調症様の精神症状で発症し，やがてけいれん発作を生じ，意識障害や多彩な不随意運動を示すようになる．卵巣奇形腫を合併しない抗NMDA受容体脳炎例ももちろん存在するが，18歳以上の女性患者における奇形腫合併率は50％以上と高く，腫瘍摘除はステロイドパルス療法などの免疫療法と並ぶ治療戦略の柱となっており[8]，画像による卵巣奇形腫の検索は重要である．

　原因となる病変は腫瘍径が小さいことが多く（剖検で7mmとの報告もあり），疾患の性格上，内診台に上がれない症例も多いと推定されるが，若年女性に好発し妊孕性温存が求められることを考慮すると，まずは経腟超音波検査，見つからない場合はMRでの検索が適切と考える．

参考文献

1) Satoh T, Oki A, Uno K, et al: High incidence of silent venous thromboembolism before treatment in ovarian cancer. Br J Cancer 97: 1053-1057, 2007.
2) Matsuura Y, Robertson G, Marsden DE, et al: Thromboembolic complications in patients with clear cell carcinoma of the ovary. Gynecol Oncol 104: 406-410, 2007.
3) Samuels MA, King ME, Balis U: Case records of the Massachusetts General Hospital. Weekly clinicopathological exercises. Case 31-2002. A 61-year-old man with headache and multiple infarcts. N Engl J Med 347: 1187-1194, 2002.
4) 後藤典子，田中優美子，森下由紀雄・他：脾・腎梗塞合併により明細胞腺癌との組織型の推定が可能であった卵巣癌の2例．臨床放射線 50: 321-324, 2005.
5) Varki A: Trousseau's syndrome: multiple definitions and multiple mechanisms. Blood 110: 1723-1729, 2007.
6) Stone RL, Nick AM, McNeish IA, et al: Paraneoplastic thrombocytosis in ovarian cancer. N Engl J Med 366: 610-618, 2012.
7) Lewin S, Dezube D, Guddati A, et al: Paraneoplastic hypercalcemia in clear cell ovarian adenocarcinoma. Ecancermedicalscience 6: 271, 2012.
8) 飯塚高浩，井島大輔，金子淳太郎・他：自己免疫性脳炎の最近の知見．抗NMDA受容体脳炎における臨床スペクトラムと治療戦略　現状と問題点．臨床神経学 54: 1098-1102, 2014.

主として筋層を冒す疾患 その他の稀な子宮腫瘍 2：アデノマトイド腫瘍
adenomatoid tumor

坪山尚寛

> 症例1（図1）：20歳代．検診にて子宮筋腫と両側卵巣腫瘍が疑われた．
> 症例2（図2）：40歳代．子宮体癌，および卵巣癌の術前精査目的でMRI施行．

図1-A　T2強調矢状断像　KEY

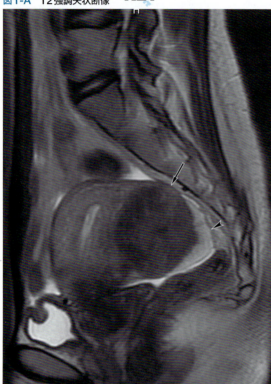

図1-B　T2強調横断像　KEY

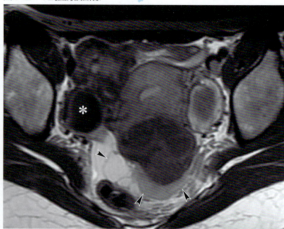

図1-C　T1強調横断像

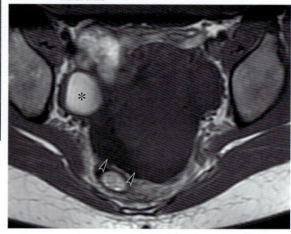

図2-A　T2強調横断像　KEY

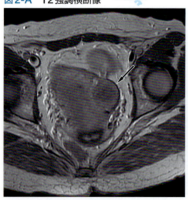

図2-B　拡散強調横断像

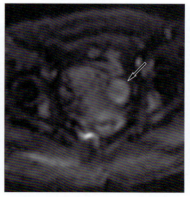

図2-C　脂肪抑制造影T1強調横断像

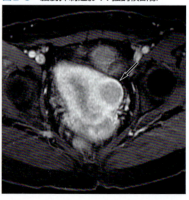

画像の読影と経過

症例1：子宮体部後壁漿膜側に腫瘍を認める（図1-A；→）．腫瘍は子宮外に突出し，辺縁に多房性嚢胞成分を伴っている（図1；▶）．充実部はT2強調像で低信号を呈し，通常の筋層に比し境界がやや不明瞭な印象を受ける．右卵巣に出血性嚢胞あり（図1-B, C；＊）．

症例2：子宮体部左側筋層内に結節を認める（図2；→）．結節はT2強調像で低信号を呈するが，やや境界は不明瞭である．拡散強調像ではやや高信号を呈し，筋層より低い造影効果を伴う．

経過 症例1：切除され，アデノマトイド腫瘍と診断された．
症例2：子宮体癌，卵巣癌に対し切除が施行され，偶発するアデノマトイド腫瘍と診断された．

アデノマトイド腫瘍の一般的知識

アデノマトイド腫瘍は生殖器に発生する中皮細胞由来の良性腫瘍で，女性においては子宮，卵管に好発する．子宮のアデノマトイド腫瘍は主に30歳代以降に生じ，通常無症状で，病理学的に偶然発見される場合が多い．切除子宮の1％程度に存在すると報告されているが，肉眼的にも組織学的にも子宮筋腫に類似した腫瘍であり，筋腫と誤認されている症例が相等数あると推定されている．子宮における好発部位は筋層の漿膜直下で，単発であることが多い．通常2cm程度の小結節であるが，10cm程度まで増大することもある．

組織学的には，腫瘍細胞がスリット様・管腔様構造を呈して筋層内に浸潤性に増殖し，周囲に線維性間質と平滑筋の反応性増生を伴う．しばしば炎症性変化が合併しているため，腫瘍性病変ではなく反応性病変であるとする説もある．被膜を有さず，境界は筋腫より不明瞭である．充実性であることが多いが，管腔状構造が種々の程度に拡張し，嚢胞成分と充実成分が混在する場合や，完全に嚢胞性腫瘍となる場合がある．

転移や再発，悪性化の報告は存在しないが，子宮筋腫の術前診断で腹腔鏡下核出術を施行されると，正常筋層との境界が不明瞭であることから，切離面の同定に難渋することが報告されている．

鑑別診断のポイント

アデノマトイド腫瘍の多くは，T2強調像で低信号を呈する筋層内あるいは漿膜下の充実性腫瘍として描出され，画像所見もかなり筋腫に類似する．筋腫よりも境界がやや不明瞭である点や造影効果が低い点が鑑別点となるが，実際にはかなり難しい．嚢胞成分があれば診断の手掛かりとなり，筋腫に加えて子宮内膜症や卵管内膜症（endosalpingiosis）も鑑別に挙がる．卵管内膜症とは異所性に卵管型腺管が存在する状態で，子宮内膜症と同様に様々な部位に病変を形成し，子宮筋層にも充実部と嚢胞成分を含む腫瘍を形成する．

アデノマトイド腫瘍は，子宮外に突出して卵巣腫瘍との鑑別が問題になる場合もあるので，注意が必要である．また，充実部が拡散強調像で高信号を呈する症例にしばしば遭遇し，悪性を考慮せざるをえない場合もある．

参考文献

1) Mitsumori A, Morimoto M, Matsubara S, et al: MR appearance of adenomatoid tumor of the uterus. J Comput Assist Tomogr 24: 610-613, 2000.
2) Meng Q, Zeng Q, Wu X, et al: Magnetic resonance imaging and pathologic findings of 26 cases with uterine adenomatoid tumors. J Comput Assist Tomogr 39: 499-505, 2015.

主として筋層を冒す疾患 — その他の稀な子宮腫瘍 3：二次性子宮腫瘍
secondary uterine tumor

今岡いずみ

> **症例1**（図1）：60歳代．検診でCA72-4高値を指摘．不正出血もあり前医を受診し，子宮内膜組織診にて印環細胞癌を疑われ，紹介受診．
>
> **症例2**（図2）：50歳代．3年前に急性リンパ性白血病（ALL）を治療し寛解．腹部膨満感と繰り返す発熱があり，ALL再発を疑われたが，骨髄生検では異常なし．下腹部から臍上にかけて腫瘤を触知する．

図1-A　T2強調矢状断像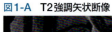

図1-B　脂肪抑制　造影T1強調矢状断像

図1-C　T2強調横断像

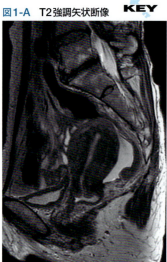
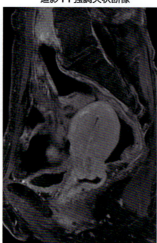
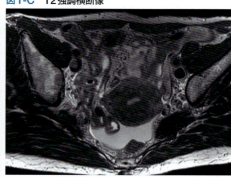

図1-D　拡散強調像

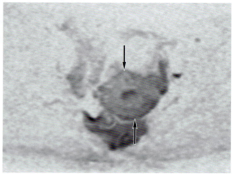

（田中優美子先生のご厚意による）

図2-A　T2強調矢状断像（body coil）

図2-B　脂肪抑制　造影T1強調矢状断像（body coil）

図2-C　T2強調矢状断像（8か月後）

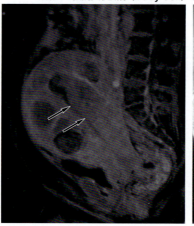
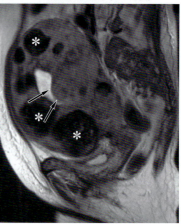

画像の読影と経過

症例1：年齢の割に子宮体部が大きい．しかし層構造は不明瞭で，さらに子宮体部から頸部にかけて，T2強調像でびまん性に低信号を呈している（図1-A, C）．子宮筋層は不自然なほどに強く増強され（図1-B），拡散強調像でも異常を示す（図1-D；→）．腹水貯留も多い．

子宮頸癌や子宮内膜癌を示唆する所見はなく，子宮全体にびまん性に浸潤する病変が疑われる．

症例2：子宮は著明に腫大し，下腹部に触知される腫瘤相当と考えられる．T2強調像で，子宮体部筋層から頸部にかけて一体となったびまん性の信号上昇があり，増強効果を示す．また，子宮内腔に突出するような同様の信号を示す腫瘤が認められる（図2-B, C；→）．子宮内膜癌のびまん性筋層浸潤や，他悪性腫瘍のびまん性浸潤は鑑別に挙がる．

子宮体部筋層内の境界明瞭な低信号腫瘤（図2-A, C；＊）は筋腫と考えられる．

経過　症例1：広汎子宮全摘術＋両側付属器切除＋回盲部切除に加え低位前方切除，空腸部分切除，回腸部分切除を施行された．主病変は虫垂原発の粘液性腺癌で，粘液結節を形成する部分の他，腫瘍細胞が網目状に増殖，浸潤する部分が目立っていた．個々の腫瘍細胞は印環細胞が主体であった．子宮病変は転移であり，この他卵巣，卵管，大網，回腸，空腸，直腸など広汎な多臓器転移・播種が認められた．

症例2：子宮内膜組織診および頸部のpunch biopsyにて，小型から中型の異型リンパ球が広範かつ密に浸潤しているのが認められた．免疫染色から，ALLの再発として矛盾しないと診断され，化学療法が施行された．一時的に病変は縮小したが，8か月後の像（図2-C）では同様の病変が再増大して認められている．子宮内腔には筋層から連続するような病変の突出が見られる（図2-C；→）．

二次性子宮腫瘍の一般的知識と画像所見

卵巣癌や卵管癌といった生殖器由来の病変を除くと，二次性腫瘍（転移性腫瘍）は稀な腫瘍とされている．しかし，私見であるが，子宮に転移があるような場合は，かなりのadvanced stageと考えられ，筋層の生検や子宮摘出といった侵襲はあえて加えない例が多いため，数は過少評価されているのではないかと思っている．報告されている中では，主に乳癌，胃癌，大腸癌が原発巣として挙げられる．

MRI所見としては，子宮はびまん性に腫大し，junctional zone～筋層の判別はしばしば困難で，T2強調像で筋層信号の上昇あるいは低下が見られる．高信号であれば，所見として捉えやすいが，**症例1**のように低信号の場合は，指摘することが困難である．子宮腺筋症との鑑別も難しい．異常な増強効果や拡散異常があれば診断の一助となる．

また，造血器疾患が子宮を冒すこともある．子宮体癌取扱い規約第4版では，リンパ性および骨髄性腫瘍と，二次性腫瘍を分けて記載している．MRI所見としては，子宮のびまん性腫大があり，T2強調像で筋層は高信号を呈する［「その他の稀な子宮頸部腫瘍」(p.132～p.133)も参照］．なお，悪性リンパ腫の子宮病変は，原発性よりも二次性が多い．白血病については，骨髄性白血病あるいはmyeloid sarcomaの子宮浸潤は稀に見られ，腫瘤を形成し，子宮外へ進展するとされている．リンパ性白血病の子宮浸潤はさらに稀なようであり，症例報告の域を出ない．

参考文献

1) Kido A, Togashi K, Koyama T, et al: Diffusely enlarged uterus: evaluation with MR imaging. Radiographics 23: 1423-1439, 2003.
2) 日本産科婦人科学会，日本病理学会（編）：子宮体癌取扱い規約　病理編．第4版．金原出版，2017.
3) Felly JA: Hematologic neoplasms and selectyed tumor-like lesions involving the female reproductive organs. In Kurman RJ, Ellenson LH, Ronnett BM (eds); Blaustein's Pathology of the Female Genital Tract, 6th ed. Springer, New York, p1137-1158, 2011.

4 子宮頸部の疾患

1. 子宮頸癌
cervical cancer

田中優美子

画像診断医に求められる臨床的事項

子宮頸癌は長く非浸潤性の状態で留まることから，細胞診によるスクリーニングで早期発見の可能な数少ない悪性腫瘍であり[1]，がん検診の普及とともに進行癌は減少しつつある（図1）[2]．しかし2015年現在においても，日本産科婦人科学会登録の430機関で1年間で7,500例あまりの新たな浸潤癌症例が報告され，子宮頸部上皮内腫瘍（CIN；cervical intraepithelial neoplasia）を含めると，年間2万を超える症例が治療されている[2]．子宮頸癌の好発年齢は以前は50歳代であったが，最近は若年化が進行している（図2）．有症状で発見される例はほぼ例外なくⅠB期以上の進行癌であり，不正出血で発症することが多い．

子宮頸部腫瘍の大部分は，移行帯内の予備細胞に起源をもつと考えられている[3,4]．すなわち，扁平上皮と円柱上皮の移行部（SCJ；squamo-columner junction，図3）では頸管腺円柱上皮の直下に一層の未分化な細胞である予備細胞が出現し，これが扁平上皮化生を生じて上層の円柱上皮を剥がしてしまうことにより，SCJを加齢とともに内子宮口側に押し上げている．多くの腫瘍は，この予備細胞が扁平上皮化性を生ずるプロセスのなかで発生すると考えられ，ヒトパピローマウイルス（HPV；human papilloma Virus）感染症はこの過程で発癌を促進すると考えられている[3,4]．したがって子宮頸癌には性行為感染症の要素が多分にあり，活発な性行動はリスクファクターとなる．またSCJが外子宮口近傍で外翻している若年者の子宮頸癌は外向型発育を示し（図4），SCJが頸管内奥深くにある高齢者では内向型発育（図5）を示す．

子宮頸癌の73％は扁平上皮癌だが，表1に示すように，子宮頸部には非上皮性も含めると実に多様な腫瘍が発生する[5]．後述する悪性リンパ腫などにはある程度画像的特徴が認められるが，これらをMR像所見により質的に鑑別することは困難であり，もっぱらステージングに用いられる．

以前のFIGO（International Federation Gynecology and Obstetrics）分類およびこれに準じた日本産科婦人科学会の『子宮頸癌取扱い規約』（以下，規約）では，臨床進行期分類は臨床所見および病理組織学的裏付けを重視していたが，規約第3版では「CTやMRIなどによる画像所見を腫

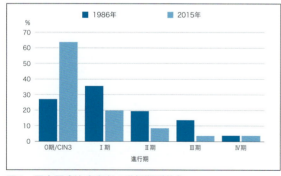

図1　子宮頸癌治療患者の進行期別分布
（文献2）を元に作成）

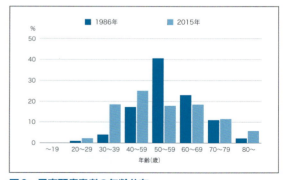

図2　子宮頸癌患者の年齢分布
（文献2）を元に作成）

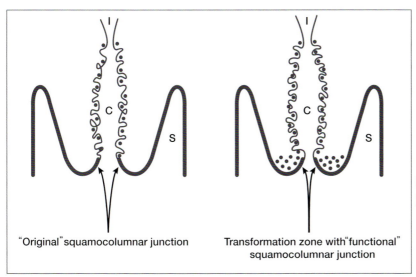

図3 squamo-columner junction
I：uterine isthmus
C：endocervical columnar epithelium
S：squamous epithelium
（文献3）より転載）

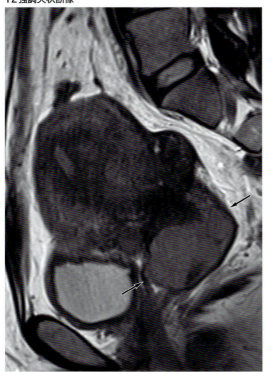

図4　子宮頸癌（外向型）
40歳代．子宮腟部後唇から腟腔に向かって突出する高信号の腫瘤（→）が見られる．

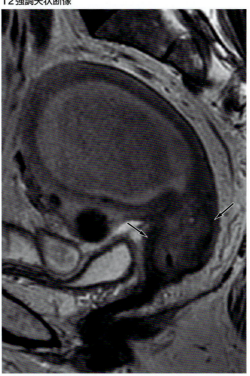

図5　子宮頸癌（内向型）
60歳代．子宮頸管内を上行する高信号の腫瘤（→）が見られる．内子宮口閉鎖に伴う液体貯留が子宮内膜腔に見られる．

瘍の進展度合いや腫瘍サイズの評価に用いても構わないが，臨床進行期決定は従来からの診断方法により行う」とされ[5]，さらに「実質臓器（肺，肝，脳など）転移の評価は画像診断で行うが，リンパ節転移の診断には画像を用いない」旨が追加されていた．

表1 「子宮頸癌取扱い規約 第4版」による組織学的分類

I. 上皮性腫瘍 Epithelial tumors

A. 扁平上皮病変および前駆病変 Squamous cell tumors and precursors
1. 扁平上皮内病変 Squamous intraepithelial lesions (SIL)／子宮頸部上皮内腫瘍 Cervical intraepithelial neoplasia (CIN)
    a. 軽度扁平上皮内病変 Low-grade SIL (LSIL)／CIN 1
    b. 高度扁平上皮内病変 High-grade SIL (HSIL)／CIN 2
    c. 高度扁平上皮内病変 High-grade SIL (HSIL)／CIN 3
2. 扁平上皮癌 Squamous cell carcinoma
    a. 角化型扁平上皮癌 Squamous cell carcinoma, keratinizing type
    b. 非角化型扁平上皮癌 Squamous cell carcinoma, non-keratinizing type
    c. 乳頭状扁平上皮癌 Papillary squamous cell carcinoma
    d. 類基底細胞癌 Basaloid carcinoma
    e. コンジローマ様癌 Condylomatous (warty) carcinoma
    f. 疣(いぼ)状癌 Verrucous carcinoma
    g. 扁平移行上皮癌 Squamotransitional carcinoma
    h. リンパ上皮腫様癌 Lymphoepithelioma-like carcinoma
3. 良性扁平上皮病変 Benign squamous cell lesions
    a. 扁平上皮化生 Squamous metaplasia
    b. 尖圭コンジローマ Condyloma acuminatum
    c. 扁平上皮乳頭腫 Squamous papilloma
    d. 移行上皮化生 Transitional metaplasia

B. 腺腫瘍および前駆病変 Glandular tumors and precursors
1. 上皮内腺癌 Adenocarcinoma in situ (AIS)
2. 腺癌 Adenocarcinoma
    a. 通常型内頸部腺癌 Endocervical adenocarcinoma, usual type
    b. 粘液性癌 Mucinous carcinoma
        (1) 胃型粘液性癌 Mucinous carcinoma, gastric type
            最小偏倚腺癌 Minimal deviation adenocarcinoma
        (2) 腸型粘液性癌 Mucinous carcinoma, intestinal type
        (3) 印環細胞型粘液性癌 Mucinous carcinoma, signet-ring cell type
    c. 絨毛腺管癌 Villoglandular carcinoma
    d. 類内膜癌 Endometrioid carcinoma
    e. 明細胞癌 Clear cell carcinoma
    f. 漿液性癌 Serous carcinoma
    g. 中腎癌 Mesonephric carcinoma
    h. 神経内分泌癌を伴う腺癌 Adenocarcinoma admixed with neuroendocrine carcinoma

C. 良性腺腫瘍および腫瘍類似病変 Benign glandular tumors and tumor-like lesions
1. 頸管ポリープ Endocervical polyp
2. ミュラー管乳頭腫 Müllerian papilloma
3. ナボット囊胞 Nabothian cyst
4. トンネル・クラスター Tunnel clusters
5. 微小腺管過形成 Microglandular hyperplasia
6. 分葉状頸管腺過形成 Lobular endocervical glandular hyperplasia (LEGH)
7. びまん性層状頸管過形成 Diffuse laminar endocervical hyperplasia
8. 中腎遺残および過形成 Mesonephric remnants and hyperplasia
9. アリアス-ステラ反応 Arias-Stella reaction
10. 頸管内膜症 Endocervicosis
11. 子宮内膜症 Endometriosis
12. 卵管類内膜化生 Tuboendometrioid metaplasia
13. 異所性前立腺組織 Ectopic prostate tissue

D. その他の上皮性腫瘍 Other epithelial tumors
1. 腺扁平上皮癌 Adenosquamous carcinoma
    すりガラス細胞癌 Glassy cell carcinoma
2. 腺様基底細胞癌 Adenoid basal carcinoma
3. 腺様囊胞癌 Adenoid cystic carcinoma
4. 未分化癌 Undifferentiated carcinoma

E. 神経内分泌腫瘍 Neuroendocrine tumors
1. 低異型度神経内分泌腫瘍 Low-grade neuroendocrine tumor (NET)
    a. カルチノイド腫瘍 Carcinoid tumor
    b. 非定型的カルチノイド腫瘍 Atypical carcinoid tumor
2. 高異型度神経内分泌癌 High-grade neuroendocrine carcinoma (NEC)
    a. 小細胞神経内分泌癌 Small cell neuroendocrine carcinoma (SCNEC)
    b. 大細胞神経内分泌癌 Large cell neuroendocrine carcinoma (LCNEC)

II. 間葉性腫瘍および腫瘍類似病変 Mesenchymal tumors and tumor-like lesions

A. 良性 Benign
1. 平滑筋腫 Leiomyoma
2. 横紋筋腫 Rhabdomyoma

B. 悪性 Malignant
1. 平滑筋肉腫 Leiomyosarcoma
2. 横紋筋肉腫 Rhabdomyosarcoma
3. 胞巣状軟部肉腫 Alveolar soft-part sarcoma
4. 血管肉腫 Angiosarcoma
5. 悪性末梢神経鞘腫瘍 Malignant peripheral nerve sheath tumor
6. その他の肉腫 Other sarcomas
    a. 脂肪肉腫 Liposarcoma
    b. 未分化頸管肉腫 Undifferentiated endocervical sarcoma
    c. ユーイング肉腫 Ewing sarcoma

C. 腫瘍類似病変 Tumor-like lesions
1. 術後性紡錘細胞結節 Postoperative spindle-cell nodule
2. リンパ腫様病変 Lymphoma-like lesion

III. 上皮性・間葉性混合腫瘍 Mixed epithelial and mesenchymal tumors

A. 腺筋腫 Adenomyoma
B. 腺肉腫 Adenosarcoma
C. 癌肉腫 Carcinosarcoma

IV. メラノサイト腫瘍 Melanocyte tumors

A. 青色母斑 Blue nevus
B. 悪性黒色腫 Malignant melanoma

V. 胚細胞腫瘍 Germ cell tumors

A. 卵黄囊腫瘍 Yolk sac tumor

VI. リンパ性および骨髄性腫瘍 Lymphoid and myeloid tumors

A. リンパ腫 Lymphomas
B. 骨髄性腫瘍 Myeloid neoplasms

VII. 二次性腫瘍 Secondary tumors

(文献5)より改変して転載)

しかし2018年に，FIGOは初めてリンパ節転移の有無を含む新しい臨床進行期(表2)を発表し[6]，リンパ節転移については画像で決定したものについては接尾辞r，病理組織学的(リンパ節生検など)により決定されたものについては接尾辞pを付すこととなった．ただし，診断にどの画像検査を用いるのかについては今後の課題とされ，明記されていない．本邦の規約も早晩，これに準じた改訂がなされると予想される．また，高磁場装置やDCEにより微小浸潤癌や上皮内腫瘍が描出可能との報告もあるものの，一般的にMRIで腫瘍が描出されるのはⅠB1期以上の浸潤癌に限られ，ⅠA期以下には原則的に適応がない．

診断された子宮頸部上皮内腫瘍(CIN)に対しては，レーザー凝固や円錐切除などの保存的治療が選択される．ⅠA期のうちⅠA1期では，脈管侵襲を認めない場合には単純子宮全摘術が選択されるが，0.5%と確率は低いがリンパ節転移がありうるので，脈管侵襲がある場合にはリンパ節郭清も考慮される．ⅠA2期ではリンパ節転移が少なからず認められるので，骨盤リンパ節郭清を含む準広汎子宮全摘術が推奨されている．ⅠB期〜ⅡB期では，広汎子宮全摘術と根治的放射線療法の治療成績には差がない．またⅠAⅡ期と腫瘍径2cm以下のⅠB1期症例に対し，妊孕性温存術式として広汎子宮頸部摘出術が考慮される．ⅡB期は，本邦では手術可能例として広汎子宮全摘術が選択される傾向にあるが，海外では放射線療法が主体である．Ⅲ〜Ⅳ期は，プラチナ製剤を含む同時化学放射線療法の併用療法が推奨される[7]．

各臨床進行期別の5年生存率はⅠ期92.1%，Ⅱ期74.2%，Ⅲ期52.0%，Ⅳ期で29.8%とされる[8]．それぞれにおいて，腺癌は扁平上皮癌よりも予後不良で，腫瘍径の大きなもの，リンパ節転移陽性は予後不良因子とされる．

ステージングアトラス

1. 腫瘍の描出

子宮頸癌は，T1強調像では頸部間質よりやや高信号のことが多いが不明瞭で[9]，T2強調像で高信号の腫瘍として描出され，低信号の頸部間質と明瞭なコントラストを構成する(図4,5)[10〜12]．前述のように，ⅠA期の子宮頸癌は小さすぎてほとんど描出されない反面，ⅠB期では90%の腫瘍がT2強調像で描出される[12]．経直腸コイルを使用すると，より小さな病変も同定可能とされる[13,14]が，侵襲的であり現実的でない．造影剤投与後平衡相の撮像では，腫瘍は周囲間質に比べ低信号となる．造影剤の投与は，viableな腫瘍と壊死巣を区別するには有用だが，造影後は腫瘍に伴う浮腫や血流の増加により周囲間質や靭帯の増強効果が目立ち過大評価が多くなり[15]，脂肪抑制を併用すると腸管内ガスの磁化率アーチファクトを受けやすくなる[16]などの理由から，頸癌のステージングに際してはあまり推奨されない．DCEでは，腫瘍は周囲間質や体部筋層に比べ早期濃染を示し(図6)，傍組織浸潤の診断率も向上した[17,18]とする報告もあるが，ルーチンに行われるほどコンセンサスを得ていない．子宮内膜癌同様，子宮頸癌の傍組織浸潤においても拡散強調像の有用性が報告されている[19]が，腫瘍を形成せずに傍組織内を広く浸潤する症例も少なくない(図7)ことから，実際の臨床現場では拡散強調像による進展範囲を過信すべきではないと考える．

2. MRIによるステージング

FIGO 2018年改訂による臨床進行期分類と，これに即したMRI所見を表2に示す．
子宮傍組織浸潤は腫瘍を取り巻く正常頸部間質が保たれているか否かで決定される．T2強調像

A 矢状断像

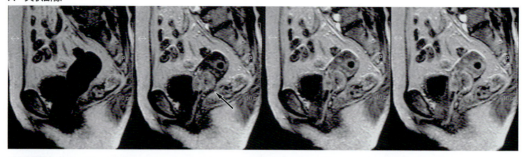

B 横断像

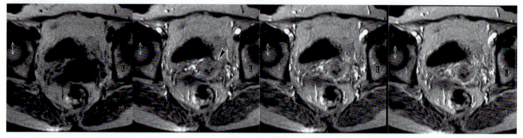

図6 DCEによる子宮頸癌
70歳代．内向性に発育する腫瘍が造影剤投与後，1分の早期相で周囲間質に比べ濃染している（A；→）．横断像では，この腫瘍を取り巻く増強効果の不良な頸部間質が，左前壁で欠損していることが明らかである（B；▶）．

A T2強調矢状断像

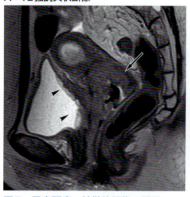

B T2強調横断像

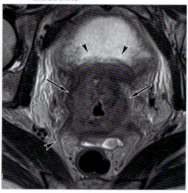

C 拡散強調横断像

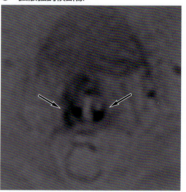

図7 子宮頸癌，拡散強調像の限界
60歳代．子宮頸部に潰瘍を伴う高信号の腫瘤があり，非担癌部との間に一応の境界は見られる（A，B；→）が，この境界を越えた周囲へのびまん性の腫瘍浸潤があるらしく，膀胱筋層は低信号を保ったまま肥厚し，粘膜面には嚢胞性浮腫と考えられる高信号を伴い（A；▶），仙骨子宮靱帯も肥厚している（B；▶）．しかし拡散強調像で異常信号を示すのはT2強調像で高信号を示す領域のみに留まる（C；→）．

で腫瘍周囲に全周性に頸部間質の保たれている"definitive"ⅠB期（図8）での正診率は高く，陰性反応適中率は100％となる[11,12]．一方，頸部間質は腫瘍により一部欠損しているが子宮傍組織への腫瘍の突出はない"suggestive"ⅠB期（full stromal invasion, 図9）では50〜70％に顕微鏡的傍組織浸潤が見られ[11,12]，特に腫瘍径の大きな症例で full stromal invasion を認めた場合に，傍組織浸潤のある確率が高い[20]．腫瘍から子宮傍組織に向かう線状構造は浸潤を示唆する所見（図10）だが，うっ血や浮腫による偽陽性例も少なくない[11]．

骨盤壁については，浸潤があれば手術適応はなくなるため，手術所見と対比できず，正診率につ

表2 FIGO 2018年版臨床進行期分類に則した子宮頸癌のMRI所見（文献6）を元に作成

進行期			FIGO 2018進行期	MR所見
Ⅰ期	腫瘤は頸部に限局			
	ⅠA期		組織学的にのみ診断できる浸潤癌で浸潤の深さが5mm未満のもの	腫瘤形成を認めない
		ⅠA1期	間質浸潤の深さが3mm以内	
		ⅠA2期	間質浸潤の深さが3mm以上5mm未満	
	ⅠB期		間質浸潤の深さが5mm以上の浸潤癌で頸部に限局するもの	腫瘤は頸部間質を示す低信号の環状構造により完全に囲まれている (definitive) か, 欠損があっても突出しない (suggestive)
		ⅠB1期	病巣が最大径2cm未満のもの	最大腫瘍径2cm未満
		ⅠB2期	病巣が最大径2cm以上4cm未満のもの	最大腫瘍径2cm以上4cm未満
		ⅠB3期	病巣が最大径4cm以上のもの	最大腫瘍径4cm以上
Ⅱ期	腫瘤は子宮頸部を越えて子宮傍組織または上部腟壁へ浸潤するが, 骨盤壁または腟壁下1/3に達していない			
	ⅡA期		腟壁浸潤はあるが傍組織浸潤は認めない	腫瘍に連続する低信号の腟壁に限局した欠損が見られる
		ⅡA1期	病巣が最大径4cm未満のもの	最大腫瘍径4cm未満
		ⅡA2期	病巣が最大径4cm以上のもの	最大腫瘍径4cm以上
	ⅡB期		子宮傍組織浸潤の認められるもの	低信号の環状構造に限局した欠損が見られ. 辺縁不整な腫瘍が突出する
Ⅲ期	腫瘍浸潤が骨盤壁または腟壁下1/3に達するもの, もしくはリンパ節転移を有するもの			
	ⅢA期		腟壁浸潤は下1/3に達するが傍組織浸潤は骨盤壁に達しない	低信号の腟壁の欠損が下1/3に達する
	ⅢB期		傍組織浸潤が骨盤壁まで達するか, 水腎症を認めるもの	腫瘍が直接骨盤壁筋肉/腸骨動静脈に及ぶか, 腫瘍とこれらの構造の間に多数の索状構造を認める, あるいは腫瘍に巻き込まれて拡張した尿管が描出される
	ⅢC期		腫瘍径・進展範囲にかかわらずリンパ節転移を有する（画像はr, 病理はpの接尾辞を付す）	
		ⅢC1期	骨盤内リンパ節のみに転移のあるもの	長径10mm以上もしくは中心壊死を伴うリンパ節を骨盤内のみに認める
		ⅢC2期	腹部膨大動脈リンパ節転移のあるもの	長径10mm以上もしくは中心壊死を伴うリンパ節を傍大動脈領域に認める
Ⅳ期	腫瘍が小骨盤腔を越えて広がるか, 膀胱・直腸の粘膜を侵すもの			
	ⅣA期		膀胱・直腸の粘膜への浸潤のあるもの	腫瘍の接する膀胱筋層の低信号に限局した欠損を認める, あるいは直腸壁の限局した肥厚を認める
	ⅣB期		小骨盤腔を越えて広がるもの	遠隔転移を有するもの (鼠径・鎖骨上窩リンパ節転移, 肺, 肝, 骨, 脳転移など)

A T2強調矢状断像

B T2強調横断像

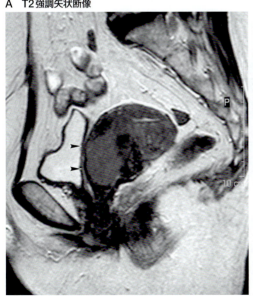 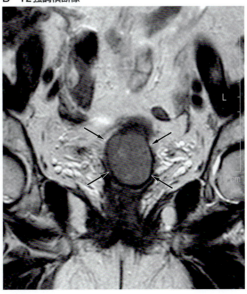

図8 子宮頸癌ⅠB期

60歳代. 内向型発育を示す腫瘍の前後壁（A；▶），側壁（B；→）ともに，T2強調像で低信号の正常頸部間質が断裂することなく保たれている.

A　T2強調矢状断像　　　　　　　B　T2強調冠状断像

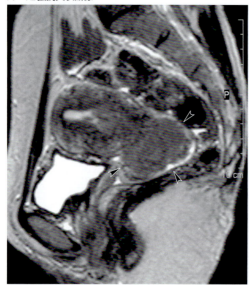
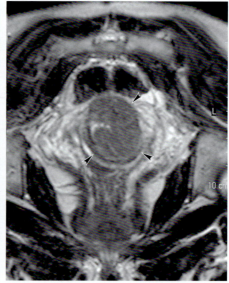

図9　子宮頸癌ⅠB期
30歳代．子宮腔部を置換し子宮下部まで進展するbulky tumor（A；▶）を取り巻く低信号の頸部間質は，ところどころで断裂している（B；▶）が，子宮傍組織への腫瘍の突出はない．本例では広汎子宮全摘術が行われ，子宮傍組織浸潤はないことが確認された．

A　T2強調矢状断像　　　　　　　B　T2強調横断像

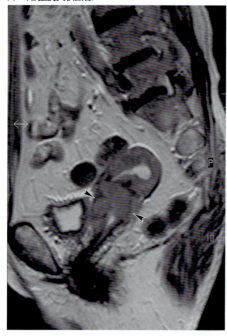
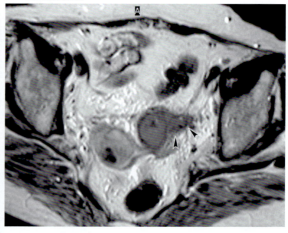

図10　子宮頸癌ⅡB期
70歳代（図6と同一症例）．子宮頸管内を上行する高信号の腫瘤（A；▶）が見られ，横断像では腫瘍は左子宮傍組織に浸潤しているのが明らかである（B；▶）．

いてのまとまった報告はない．「骨盤壁」がどこを指すのかは議論のあるところだが，前述の通り本邦ではⅡB期が手術適応となるので，「手術できない」という基準で考えると，骨性骨盤壁や梨状筋・内閉鎖筋・肛門挙筋に達する[11]ものはもちろん，その内側の腸骨動静脈まで達した時点でⅢB期とみなすのが妥当と考えられる（図11）．また浸潤が骨盤壁に達しなくても，水腎症を伴うものはⅢB期とされるので，拡張した尿管の有無には注意を払う必要がある．さらに高度の水腎

A　T2強調矢状断像　　B　T1強調矢状断像

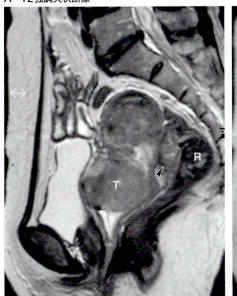
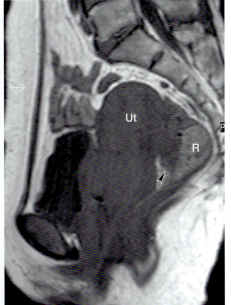

C　T2強調横断像

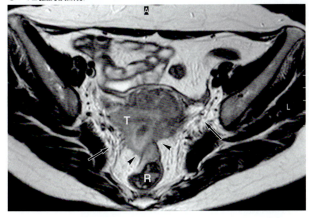

図11　子宮頸癌ⅣA期

50歳代．子宮（B；Ut）頸部から子宮下部を広範に置換する腫瘍（A，C；T）は子宮後方に浸潤し直腸（R）前壁と接し，接触部の直腸筋層は消失している（▶）．側方では傍子宮組織浸潤が内腸骨動静脈のflow voidまで達しており（C；→），梨状筋や腸骨までは距離があるものの，手術適応の観点からは骨盤壁に達すると考えるべきである．

症では，排泄性尿路造影で拡張した尿路の全貌を描出することが困難となるので，腎機能に左右されないMR urographyは臨床家に有用な情報をもたらす（図12）[21]．

　腟壁浸潤は，T2強調像で低信号の腟筋層の断裂があれば陽性とされる（図13, 14）が，浸潤癌における正診率は72～87％に留まる[11,12]．これは，腟円蓋に突出した大きな腫瘍により腟壁が伸展され偽陽性を生じるためと，腟粘膜表層を這うように進展する腫瘍が少なくないことによる．

　膀胱直腸浸潤は，これらと腫瘍接合面を直視できる矢状断の正診率が最も高い[11]．いずれも筋層に相当するT2強調像での低信号域の断裂，膀胱においては壁の不整をもって陽性とする（図11, 12）が，膀胱子宮窩の脂肪層に軟部組織が見られるだけでも陽性のことがあり，感度は高くないとする報告もある[22]．さらに膀胱後壁の粘膜面に見られるT2強調像での高信号域は，膀胱鏡でherald lesionと呼ばれる水疱性浮腫や血管拡張を伴った粘膜下腫瘍浸潤像であることも多く[22]，ⅣA期の構成用件である「粘膜浸潤」にはあたらない．

　リンパ節転移の診断は，多くの施設で短径10mm以上を陽性とするクライテリアが用いられ，

A T2強調矢状断像   B T1強調矢状断像

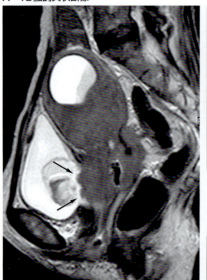
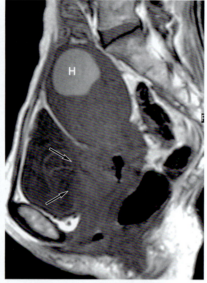

図12　子宮頸癌ⅣA期
子宮頸部から子宮下部を占める腫瘍は前方の子宮傍組織に浸潤し，膀胱筋層を越えて粘膜面に露出している（A〜C；→）．腫瘍による内子宮口閉鎖のため子宮留血症も見られる（B；H）．傍子宮組織浸潤も内腸骨動静脈周囲まで達しており（C；▶），MR urography（D）では右水腎症が明らかなのでⅢB期相当の側方浸潤もある．

C T2強調横断像   D MR urography

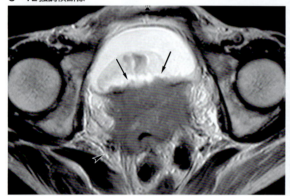
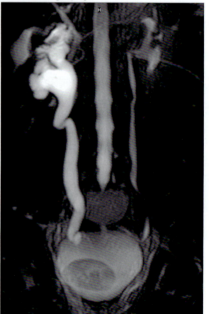

T2強調矢状断像

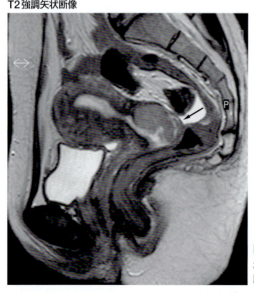

図13　子宮頸癌ⅡA期
30歳代．子宮腟部後唇から外向性に発育した腫瘍は後腟円蓋に進展し，腟壁筋層の低信号を消失させている（→）．

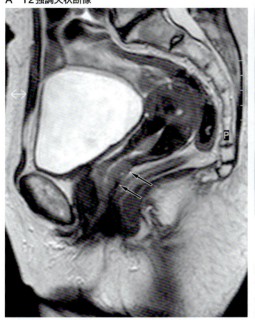
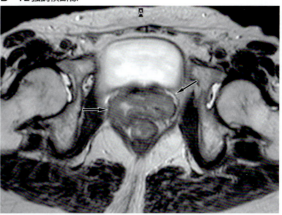

図14 子宮頸癌ⅢA期
70歳代．子宮頸管内にも腫瘤が見られるが，腟壁に沿って下方へ進展した腫瘍（A；→）は腟のほぼ全長に及ぶ．横断像では腟壁筋層の断裂（B；→）が明瞭に描出されている．

表3 size criteria によるリンパ節転移正診率

報告者	年	modality	criteria	sensitivity	specificity	accuracy
Kim	1994	MR	長径≧1.0cm	62.2	94.9	90.4
			短径≧1.0cm	62.2	97.9	93
Roy*	1997	MR	長径≧1.0cm	65	96	88
			0.5cm≦長径≧1.0cm非対称	75	91	85
Jager*	1997	MR 3D-MP-RAGE	卵円型, 長径≧1.0cm 球形, 長径≧8mm	75	98	90
Hawighorst	1998	MR	長径≧1.0cm	78	68	72
Yang	2000	helical CT	長径≧1.0cm or 中心壊死	64.7	96.6	89.5
		MR		70.6	89.8	85.5

＊骨盤内悪性腫瘍全般（非子宮頸癌を含む）での検討

　MRIにおいても現状では大きさ以外の客観的基準はない（図15）．しかし大きさのみでは診断に限界があり（表3）[23～26]，小さくとも連続的に見られるものや原発巣に近いものは陽性と考えるなど，臨床現場ではより現実的な対応が必要である．超微小超常磁性体鉄粒子（USPIO；ultrasmall superparamagnetic iron oxide）が正常リンパ節に集積することを利用したMR lymphographyに正診率向上が期待されたが[27]，2019年現在，本邦で本剤が薬事承認のうえ，日常診療に供される予定はない．

　FDG-PET-CTによるリンパ節転移の診断能も各種悪性腫瘍で造影CTと対比して検討され，概ね造影CTよりも良好な結果が得られているが，感度で造影CT 77%に対しPET-CT 81%，特異度で造影CT 63%，PET-CT 69%といった程度の僅差に留まる[28]．

放射線治療に伴う変化（図16）

　前述のように，Ⅲ期以上の症例に対しては原則的に放射線治療が行われる．照射開始より1か月程度で，子宮体部の筋層は信号が低下し内膜が菲薄化するのに対し，子宮頸部には照射の影響が

T2強調横断像

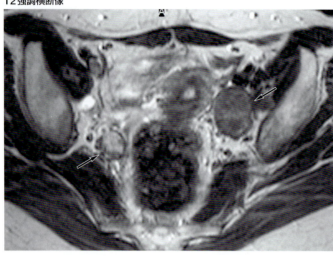

図15 子宮頸癌リンパ節転移
30歳代．子宮頸癌ⅡB期．右内腸骨節，左閉鎖節の腫大がある（→）．いずれも短径10mmを超えるが，術後病理診断では左閉鎖節のみに転移が認められた．

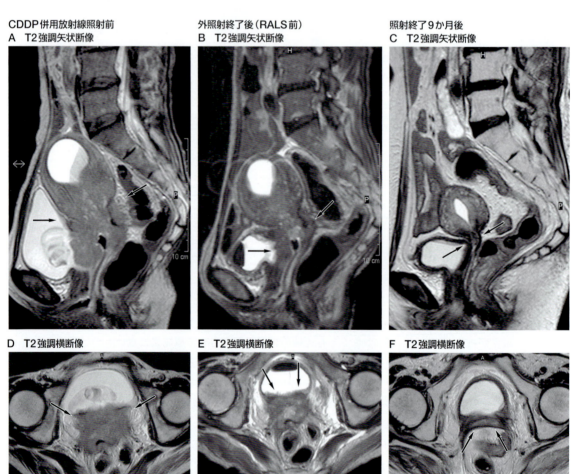

図16 子宮頸癌ⅣA期（図12と同一症例）
50歳代．膀胱粘膜浸潤を伴う bulky tumor（A, D；→）に対し，CDDP併用放射線照射が行われた．全骨盤に外照射34Gy終了後，腫瘍は一回り縮小したが浸潤範囲はあまり変わらず，T2強調像での信号強度もまだ高い（B, E；→）．照射終了9か月後では，子宮頸部は著しく萎縮し，腟壁や子宮傍組織浸潤部も含め病変は著しい低信号を示している（C, F；→）．照射終了後は，照射野に含まれた腰仙椎骨髄が脂肪髄化により高信号となっているのにも注目．

少なく，照射前とあまり変化しない[29]ことから，照射後早期にはT2強調像で，高信号に留まる腫瘍と健常部とのコントラストは保たれる．しかし照射後6か月以内では，腫瘍周囲の組織が炎症細胞浸潤を伴う肉芽組織や出血，浮腫，毛細血管の増生などにより高信号となるので，残存腫瘍の評価は難しい[30]．照射後1年を過ぎると，腫瘍内外ともこうした反応性変化は沈静化し線維化に置換されるので，T2強調像で高信号を呈する残存・再発腫瘍の同定は容易になる．照射後は程度の差はあるが，腟・直腸・膀胱の各粘膜・粘膜下層は急性期から亜急性期に肥厚，かつT2強調像で信号強度の上昇を来し，慢性期には骨盤内脂肪織や腹膜も含めて線維化により低信号を示すようになる[29]．放射線治療例では，照射終了後も腹水貯留は高率に見られ，尿管拡張も一過性のものを含めると半数近くに見られる[31]ので，これらの変化を再発と見誤らない必要がある．

参考文献

1) Bidus MA, Elkas JC: Cervical and vaginal cancer. *In* Beerek JS (eds); Berek & Novak's Gynecology, 14 ed. Lippincott Williams and Willkins, Philadelphia, p1403-1456, 2006.
2) 日本産科婦人科学会婦人科腫瘍委員会：婦人科腫瘍委員会報告　2015年度患者年報．日産婦誌 69: 1171-1216, 2017.
3) Kurman RJ, Norris HJ, Wilkinson E: Tumors of the Cervix. *In* Kurman RJ, Norris HJ, Wilkinson E (eds); Tumors of the Cervix, Vagina and Vulva, 3 ed. Armed Forces Institute of Pathology, Washington D.C., p37-140, 1992.
4) Wright TC, Ferenczy A, Kurman RJ: Carcinomas and other tumors of the cervix. *In* Wright TC, Ferenczy, Kurman RJ (eds); Blaustein's Pathology of the Female Genital Tract, 4 ed. Springer-Verlag, New York, p279-325, 1994.
5) 日本産科婦人科学会，日本病理学会（編）；子宮頸癌取扱い規約　病理編　第4版．金原出版，2017.
6) Bhatla N, Aoki D, Sharma DN, et al: Cancer of the cervix uteri. Int J Gynecol Obstet 143: 22-36, 2018.
7) 日本婦人科腫瘍学会：子宮頸癌治療ガイドライン　2017年版．金原出版，2017.
8) 日本産科婦人科学会婦人科腫瘍委員会：婦人科腫瘍委員会報告　第58回治療年報．日産婦誌 69：1217-1288, 2017.
9) Kim SH, Choi BI, Lee HP, et al: Uterine cervical carcinoma: comparison of CT and MR findings. Radiology 175: 45-51, 1990.
10) Togashi K, Nishimura K, Itoh K, et al: Uterine cervical cancer: assessment with high-field MR imaging. Radiology 160: 431-435, 1986.
11) Hricak H, Lacey CG, Sandles LG, et al: Invasive cervical carcinoma: comparison of MR imaging and surgical findings. Radiology 166: 623-631, 1988.
12) Togashi K, Nishimura K, Sagoh T, et al: Carcinoma of the cervix: staging with MR imaging. Radiology 171: 245-251, 1989.
13) Milestone BN, Schnall MD, Lenkinski RE, et al: Cervical carcinoma: MR imaging with an endorectal surface coil. Radiology 180: 91-95, 1991.
14) Kaji Y, Sugimura K, Kitao M, et al: Histopathology of uterine cervical carcinoma: diagnostic comparison of endorectal surface coil and standard body coil MRI. J Comput Assist Tomogr 18: 785-792, 1994.
15) Hricak H, Hamm B, Semelka RC, et al: Carcinoma of the uterus: use of gadopentetate dimeglumine in MR imaging. Radiology 181: 95-106, 1991.
16) Scheidler J, Heuck AF, Steinborn M, et al: Parametrial invasion in cervical carcinoma: evaluation of detection at MR imaging with fat suppression. Radiology 206: 125-129, 1998.
17) Yamashita Y, Takahashi M, Sawada T, et al: Carcinoma of the cervix: dynamic MR imaging. Radiology 182: 643-648, 1992.
18) Abe Y, Yamashita Y, Namimoto T, et al: Carcinoma of the uterine cervix. High-resolution turbo spin-echo MR imaging with contrast-enhanced dynamic scanning and T2-weighting. Acta Radiol 39: 322-326, 1998.
19) Park JJ, Kim CK, Park SY, et al: Parametrial invasion in cervical cancer: fused T2-weighted imaging and high-b-value diffusion-weighted imaging with background body signal suppression at 3 T. Radiology 274: 734-741, 2015.
20) Okuno K, Joja I, Miyagi Y, et al: Cervical carcinoma with full-thickness stromal invasion: relationship between tumor size on T2-weighted images and parametrial involvement. J Comput Assist Tomogr 26: 119-125, 2002.
21) Okamoto Y, Tanaka YO, Nishida M, et al: MR imaging of the uterine cervix: imaging-pathologic correlation. Radiographics 23: 425-445; quiz 534-535, 2003.
22) Kim SH, Han MC: Invasion of the urinary bladder by uterine cervical carcinoma: evaluation with MR imaging. AJR Am J Roentgenol 168: 393-397, 1997.
23) Kim SH, Kim SC, Choi BI, et al: Uterine cervical carcinoma: evaluation of pelvic lymph node metastasis with MR imaging. Radiology 190: 807-811, 1994.
24) Roy C, Le Bras Y, Mangold L, et al: Small pelvic lymph node metastases: evaluation with MR imaging. Clin Radiol 52: 437-440, 1997.
25) Hawighorst H, Schoenberg SO, Knapstein PG, et al: Staging of invasive cervical carcinoma and of pelvic lymph nodes by high resolution MRI with a phased-array coil in comparison with pathological findings. J Comput Assist Tomogr 22: 75-81, 1998.
26) Yang WT, Lam WW, Yu MY, et al: Comparison of dynamic helical CT and dynamic MR imaging in the evaluation of pelvic lymph nodes in cervical carcinoma. AJR Am J Roentgenol 175: 759-766, 2000.
27) Bellin MF, Lebleu L, Meric JB: Evaluation of retroperitoneal and pelvic lymph node metastases with MRI and MR lymphangiography. Abdom Imaging 28: 155-163, 2003.
28) Atri M, Zhang Z, Dehdashti F, et al: Utility of PET-CT to evaluate retroperitoneal lymph node metastasis in advanced cervical cancer: Results of ACRIN6671/GOG0233 trial. Gynecol Oncol 142: 413-419, 2016.
29) Sugimura K, Carrington BM, Quivey JM, et al: Postirradiation changes in the pelvis: assessment with MR imaging. Radiology 175: 805-813, 1990.
30) Hricak H, Swift PS, Campos Z, et al: Irradiation of the cervix uteri: value of unenhanced and contrast-enhanced MR imaging. Radiology 189: 381-388, 1993.
31) Blomlie V, Rofstad EK, Trope C, et al: Critical soft tissues of the female pelvis: serial MR imaging before, during, and after radiation therapy. Radiology 203: 391-397, 1997.

2 充実性腫瘍

充実性腫瘍 子宮頸部筋腫
leiomyoma of the uterine cervix

田中優美子

症例 1（図1）：40歳代．9か月前に腹部膨満にて近医受診し，子宮筋腫としてGnRHaの投与を受けたが縮小せず．排尿困難も出現したため手術を希望し，当院受診．
症例 2（図2）：20歳代．不正出血にて当院受診し，経腟超音波検査にて頸部筋腫と内膜の肥厚を指摘された．

図1-A　T2強調矢状断像
図1-B　T1強調矢状断像
図1-C　T2強調横断像
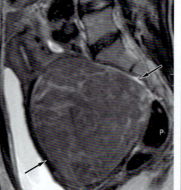
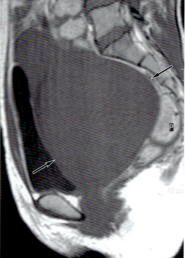
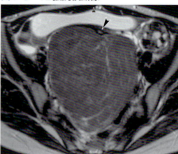

図2-A　T2強調矢状断像
図2-B　T1強調矢状断像
図2-C　T2強調横断像
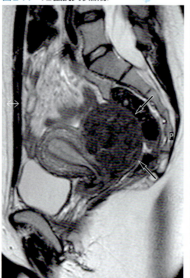
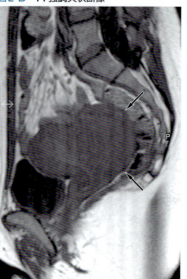
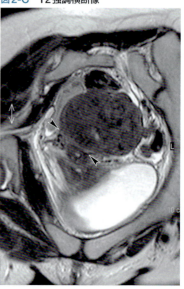

画像の読影と経過

症例1：子宮頸部後壁筋層内を占める巨大な，T2強調像で低信号の境界明瞭な腫瘤がある（図1-A；→）．T1強調像では筋層と同程度の信号を示す（図1-B；→）．子宮頸部は腫瘤により強く前方へ圧排され，菲薄化している（図1-C；▶）．

症例2：子宮下部から頸部後壁に付着し後方で漿膜下に突出する，やや分葉状の腫瘤がある（図2-A, B；→）．症例1と同様にT2強調像で低信号を示し，内部にひび割れ状の高信号を含む．本例は子宮との付着部が子宮下部にも及ぶ（図2-C；▶）ことから，純粋な頸部筋腫ではないが，一部頸部に及ぶ例である．

経過 症例1：子宮全摘術が行われ，病理組織学的に子宮筋腫と診断された．
症例2：腹腔鏡補助下筋腫核出術が行われ，やや細胞密度は高いものの病理組織学的に子宮筋腫と診断された．なお，肥厚した内膜からも悪性細胞は検出されなかった．

子宮頸部筋腫の一般的知識と画像所見

子宮筋腫は，生殖可能年齢の子宮に最も高頻度に生じる良性腫瘍である．病理組織学的には平滑筋腫であり，その局在により筋層内，漿膜下，粘膜下に大別される．子宮体部の筋層内に好発するが，子宮頸部間質も体部と同様に平滑筋から構成されており，稀ではあるが（全子宮筋腫の0.6％）頸部にも筋腫は発生する．粘膜下筋腫が筋腫分娩を来したものが多く，体部に比べ筋層内や漿膜下は特に少ない．症状は頸部に特異的なものは少なく，多くは小さいので無症状のことが多い[1]といわれるが，症例1のような膀胱直腸圧迫症状も稀ではない．また，妊娠・分娩希望のある症例では経腟分娩の障害となることから，妊娠前であれば筋腫核出術，妊娠中に発見されれば帝王切開分娩の適応となる．

画像的には体部の筋腫と何ら変わるところはなく，境界明瞭なT2強調像で低信号の結節として描出される[2]．筋腫はそのvascularityの高さを反映して，筋腫核の周囲にflow voidが見られることも多い．多彩な変性を来したときに診断に苦慮する[3]ことは，すでに述べた通りである（「子宮筋腫」～「子宮筋腫：変異型（1）」p.88～p.96参照）．

鑑別診断のポイント

「子宮筋腫」～「子宮筋腫：変異型（1）」（p.88～p.96）を参照されたい．

参考文献

1) Tiltman AJ: Leiomyomas of the uterine cervix: a study of frequency. Int J Gynecol Pathol 17: 231-234, 1998.
2) Hricak H, Tscholakoff D, Heinrichs L, et al: Uterine leiomyomas: correlation of MR, histopathologic findings, and symptoms. Radiology 158: 385-391, 1986.
3) Ueda H, Togashi K, Konishi I, et al: Unusual appearances of uterine leiomyomas: MR imaging findings and their histopathologic backgrounds. Radiographics 19: S131-145, 1999.

4. 子宮頸部の疾患

充実性腫瘤 その他の稀な子宮頸部腫瘍
other rare tumors of the uterine cervix

田中優美子

> 症例 1 （図1）：50歳代．半年前より不正出血あるも放置．3週間前に近医受診し視診上，腟壁から頸部にまたがる黒色の腫瘍を認め，悪性黒色腫を疑われて来院．
>
> 症例 2 （図2）：60歳代．2か月前より暗赤色の帯下あり．近医受診したところ筋腫分娩様の腫瘤を認めたが，年齢的に筋腫は考えにくく悪性を疑われたため，当院紹介受診．

図1-A T2強調矢状断像　　図1-B T1強調矢状断像　　図1-C 脂肪抑制T1強調横断像

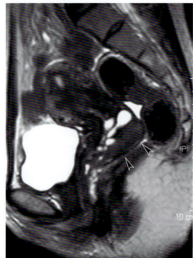
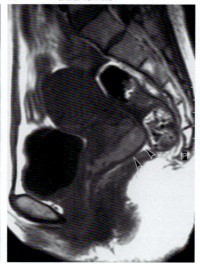
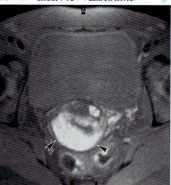

図2-A T2強調矢状断像　　図2-B 造影T1強調矢状断像　　図2-C T2強調横断像

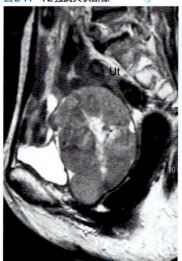
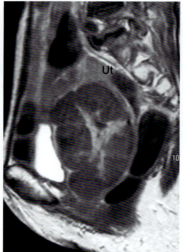
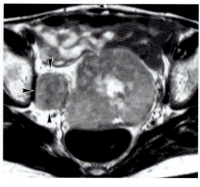

画像の読影と経過

症例1：子宮腟部後唇から腟壁に連続するT2強調像で低信号，T1強調像で高信号の腫瘤がある（図1-A，B；►）．脂肪抑制T1強調像では，この腫瘤が著明なT1短縮効果をもつことがよく描出されている（図1-C；►）．

症例2：高齢のため萎縮した子宮体部（図2-A，B；Ut）に比べ，著しく大きな多結節の腫瘍が子宮頸部から腟壁に突出して見られる．本例では粘膜は破壊されているものの，頸管内腔は保たれたまま間質が腫瘍に置換されている．腫瘍に近接して著しく腫大した右閉鎖節も見られる（図2-C；►）

経過　症例1：手術標本上も子宮頸部と腟にまたがって腫瘍が見られたが，病理組織学的に腟原発の悪性黒色腫と診断された．化学療法後，いったん退院したが半年後に多発肺転移が出現した．

症例2：子宮全摘術が行われ非ホジキンリンパ腫（DLBCL；diffuse large B-cell lymphoma）と診断された．化学療法後退院し，外来で維持療法中である．

稀な子宮頸部腫瘍の一般的知識と画像所見

1）悪性黒色腫

子宮頸部は腟や外陰原発の1/5程度と稀である．若年から老年まであらゆる年齢層を冒し，約半数は腟壁浸潤を来してから発見される．画像的にはメラニン細胞の豊富な腫瘍（melanotic melanoma）であればメラニン細胞のT1短縮効果により特徴的な高信号を呈する．ただし子宮頸部に発生した場合には，MR以前に婦人科医が視診で腫瘍の黒さに気づいており，MR所見により初めて本腫瘍が疑われる例はほとんどない．しかし転移巣の検索には，この特徴的なT1短縮効果が役立つとされる[1]．

2）悪性リンパ腫

子宮頸部原発の悪性リンパ腫は稀だが，非ホジキンリンパ腫の経過中に子宮頸部が冒されることは稀ではない．多くはびまん性の，または多結節状の頸部の腫大として認められ，発見時には骨盤壁や下部腟壁に達する巨大な腫瘍を形成していることが少なくない．メラニン細胞に富む画像的には巨大であるにもかかわらず，内膜や頸管粘膜，時には junctional zone すらも保たれ，T2強調像で比較的信号強度の高い均一な腫瘍を形成するのが特徴とされる[2]．

> **NOTE　メラニンのT1短縮効果**
>
> メラニンには鉄をはじめ銅，マンガン等金属イオンをキレートする性質があり，キレートされた金属（主として三価の鉄）イオンが高度のT1短縮効果を示す[3]ことにより，メラニン細胞に富む悪性黒色腫（melanotic melanoma）はT1強調像で高信号の腫瘍として描出される．

参考文献

1) Yoshizako T, Sugimura K, Kaji Y, et al: Malignant vaginal melanoma. Usefulness of fat-saturation MRI. Clin Imaging 20: 137-139, 1996.
2) Kawakami S, Togashi K, Kojima N, et al: MR appearance of malignant lymphoma of the uterus. J Comput Assist Tomogr 19: 238-242, 1995.
3) Enochs WS, Petherick P, Bogdanova A, et al: Paramagnetic metal scavenging by melanin: MR imaging. Radiology 204: 417-423, 1997.

3 囊胞性腫瘍

囊胞性腫瘍 ナボット囊胞
nabothian cyst

田中優美子

> **症例 1**（図1）：50歳代．婦人科健診の際，経腟超音波検査にて子宮腟部に大きな囊胞性病変を認め，質的診断のためMRIを施行した．
> **症例 2**（図2）：50歳代．人間ドックで「悪性腺腫*の疑い」と診断され，精査のため来院．

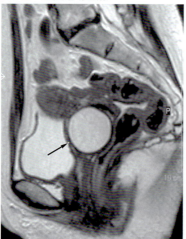

図1-A　T2強調矢状断像

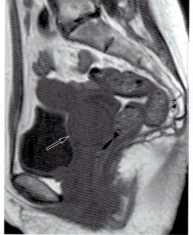

図1-B　T1強調矢状断像

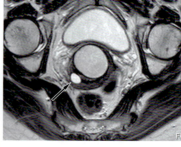

図1-C　T2強調横断像

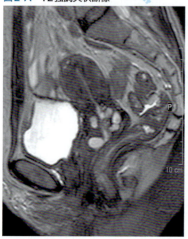

図2-A　T2強調矢状断像

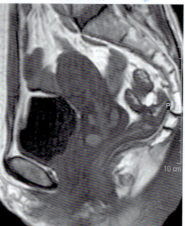

図2-B　T1強調矢状断像

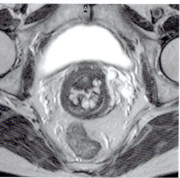

図2-C　T2強調横断像

＊「胃型頸部腺癌」（p.140〜p.142）参照

画像の読影と経過

症例1：子宮腟部前唇の間質内で，圧排性に発育する単房性嚢胞性腫瘤（図1-A, B；→）を認める．内容物はT1強調像で頸部間質より若干高信号である．この嚢胞の他にも，より小さなものが後唇に見られる（図1-C；→）．

症例2：T1強調像およびT2強調像にて，頸部間質より高信号の内容物を含む大小の嚢胞が頸部間質内に多数見られる（図2）．嚢胞の密度は疎で，嚢胞と嚢胞の間には正常の頸部間質が介在する．

経過 症例1，2とも，水様帯下等悪性腺腫を疑わせる臨床所見はなく，細胞診でも異常を認めなかったため，ナボット嚢胞として外来で経過観察中である．

ナボット嚢胞および子宮頸部に発生する良性嚢胞性病変の一般的知識と画像所見

ナボット嚢胞は子宮頸部に見られる最も頻度の高い嚢胞性病変で，扁平上皮化生を起こした移行帯の予備細胞が，頸管腺の排泄口を閉鎖することによって生じる貯留嚢胞である．しばしば多発し，時には15mm以上もの大きさになる[1]．多くは頸部の表層領域に留まるが，頸部間質を貫通するほど深部にまで達した報告もある（deep Nabothian cyst）．MRI所見はこの病理組織学的所見を反映して，T1強調像で頸部間質と等〜やや高信号，T2強調像で高信号の境界明瞭な病変として描出される[2]．

ナボット嚢胞が多発して，後述の分葉状頸管腺過形成（LEGH；lobular endocervical glandular hyperplasia）や胃型頸部腺癌との鑑別が困難となることもあるが，多くは嚢胞の密度が低く，鑑別可能である．トンネル・クラスターは，偶然発見されることの多い，異型や細胞分裂の増加を伴わない腺管増生の集簇で，以前はナボット嚢胞と同じく貯留嚢胞と考えられていたが，多産婦に好発することから，妊娠中にヒアルロン酸産生などのために発達した子宮頸管の退行性変化と考えられている．これらの半ば生理的な変化に加え，WHOの組織分類では良性腺系腫瘍類似病変として多くの病態（microglandular hyperplasia, mesonephric remnants and hyperplasia, endocervicosis など）が記載され[1]，画像的に胃型頸部腺癌に類似しうる[3]．後述の通り，LEGHと胃型頸部腺癌の画像的鑑別が困難であるのと同様に，トンネル・クラスターをはじめとするMRIで偶然見つかった頸部の嚢胞性病変に対しては，慎重な対応が望まれる．

鑑別診断のポイント

上記および「分葉状頸管腺過形成」（p.136〜p.138）を参照されたい．

参考文献

1) Wilbur DC, Mikami Y, Colgan TJ, et al: Grandular tumours and precursors. *In* Kurman RJ, Carcangiu ML, Herrington CS, et al (eds); WHO Classification of Tumours of Female Reproductive Organs, 4 ed. International Agency for Research on Cancer (IARC), Lyon, France, p183-194, 2014.
2) Togashi K, Noma S, Ozasa H: CT and MR demonstration of nabothian cysts mimicking a cystic adnexal mass. J Comput Assist Tomogr 11: 1091-1092, 1987.
3) De Graef M, Karam R, Juhan V, et al: High signals in the uterine cervix on T2-weighted MRI sequences. Eur Radiol 13: 118-126, 2003.

136　4.子宮頸部の疾患

囊胞性腫瘤 分葉状頸管腺過形成
lobular endocervical glandular hyperplasia（LEGH）

田中優美子

> **症例1**（図1）：30歳代．5年前，既往の卵巣成熟奇形腫の再発により，手術目的に当院受診した際，頸部に囊胞性病変を認め，卵巣腫瘍とともに経過観察されていた．5か月前から水様帯下の増加あり，MRI再検となった．

図1-A　T2強調矢状断像　　図1-B　T2強調横断像

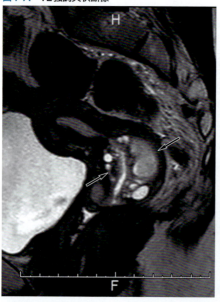
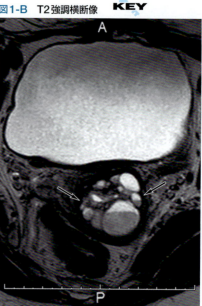

図1-C　T1強調横断像　　図1-D　脂肪抑制造影T1強調横断像　　図1-E　拡散強調横断像

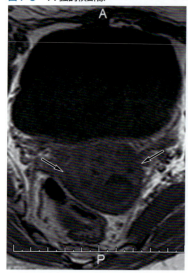
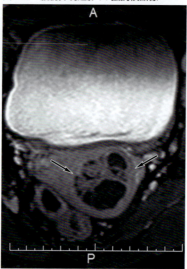
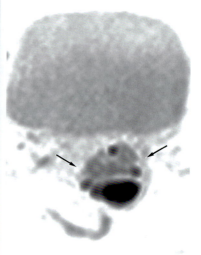

画像の読影と経過

症例1：頸管全長にわたって内腔を取り囲むように広がる（コスモスサイン）囊胞性病変を認める（図1；→）．内腔側には比較的小さな囊胞が多数集簇し，周囲間質との境界も明瞭で，明らかな充実部や拡散制限域はない．本例の囊胞内容物は，T2強調像で背側が低信号のfluid levelを形成し，T1強調像でも一部頸部間質と等信号で蛋白濃度の高さをうかがわせ，非典型的である．T2強調像で病変を取り巻く頸部間質の信号に異常はなく，拡散強調像でも充実部に拡散制限はない．

症例2（図2）：60歳代．3年前より水様帯下があり，1か月前に下腹部痛と38℃の発熱も加わり，近医受診し，骨盤内感染症を疑って諸検査を行ったところ，頸部細胞診で腺癌を疑われた．

図2-A　T2強調矢状断像

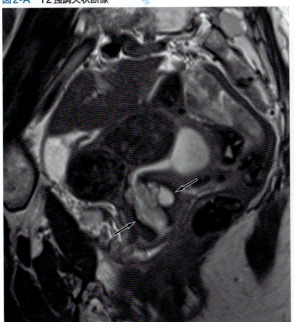

図2-E　脂肪抑制造影T1強調矢状断像

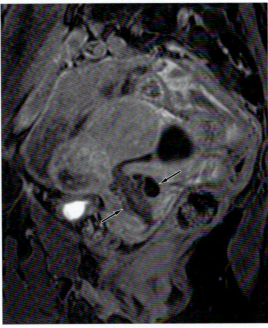

図2-B　T2強調横断像

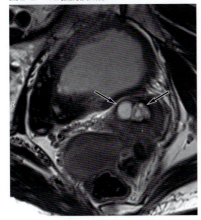

図2-C　拡散強調横断像

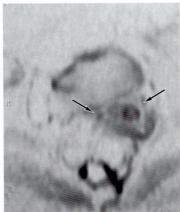

図2-D　DCE早期相

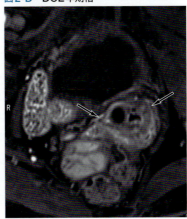

症例2：症例1よりも密度は低いが，同様に頸管を取り囲む大小の囊胞が認められ（図2；→），コスモスサインが見られ，周囲間質との境界は明瞭で，充実部はない．ただし，DCEでは囊胞壁の一部が早期濃染し，血管新生の亢進を反映したものかもしれないが，症例1との違いを見出すことは難しい．

経過　症例1：円錐切除が施行され，病理組織学的に分葉状頸管腺過形成と診断された．厳重に経過観察中であるが，術後4年以上再発はない．

症例2：子宮頸部腺癌の術前診断により，広汎子宮全摘術が施行された．病理組織学的には，子宮頸部全体を置換する不整な管状構造や腺管の内腔に突出する腺癌であったが，間質浸潤はなく，上皮内腺癌と診断された．後療法なく無病生存中である．

分葉状頸管腺過形成の一般的知識と画像所見

　子宮頸部に発生する腺系の腫瘍類似病変はあまたあるが，1999年，Nucciらは次項の胃型頸部腺癌と鑑別すべき新たな腫瘍類似病変として，分葉状頸管腺過形成の概念を提唱した．この病変は，正常な内頸腺に類似した円柱状の粘液産生細胞が小型から中型の腺管を形成して集簇し，ぶどうの房状の囊胞性病変を形成するものである．病変を構成する比較的小型の囊胞（腺腔）は粘膜側に存在し，病変によって開口部を塞がれた非病変部の腺管が形成する貯留囊胞が漿膜側に配列する．また，病変は内子宮口近傍に好発し，拡張した腺管は異型のない頸部間質に明瞭に境される[1]．これらの肉眼病理的特徴を反映して，MRI上も図1-Bに見られるような特徴的な花弁状の形態を示し，これをTakatsuらはコスモスサインと名づけている[2]．一方，次項の胃型頸部腺癌の超高分化型である悪性腺腫／最小偏倚腺癌の病理診断の進歩の過程において，本症が産生する粘液が，胃幽門腺由来の粘液の免疫組織化学マーカーであるHIK1083に陽性となることが明らかとされた．本症においても同様の特徴が認められ，他にも次々に悪性腺腫／最小偏倚腺癌，さらに胃型頸部腺癌との臨床的・遺伝的類似性が明らかとなっている．すなわち，いずれもヒトパピローマウイルス（HPV；human papillomavirus）感染とは無関係であること，性成熟期から閉経後の広い年代に観察されるが多くは中年女性に発症すること，多くの場合で水様もしくは粘液性の帯下で発見されること，共通の染色体異常を有すること，などである．さらに，症例2のようにLEGHに合併した上皮内癌，さらにはLEGHと胃型頸部腺癌の合併例が多数報告されるにつれ，本症が胃型頸部腺癌の前駆病変として注目されるようになった[3]．

鑑別診断のポイント

　頸部の囊胞性病変にはきわめて高頻度に遭遇し，本症が人口に膾炙するにつれ「LEGH疑い」とのMRIの依頼が増加し，放射線科医を悩ませることが多くなっている．これに対しAndoらはMRI所見を元に治療方針を決定し，良好な成績を得ている．すなわち，中型から大型の囊胞が比較的疎に分布するもの（coarse cystic pattern）はナボット囊胞とみなして経過観察，コスモスサインを有するものはLEGHとみなして，生検もしくは円錐切除を経て必要があれば単純子宮全摘，微小な囊胞がきわめて多数集簇するものや充実性増殖・浸潤性発育を伴うものは，腺癌を疑い生検もしく円錐切除を施行し，確定されれば病期に応じて単純もしくは広汎子宮全摘を行う，というものである[4]．しかしMRI所見に厳密な分類基準はなく，コスモスサイン陽性としてよいものか，分布が疎なので非LEGHの腺系腫瘍類似病変（ナボット囊胞だけでなく，トンネル・クラスター，微小腺管過形成，中腎遺残などが含まれる）としてよいものか迷う症例も多く，妊孕性温存を要する症例ではMRIと細胞診／組織診を組み合わせて，厳重に経過観察するのが現実的と考えている．

参考文献

1) Nucci MR, Clement PB, Young RH: Lobular endocervical glandular hyperplasia, not otherwise specified: a clinicopathologic analysis of thirteen cases of a distinctive pseudoneoplastic lesion and comparison with fourteen cases of adenoma malignum. Am J Surg Pathol 23: 886-891, 1999.
2) Takatsu A, Shiozawa T, Miyamoto T, et al: Preoperative differential diagnosis of minimal deviation adenocarcinoma and lobular endocervical glandular hyperplasia of the uterine cervix: a multicenter study of clinicopathology and magnetic resonance imaging findings. Int J Gynecol Cancer 21: 1287-1296, 2011.
3) Mikami Y, Kiyokawa T, Hata S, et al: Gastrointestinal immunophenotype in adenocarcinomas of the uterine cervix and related glandular lesions: a possible link between lobular endocervical glandular hyperplasia/pyloric gland metaplasia and 'adenoma malignum'. Mod Pathol 17: 962-972, 2004.
4) Ando H, Miyamoto T, Kashima H, et al: Usefulness of a management protocol for patients with cervical multicystic lesions: A retrospective analysis of 94 cases and the significance of GNAS mutation. J Obstet Gynaecol Res 42: 1588-1598, 2016.

| Column | 怖い思いをした症例②：子宮頸部摘出術 |

坪山尚寛

　子宮頸癌に対する妊孕性温存手術として，子宮頸部摘出術が施行されることがある．その術後CTでは当然，子宮体部が残っているので，一見すると手術をしていないように見えてしまう．一度，放射線治療後と勘違いして「腫瘍は縮小」とレポートに記載し，主治医の先生から「腫瘍が縮小って，残ってるってこと？」とお叱りをいただいたことがある．日常臨床では，臨床情報を十分に把握しないまま読影してしまうことが多々あり，深く反省させられた．

| Column | 怖い思いをした症例③：卵巣境界悪性腫瘍と悪性腫瘍 |

坪山尚寛

　婦人科の先生方は，あらゆる卵巣腫瘍において悪性の可能性が否定できないことは百も承知であるので，画像診断においては保守的な診断よりも，可能性の高い悪性度をきちんと提示した診断レポートが有用であろうと考えている．かといって強気な所見を書いていると，手痛い思いをすることもある．

　内膜症性囊胞に合併する壁在結節がT2強調像において著明な高信号を呈する場合，実際の臨床においても漿液粘液性境界悪性腫瘍疑いと診断しておけば，ほぼ正解することができるが，同様の画像所見を呈する悪性腫瘍をこれまで数例経験している．ほとんどは明細胞癌で，混合上皮性境界悪性腫瘍から発癌したと考えられる類内膜癌の症例もあった．

　常に悪性の可能性をレポートに記載する必要はないと思うが，どんな画像所見であっても悪性の可能性はある，というのが事実ではないだろうか．

| Column | 怖い思いをした症例④：妊娠中の造影剤使用 |

坪山尚寛

　2016年にガドリニウム造影剤が胎児に有害であることを示す論文が出された．それまで多くの論文やガイドラインで，妊婦にガドリニウム造影剤を投与してもおそらく大丈夫であろうといわれてきたので，ちゃぶ台返しとはこのことである．個人的には，もともと妊婦に造影検査をすることはあまりなかったので，さほど影響はないと思っていたが，日常臨床で最も影響を受けるのが，異所性妊娠の緊急MRIであることを思い知らされた．

　ある時，異所性妊娠疑いの緊急造影MRIを読影していると，どう見ても正常妊娠という症例に出くわした．結果的には直後に流産に終わったのだが，妊娠継続可能な症例であったらと思うと，恐ろしい．診療ガイドラインにも，異所性妊娠が疑われても正常妊娠，流産の可能性があることが記載されている．

　現在では，異所性妊娠疑いの検査はたとえ造影で依頼されても，まず単純MRIとし，必ず検査の現場に筆者が立ち会って，その場で診断をつけるようにしている（実際その後も，正常妊娠であろう症例に遭遇している）．正常妊娠が否定され，単純MRIで診断がつかない場合は造影をするつもりであるが，今のところ造影した症例はない．

4. 子宮頸部の疾患

囊胞性腫瘍 胃型頸部腺癌
mucinous adenocarcinoma, gastric type

田中優美子

症例1（図1）：40歳代．2か月前から帯下の増加あり，不正出血，下腹部痛も加わったため近医受診．細胞診でAGC（atypical glandular cells）のため，紹介となった．

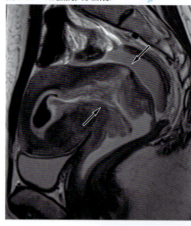
図1-A　T2強調矢状断像

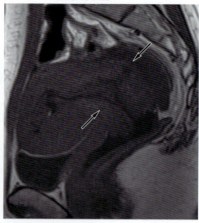
図1-B　T1強調矢状断像

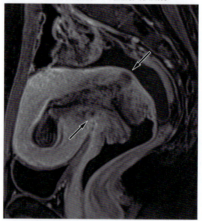
図1-C　脂肪抑制造影T1強調矢状断像

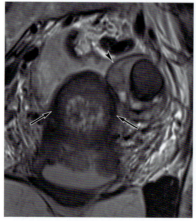
図1-D　T2強調横断像

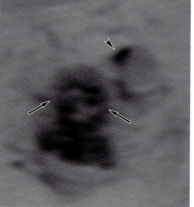
図1-E　拡散強調横断像

症例2（図2）：50歳代．不正出血にて近医受診し，細胞診にて腺癌を疑われ，紹介となった．

図2-A　T2強調矢状断像

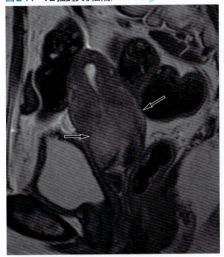

図2-B　T2強調横断像

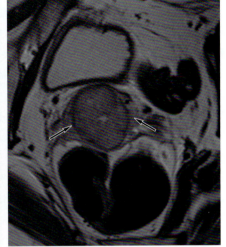

図2-C　脂肪抑制造影T1強調横断像

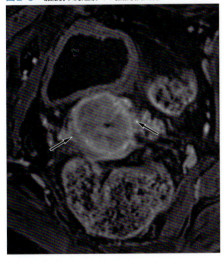

図2-D　拡散強調横断像

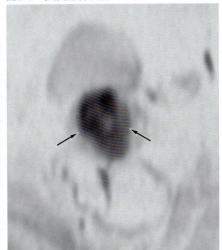

画像の読影と経過

症例1：頸管全長を占める，内部に微小な囊胞を多数含む，T2強調像で信号強度の高い腫瘍を認め（図1；→），充実部に拡散制限を伴う．豊富な粘液産生能を反映して腟腔に液体貯留が目立つ．腹水に加え，左卵巣にも子宮腫瘍と等信号の領域があり（図1-D, E；▶），転移である．

症例2：子宮頸部は境界不明瞭な腫瘍に置換されている（図2；→）．症例1と異なり，囊胞形成はない．横断像では傍組織の索状構造が目立ち，stromal ringが保たれているにもかかわらず，これを越えて浸透性に傍組織に浸潤している．

経過　症例1：子宮全摘の予定であったが，術中，腹腔内播種を認めたため化学療法の方針となった．病理組織学的に胃型であることが確認されたため，胃癌のレジメンに変えて化学療法続行中．

　　　　症例2：傍組織浸潤のため，術後化学放射線療法を施行し，無病生存中．

胃型頸部腺癌の一般的知識と画像所見

　胃型頸部腺癌は，胃の幽門腺粘膜への分化傾向を有する，子宮頸部の粘液性腺癌の特殊型である．古くから頸部腺癌の中に，病理組織学的には細胞異型が軽度できわめて高分化な腺癌であるにもかかわらず予後不良なものがあり，悪性腺腫（adenoma malignum）や最小偏倚型腺癌（minimal deviation adenocarcinoma）の呼称で知られていた．胃型頸部腺癌自体は，他の子宮頸癌と異なりヒトパピローマウイルス（HPV）感染とは無関係に発生し，卵巣転移や腹腔内播種の頻度が高く，予後不良な組織型である．免疫組織化学染色では，幽門腺由来粘液のマーカーであるMUC6やHIK1083に陽性となる[1]．現在，WHO分類ではきわめて高分化な本腫瘍のみが，悪性腺腫や最小偏倚型腺癌と同義とされる．悪性腺腫／最小偏倚型腺癌は分化度が高いゆえに，細胞診や組織診で診断することが難しく，しばしば診断の遅れを招く．また，前項に示した胃型形質をもつ分葉状頸管腺過形成（LEGH；lobular endocervical glandular hyperplasia）は，本腫瘍のprecursorとして着目されるようになり，本腫瘍との移行例も観察される．LEGHも胃型頸部腺癌も，粘液産生の亢進を反映して臨床的には大量の水様または粘液性帯下で発症する．病変内の粘液貯留により，内診ではゴムまり状に腫大した頸部を触知する．なお，本症は消化管ポリポーシスとして有名なPeutz-Jeghers症候群に合併することが知られている．

　悪性腺腫／最小偏倚型腺癌はしばしば大小の腺管形成を伴うので，1990年代にナボット嚢胞類似の多房性嚢胞性病変が，本腫瘍の画像的特徴として相次いで報告された．嚢胞の大きさは，MRIでは嚢胞として捉えられないほど小さいものから20mm程度のものまで様々である[2]．しかし，ナボット嚢胞やLEGHをはじめ頸部に嚢胞を形成する，あるいは粘液産生の亢進する腫瘍類似病変は多種存在することから，これら良性病変との画像的鑑別はきわめて難しく，臨床症状や細胞診所見を勘案し，疑診例では積極的に円錐切除や子宮全摘術を検討する必要がある．ただし，症例1のように明らかな充実部を伴う場合，病変と正常頸部間質の境界が不鮮明である場合[3]，嚢胞外に拡散制限域を伴う場合には，浸潤癌の合併を疑うべきである．しかし，胃型頸部腺癌のすべてが多房性嚢胞に合併した充実部として発生するわけではなく，むしろ症例2のように，内向性に発育して頸部全体を置換する充実性腫瘍であることの方が多い[4]とされる．

鑑別診断のポイント

　悪性腺腫／最小偏倚型腺癌に相当する超高分化型の場合，良性過形成性病変との鑑別は難しいが，ナボット嚢胞は散在することが多いのに対し，LEGHでは典型的には内子宮口付近に集簇して，前項で述べたコスモスサインを呈し，さらに胃型頸部腺癌では充実部を伴う．

参考文献

1) Wilbur DC, Mikami Y, Colgan TJ, et al: Grandular tumours and precursors. *In* Kurman RJ, Carcangiu ML, Herrington CS, et al (eds); WHO Classification of Tumours of Female Reproductive Organs, 4 ed. International Agency for Research on Cancer (IARC), Lyon, France, p183-194, 2014.
2) Doi T, Yamashita Y, Yasunaga T, et al: Adenoma malignum: MR imaging and pathologic study. Radiology 204: 39-42, 1997.
3) Park SB, Lee JH, Lee YH, et al: Adenoma malignum of the uterine cervix: imaging features with clinicopathologic correlation. Acta Radiol 54: 113-120, 2013.
4) Kido A, Mikami Y, Koyama T, et al: Magnetic resonance appearance of gastric-type adenocarcinoma of the uterine cervix in comparison with that of usual-type endocervical adenocarcinoma: a pitfall of newly described unusual subtype of endocervical adenocarcinoma. Int J Gynecol Cancer 24: 1474-1479, 2014.

5 周産期の異常と絨毛性疾患

1. 異所性妊娠
ectopic pregnancy

田中優美子

異所性妊娠で典型的な膨大部妊娠破裂については「異所性妊娠」(p.372～p.374)を参照されたい．本項では，より稀な部位の異所性妊娠について述べる．

> **症例 1**（図1）：30歳代．不正出血が続くため，妊娠16週1日に近医受診．超音波検査にて頸管妊娠か稽留流産と診断され，子宮内容除去術を施行するも出血が持続するため，MR施行．
>
> **症例 2**（図2）：30歳代．妊娠17週．正常妊娠として外来管理されていたが，貧血にて入院．Douglas窩に血腫が見られ，腹痛出現したため，MRI施行．

図1-A　T2強調矢状断像　　図1-B　T1強調矢状断像　　図1-C　DCE早期相　**KEY**

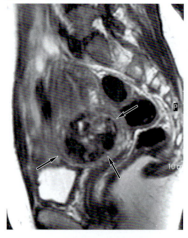
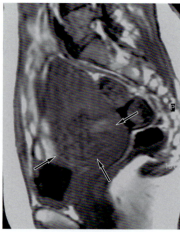
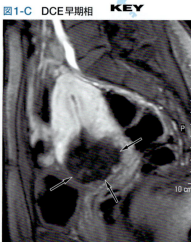

図2-A　T2強調矢状断像　　図2-B　T1強調横断像　**KEY**

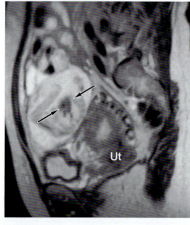
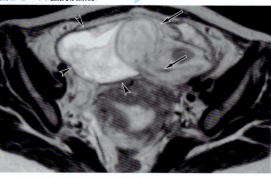

図2-C　T2強調横断像　　図2-D　造影CT動脈優位相

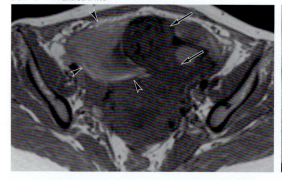
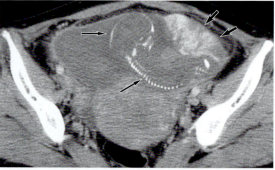

画像の読影と経過

症例1：子宮頸管内から間質に食い込む，T2強調像で低信号，T1強調像で一部高信号部分を含む腫瘤を認める（図1；→）．ほとんど造影されないことから，血腫とすでに血流の消失した絨毛組織からなると推定される．稽留流産であれば子宮体部内腔にも血腫が見られるはずだが，本例では頸部に限局していることから，同部に着床していると推定される．

症例2：子宮（図2-A；Ut）前方の腹腔内に厚い被膜で覆われた血性の液体貯留（図2-B, C；►）があり，その左側に胎児頭部・脊椎（図2-B〜D；→）が見える．胎児心臓はflow voidを示し（図2-A；→），造影CTではこれに近接してよく造影される胎盤（図2-D；➡）が描出される．

経過　症例1：遺残組織には血流が乏しいので再度，子宮内容除去術を施行した．ほとんど壊死した絨毛組織を完全に除去することに成功したが，ラミナリア挿入後から出血が続き止血困難なため小児用バルーンにて圧迫止血した．

症例2：腹膜妊娠の診断にて18週0日，児のみ娩出（死産）させ腹腔内に残った胎盤に対しメトトレキサート投与．徐々に残存胎盤の縮小と増強効果の減弱化が見られるものの消失せず，3か月後胎盤摘出術を試みるも，線維性の強固な癒着のため胎盤はとれず，外来管理とした．

異所性妊娠の一般的知識と画像所見

異所性妊娠の70％は卵管膨大部妊娠であり（p.372，図2参照），破裂や流産により不正出血，急性腹症として発症する．しかし近年，不妊治療の普及に伴い，従来は少なかった卵管外の異所性妊娠が増加傾向にある．本項では稀な頸管妊娠と腹膜妊娠について述べる．

頸管妊娠の頻度は全妊娠1万例に1例と推定されている[1]が，子宮内掻爬とともに帝王切開の既往がリスクファクターに挙げられていることから，頸管妊娠との鑑別の難しい帝王切開瘢痕部（通常は子宮峡部前壁）妊娠も，この中に含まれている可能性がある．卵管妊娠同様，流産や破裂により無痛性不正出血として発症するが，頸部間質は体部筋層に比べ線維成分に富み，子宮収縮により出血をコントロールすることが困難で，大出血を来す．内診上は頸部の腫大や流産が疑われるにもかかわらず，内子宮口が開大しないといった所見により疑われる．画像的には血液成分を含む腫瘤が頸管に近接して認められ，その近傍に早期濃染する絨毛組織を認めれば診断できる．血腫と胎嚢が一塊となった腫瘤は不均一で境界不明瞭だが，T1強調像で中心部が淡い高信号を呈し，T2強調像では全周性あるいは部分的に辺縁低信号域を伴うとされる[2]．

腹膜妊娠は，卵管妊娠が流産後に腹腔内で妊娠継続したものと考えられている．頻度は全妊娠3,300〜2万5,000例に1例と稀である．症状は非特異的な腹痛や消化器症状が多く，臨床診断は予想外に困難であるが，胎動時の腹痛や子宮外の腫瘤触知といった症状から診断されることもある．このため妊娠後期まで見逃されることも多く，生児を得たとの報告も散見されるものの，基本的には死亡率の高い（母体0.5〜18％，胎児40〜95％）重篤な病態である．CTやMRIは，超音波診断を補完し確定診断に至ることのできるモダリティである[3]．

なお，本症では胎盤の剥離がより大量の出血を誘発することから，児娩出時には胎盤は放置し，自然退縮またはメトトレキサート投与下に退縮を待つ．しかし，メトトレキサート投与は急速な胎盤壊死から感染を誘発しやすく，昨今では懐疑的な意見も多い．自然退縮には5年をも要するといわれる．この際にもMR・CTはモニタリングに有用である．

参考文献

1) Vela G, Tulandi T: Cervical pregnancy: the importance of early diagnosis and treatment. J Minim Invasive Gynecol 14: 481-484, 2007.
2) Jung SE, Byun JY, Lee JM, et al: Characteristic MR findings of cervical pregnancy. J Magn Reson Imaging 13: 918-922, 2001.
3) Malian V, Lee JH: MR imaging and MR angiography of an abdominal pregnancy with placental infarction. AJR Am J Roentgenol 177: 1305-1306, 2001.

2 胎盤の異常

胎盤の異常 前置胎盤
placenta previa

田中優美子

> 症例 1（図1）：30歳代．前回帝王切開，今回超音波検査にて明らかな前置胎盤が見られたため，癒着胎盤の高危険群であることから妊娠36週0日にDCEを含むMRIを施行した．
> 症例 2（図2）：30歳代．3妊2産．前回帝王切開．初診時より前置胎盤，妊娠25週時より癒着胎盤を疑われ，妊娠33週時MRIを施行した．

図1-A　T2強調矢状断像　KEY　　図1-B　T1強調矢状断像　　図1-C　DCE晩期相矢状断像

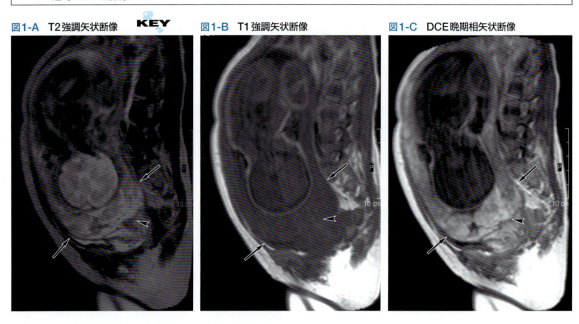

図2-A　T2強調矢状断像　KEY　　図2-B　SSFP矢状断像　　図2-C　拡散強調矢状断像

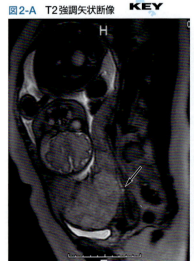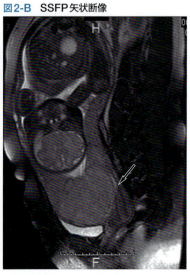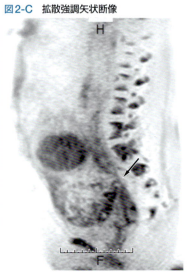

症例3（図3）：20歳代．妊娠12週．超音波検査で部分胞状奇胎を疑われ，MRIを施行した．

図3-A　T2強調横断像

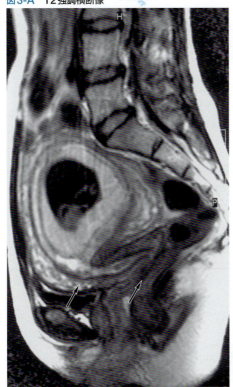

図3-B　T1強調横断像

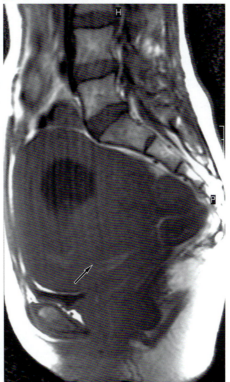

画像の読影と経過

症例1：胎盤（図1；→）は内子宮口（図1；▶）を完全に覆っており，全前置胎盤である．T2強調像でもやや低信号を示す絨毛組織と，これより信号が高く筋層を裏打ちするように広がる脱落膜，各胎盤分葉を境する胎盤隔壁との分離は可能だが，造影により明瞭化する．

症例2：本例は各種画像で胎盤がどのように見えるかを示す．胎動のため，胎盤は高速撮像法でないと明瞭に描出できないことが多く，SSFSE法のT2強調像（図2-A）やSSFP像（図2-B）では，spin echo法によるT2強調像（図1-A, 3-A）に比べてコントラストは不良だが，空間分解能に優るので，内子宮口（図2；→）との関係は明瞭化することが多い．また拡散強調像で，胎盤は比較的強い拡散制限を示す（図2-C）．

症例3：胎盤は子宮内腔の3/4をも覆うほど大きいが，囊胞成分はなく，胞状奇胎は否定された．ただし，内子宮口（図3；→）は胎盤で完全に覆われている．

経過　症例1：妊娠37週2日，予定帝王切開にて分娩．胎盤はぼろぼろの状態で娩出されたが，癒着所見はなかった．

症例2：癒着胎盤（提示像には描出されていない）のため，妊娠35週で帝王切開とともに子宮全摘が行われ，前置胎盤で病理組織学的に確認された．

症例3：里帰り出産となったため，その後の経過は不明である．

前置胎盤の一般的知識と画像所見

　前置胎盤は，胎盤が内子宮口にかかるか近接する状態と定義され，その程度により全前置胎盤，部分前置胎盤，辺縁前置胎盤，低置胎盤に分類される．頻度は全出産の0.5％とされている．炎症や内膜の萎縮による脱落膜の血流欠損がその誘因と考えられることから，帝王切開や人工妊娠中絶はリスク要因となる．また子宮下部は脱落膜の発達が不良であることから，前置胎盤は癒着胎盤を合併しやすい[1]．

　MRではT2強調像で内子宮口を容易に同定できるので，診断も容易である．しかし胎盤には"migration"のあることが知られており，妊娠中期の前置胎盤の90％は第3三半期までに軽快するとされ[1]，症例3のように妊娠中期例ではあまり問題とならない．

　ここで正常胎盤のMR所見について述べる．胎盤は妊娠中一貫して，T1強調像にて子宮筋層よりやや信号強度が高い程度の低信号，T2強調像でも子宮筋層より高信号を示す[2]．妊娠前中期の胎盤は，症例3で示したように内部無構造の平板状の組織だが，妊娠後期になると胎盤分葉（cotyledon）の形成が明瞭となり，DCEの早期相で分葉状の増強効果として認識されるようになる[2]．この分葉状の早期濃染部は胎盤内の絨毛組織に由来し，晩期相ではcotyledonを境する胎盤隔壁と床脱落膜の遷延性濃染が優位となる[2,3]．

NOTE　妊娠中のガドリニウム造影剤の投与

　妊婦への造影剤（ガドリニウム製剤）投与は，胎児への影響が十分に明らかにされていないことから，原則禁忌である．上記から明らかなように，造影剤は胎盤を容易に通過して胎児血中に移行し，羊水中に胎児尿として排泄される．胎児は羊水を嚥下するので，分娩まで胎児－羊水間では閉鎖回路を形成すること[4]，昨今話題の遊離ガドリニウムの組織への沈着が，その理由である．したがって妊婦への造影剤投与は，やむなく行う場合でもインフォームド・コンセントを得た上で，NSFのリスクのより少ないとされるマクロ環型製剤＊を用い，出産予定日直前に限られるべきである．

＊Gadobutrol（ガドビスト®），Gadoteridol（プロハンス®）

参考文献

1) Kim M, Hayashi RH, Gambone JC: Obstetric hemorrhage and puerperal sepsis. *In* Hacker NF, Gambone JC, Hobel CJ (eds); Hacker and Moore's Essentials of Obstetrics and Gynecology, 5 ed. Saunders Elsevir, Philadelphia, p128-138, 2010.
2) Marcos HB, Semelka RC, Worawattanakul S: Normal placenta; gadolinium-enhanced dynamic MR imaging. Radiology 205: 493-496, 1997.
3) Tanaka YO, Sohda S, Shigemitsu S, et al: High temporal resolution dynamic contrast MRI in a high risk group for placenta accreta. Magn Reson Imaging 19: 635-642, 2001.
4) Shellock FG, Kanal E: Safety of magnetic resonance imaging contrast agents. J Magn Reson Imaging 10: 477-484, 1999.

胎盤の異常 癒着胎盤
placenta accreta

田中優美子

症例1（図1）：30歳代，妊娠35週．3妊3産．前2回帝王切開，今回全前置胎盤．癒着胎盤高危険群のため，MRIを施行した．
症例2（図2）：20歳代，妊娠29週．前2回帝王切開，今回超音波検査にて前置胎盤，癒着胎盤疑いのため，MRIを施行した．

図1-A　T2強調矢状断像

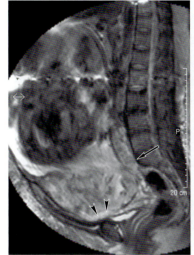

図1-B　DCE早期相　**KEY**

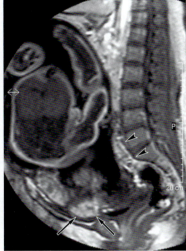

図1-C　DCE晩期相

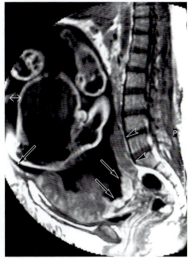

図2-A　SSFP冠状断像

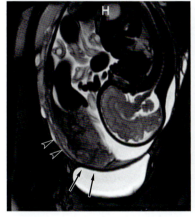

図2-B　SSFP冠状断像（Aの後方）　**KEY**

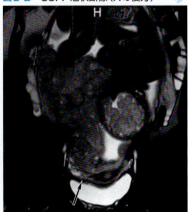

図2-C　T2強調冠状断像

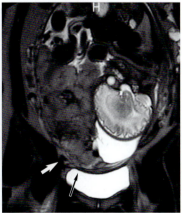

画像の読影と経過

症例1：全前置胎盤に加え，膀胱直上（図1-A；▶）と子宮後壁（図1-A；→）で子宮筋層が不明瞭化し，胎盤が筋層内に食い込んで見える．この領域では，早期濃染する絨毛組織（図1-B；→，▶）が遷延濃染する脱落膜（図1-C；→）を介さずに直接子宮筋層に接しており（図1-C；▶），癒着胎盤が疑われる．

経過　症例1：後壁に癒着胎盤があり，予定帝王切開に引き続き腟上部切断術となった．嵌入胎盤であることが病理組織学的に証明された．

症例2：SSFPにて，子宮右側壁では低信号の筋層，高信号の基底脱落膜，中間信号の胎盤が分離同定できるのに対して（図2-A；▶），下方に膨隆した胎盤の付着部では基底脱落膜が欠損している（図2；→）．SSFPでは血管がflow voidにならないので同定困難だが，T2強調像では胎盤を貫く異常なflow voidが描出され（図2-C；⇨），軟部組織のコントラスト分解能がより良好であるため，intraplacental dark bandも明瞭である．

経過 症例2：帝王切開に引き続き子宮全摘が行われ，嵌入胎盤が病理組織学的に確認された．

癒着胎盤の一般的知識と画像所見

癒着胎盤は，胎盤が脱落膜を介さずに子宮筋層に付着した状態と定義され，その程度により癒着胎盤（placenta accreta vera），嵌入胎盤（p. increta；絨毛は筋層内に食い込むが貫通しない），穿通胎盤（p. percreta；絨毛が筋層を貫通し，膀胱など近接組織に至る）に細分類される（図3）[1]．頻度は2,000～7,000分娩に1例と稀な病態であるが，帝王切開は本症のリスク要因として知られ，前置胎盤かつ前回帝切例では25%に起こると報告されている．その他，人工妊娠中絶や筋腫核出術などの子宮手術の既往，前置胎盤もリスク要因である．本症は分娩第3期に致命的な大出血を引き起こすことから，分娩前診断が重要である[1]．

超音波検査ではretroplacental hypoechoic zoneの消失として認められ[1,2]，これは病変部の脱落膜欠損を意味する．

MRIでは胎盤付着部子宮筋層の断裂・菲薄化，胎盤の子宮外への突出として表現される．T2強調像で胎盤は子宮筋層より高信号を呈するので，両者の境界は同定可能であるが，胎動によるmotion artifactのため，不明瞭となることも多く，SSFP，HASTEやSSFSEといった高速撮像法が有用である．しかし，造影剤を用いない撮像法では，絨毛と脱落膜の分離が困難で，狭義の癒着胎盤例の診断は困難である．

両者を分離しうるDCEの追加は正診率を向上させうるが[3]，妊婦への造影剤の投与は昨今，歓迎されない．そこで，非造影MRにおける癒着胎盤を示唆する所見が種々報告されている．直接所見としては，T2強調像で低信号を示す子宮筋層の欠損や穿通胎盤例での膀胱の牽引挙上，胎盤付着部の膨隆が比較的正診率が高い．間接所見としては，胎盤内の異常なflow void，T2強調像でのintraplacental dark bandが有用性の高い所見である．

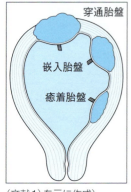

図3　癒着胎盤の分類

（文献1）を元に作成）

しかし，帝王切開既往例での癒着胎盤は，その瘢痕部に起こる症例が大部分であり，超音波検査の正診率はMRIよりも高く，MRIは検査の第一選択ではない[4]．したがって，高危険群中，超音波検査で確定診断に至らない症例や後壁に癒着の疑われる症例で，MRの併用を検討すべきである．また妊娠の進行に伴い，筋層が菲薄化すると診断が困難になるが，妊娠24週未満でのMRは信頼性に乏しいとの報告[5]もあり，MRは第3三半期に行うべきである．

参考文献

1) Kim H, Hill MC, Winick AB, et al: Residents' teaching files. Prenatal diagnosis of placenta accreta with pathologic correlation. Radiographics 18: 237-242, 1998.
2) Levine D, Hulka CA, Ludmir J, et al: Placenta accrete; evaluation with color Doppler US, power Doppler US, and MR imaging. Radiology 205: 773-776, 1997.
3) Tanaka YO, Sohda S, Shigemitsu S, et al: High temporal resolution dynamic contrast MRI in a high risk group for placenta accreta. Magn Reson Imaging 19: 635-642, 2001.
4) Rahaim NS, Whitby EH: The MRI features of placental adhesion disorder and their diagnostic significance; systematic review. Clin Radiol 70: 917-925, 2015.
5) Horowitz JM, Berggruen S, McCarthy RJ, et al: When timing is everything; are placental MRI examinations performed before 24 weeks' gestational age reliable? AJR Am J Roentgenol 205: 685-692, 2015.

胎盤の異常 遺残胎盤・胎盤ポリープ・妊娠付属物遺残
retained placenta, placental polyp, retained products of conception (RPOC)

田中優美子

症例1（図1）：30歳代．妊娠37週にて第3子分娩．しかし胎盤は娩出されず，用手剥離を試みるも，半分しか剥離できなかった．産褥3日目に評価のためMRI撮像．

症例2（図2）：30歳代．前日第一子分娩後，24時間経過しても胎盤が娩出されないため，当院へ搬送された．

図1-A　T2強調矢状断像　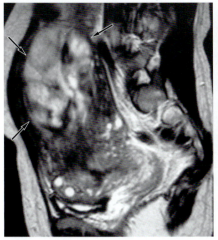

図1-B　T2強調横断像　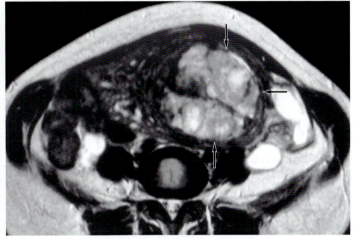

図2-A　T2強調横断像　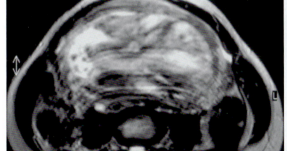

図2-C　造影T1強調横断像　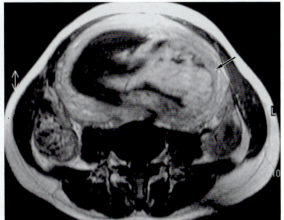

図2-B　DCE冠状断像

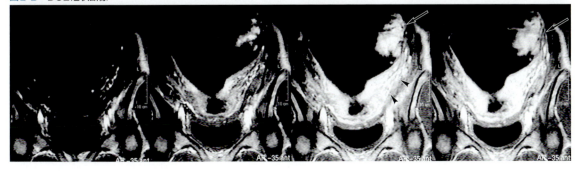

症例3（図3）：30歳代．妊娠29週にて正常分娩後4日目．不正出血を認め，経腟超音波検査上，子宮壁に異常な血流を認めたため，動静脈瘻を疑われた．

図3-A　T2強調矢状断像

図3-B　T1強調矢状断像

図3-C　造影脂肪抑制T1強調矢状断像

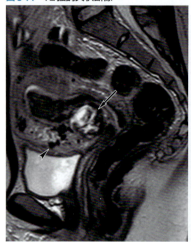
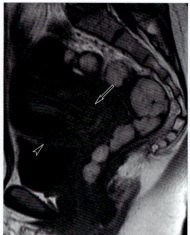
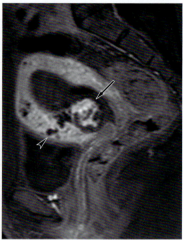

図3-D　DCE冠状断像

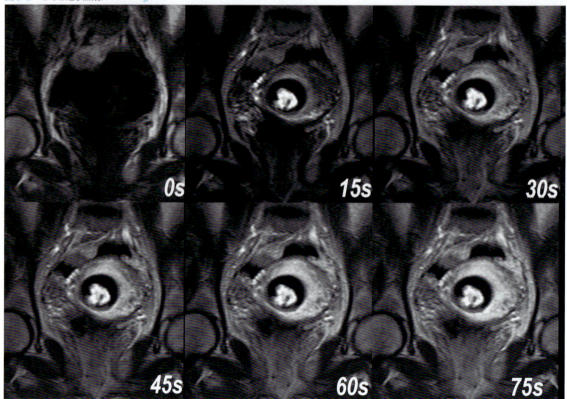

画像の読影と経過

症例1：底部寄りの子宮収縮が不良で，左壁に付着するT2強調像で高信号の球形の腫瘤を認める（図1；→）．経過から遺残胎盤と考えられた．

症例2：収縮不良な子宮の内腔は不均一な内容物で占められ（図2-A），子宮壁に接する部分はDCEで早期濃染することから（図2-B；→），絨毛組織と考えられる．DCEで遷延濃染する脱落膜

（図2-B；▶）は，この組織の筋層への付着部で欠損している（図2-B, C；→）．

症例3：拡張した子宮内腔には，T2強調像で低信号，T1強調像で高信号を示す血腫に混じり，T2強調像できわめて高信号を示す軟部組織が見られ（図3-A〜C；→），近接する筋層内には拡張した血管を示すflow voidが見られる（図3-A〜C；▶）．この軟部組織はDCEできわめて早期から遷延性に濃染し（図3-D），胎盤組織の遺残と考えられた．

経過 **症例1**：貧血が徐々に進行したため単純子宮全摘術が行われ，病理組織学的に癒着胎盤（p. accreta vera）と診断された．

症例2：感染を合併したため，産褥15日目に子宮全摘術となった．胎盤は子宮左壁に嵌入しており，炎症細胞浸潤と梗塞を合併していた．

症例3：全摘された子宮内容，絨毛組織が確認され，遺残胎盤と診断された．

産褥出血の鑑別診断

産褥期の不正出血の多くは子宮収縮不全による弛緩出血であるが，子宮内に胎盤組織が遺残した場合も出血源となる．産科医は胎盤の娩出を確認しており，通常，胎盤遺残の診断は容易である．しかし遺残した胎盤が，正常に付着していたのが裂離したものか，背景に癒着があるのか，副胎盤（succenturiate placenta）かについては，鑑別困難である．

MRIで描出される遺残胎盤の信号強度は，胎盤への血流の多寡を反映し，血流の豊富な遺残胎盤組織は，T2強調像できわめて高い信号輝度を示す[1,2]．一方，血流が途絶えると硝子化を生じ，T2強調像での信号強度は急速に低下し，内腔に貯留した血腫との鑑別は困難となる．DCEは，遺残組織の血流の有無から予後予測に寄与するだけでなく，背景に存在する癒着胎盤の有無[2]の診断にも寄与しうることから，児娩出後には積極的に行うべきである．

分娩から長期間経過し，遺残絨毛組織が器質化を伴って内腔に突出したものは，産科領域では「胎盤ポリープ」の名称が好んで使われる[3]．画像診断領域では先行妊娠が早期の中絶に終わったものも含め，妊娠付属物遺残（RPOC：retained products of conception）[4]の名称が一般的である．画像的には豊富な血流を反映して，強い増強効果と子宮筋層からポリープへ向かうflow voidが見られる[2,3]．分娩第三期の遷延する狭義の遺残胎盤と異なり，臨床的には胎盤付着部の退縮不全や絨毛性疾患との鑑別が問題となるが，後者とは血清β-hCG値から区別される．またflow voidが目立つ症例では，動静脈短絡を有する異常血管構造を形成し，真の動静脈奇形との鑑別が問題となる．遺残胎盤に合併した異常血管も血管「奇形」と報告されている例も多く，病態の定義や疾患名はいまだに議論の途上にあり，疾患概念の整理が待たれる[5]．

妊娠付属物遺残は子宮筋層と強固に癒着し，多くは血流も豊富なことから，慎重な対応が必要である．報告例では，自然娩出の待機，子宮動脈塞栓術，子宮内容除去術から子宮全摘など様々で，残存する組織の容量，血流，妊孕性温存の要否などから個別に決定されている[2,5]．

参考文献

1) Neish AS, Frates MC, Tempany CM: Placenta percreta post evacuation; an unusual uterine mass on MRI. J Comput Assist Tomogr 19: 824-827, 1995.
2) Tanaka YO, Shigemitsu S, Ichikawa Y, et al: Postpartum MR diagnosis of retained placenta accreta. Eur Radiol 14: 945-952, 2004.
3) Kurachi H, Maeda T, Murakami T, et al: MRI of placental polyps. J Comput Assist Tomogr 19: 444-448, 1995.
4) Sellmyer MA, Desser TS, Maturen KE, et al: Physiologic, histologic, and imaging features of retained products of conception. Radiographics 33: 781-796, 2013.
5) Goyal S, Goyal A, Mahajan S, et al: Acquired uterine arteriovenous malformation developing in retained products of conception: a diagnostic dilemma. J Obstet Gynaecol Res 40: 271-274, 2014.

胎盤の異常 胎盤腫瘍
placental tumors

田中優美子

症例1（図1）：30歳代．妊娠23週，超音波検査にて胎盤に径10cmの腫瘍を認めたため，血管腫を疑い，MR施行．

図1-A　T2強調矢状断像
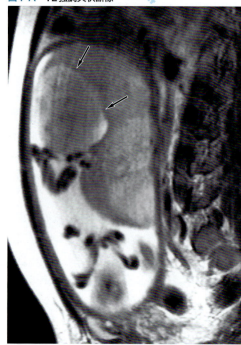

図1-B　T1強調矢状断像
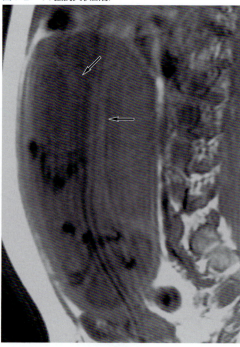

図1-C　T2強調横断像
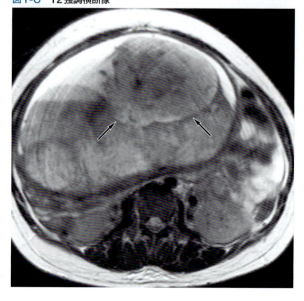

画像の読影と経過

症例1：子宮体部から底部後壁に付着した胎盤の腹側に境界明瞭，球形の腫瘤がある（図1；→）．胎盤自体がT2強調像で信号強度の高い組織であるが，腫瘍はこれよりさらに高信号である（図1-A）．T1強調像では胎盤に比べて，若干信号が低い（図1-B）．妊娠中期であり，この時点では妊娠継続も考えられたため，造影剤は投与していない．

経過　症例1：胎児水腫に対し胎児輸血を行ったが，妊娠24週6日，切迫症状が出現し，死産となる．腫瘍は病理組織学的に粘液腫様変性，硝子化，壊死を伴う胎盤血管腫（chorioangioma）と診断された．胎児には著明な水腫が見られた．

胎盤腫瘍の一般的知識と画像所見

原発性胎盤腫瘍は，相対的に多い血管腫（chorioangioma）と，きわめて稀な奇形腫しかなく，他は転移性腫瘍である．胎盤血管腫の頻度は，胎盤全割による注意深い観察を行っても1％未満である[1]．大きなもの，あるいは多発する場合にはシャントを生じ，種々の合併症（羊水過多，胎児の溶血性貧血，胎児心肥大，子宮内発育不全，妊娠高血圧症候群，常位胎盤早期剥離，胎児水腫など）を生じうる[1,2]．病理組織学的には他領域の血管腫同様，拡張した毛細血管とこれを支持する絨毛組織類似の間質からなる．

画像的には，T2強調像で高信号となると予測され，実際高信号であったとされる報告もある[1]が，胎盤自体がT2強調像で高信号となるため，妊娠中に多用される高速撮像法ではコントラストが付かない[3]こともある．T1強調像では出血を反映して，辺縁が高信号となる[1,3]．

いかなる悪性腫瘍も胎盤への転移を来しうるが，頻度的には稀である．転移は絨毛間腔に生じ，胎児に波及する例は1/4にすぎないという．原発巣としては悪性黒色腫が最も多く，悪性リンパ腫がこれに次ぐ．他には肺癌，乳癌などの報告がある[2]．

参考文献

1) Mochizuki T, Nishiguchi T, Ito I, et al: Case report. Antenatal diagnosis of chorioangioma of the placenta; MR features. J Comput Assist Tomogr 20: 413-416, 1996.
2) Cunningham FG, Leveno KJ, Bloom S, et al: Placental abnormalities. Cunningham FG, Leveno KJ, Bloom SL (eds); Williams Obstetrics, 24 ed. McGraw-Hill education, New York, p116-126, 2014.
3) Kawamoto S, Ogawa F, Tanaka J, et al: Chorioangioma; antenatal diagnosis with fast MR imaging. Magn Reson Imaging 18: 911-914, 2000.

3 絨毛性疾患

絨毛性疾患 胞状奇胎
hydatidiform mole

田中優美子

症例1（図1）：20歳代．妊娠9週相当．無月経のため前医受診．超音波検査にて胞状奇胎を疑われ，紹介受診．hCG 316,900mIU/ml．

図1-A T2強調矢状断像（spin echo）

図1-B T2強調矢状断像（HASTE）

図1-C T1強調矢状断像

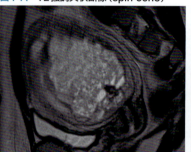
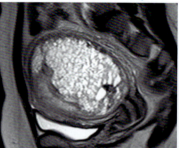
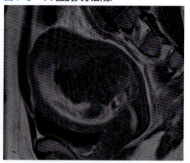

図1-D 脂肪抑制造影T1強調矢状断像

図1-E DCE冠状断像

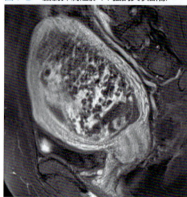
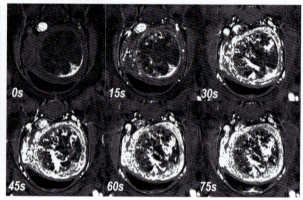

［茨城県立中央病院（現：筑波大学放射線科）星合壮大先生のご厚意による］

参考症例 20歳代．妊娠25週．超音波検査で正常胎児とともに胎盤が一部嚢胞状に見えたため精査．

図2 SSFP矢状断像

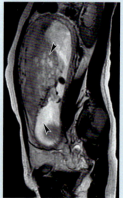

単一の胎嚢内で胎盤の一部に胞状奇胎類似の嚢胞性変化を認める（図2；▶）．
染色体分析の結果，46,XYで2倍体であり部分胞状奇胎は否定されたが，胎児共存奇胎の可能性を否定できないため，妊娠30週で帝王切開分娩が行われ，間葉異形成胎盤であることが確認された．
（文献1）図4-Aを許可を得て転載）

参考文献

1) 田中優美子：産婦人科の画像診断．金原出版，p249，2014．
2) 日本産科婦人科学会，日本病理学会（編）；絨毛性疾患取扱い規約　第3版．金原出版，2011．
3) Shaaban AM, Rezvani M, Haroun RR, et al: Gestational trophoblastic disease; clinical and imaging features. Radiographics 37: 681-700, 2017.
4) Himoto Y, Kido A, Minamiguchi S, et al: Prenatal differential diagnosis of complete hydatidiform mole with a twin live fetus and placental mesenchymal dysplasia by magnetic resonance imaging. J Obstet Gynaecol Res 40: 1894-1900, 2014.

画像の読影と経過

症例1：子宮内は，T2強調像で高信号の内容物で占められている（図1-A, B）．spin echo法（図1-A）に比べ高速撮像法（HASTE）では，アーチファクトが少ないので，多数の小さな囊胞の集簇した病変の形態を正確に評価できる（図1-B）．T1強調像では腫瘍の腹側に高信号を示す出血を認め（図1-C），DCEでは造影早期からよく増強される，きわめてvascularityの高い病変である（図1-E）反面，造影平衡相でも増強されない，境界明瞭な小囊胞を内包している（図1-D）．

経過 症例1：子宮内容除去術が行われ，全胞状奇胎と病理診断された．

絨毛性疾患と胞状奇胎の一般的知識と画像所見

トロホブラスト（栄養膜細胞）は胎盤の絨毛を構成する組織で，本組織に関連した病態の総称として，絨毛性疾患（GTD；gestational trophoblastic disease）が用いられる．本症は，腫瘍か非腫瘍かについていまだ定説のない胞状奇胎と，悪性腫瘍である絨毛癌，中間型トロホブラスト腫瘍（p.160～p.162参照）に分類され，臨床的にはこれに存続絨毛症（p.158～p.159参照）が加わる．

胞状奇胎（hydatidiform mole）は，トロホブラストの異常増殖と間質の浮腫を特徴とする病変で，全胞状奇胎と部分胞状奇胎がある．全胞状奇胎は雄核発生（核のない卵子に1つまたは2つの精子が受精して発生）に起因するのに対し，部分胞状奇胎は3倍体（正常卵子に2つの精子が受精）を原因とすることが多い．

古典的には短径2mm以上の絨毛の水腫状腫大とされていたが，近年，hCGの測定感度の上昇や超音波装置の空間分解能の向上で，より妊娠早期に，妊娠週数不相応なhCGの上昇により奇胎妊娠の診断が可能となり，囊胞化した絨毛が2mmに満たない段階（妊娠10週未満）に診断される例が増加した．このため規約では肉眼像でなく，病理組織学的に診断することになっている[2]．

全胞状奇胎は超音波検査では，以前はsnow-storm appearanceと表現されるエコー輝度の高い腫瘤が子宮内腔を占拠するとされていたが，分解能が向上した昨今は，1mm程度の囊胞も分離同定可能なので，bunch of grapesと表現される．MRIが行われる機会は少ないが，内膜腔を多数の囊胞が占めるとともに，子宮筋層内に拡張した血管の flow voidが見られる．またhCGの高値に伴う黄体化過剰反応により，多数の壁の薄い囊胞に置換されて腫大した卵巣がしばしば認められる[3]．

鑑別診断のポイント

臨床的にはhCGの異常高値から診断されるので，子宮腔内に正常な胎児が認められず，hCGの上昇する異所性妊娠や稽留流産が鑑別対象となるが，囊胞状構造を認めた場合は，全胞状奇胎の診断は容易である．

部分胞状奇胎と鑑別を要するのが，正常胎児と全胞状奇胎との二卵性双胎（胎児共存奇胎）および間葉性異形成胎盤（PMD；placental mesenchymal dysplasia）である．部分胞状奇胎は染色体分析で3倍体であることから診断できるが，胎児共存奇胎とPMDはいずれも2倍体で区別できない．hCGは前者で高値を示す一方，後者では妊娠中期以降は低下傾向を示す．

PMDとは，幹絨毛内の間質に種々の程度の水腫状変化を認める病態で，胞状奇胎と異なり，栄養膜細胞の増殖を欠く[2]．画像的には胎児共存奇胎では，囊胞状構造は胎児の存在する胎囊外に認められるのに対し，参考症例に示すPMDでは，単胎の胎盤の一部が囊胞状構造へと移行する[4]．MRIは卵膜で境される胎囊の局在を明瞭に描出できるので，正確な鑑別診断を期待できる．

絨毛性疾患 侵入胞状奇胎・絨毛癌・存続絨毛症
invasive hydatidiform mole, choriocarcinoma, persistent torphoblastic disease 田中優美子

症例1（図1）：20歳代．先行妊娠は胞状奇胎．奇胎吸引手術後4週間で血中hCGが増加に転じたため，存続絨毛症を疑いMR施行．

症例2（図2）：30歳代．妊娠8週にて稽留流産．掻爬後の内容物に胞状奇胎は認めなかった．流産1週間後の経腟超音波検査で構造と筋層内の血流信号を認め，4週間後さらに増大したため，存続絨毛症を疑いMR施行．

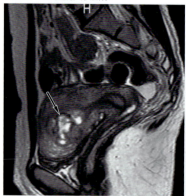

図1-A　T2強調矢状断像

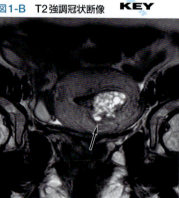

図1-B　T2強調冠状断像

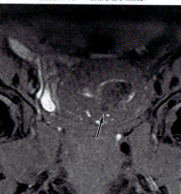

図1-C　脂肪抑制T1強調冠状断像

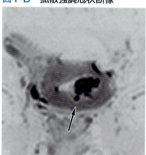

図1-D　拡散強調冠状断像

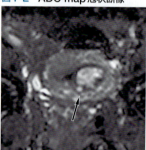

図1-E　ADC map冠状断像

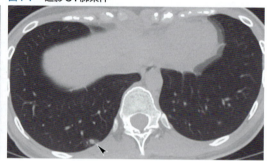

図1-F　造影CT肺条件

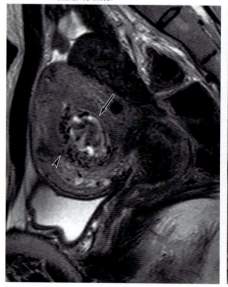

図2-A　T2強調矢状断像

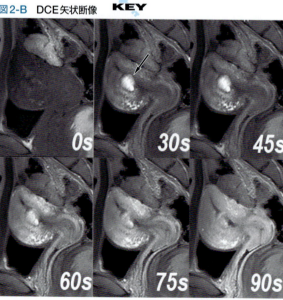

図2-B　DCE矢状断像

画像の読影と経過

症例1：前項「胞状奇胎」で示した画像と同様，細かな囊胞が集簇した形態の腫瘤が，前壁の筋層に食い込むように認められる（図1-A～C；→）．病変は拡散強調像で強い異常信号を示すが（図1-D；→），ADC mapでも高信号であり（図1-E；→），拡散制限は弱いと考えられる．

症例2：症例1に比べ信号強度の低い腫瘤（図2-A；→）が内膜腔を占め，周囲筋層内に多数のflow voidが認められる（図2-A；▶）．DCEでは早期に筋層より強く増強されるが（図2-B；→），平衡相では筋層と等信号化し不明瞭化する．

経過　症例1：本例は胸部単純X線写真では異常を認めなかったが（非提示），CTでは複数のCT halo signを示す結節が認められ（図1-F；▶），易出血性の肺転移の存在を示す．絨毛癌スコアから臨床的侵入奇胎と診断され，化学療法が施行された．

症例2：本例に肺転移はなかったが，子宮内に残存腫瘤が明らかなため，臨床的侵入奇胎として化学療法が施行された．

侵入胞状奇胎・絨毛癌・存続絨毛症の一般的知識と画像所見

「胞状奇胎」の項で述べた通り，胞状奇胎では水腫状に腫大した絨毛が多数の囊胞を形成して，子宮内腔を充満する．侵入胞状奇胎や絨毛癌の場合には，子宮腔内を占める腫瘤が筋層に食い込むのが観察される．Haらはその病理組織像を反映して，侵入胞状奇胎では，一部囊胞形成を伴う腫瘤が境界不明瞭に浸透性に筋層に浸潤するのに対し，絨毛癌では充実性の境界明瞭な腫瘤を形成すると報告した[1]．しかし組織診断を得ることが困難なため，追試が行われておらず，両者の画像的鑑別点は明らかとなっていない[2]．囊胞構造が不明瞭な症例では，子宮体部原発の他の悪性腫瘍との鑑別が問題となるが，絨毛組織はT2強調像できわめて高信号を呈し，豊富なvascularityを反映して強い増強効果を示し，近接する子宮筋層内にflow voidを伴う傾向があり，このような所見を示す症例では妊娠分娩歴の確認，およびhCGの計測を勧めるべきである．

一方，『絨毛性疾患取扱い規約』では侵入胞状奇胎，絨毛癌の確定診断は病理組織学的に行うと定義されており，組織学的確認が得られない症例は存続絨毛症に分類される[3]．存続絨毛症のうち，奇胎除去後hCG値の下降が非順調型で，臨床的に病巣の確認されないものは奇胎後hCG存続症（post-molar persistent hCG），確認されるものは臨床的侵入奇胎と臨床的絨毛癌に分類される．後二者はhCG値に加え，先行妊娠や潜伏期，転移部位や肺転移の大きさなどにより構成される絨毛癌診断スコアによって分類される．このため，今日診断される侵入胞状奇胎や絨毛癌の多くは存続絨毛症である．なお，絨毛癌診断スコアのうち肺転移の診断は，CTではなく胸部単純X線写真で行うことになっており，注意が必要である．

鑑別診断のポイント

「胞状奇胎」の項で述べた異所性妊娠（特に帝王切開瘢痕部妊娠や卵管間質部妊娠），妊娠付属物遺残などの絨毛に起因する病態は，いずれも出血や異常なflow voidを伴い，T2強調像で高信号，強い増強効果を伴う腫瘤が子宮内腔から筋層に浸潤するという画像所見を共有する．診断は，臨床経過や病理組織所見に委ねざるをえないことも多い．

参考文献

1) Ha HK, Jung JK, Jee MK, et al: Gestational trophoblastic tumors of the uterus; MR imaging-pathologic correlation. Gynecol Oncol 57: 340-350, 1995.
2) Shaaban AM, Rezvani M, Haroun RR, et al: Gestational trophoblastic disease; clinical and imaging features. RadioGraphics 37: 681-700, 2017.
3) 日本産科婦人科学会，日本病理学会（編）；絨毛性疾患取扱い規約　第3版．金原出版，2011．

160　5. 周産期の異常と絨毛性疾患

絨毛性疾患　その他の稀な絨毛性疾患
other rare gestational trophoblastic diseases

田中優美子

症例1（図1）：30歳代，分娩後9か月で不正出血あり，経腟超音波検査で子宮に高血性腫瘍を疑われ紹介受診．

図1-A　T2強調横断像

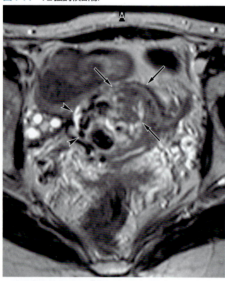

図1-C　造影T1強調横断像

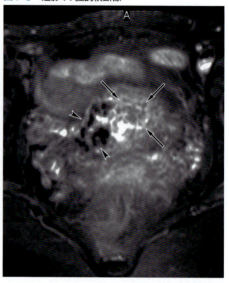

図1-B　DCE矢状断像

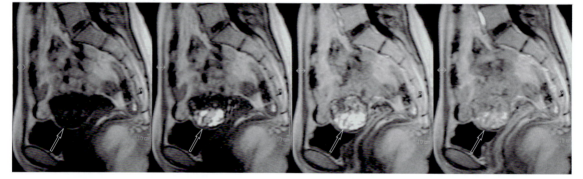

画像の読影と経過

症例1：子宮体部前壁にT2強調像で不均一な信号を示す腫瘤（図1-A；→）があり，その右側では拡張した子宮動静脈が筋層から傍組織に連続するflow void（図1-A, C；▶）として認められる．DCEでは腫瘤は早期から強く増強される（図1-B；→）が，平衡相では子宮と等信号となる（図1-C；→）．

経過　症例1：子宮全摘が行われ，病理組織学的に胎盤部トロホブラスト腫瘍（PSTT：placental site trophoblastic tumor）と診断され，その後，無再発．

症例2（図2）：10歳代後半．胞状奇胎にて内膜掻爬後，hCGが上昇し，経腟超音波検査で子宮に腫瘤を認めた．

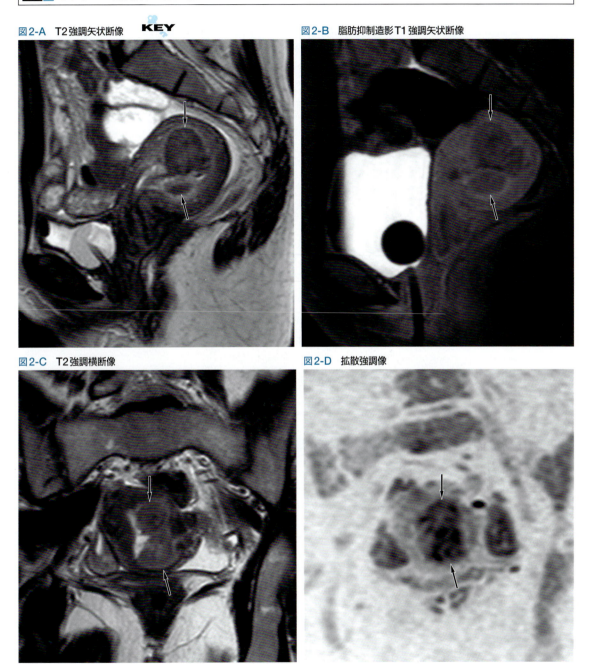

図2-A　T2強調矢状断像
図2-B　脂肪抑制造影T1強調矢状断像
図2-C　T2強調横断像
図2-D　拡散強調像

［筑波大学附属病院放射線科（現：つくばセントラル病院放射線科）永井美智子先生のご厚意による］

症例2：子宮体部の筋層内を占めるT2強調像で低信号（図2-A, C；→），筋層に比べ増強効果の不良な境界明瞭な腫瘤（図2-B；→）があり，中等度の拡散制限を示す（図2-D；→）．

経過　症例2：臨床的侵入奇胎として化学療法が行われたが奏効せず，腫瘍部分切除にてPSTTと診断された．

その他の稀な絨毛性疾患の一般的知識と画像所見

細胞型栄養膜細胞（cytotrophoblast）が絨毛内の栄養膜細胞集塊部で分化して生ずる中間型栄養膜細胞（IT；intermediate trophoblast）に由来する疾患群は，着床部のIT由来のものと絨毛膜無毛部のIT由来のものに大別され，前者には胎盤部トロホブラスト腫瘍と過大着床部（exaggerated placental site），後者は類上皮トロホブラスト腫瘍（ETT；epithelioid trophoblastic tumor）と着床部結節／斑（trophoblastic nodule/plaque）が属するとされる．いずれも病理組織学的には絨毛癌との鑑別が問題になる疾患である[1, 2]．

症例に示したPSTTは正期産後の発症が多く，胞状奇胎後の発生は10%前後と少ない．先行妊娠から数か月から数年後に発症するとされ，臨床的に絨毛性疾患を疑いにくいことも診断を困難にしている．血清hCGは低いが，上昇することはあり，免疫組織学的にはhuman placental lactogen（hPL）陽性だが末梢血では上昇しないことが多い．臨床的には子宮全摘のみで完治する良性の経過をたどるものが多いが，遠隔転移を来す例もあり，先行妊娠からの発症期間の長いもの，hCG高値，初発時進行例などが予後不良因子として挙げられている[1, 2]．画像的には内膜腔から筋層に浸潤する非特異的な信号強度を示す腫瘍であるが，その増強パターンに関しては早期から濃染する多血性の腫瘍と，筋層と同程度かそれより弱く増強されるのみで筋腫との鑑別を要するようなものがある[3]．提示の2症例も腫瘍のvascularityについては全く異なるものを示した．

ETTは臨床的にはPSTTに類似するが，hCGがより高値を呈することが多いとされる．まとまった画像所見の報告はないが，囊胞性腺筋症類似の漿膜下腫瘍，血流の乏しいPSTT類似の腫瘍が症例報告されている．

過大着床部と着床部結節／斑は非腫瘍性病変に分類され，病理組織学的には上記腫瘍との鑑別が問題となるが，病的意義は不明とされる．

鑑別診断のポイント

先行妊娠あるいは胞状奇胎後，長期を経て発症することの多い疾患で，症例1のように高血性腫瘍の場合は，絨毛性疾患を疑ってhCGを計測することが診断の契機になりうるが，症例2のように筋腫類似の形態を示す場合は診断困難と推定される．

参考文献

1) 日本産科婦人科学会，日本病理学会（編）；絨毛性疾患取扱い規約．第3版．金原出版，2011．
2) Shih LM, Mazur MT, Kurman RJ: Gestational trophoblastic tumors and related tumor-like lesions, In Kurman RJ, Hedric Ellenson L, Ronnett BM (eds); Blaustein's Pathology of the Female Genital Tract. 6 ed. Springer, Boston, MA, p1075-1135, 2011.
3) Lucas R, Cunha TM, Santos FB: Placental site trophoblastic tumor: a case report and review of the literature. J Radiol Case Rep 9: 14-22, 2015.

6 無月経と不妊に関連した疾患

1 原発性無月経

原発性無月経　アンドロゲン不応症
androgen insensitivity syndrome

坪山尚寛

> **症例 1**（図1）：10歳代．原発性無月経．両側鼠径ヘルニアの既往あり．
> **症例 2**（図2）：20歳代．稀発月経．

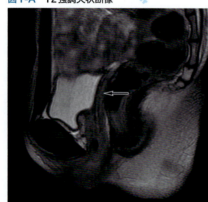

図1-A　T2強調矢状断像

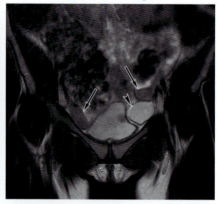

図1-B　T2強調冠状断像

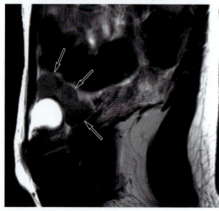

図1-C　T2強調矢状断像（Aの2年後）

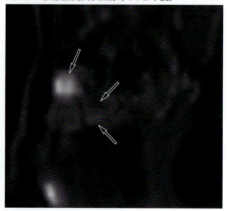

図1-D　拡散強調矢状断像（Aの2年後）

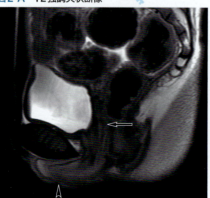

図2-A　T2強調矢状断像

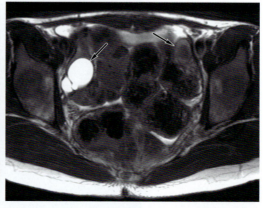

図2-B　T2強調横断像

画像の読影と経過

症例1：子宮は欠損し，腟は盲端に終わっている（図1-A；→）．両側内鼠径輪の上部に，T2強調像で中等度高信号を呈する結節を認め（図1-B；→），停留精巣が示唆される．左側では傍精巣嚢胞を伴っている（図1-B；▷）．2年後の術前MRIでは，左精巣は多結節状で（図1-C；→），拡散強調像で高信号と低信号を呈する部分からなる（図1-D；→）．

症例2：子宮は認められず，腟は盲端で（図2-A；→），陰唇と陰核はやや肥大している（図2-A；▷）．T2強調像で両側骨盤壁に接して性腺と思われる結節を認め（図2-B；→），右側では多房性嚢胞性病変を，左側は低信号の結節を伴う．

経過　症例1：性腺切除が施行され，両側精巣には過誤腫や線維化を認め，悪性所見は認めなかった．
症例2：性腺切除が施行され，右側は漿液性嚢胞腺腫，左側は過誤腫を伴い，両側精巣に精細管内悪性胚細胞を認めた．

アンドロゲン不応症の一般的知識

　アンドロゲン不応症は，アンドロゲン受容体の異常により引き起こされる性分化疾患で，以前は精巣性女性化症候群と呼ばれていた．本症の染色体核型は46,XYで性腺は精巣を有するが，アンドロゲンの作用不全により内性器および外性器の男性型への分化が種々の程度に障害される．

　アンドロゲン活性が完全に欠如した場合（完全型），外性器は女性型へと自然に分化するが，内性器は女性型にも男性型にも分化しない．これは，男性内性器（精巣上体・輸精管・精嚢）原基であるWolff管が退縮し，女性内性器（子宮・卵管・腟上部1/3）原基であるMüller管も，精巣から分泌されるMüller管抑制因子によって退縮するためである．尿生殖洞由来の腟下部は形成されるが，盲端に終わる．

　本症は外性器の表現型により完全型，部分型，軽症型に分類され，完全型とそれに近い一部の部分型は女性として養育され，女性としての自認を示す．部分型では性同一性障害を来す場合もある．乳幼児期の両側鼠径ヘルニア（女児両側鼠径ヘルニアの1〜2％は本症）や思春期の原発性無月経が契機となり，テストステロン高値などの内分泌学的検査と染色体検査によって診断される．

　本症の精巣は停留精巣を示し，悪性胚細胞腫瘍発生の危険性が高い（部分型＞完全型）．この危険性は思春期前には非常に低く，性腺によって得られる第二次性徴の完成を待って予防的性腺摘出が行われることが多い．本症は患者にとって精神的苦痛を伴うもので，X染色体劣性遺伝疾患でもあり，家族も含めた精神的サポートも重要となる．

画像所見と鑑別診断のポイント

　原発性無月経を呈する患者において，子宮欠損と停留精巣を認めた場合，本症を疑う．Müller管奇形であるMayer-Rokitansky-Küster-Hauser（MRKH）症候群も同様に子宮欠損を来すが，性腺が卵巣であるか精巣であるかが鑑別点となる（「子宮低形成／無形成」p.168〜p.169参照）．本症の停留精巣はしばしば骨盤内にあり，高率に嚢胞性病変を伴うため，卵巣と誤認されることがあるが，この嚢胞性病変は精巣外に接して存在するか（傍精巣嚢胞），精巣内にあっても卵胞のような配列は示さない．

　悪性腫瘍の検索も重要であるが，特に思春期後にはSertoli細胞腺腫や種々の過誤腫などの良性結節も高率に発生するため，結節の存在が直ちに悪性を示唆するわけではない．これらの良性結節は，T2強調像で低信号を呈すると報告されている．またこれらの病変内に，前癌病変である精細管内悪性胚細胞を含むことがあるが，画像での指摘は困難である．

参考文献

1) Hughes IA, Davies JD, Bunch TI, et al: Androgen insensitivity syndrome. Lancet 380: 1419-1428, 2012.
2) Nakhal RS, Hall-Craggs M, Freeman A, et al: Evaluation of retained testes in adolescent girls and women with complete androgen insensitivity syndrome. Radiology 268: 153-160, 2013.
3) Tanaka YO, Mesaki N, Kurosaki Y, et al: Testicular feminization: role of MRI in diagnosing this rare male pseudohermaphroditism. J Comput Assist Tomogr 22: 884-888, 1998.

原発性無月経 その他の性分化疾患（性腺形成不全を中心に）

other disorders of sex development (especially gonadal dysgenesis)

田中優美子

> 症例1（図1）：10 歳代後半．原発性無月経にて受診．
> 症例2（図2）：10 歳代後半．原発性無月経にて受診．外陰，腟，乳房発育は正常．エストロゲン，プロゲステロンは低値，LH，FSH は上昇．

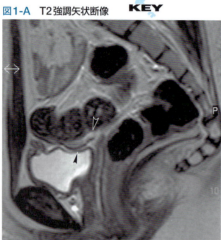

図1-A　T2強調矢状断像

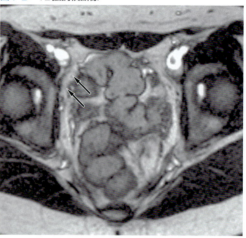

図1-B　T2強調横断像

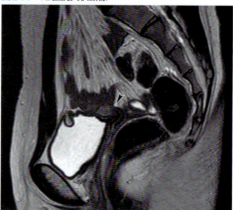

図2-A　T2強調矢状断像

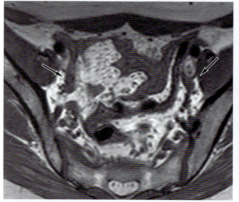

図2-B　T1強調横断像

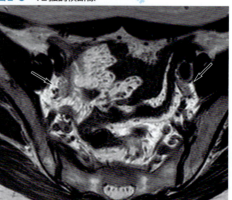

図2-C　T2強調横断像

画像の読影と経過

症例1：子宮は腟上端から前方に向かう，T2強調像で信号強度の高い細長い構造としてかろうじて確認できる（図1-A；▶）．右性腺はT2強調像で低信号の索状物としてかろうじて同定される（図1-B；→）が，左性腺は指摘が難しい．

症例2：子宮は小さいながらも，内膜・筋層の明瞭に分離した構造として確認できる（図2-A；▶）．両側とも性腺は小さく，T2強調像で微小な囊胞を多数内包するように見え，思春期前の幼児の卵巣に類似した形態で認められる（図2-B, C；→）．

経過　症例1：染色体分析にて核型は46,XY，性決定部位（SRY；sex-determining region Y）も電気泳動で確認でき，SRY転座型のSwyer症候群と診断し，腹腔鏡下性腺摘除術を施行．病理組織学的に両側ともに痕跡的な性腺に既に性腺芽腫を合併していた．その後も女性として生活するため，エストロゲン補充療法を受けている．

症例2：染色体検査は46,XY/45,XO mosaicであり，Turner症候群と診断された．性腺摘除術が行われ，性腺形成不全であったが，腫瘍性変化は認めなかった．

その他の性分化疾患の一般的知識と画像所見

性分化疾患には，前項に示したアンドロゲン不応症のように性腺自体は正常だが表現型が核型と異なる疾患群と，染色体や遺伝子の異常のために性腺形成不全（gonadal dysgenesis）を来す一群がある．

人体の発生過程で性別を決定する重要な因子として，Y染色体短腕上にある性決定部位（SRY）がある．すべての胚はSRYとこれを補助する因子が正常に動作しないと表現型が完全な男性型にならない[1]が，SRYの異常のために核型は46,XYであるが，表現型は女性型となる疾患はSwyer症候群として知られている．本症では性腺は痕跡的（streak gonad）であり，胎生期に正常な精巣を欠くためにMüller管抑制因子は作動せず，子宮は発生する．アンドロゲン不応症よりも若年で性腺芽腫または未分化胚細胞腫を高率に発症するので，早期の性腺摘除が推奨される[2]．Turner症候群は一方のX染色体のすべて，もしくは一部の欠失と定義される染色体異常であるが，卵巣発達不全を伴い，一部で原発性無月経を発症する[3]．いずれも画像的には子宮は形成されるが小さく，性腺は腫瘍を合併しない限り見つからないことが多い．

鑑別診断のポイント

アンドロゲン不応症では停留精巣ではあるがほぼ正常な精巣が同定されるのに対し，性腺形成不全では痕跡的もしくは性腺芽腫を合併した性腺は索状で，正常卵巣／精巣とはかけ離れた形態を示す．しかしエストロゲンも低値であるので子宮は小さく，薄いスライス厚で撮像されたT2強調像を丁寧に検索しないと見つからないことも多い．Müller管形成異常に属するMayer-Rokitansky-Küster-Hauser症候群（MRKH症候群）では痕跡的なMüller管が検出されることがあるが，性腺形成不全では小さくとも内膜・筋層の分化した子宮が見られる．なお，Müller管と性腺の発生は別個の過程ではあるが，MRKH症候群では卵巣の位置異常の報告例が多く，原発性無月経の診断に際しては，性腺の検索はかなり広範囲にわたって行う必要がある．

参考文献

1) Hughes IA: Minireview: sex differentiation. Endocrinology 142: 3281-3287, 2001.
2) Chavhan GB, Parra DA, Oudjhane K, et al: Imaging of ambiguous genitalia: classification and diagnostic approach. Radiographics 28: 1891-1904, 2008.
3) Matsumoto F, Shimada K, Ida S: Tumors of bilateral streak gonads in patients with disorders of sex development containing y chromosome material. Clin Pediatr Endocrinol 23: 93-97, 2014.

2 Müller管形成異常，その他

原発性無月経／Müller管形成異常 子宮低形成／無形成
MDA class I : hypoplasis/agenesis

今岡いずみ

症例1（図1）：20歳代．原発性無月経を主訴に受診．内診では腟は2cm程度で盲端．

図1-A T2強調矢状断像　KEY

図1-B T2強調横断像（卵巣レベル）　KEY

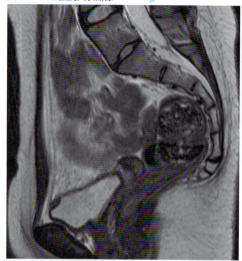
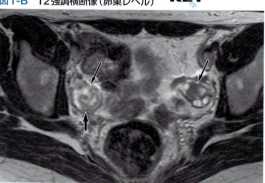

図1-C T2強調横断像（Bの尾側）

図1-D T2強調横断像（尿道レベル）

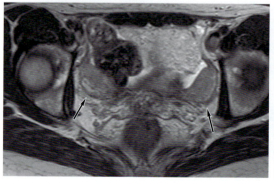
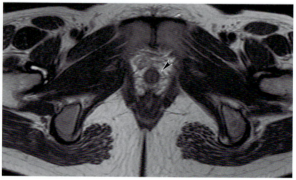

参考症例 20歳代．原発性無月経を主訴に受診．第二次性徴の発現もない．

図2-A T2強調矢状断像（子宮体部レベル）　図2-B T2強調矢状断像（子宮頸部レベル）　図2-C T2強調横断像

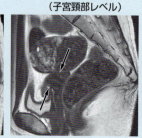
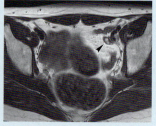

子宮，卵巣ともに存在を確認できる．子宮体部は年齢不相応に小さく，頸部と大きさが変わらない（図2-A，B；→）．卵巣も萎縮しているが（図2-C；▶），高信号を示す微細な卵胞構造を含む．本例はMDAではなく何らかの内分泌的な要素によるものと考えられ，Kaufmann療法にて第二次性徴の発現を促すこととなった．

画像の読影と経過

症例1：ほぼ体正中部のT2強調矢状断像では、正常子宮が存在しないことがわかる（図1-A）。横断像では、両側卵巣は卵胞を有しており（図1-B；→）、右側では黄体も見られ（図1-B；➡）、排卵を示唆する。そのすぐ尾側に、rudimentary uteriを認める（図1-C；→）。尿道（図1-D；▶）の背側に存在するはずの腟は見られない。

経過 症例1：MRKH症候群。本人の希望に基づいて、造腟術を施行された。

原発性無月経とMüller管形成異常の一般的知識

原発性無月経の原因は多岐にわたるが、原因精査に画像診断が役立つものがある。MRIでは、①子宮奇形の有無、②卵巣（性腺）の存在、③流出路障害を示唆する留血症の有無、を確認することができる。

子宮低形成や無形成による子宮性無月経は、MRIによる内性器の評価が重要となるものの一つである。

子宮はMüller管の発達・癒合により形成される（シェーマは次項「単角子宮」図3参照）。この障害により子宮欠損や様々な型の子宮奇形を生ずる。American Society of Reproductive Medicine（ASRM）ではMüller管形成異常（MDA；Müllerian duct anomaly）を7型に分類している。

Class I は子宮、卵管、腟の全部ないし部分的な欠損を含む。機能性の子宮体部と子宮頸部欠損や腟欠損の組み合わせでは、月経血の流出路が閉鎖され、留血症を来す（「月経流出路障害」p.176〜p.177参照）。Mayer-Rokitansky-Küster-Hauser（MRKH）症候群は、子宮と腟の上部の低形成として見られる。未発達な子宮（rudimentary uteri）が、MRIや超音波検査、腹腔鏡などで確認されることが多い。MRIでは、子宮の層構造を確認できる例もあるようである。頸部は欠損している。卵巣は正常に発達しており、その尾側にrudimentary uteriが見られることが多いという。尿路奇形の合併が多い。

Class II〜Vについては各項で後述する。

Class VIは、子宮内腔へ向けてわずかな中隔の痕跡があり、弓状の隆起として認められる。妊孕性への影響は低く、正常変異とも考えられる。

Class VIIは、合成エストロゲンであるdiethylsillbesterol（DES）による、T型子宮、子宮低形成などの異常である。流産防止のため母体に投与され、胎児の子宮に異常を来したものであるが、本邦では使用されなかった。本剤の子宮内曝露では腟癌や子宮頸癌の発生頻度が高いことも知られている。

子宮・卵管発達と発生のポイント

男女とも、胎生6週程度の胚子はWolff管（中腎管）とMüller管（傍中腎管）を有する。男性では精巣からMüller管抑制因子（MIS；Müllerian inhibiting substance）が分泌されるため、これらMüller管由来の構造は退縮する。女性ではMISの分泌が不十分であるため、発達を続ける。胎生10週にはMüller管と、尿生殖洞から形成された充実性の洞腟球が癒合する。やがて左右Müller管の間の隔壁が吸収され、洞腟球は空胞化して管腔構造となり、子宮と腟ができる。したがって、腟の下2/3は尿生殖洞に由来し、上1/3はMüller管に由来する。癒合しないMüller管の上端は卵管となる。

Müller管の発達には、Wolff管による誘導を必要とする。したがって、Wolff管の発達異常はMüller管の発達を障害すると考えられている。Wolff管の下端からは尿管芽が形成され、腎・尿管発生にかかわる。このような関連から、MDAに尿路奇形を合併する確率が高いことが理解される。

参考文献

1) Hall-Craggs MA, Williams CE, Pattison SH, et al: Mayer-Rokitansky-Kuster-Hauser syndrome: diagnosis with MR Imaging. Radiology 269: 787-792, 2013.
2) Rackow BW, Arici A: Reproductive performans of women with müllerian anomalies. Curr Opin Obstet Gynecol 19: 229-237, 2007.

Müller管形成異常　単角子宮
MDA class Ⅱ : unicornuate

今岡いずみ

> **症例 1**（図1）：10歳代後半．偶然に子宮の形態異常を疑われた．
> **症例 2**（図2）：20歳代．子宮内膜症のため精査．

図1-A　脂肪抑制T2強調横断像　KEY

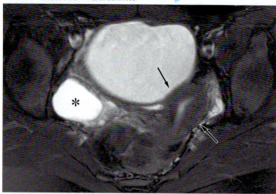

図1-B　脂肪抑制T2強調横断像（Aと隣りあうスライス）　KEY

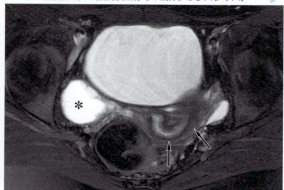

（文献1）より転載）

図2-A　T2強調横断像　KEY

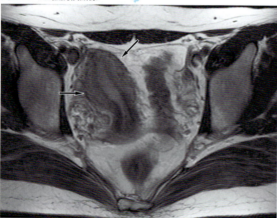

図2-B　脂肪抑制SSFP冠状断像

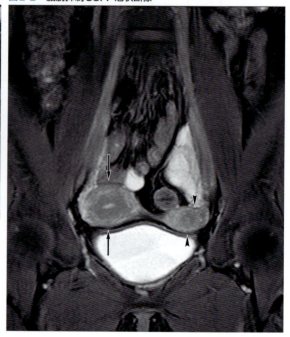

図3　子宮・卵管発達のシェーマ

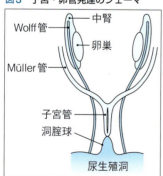

画像の読影

症例1：骨盤内左側に，小さな子宮体部と，これに続く頸部を指摘できる（図1；→）．卵巣は正常で，右側には優位卵胞の発育が見られる（図1；＊）．

症例2：骨盤内右側に，小さな子宮を指摘できる（図2；→）．冠状断像では，骨盤内左側にも，さらに小さな子宮様の層構造を有する構造が見られ（図2-B；►），副角である．両者は索状構造で連続している．副角内には留血症を認めない．

単角子宮の一般的知識

Müller管の片側が欠損したり発達が障害されると，単角子宮となる（図3）．バナナ状と形容される小さな子宮に，1本の卵管が存在する．妊孕性は低く，いくつかの報告から流産率は36.5％，生児を得る率は54.2％とのまとめがある．

対側には副角が存在することがある（図4）．副角内に機能性の子宮内膜があり，単角子宮側と交通しない場合には流出路閉鎖となり，副角内へ留血症を形成する．この場合には腹腔内への月経血逆流により，子宮内膜症を併発しやすい．

図4　American Fertility Society（AFS）※によるMDA分類

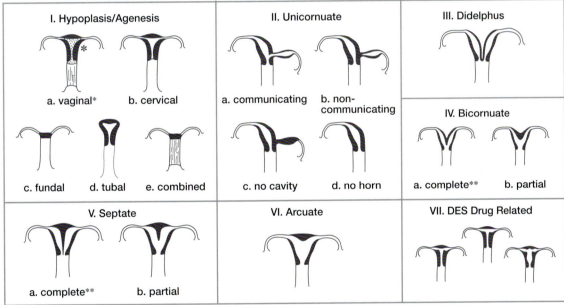

（文献3）より転載）

＊Uterus may be normal or take a variety of abnormal forms
＊＊May have two distinct cervices
※現在はAmerican Society of Reproductive Medicine（ASRM）

参考文献

1) Imaoka I, Wada A, Matsuo M, et al: MR imaging of disorders associated with female infertility: use in diagnosis, treatment, and management. Radiographics 23: 1401-1421, 2003.
2) Brody JM, Koelliker SL, Frishman GN: Unicornuate uterus: imaging appearance, associated anomalies, and clinical implications. AJR Am J Roentgenol 171: 1341-1347, 1998.
3) The American Fertility Society classifications of adnexal adhesions, distal tubal occulusion, tubal occulusion secondary to tubal ligation, tubal pregnancies, müllerian anomalies and intrauterine adhesions. Fertil Steril 49: 944-955, 1988.
4) Rackow BW, Arici A: Reproductive performance of women with müllerian anomalies. Curr Opin Obstet Gynecol 19: 229-237, 2007.

172　6. 無月経と不妊に関連した疾患

Müller管形成異常　重複子宮
MDA class Ⅲ : didelphus

今岡いずみ

> 症例 1（図1）：10歳代前半．偶然に子宮の形態異常を指摘．
> 症例 2（図2）：10歳代後半．腹部超音波検査で右腎欠損を指摘され，精査にて子宮の形態異常を発見された．

図1-A　3D-T2強調像の再構成像（子宮レベル）　KEY

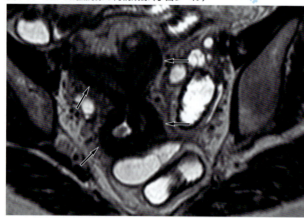

図1-B　3D-T2強調像の再構成像（腟レベル）

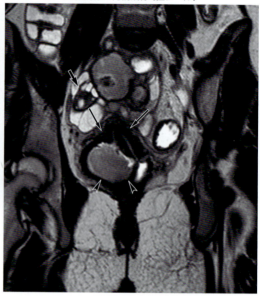

図2-A　T2強調横断像　KEY

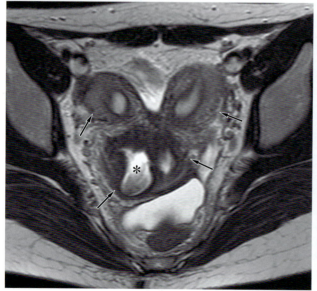

図2-B　T2強調冠状断像

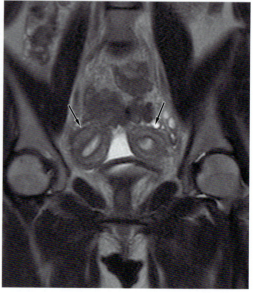

画像の読影と経過

症例1：2つの子宮体部，子宮頸部が描出されている（図1；→）．右側の腟留血症を認める（図1-B；▶）．他検査にて右腎は欠損であった．➡は右卵巣．

症例2：2つの子宮体部，子宮頸部が描出されている（図2；→）．右側では，頸管内に少量の血性貯留物があり（図2-A；＊），右腟部の流出路障害が疑われる．

経過 症例1：腟中隔切除術を施行された．

重複子宮の一般的知識

Müller管の癒合が完全に障害されると，2つの小さな子宮が分かれて存在することになる．しばしば，腟上部は縦中隔により二分される．縦腟中隔，2つの子宮頸部が視診上も観察される．妊孕能はMDAの中では多少よく，いくつかの報告から流産率は32.2％，生児を得る率は55.9％とのまとめがある．

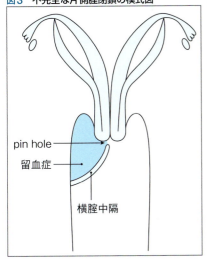

図3 不完全な片側腟閉鎖の模式図

OHVIRA

本例のように，重複子宮には片側腟閉鎖と片側腎欠損を伴うことが知られている（OHVIRA；obstructed hemivagina and ipsilateral renal anomaly）．Herlyn-Werner-Wunderlich症候群も同義と思われる．腟閉鎖と腎欠損は同側である．この場合，片側の子宮から開存している腟を介して月経が発来するため，腟閉鎖を疑いにくい．しかし，症状は閉鎖側の留血症や月経痛に起因する．また，図3に示すように，閉鎖は完全でなく小さな孔を有することがある．この場合には貯留血が徐々に排泄され，長引く月経として自覚される．

読影のポイント

2つの小さな子宮が指摘され，子宮体部，子宮頸部にはそれぞれ正常と同様に層構造が認められる．腟留血症があれば，腟閉鎖など流出路障害を疑う．また，閉鎖側の腎に欠損がないか評価を進める．

子宮奇形は，撮像時の軸設定が難しい．症例1のように3D-T2強調像を撮像し，最適断面を再構成するというのは，一つの有力な手段のように思われる．

参考文献

1) Rackow BW, Arici A: Reproductive performance of women with müllerian anomalies. Curr Opin Obstet Gynecol 19: 229-237, 2007.
2) Tanaka YO, Kurosaki Y, Kobayashi T, et al: Uterus didelphys associated with obstructed hemivagina and ipsilateral renal agenesis: MR findings in seven cases. Abdom Imaging 23: 437-441, 1998.
3) Orazi C, Lucchetti MC, Schingo PM, et al: Herlyn-Werner-Wunderlich syndrome: uterus didelphys, blind hemivagina and ipsilateral renal agenesis. Sonographic and MR findings in 11 cases. Pediatr Radiol 37: 657-665, 2007.

Müller管形成異常 双角子宮・中隔子宮
MDA class Ⅳ and Ⅴ : bicornuate and septate

今岡いずみ

症例 1 (図1): 40歳代. 出産歴あり. 双角子宮.
症例 2 (図2): 20歳代. 双角子宮.
症例 3 (図3): 30歳代. 筋性の子宮中隔.
症例 4 (図4): 30歳代. 中隔子宮.

図1 T2強調横断像

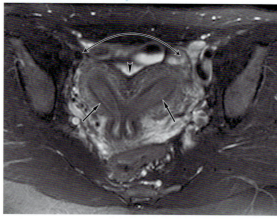

図2 T2強調横断像

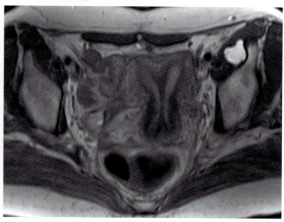

図3 T2強調横断像

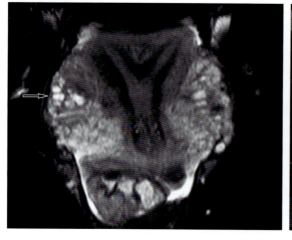

図4 T2強調横断像

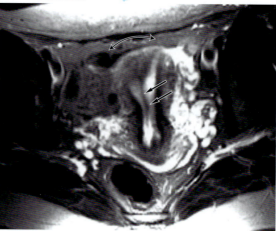

画像の読影

症例1：子宮体部には2つの内腔が存在しており（図1；→），各々が内膜，junctional zone，筋層の層構造を有する．子宮底部はハート型に凹み（図1；▶），2つの子宮内腔間は開大しており（図1；↔），その間には筋性中隔が存在する．本例では頸部は2つあり，双頸双角子宮である．

症例2：双頸双角子宮である．子宮底部の凹み，2つの子宮内腔間ともに症例1より小さい（図2）．

症例3：子宮底部の輪郭はほぼフラットである．中隔部分は筋性である．このような例を双角子宮とするのか，中隔子宮（筋性）とするのか，正直なところよくわからない．→は右卵巣

症例4：子宮の輪郭は正常形であり，子宮底部は凸である．内腔は，低信号を示す線維性中隔（図4；→）により2つの腔に分かれている．2つの内腔間距離は，症例1，2に比べて小さい（図4；↔）．

双角子宮，中隔子宮の一般的知識

　Müller管の癒合が部分的に生じると，双角子宮となる．双角子宮の子宮底部輪郭はハート型に深く凹み，2つの子宮角は左右に広がっている．頸部は1つ（単頸双角）のことも，2つ（双頸双角）のこともある．ASRM分類（「単角子宮」p.170～p.171，図4参照）では，completeとpartialに分けられており，completeの場合は「頸部は2つのこともある」とされている．

　一方，Müller管の癒合後，中隔が吸収されずに残存すると，中隔子宮となる．子宮の輪郭はほぼ正常であるが，中隔により内腔が2つ存在している．中隔は線維性，筋性，あるいは両者の混在したものである．流産する率はMDAの中で最も高く，いくつかの報告からのまとめでは44.3％との数字がある．

　双角子宮，中隔子宮においては，妊孕性の障害となっている場合，子宮形成術や子宮鏡下中隔切除術が行われることもある．

読影のポイント

　両者の鑑別は，子宮卵管造影においても難しい例がある．形態的特徴によって，双角子宮のMRI所見は①子宮底部輪郭に凹みがあり，その深さは1cm以上，②2つの子宮角は左右に広がり，その距離は4cm以上，とされる．

　一方，中隔子宮の所見は，子宮底部輪郭は正常，あるいはわずかな凹みがある．線維性中隔はT2強調像で低信号に，筋性中隔は中等度信号に描出される．中隔の筋性成分が多量である場合には，子宮鏡下切除では出血のコントロールが難しくなる．中隔の成分に関する情報は，術前評価として重要である．

　重複子宮の項でも述べたように，子宮奇形は撮像時の軸設定が難しい．3D-T2強調像を撮像し，最適断面を再構成するというのは一つの有力な手段のように思われる．

参考文献

1) Pellerito JS, McCarthy SM, Doyle MB, et al: Diagnosis of uterine anomalies: relative accuracy of MR imaging, endovaginal sonography, and hysterosalpingography. Radiology 183: 795-800, 1992.
2) Rackow BW, Arici A: Reproductive performance of women with müllerian anomalies. Curr Opin Obstet Gynecol 19: 229-237, 2007.

月経流出路障害
obstructing disorders associated with abnormal fusion

今岡いずみ

症例1（図1）：10歳代．過多，過長月経と高度の貧血（Hgb 5g/dl）あり．
症例2（図2）：10歳代．他院にて単腎と言われている．下腹部痛，不正出血あり．超音波検査にて子宮内の血液貯留を疑われた．

図1-A　T2強調矢状断像

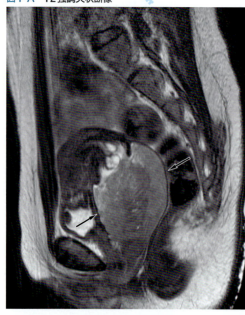

図1-B　T1強調矢状断像

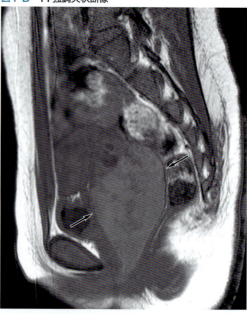

図2-A　T2強調矢状断像

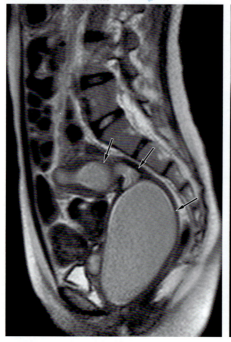

図2-B　T1強調矢状断像

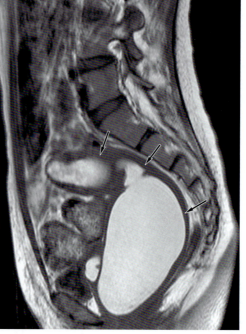

画像の読影と経過

症例1：腟内に血性内容物の貯留があり，T2強調像で不均一な淡い低信号，T1強調像で淡い高信号を呈している（図1；→）．子宮奇形は見られず，貯留物は腟内に留まっている．

症例2：子宮から腟にかけて留血症を認める（図2；→）．非提示であるが重複子宮であった．診察にて，腟口より2cmの部位にピンホール状の穴があり，腹圧がかかると暗赤色の出血が見られた．単腎であることと併せて，OHVIRA（「重複子宮」p.172〜p.173参照）と考えられた．

経過 　**症例1**：診察の結果，腟横中隔は指摘されず，処女膜の不完全閉鎖が疑われた．
　　　　症例2：開窓術にて重複腟間の交通を確保された．

流出路閉鎖の一般的知識

月経血の流出路に閉鎖があると，みせかけの無月経となる．

1）処女膜閉鎖

処女膜は腟腔と腟前庭の間に存在する薄い膜で，洞腟球（「子宮低形成／無形成」p.168〜p.169参照）の下端が尿生殖洞に開く部に相当する．通常，胎生期に交通を開始しているが，閉鎖したままで初経を迎えると，月経血が排出されずに腟腔内へ貯留することになる．こうして腟留血症が形成され，下腹部に不快感や痛みを覚えるようになる．子宮奇形や尿路奇形は伴わない．

2）MDA（Müller管形成異常）

子宮頸部欠損，腟閉鎖や腟欠損，腟中隔などにより流出路閉鎖を来す．重複子宮の項で述べたOHVIRA（obstructed hemivagina and ipsilateral renal anomaly）も，この一つである．

流出路閉鎖がある場合，①子宮体部は内膜を有する機能性子宮であるか，②子宮頸部は正常か，が重要な評価項目となる．すなわち，機能性子宮と正常子宮頸部の組み合わせでは，造腟術や開窓術により妊孕性を保つことができる．一方，機能性子宮でも子宮頸部が欠損していると妊孕性は期待できない．さらに，子宮内膜症の発症や留血症への感染から骨盤内感染症を反復する危険性がある．このため，早期の子宮摘出を行って卵巣を温存する方法がとられることが多い．

MRI所見のポイント

上述のように，①子宮体部は内膜を有する機能性子宮であるか，②子宮頸部は正常かを評価する．また，留血症からの逆流で，子宮内膜症を発症しやすいと考えられているため，③子宮内膜症の所見がないか，併せて評価する必要がある．

参考文献

1) Reinhold C, Hricak H, Forstner R, et al: Primary amenorrhea: evaluation with MR imaging. Radiology 203: 383-390, 1997.

骨盤子宮内膜症
pelvic endometriosis

今岡いずみ

> **症例1**（図1）：30歳代．原発性不妊．2年前に腹腔鏡下で右内膜症性囊胞摘出，癒着剥離術を施行されており，当時のr-ASRM分類は106点でstage Ⅳ．子宮とS状結腸の間に高度の癒着が存在し，完全には剥離できなかった．
> **症例2**（図2）：20歳代．月経困難，下腹部痛，排便痛あり．3年前に腹腔鏡で癒着剥離術を施行されており，当時のr-ASRM分類は65点でstage Ⅳ．Douglas窩は完全閉鎖であった．

図1-A　T2強調矢状断像

図1-B　T2強調矢状断像（Aの隣り合うスライス）

図1-C　図1-A，Bより合成した模式図

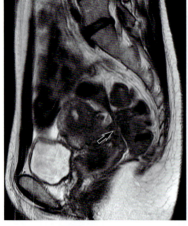
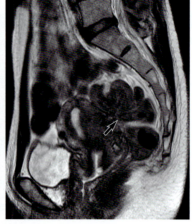
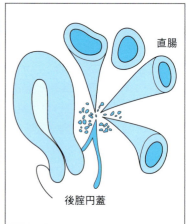

図1-D　T2強調横断像（卵巣レベル）

図1-E　T2強調横断像（Douglas窩レベル）

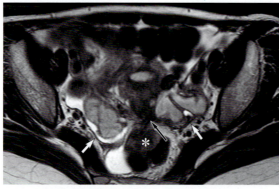
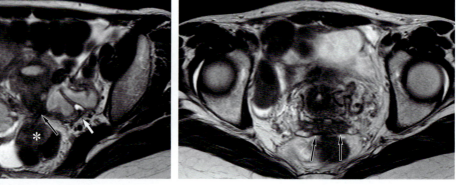

図1-F　脂肪抑制T1強調横断像

図2　T2強調矢状断像（ゼリー法併用）

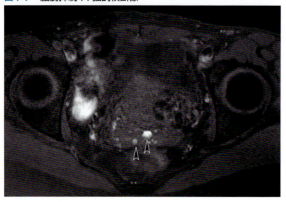
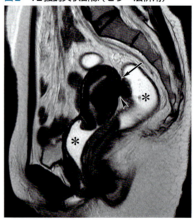

画像の読影と経過

症例1：T2強調矢状断像では後腟円蓋の挙上（図1-A, B；→），直腸の引き攣れ像が見られる（図1-C）．横断像ではDouglas窩に線維性のプラークが見られ（図1-D, E；→），T1強調像では，その内部に小さな色素性病変が高信号として認められる（図1-F；▶）．両側卵巣には内膜症性囊胞があり（図1-E；⇨），直腸（図1-D；＊）を挟んでkissing ovaryの像である．

症例2：直腸および腟内に超音波検査用のゼリーを注入して撮像されている（図2；＊）．Douglas窩に低信号腫瘤があり（図2；→），子宮後壁や直腸前壁へ浸潤しているのが明瞭に描出されている．後腟円蓋は挙上している（図2；▶）．

経過 症例1：本例はこの約2年後に回腸子宮内膜症のためイレウスを来し，回腸切除が行われた．

子宮内膜症の一般的知識

子宮内膜症の主な症状は，月経困難，骨盤痛，不妊である．患者の約40％に不妊症が合併し，また不妊症患者の約半数に子宮内膜症が存在するとされるほど，本症と不妊との関連は深い．癒着や卵管閉塞など機械的要因だけではなく，排卵障害，免疫異常，腹腔内環境の異常などがかかわっているとされている．

子宮内膜症の診断は，腹腔鏡をgolden standardとするのが一般的である．子宮内膜症取扱い規約では，直視的所見（肉眼所見）により表1のように分類される．我々が通常MRIで目にする病変は，主にT1強調像で高信号を示すものであり，色素性病変の一部を見ているに過ぎないことがわかる．

また，子宮内膜症の臨床進行期分類として，r-ASRM分類が世界中で使われている．腹膜病変と卵巣病変は表在性・深在性病変やサイズを評価，卵巣・卵管の癒着はフィルム状か強固な癒着かを評価し，ポイントシステムでstageⅠ〜Ⅳに分類する．Douglas窩の完全閉塞は配点が高く，stageⅣに分類されるようになっている．しかしながら，妊孕能や疼痛などの臨床症状とstageは，必ずしも相関しないといわれている．

表1 子宮内膜症の直視的所見分類

1．一次所見
1）色素性病変
①ブルーベリー斑
②血性囊胞
③散布状黒斑
④ヘモジデリン沈着
⑤点状出血斑
⑥漿膜下出血
⑦卵巣内膜症性囊胞
2）非色素性病変
①小囊胞
②漿液性囊胞
③充実性隆起
2．二次所見
①癒着
②ヒダ状瘢痕

（文献3）より改変して転載）

MRI所見のポイント

MRIで子宮内膜症の評価を行う場合，内膜症性囊胞，その他検出できた色素性病変，癒着について触れておく必要がある．小さな色素性病変を検出するためには，選択的脂肪抑制法を併用したT1強調像が必須である．癒着を示唆する所見としては，不整形囊胞，kissing ovary，子宮変形，後腟円蓋挙上，直腸の引き攣れと索状構造物，腹水分布の偏在，などが挙げられる．

直腸腟中隔に発生するものは，深部子宮内膜症と呼ばれるものの一つであり，線維間質が優位で，T2強調像にて低信号の不整形腫瘤を形成する傾向がある．腹腔鏡では見えづらい部位であり，MRIで指摘できれば臨床的価値は高い．

参考文献

1) Kataoka ML, Togashi K, Yamaoka T, et al: Posterior cul-de-sac obliteration associated with endometriosis: MR imaging evaluation. Radiology 234: 815-823, 2005.
2) Bazot M, Darai E, Hourani R, et al: Deep pelvic endometriosis: MR imaging for diagnosis and prediction of extent of disease. Radiology 232: 379-389, 2004.
3) 日本産科婦人科学会（編）；子宮内膜症取扱い規約　第1部．診断および進行度分類基準とカラーアトラス．金原出版，1993．
4) 神崎秀陽・他：臨床症状．藤井信吾，星合昊，石丸忠之（編著）；子宮内膜症─病態とその治療．診断と治療社，p.57-70, 2000．

多嚢胞性卵巣症候群
polycystic ovary syndrome (PCOS)

今岡いずみ

症例1 (図1): 10歳代後半. 原発性無月経. 肥満である. 多嚢胞性卵巣症候群 (PCOS) と診断されている.

図1-A　T2強調横断像

図1-B　T2強調矢状断像

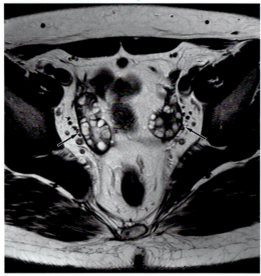
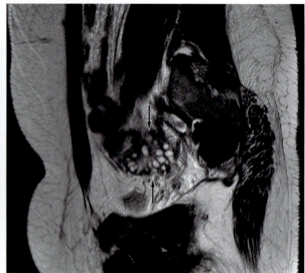

参考症例　40歳代. 子宮内膜異型増殖症で精査. 肥満である.

図2　T2強調横断像

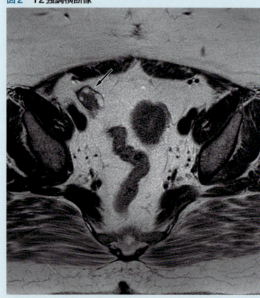

卵巣 (図2；→) には小さな卵胞が見られるが, 数は少なく, 多嚢胞性卵巣の定義を満たしていない.

画像の読影

症例1：両側卵巣（図1；→）ともに多数の小さな卵胞が存在している．後述するように，「一方の卵巣で2〜9mmの小卵胞が10個以上」であり，多嚢胞性卵巣の定義を満たしている．

多嚢胞性卵巣症候群の一般的知識

多嚢胞性卵巣症候群（PCOS）は，内分泌異常を伴う症候群である．日本産科婦人科学会による診断基準は，①月経異常（無月経，稀発月経，無排卵周期症），②多嚢胞性卵巣，③血中男性ホルモン高値，またはLH基礎値高値かつFSH基礎値正常，の3項目を満たすものとしている．多嚢胞性卵巣とは，「超音波断層検査で両側卵巣に多数の小卵胞が見られ，少なくとも一方の卵巣で2〜9mmの小卵胞が10個以上存在するものとする」と定義される．本症候群では，インスリン抵抗性が病態の一つとして重要であることが知られており，メトホルミンなどのインスリン抵抗性改善薬が，排卵誘発のために用いられることがある．

無月経を来す疾患の一つであるためこの項に記載したが，高血圧，脂質異常症，糖尿病，動脈硬化や心血管イベントをもたらす疾患としても重要である．また，排卵異常があることから，プロゲステロンの拮抗がない状態でエストロゲン曝露が続くこととなり，子宮内膜増殖症や子宮内膜癌を発症することもある．

MRI所見のポイント

診断基準に示されるように，画像診断は超音波検査が主体である．MRIの役割は，超音波検査を補完する程度と思われる．T2強調像では小卵胞が高信号を示し，卵巣の辺縁優位に分布が見られることが多い．卵巣間質は低信号を示す．MRIのみで確定される疾患ではないことに留意が必要である．

参考文献

1) 日本産科婦人科学会：本邦における多嚢胞性卵巣症候群の新しい診断基準の設定に関する小委員会　平成17年度〜平成18年度検討結果報告．日産婦誌 59: 868-886, 2007.
2) The Rotterdam ESHRE/ASRM-sponsored PCOS Consensus Work Group: Revised 2003 consensus on diagnostic criteria and long-term health risks related to polycystic ovary syndrome. Fertil Steril 81: 19-25, 2004.
3) Lee TT, Rausch ME: Polycystic ovarian syndrome; role of imaging in diagnosis. Radiographics 32: 1643-1657, 2012.
4) Barber TM, Alvey C, Greenslade T, et al: Patterns of ovarian morphology in polycystic ovary syndrome: a study utilising magnetic resonance imaging. Eur Radiol 20: 1207-1213, 2010.

7 女性骨盤内腫瘤の鑑別診断

1 鑑別診断のための戦略概論　田中優美子

腫瘍か腫瘍でないか

　性成熟期の卵巣は月経周期ごとに発育卵胞から成熟卵胞，排卵を経て黄体，白体へというサイクルを繰り返す（図1）．この過程で偶然，超音波検査やMRで卵巣嚢胞性腫瘤を指摘され，生理的変化（機能性嚢胞）であるにもかかわらず腫瘍性病変を疑われて精査されることが少なくない．そこで，一般に性成熟期の直径5cm以下の単純性嚢胞に対しては，月経周期の長い患者であっても確実に一周期を経過する6週間後の再検（原則的に超音波検査）が推奨される．6週間経過しても変化がない，あるいは増大傾向や性状に変化が見られる場合のみ精査の対象となる．ただし，後述するように黄体嚢胞は破裂や出血といった合併症を伴うことが多く[1]（「卵巣出血」p.375～p.377参照），注意が必要である．逆に小児や閉経後では卵巣は小さく卵胞も見られないのが正常であり，性成熟期とは異なる対応が求められる．

　一方，後述するように女性骨盤には非腫瘍性腫瘤性病変の頻度が少なくない．この中には単純性嚢胞の形態を示すものも多く，機能性嚢胞と異なり月経周期の変化により消失しない．これらの病変を一つひとつ正しく診断することはたやすくないが，鑑別診断に有用な所見を decision tree 1に示す．また内膜症性嚢胞[2]（「子宮内膜症性嚢胞」p.220～p.221, p.308～p.310参照）や卵管卵巣膿瘍[3]（「卵管卵巣膿瘍」p.234～p.236参照，p.334～p.336参照）も，骨盤内腫瘤を形成する代表的な非腫瘍性疾患だが，幸いこれらには画像的特徴があり，所見に精通すれば典型例の診断は難しくない．

上皮性か非上皮性か

　図1に示すように，卵巣は表層上皮，胚細胞，性索間質，間質の4つの組織成分からなり，その各々から実に多彩な腫瘍が発生する（p.192, 表1）[4]．しかし日常臨床で経験される卵巣腫瘍の多くは表層上皮性腫瘍（癌腫）であり，超音波検査の黎明期から言い古されているように，嚢胞性腫瘍の一部に充実性部分を伴う場合や腫瘍の大部分が充実性部分からなるときには，癌腫をまず疑う[5]（「漿液性癌」p.254～p.255参照，「明細胞癌」p.260～p.261参照）．大きな嚢胞性病変においてはその壁に肥厚や壁在結節がないか造影剤を投与して子細に観察し[6]，癌腫を見逃さない努力が必要である．一方，きわめて充実性成分の豊富な癌腫の場合にはすでに周囲臓器への浸潤や腹膜播種を伴っていることが多く，腹水や腹膜の肥厚に留意する必要がある．充実性成分に富むにもかかわらず，浸潤性発育を示さず辺縁平滑・境界明瞭な腫瘍である場合，漿膜下子宮筋腫[7]（「漿膜下子宮筋腫」p.282～p.283参照）と比較的稀な良性腫瘍を考慮する必要がある．性索間質性腫瘍のうち比較的頻度の高い線維腫（「線維腫」p.290～p.292参照）や莢膜細胞腫（「莢膜細胞腫」p.293～p.295参照）の多くは線維成分に富み，これを反映してT2強調像で低信号を示す傾向

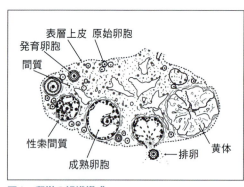

図1　卵巣の組織構成

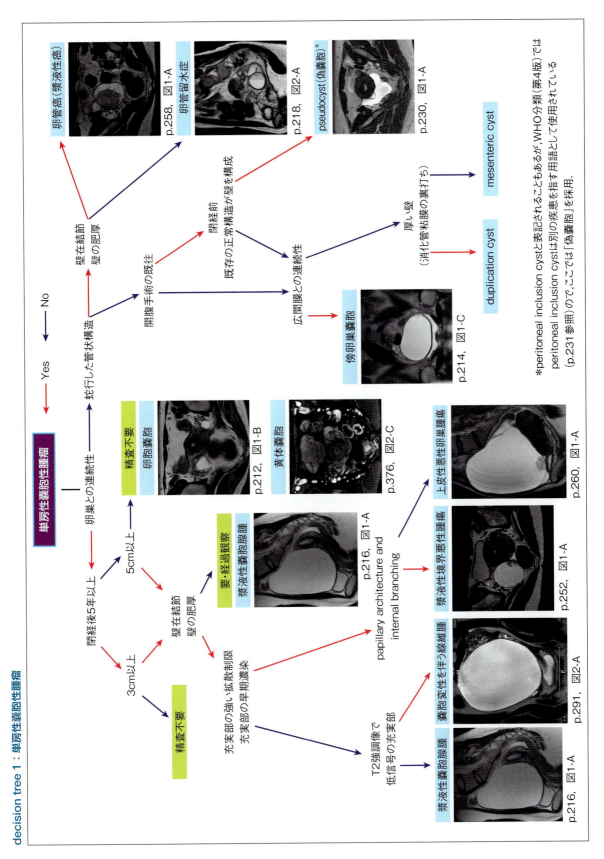

がある[8]．ただし「辺縁平滑・境界明瞭」といった良性腫瘍の特徴は転移性悪性腫瘍（「Krukenberg腫瘍」p.302〜p.303参照）にも見られるものであり[9]，特に腹水が見られる場合や両側性の場合には原発巣（本邦の場合まず消化管）の検索を怠ってはならない．T2強調像で主として低信号を示す充実性腫瘤の鑑別診断を decision tree 2 に示す．

　胚細胞性腫瘍の大部分は成熟奇形腫（「成熟奇形腫」p.240〜p.241参照）で，発見時の年齢は新生児から高齢者まで多彩だが，画像的には脂肪と石灰化の存在が hallmark となり[10]，多くの場合診断は容易である．腫瘍内の脂肪はほぼ pathognomonic といってよい所見で，T1強調像で高信号を示す部分を捜すことが鑑別診断の端緒となる．しかし亜急性期以降の血腫などT1強調像で高信号を示す組織は他にもあり，この場合の鑑別診断を decision tree 3 に示す．本腫瘍は原則的に良性腫瘍であるが，若年者では後述する悪性胚細胞性腫瘍との混合性腫瘍として発症する場合があること，40歳以降では悪性転化[11]（「成熟奇形腫の悪性転化」p.242〜p.244参照）の可能性があることを念頭におく必要がある．一方，悪性胚細胞性腫瘍はいずれも若年者に好発し，このうち，最も頻度の高い未分化胚細胞腫（「未分化胚細胞腫／ディスジャーミノーマ」p.300〜p.301参照）は特徴的な線維血管性隔壁により境された，ほぼ全体が充実性成分からなる腫瘍として発症する[12]．これに対し絨毛癌や卵黄嚢腫瘍[13]，胎児性癌はしばしば広範な出血壊死を合併し，むしろ嚢胞優位となることが多い．未分化胚細胞腫では LDH, ALP が上昇することがあるが非特異的であるのに対し，絨毛癌における β-hCG，卵黄嚢腫瘍・胎児性癌における AFP の上昇は診断の重要なヒントとなる．未熟奇形腫（「未熟奇形腫」p.246〜p.247参照）と成熟奇形腫の鑑別も困難だが，未熟奇形腫では充実性成分の存在が明らかでその内部に脂肪成分が散布性に認められ，腫瘍内の嚢胞には皮脂ではなく漿液性の液体を含むものが多い[14]とされる．

上皮性腫瘍の良悪性・組織学的亜分類

　上皮性卵巣腫瘍は4つのクライテリアにより亜分類される．すなわち①上皮成分の種類（漿液性，粘液性など），②上皮成分と間質の割合（線維性の間質の多いものは「-線維腫」という接尾語がつく），③上皮成分の局在（卵巣表面で外向性に発育するのか，嚢胞を形成して内向性に発育するのか），④そして組織・細胞学的異型度である[15]．画像で上皮成分が漿液性か明細胞性か推定するのは難しいが，②③は原発巣の性状，④は浸潤性発育や転移の有無により，ある程度推定可能である．婦人科医の最大の関心事は④すなわち良悪性の鑑別にあるわけだが，進行癌に対する neoadjuvant chemotherapy 選択の可能性が模索されている昨今，比較的抗癌剤感受性のよい漿液性癌とそれ以外の上皮性悪性腫瘍を区別することは臨床的に意義がある．すなわち漿液性癌であれば初回の手術は必ずしも optimal debulking である必要がない．幸い，個々の亜組織型には発育形態に若干の偏りがある[16]．例えば欧米ではもちろん，本邦でも最も頻度の高い高異型度漿液性癌（HGSC；high-grade serous carcinoma）は，腫瘍径は小さいが大部分が充実性の腫瘍からなり，しばしば両側性で，T2強調像では充実部の信号強度が高く，強い拡散制限を示す[16]．また，発見されたときには広範な腹腔内播種を伴っていることが多く，しばしば原発巣よりも播種巣の方が大きい．後述する通り（「漿液性癌」p.254〜p.255参照），本腫瘍の起源は卵管采の上皮内癌にあると考えられており[17]，組織学的に同一の腫瘍が卵管，卵巣，腹膜のいずれが原発であるかという議論は臨床的にはあまり意味をなさなくなっている．

　一方，境界悪性漿液性腫瘍は papillary architecture and internal branching pattern と称される乳頭状発育が主体であり[18]，卵巣表層から腹腔に突出するイソギンチャクのような形態を呈

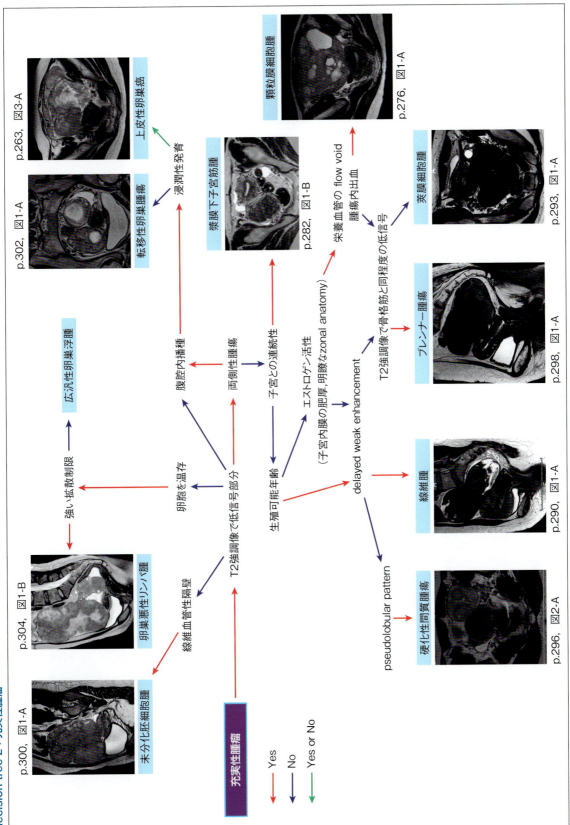

decision tree 2：充実性腫瘤

7. 女性骨盤内腫瘍の鑑別診断

decision tree 3：T1強調像で高信号を呈する腫瘤

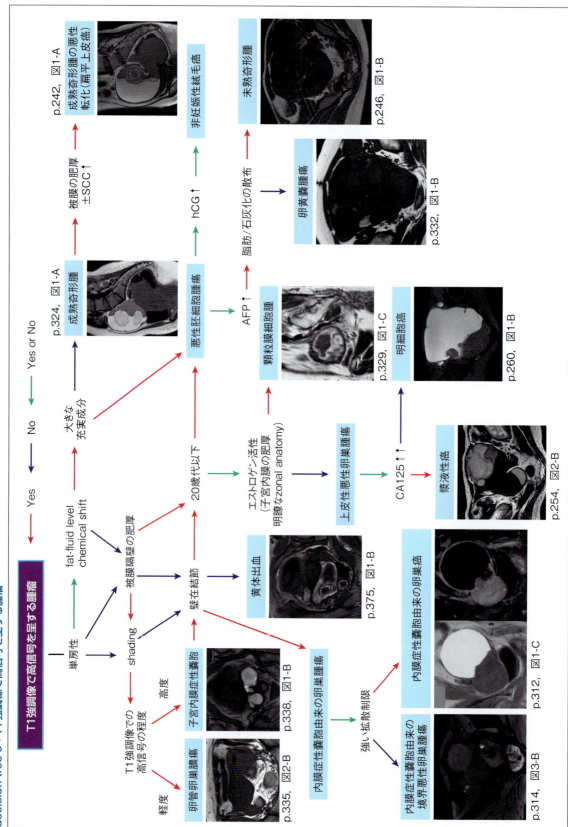

することが多い(「様々な漿液性癌,境界悪性腫瘍」p.256〜p.257参照).本腫瘍は囊胞を形成しても囊胞壁から突出する壁在結節として「囊胞内に外向性」に発育することが多く,囊胞は多房化しない.これに対し粘液性腫瘍は,粘液産生性の円柱上皮が多数の腺管を形成しつつ発育するので自ずと多房性腫瘍となり,壁在結節を形成することは少ない.個々の腺腔ごとに産生されている粘液の蛋白濃度が異なるので典型的には各房の信号強度の異なるいわゆるステンドグラス腫瘍を呈する[19].ただしこの所見には他腫瘍とのオーバーラップも多い(decision tree 4).良性腺腫の多い組織型ではあるが,房の数の多さが腫瘍の増殖能を反映していると考えられ,多数の房に分かれるものは境界悪性から悪性の場合が多い[20].また,明細胞腫瘍には良性がほとんど存在しない.画像的には漿液性(囊胞腺)癌と鑑別困難な単〜数房性の囊胞に壁在結節を伴うもの(「明細胞癌」p.260〜p.261参照)と,充実性主体の腫瘍が浸潤性に発育するもの[21]とに分かれる[22,23].後者は典型的な間質増殖型の腫瘍であり,画像的には充実性成分がT2強調像で低信号を呈する傾向にある.類内膜腫瘍にも腺線維腫様腫瘍の形をとるものも多く,この2つの腫瘍は内膜症性囊胞からの発症頻度の高いことが知られており共通点が多い.なお,内膜症性囊胞(異所性内膜組織)からは子宮内膜から発生しうる腫瘍のいずれもが発生しうるが,類内膜癌,明細胞癌の頻度が高く,通常の上皮性卵巣癌よりも若年者に好発する(「明細胞癌」〜「様々な類内膜癌」p.260〜p.267参照).よって子宮内膜症は前癌病変であるとの認識が必要で,囊胞壁の壁在結節の有無およびその形状に留意する必要がある[24,25].すなわち,内膜症性囊胞の壁からは浸潤癌だけでなく,WHOによる卵巣腫瘍の組織分類では2014年版より独立した疾患群として記載された漿液粘液性腫瘍[17,26]をはじめとする境界悪性腫瘍も高頻度に発生するのに加え,異型のない異所性内膜組織がポリープ状に発育したり[27],妊娠中に脱落膜化してあたかも腫瘍のような形態を示すこともあり[28,29],診断に際しては注意が必要である.また,冒頭の「良性か境界悪性か浸潤癌か」の議論に立ち返るならば,近年,拡散強調像におけるADC値やDCEにおける増強パターンも,その鑑別における有用性が相次いで報告されており[30,31],積極的に活用すべきである.

癌性腹膜炎の鑑別診断(decision tree 5)

前述のように卵巣原発粘液性腫瘍は,典型的には一側性の巨大な多房性囊胞性腫瘤として発症するが,卵巣に生ずる粘液性腫瘍の多くは転移性であり,常に転移の可能性を念頭におく必要がある[32].転移性粘液性腫瘍は両側性であることが多く[33],原発性よりも腫瘍径が小さい傾向にあるのに加え,典型的なステンドグラス腫瘍にならないことが多い.すなわち多房性囊胞性腫瘤ではあるが,各房の大きさや内容物の信号強度が均一な傾向がある[34].このような形態を示す腫瘍の原発巣としては結腸が多く,常に消化管壁の肥厚の有無に留意する必要がある.さらに虫垂が原発であることも少なくないので,特にCTの読影に際しては常に正常虫垂の同定を心がけるべきである.また,近年,腹膜偽粘液腫(「卵巣癌」p.202参照)の原発巣は虫垂の低悪性度粘液性腫瘍と考えられており(「虫垂粘液性腫瘍」p.274〜p.275参照)[35],本症を疑った場合も虫垂の検索は必須である.

一方,前述のようにHGSCが高頻度に癌性腹膜炎として発症することから,原発不明の女性例で,CA125が高値の場合には積極的に卵巣・卵管・腹膜癌を疑うべきである.しかし,細胞診や生検検体で漿液性癌との病理診断が得られた場合にはあまり問題になることはないが,胃癌や胆囊癌をはじめ,原発巣が小さくとも播種を生じうる消化器癌には注意が必要である.また,腹膜原発悪性中皮腫(「卵巣癌」p.201参照)は,特に上皮型が優位の場合,HGSCとは画像的には鑑別困

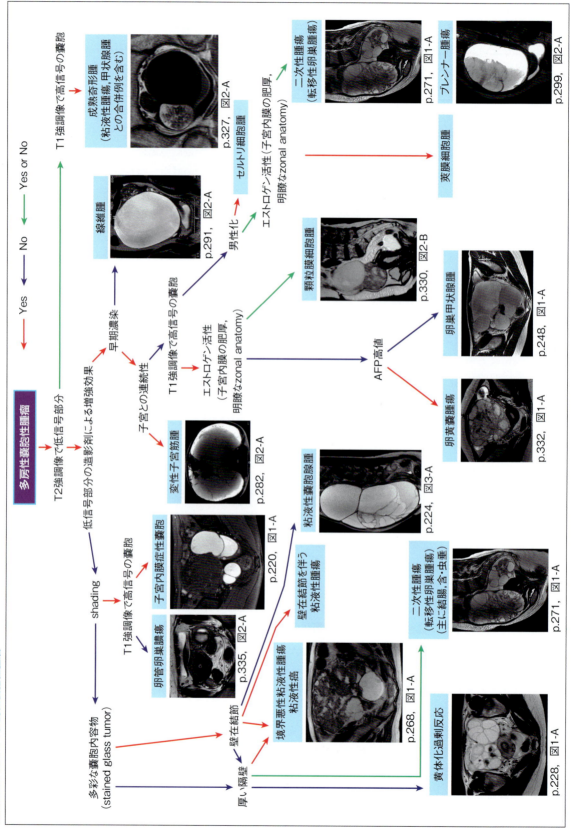

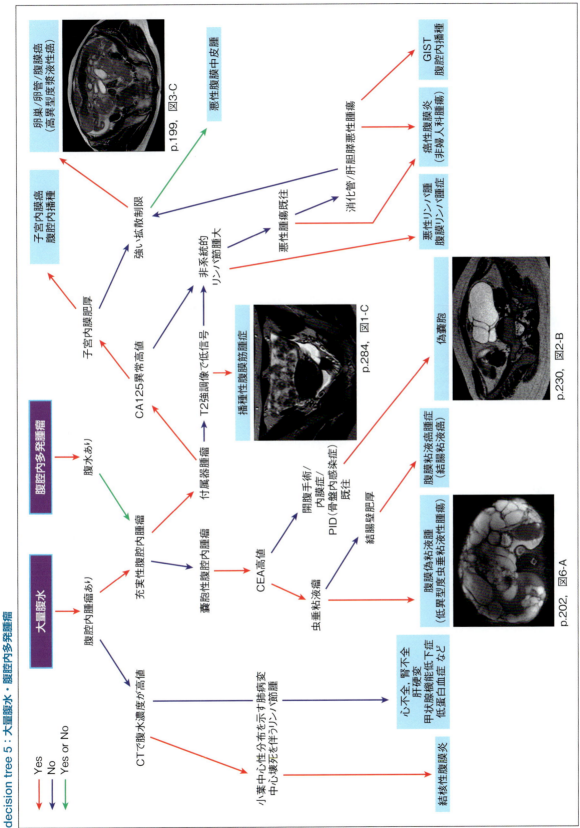

decision tree 5：大量腹水・腹腔内多発腫瘤

難なことが多い．またアスベストの被曝は高頻度ではあるが，胸膜中皮腫に比べると曝露歴のない症例も多い[36,37]．さらに，悪性リンパ腫が腹腔内リンパ腫症として発症することがあること，消化管間質腫瘍（GIST；gastrointestinal stromal tumor）はしばしば壁外に大きな腫瘤を形成し，かつ腹腔内播種が転移経路としてcommonであることから，これらの可能性も留意する必要がある．子宮平滑筋肉腫が腹腔内に散布される病態は播種性腹膜筋腫症（「播種性腹膜筋腫症」p.284〜p.285参照，leiomyomatosis peritonealis disseminata）として知られ，狭義には子宮筋腫の手術歴のない症例に腹膜中皮または腹膜下間葉組織の多中心性化生として発生するが，近年は筋腫核出術中の散布に起因すると考えられるものも多い．画像的には子宮筋層内の筋腫と同じく，T2強調像で信号強度の低い境界明瞭な腫瘤を形成することが特徴である[38,39]．さらに，非腫瘍性疾患で大網ケーキを形成し，癌性腹膜炎と鑑別すべき疾患としては結核が知られている．基本的に良性疾患であり，悪性腫瘍との誤診により治療の遅れを招く可能性があり，常に念頭におきたい疾患である．

表1　臨床的取扱いに基づいた卵巣腫瘍の分類

	良性腫瘍	境界悪性腫瘍／低悪性度腫瘍／悪性度不明の腫瘍	悪性腫瘍
上皮性腫瘍	漿液性嚢胞腺腫・腺線維腫 漿液性表在性乳頭腫 粘液性嚢胞腺腫・腺線維腫 類内膜嚢胞腺腫・腺線維腫 明細胞嚢胞腺腫・腺線維腫 ブレンナー腫瘍 漿液粘液性嚢胞腺腫・腺線維腫 子宮内膜症性嚢胞	漿液性境界悪性腫瘍 粘液性境界悪性腫瘍 類内膜境界悪性腫瘍 明細胞境界悪性腫瘍 境界悪性ブレンナー腫瘍 漿液粘液性境界悪性腫瘍 微小乳頭状パターンを伴う漿液性境界悪性腫瘍	低異型度漿液性癌 高異型度漿液性癌 粘液性癌 類内膜癌 明細胞癌 悪性ブレンナー腫瘍 漿液粘液性癌 未分化癌
間葉系腫瘍			類内膜間質肉腫
混合型上皮性間葉系腫瘍			腺肉腫 癌肉腫
性索間質性腫瘍	線維腫 莢膜細胞腫 硬化性腹膜炎を伴う黄体化莢膜細胞腫 硬化性間質性腫瘍 印環細胞間質性腫瘍 微小嚢胞間質性腫瘍 ライディッヒ細胞腫 ステロイド細胞腫瘍 セルトリ・ライディッヒ細胞腫（高分化型）	富細胞性線維腫 若年型顆粒膜細胞腫 セルトリ細胞腫 輪状細管を伴う性索腫瘍 セルトリ・ライディッヒ細胞腫（中分化型） その他の性索間質性腫瘍 成人型顆粒膜細胞腫	線維肉腫 悪性ステロイド細胞腫瘍 セルトリ・ライディッヒ細胞腫（低分化型）
胚細胞腫瘍	成熟奇形腫 良性卵巣甲状腺腫 脂腺腺腫	未熟奇形腫（Grade 1〜Grade 3） カルチノイド腫瘍	未分化胚細胞腫 卵黄嚢腫瘍 胎芽性癌 絨毛癌（非妊娠性） 混合型胚細胞腫瘍 悪性卵巣甲状腺腫（乳頭癌，濾胞癌） 脂腺癌 癌（扁平上皮癌，その他）
胚細胞・性索間質性腫瘍		性腺芽腫 分類不能な混合型胚細胞・性索間質性腫瘍	
その他	卵巣網腺腫	ウォルフ管腫瘍 傍神経節腫 充実性偽乳頭状腫瘍	卵巣網腺癌 小細胞癌 ウィルムス腫瘍 悪性リンパ腫 形質細胞腫 骨髄性腫瘍

（文献4）より転載）

参考文献

1) Takahashi S, Murakami T, Narumi Y, et al: MRI appearance of ruptured corpus luteum. Radiat Med 16: 487-489, 1998.
2) Nishimura K, Togashi K, Itoh K, et al: Endometrial cysts of the ovary: MR imaging. Radiology 162: 315-318, 1987.
3) Ha HK, Lim GY, Cha ES, et al: MR imaging of tubo-ovarian abscess. Acta Radiol 36: 510-514, 1995.
4) 日本産科婦人科学会, 日本病理学会（編）；卵巣腫瘍・卵管癌・腹膜癌取扱い規約　病理編．第 1 版．金原出版, 2016.
5) Stevens SK, Hricak H, Stern JL: Ovarian lesions: detection and characterization with gadolinium-enhanced MR imaging at 1.5 T. Radiology 181: 481-488, 1991.
6) Ricke J, Sehouli J, Hach C, et al: Prospective evaluation of contrast-enhanced MRI in the depiction of peritoneal spread in primary or recurrent ovarian cancer [In Process Citation]. Eur Radiol 13: 943-949, 2003.
7) Kim JC, Kim S, Park JY: "Bridging vascular sign" in the MR diagnosis of exophytic uterine leiomyoma. J Comput Assist Tomogr 24: 57-60, 2000.
8) Troiano RN, Lazzarini KM, Scoutt LM, et al: Fibroma and fibrothecoma of the ovary: MR imaging findings. Radiology 204: 795-798, 1997.
9) Ha HK, Baek SY, Kim SH, et al: Krukenberg's tumor of the ovary: MR imaging features. AJR Am J Roentgenol 164: 1435-1439, 1995.
10) Togashi K, Nishimura K, Itoh K, et al: Ovarian cystic teratomas: MR imaging. Radiology 162: 669-673, 1987.
11) Kido A, Togashi K, Konishi I, et al: Dermoid cysts of the ovary with malignant transformation: MR appearance. AJR Am J Roentgenol 172: 445-449, 1999.
12) Tanaka YO, Kurosaki Y, Nishida M, et al: Ovarian dysgerminoma: MR and CT appearance. J Comput Assist Tomogr 18: 443-448, 1994.
13) Yamaoka T, Togashi K, Koyama T, et al: Yolk sac tumor of the ovary: radiologic-pathologic correlation in four cases. J Comput Assist Tomogr 24: 605-609, 2000.
14) Yamaoka T, Togashi K, Koyama T, et al: Immature teratoma of the ovary: correlation of MR imaging and pathologic findings [In Process Citation]. Eur Radiol 13: 313-319, 2003.
15) Scully RE, Young RH, Clement PB: Tumors of the Ovary, Maldeveloped Gonads, Fallopian Tube, and Broad Ligament. 23 vol. 3rd series ed. Armed Forces Institutes of Pathology, Washington D.C., 1996.
16) Tanaka YO, Okada S, Satoh T, et al: Differentiation of epithelial ovarian cancer subtypes by use of imaging and clinical data: a detailed analysis. Cancer Imaging 16: 3, 2016.
17) Longacre TA, Wells M, Prat J, et al: Tumours of the ovary. In Kurman RJ, Carcangiu ML, Herrington S, et al (eds); WHO Classification of Tumours of Female Reproductive Organs. 4 ed. IARC press, Lyon, p11-86, 2014.
18) Tanaka YO, Okada S, Satoh T, et al: Ovarian serous surface papillary borderline tumors form sea anemone-like masses. J Magn Reson Imaging 33: 633-640, 2011.
19) Tanaka YO, Nishida M, Kurosaki Y, et al: Differential diagnosis of gynaecological "stained glass" tumours on MRI [In Process Citation]. Br J Radiol 72: 414-420, 1999.
20) Okamoto Y, Tanaka YO, Tsunoda H, et al: Malignant or borderline mucinous cystic neoplasms have a larger number of loculi than mucinous cystadenoma: a retrospective study with MR. J Magn Reson Imaging 26: 94-99, 2007.
21) Sugiyama K, Takehara Y: Magnetic resonance findings of clear-cell adenocarcinofibroma of the ovary. Acta Radiol 48: 704-706, 2007.
22) Matsuoka Y, Ohtomo K, Araki T, et al: MR imaging of clear cell carcinoma of the ovary. Eur Radiol 11: 946-951, 2001.
23) Kato H, Hatano Y, Makino H, et al: Clear cell carcinoma of the ovary: comparison of MR findings of histological subtypes. Abdom Radiol 41: 2476-2483, 2016.
24) Tanaka YO, Yoshizako T, Nishida M, et al: Ovarian carcinoma in patients with endometriosis: MR imaging findings. AJR Am J Roentgenol 175: 1423-1430, 2000.
25) Tanaka YO, Okada S, Yagi T, et al: MRI of endometriotic cysts in association with ovarian carcinoma. AJR Am J Roentgenol 194: 355-361, 2010.
26) Kurata Y, Kido A, Moribata Y, et al: Diagnostic performance of MR imaging findings and quantitative values in the differentiation of seromucinous borderline tumour from endometriosis-related malignant ovarian tumour. Eur Radiol 27: 1695-1703, 2016.
27) Takeuchi M, Matsuzaki K, Furumoto H, et al: Case report: A case of polypoid endometriosis: MR pathological correlation. Br J Radiol 81: e118-119, 2008.
28) Tanaka YO, Shigemitsu S, Nagata M, et al: A decidualized endometrial cyst in a pregnant woman: a case observed with a steady-state free precession imaging sequence. Magn Reson Imaging 20: 301-304, 2002.
29) Morisawa N, Kido A, Kataoka M, et al: Magnetic resonance imaging manifestations of decidualized endometriotic cysts: comparative study with ovarian cancers associated with endometriotic cysts. J Comput Assist Tomogr 38: 879-884, 2014.
30) Thomassin-Naggara I, Daraï E, Cuenod CA, et al: Dynamic contrast-enhanced magnetic resonance imaging: A useful tool for characterizing ovarian epithelial tumors. J Magn Reson Imaging 28: 111-120, 2008.
31) Thomassin-Naggara I, Daraï E, Cuenod CA, et al: Contribution of diffusion-weighted MR imaging for predicting benignity of complex adnexal masses. Eur Radiol 19: 1544-1552, 2009.
32) Seidman JD, Kurman RJ, Ronnett BM: Primary and metastatic mucinous adenocarcinomas in the ovaries: incidence in routine practice with a new approach to improve intraoperative diagnosis. Am J Surg Pathol 27: 985-993, 2003.
33) Khunamornpong S, Suprasert P, Pojchamarnwiputh S, et al: Primary and metastatic mucinous adenocarcinomas of the ovary: Evaluation of the diagnostic approach using tumor size and laterality. Gynecol Oncol 101: 152-157, 2006.
34) Tanaka YO, Okada S, Satoh T, et al: Diversity in size and signal intensity in multilocular cystic ovarian masses: new parameters for distinguishing metastatic from primary mucinous ovarian neoplasms. J Magn Reson Imaging 38: 794-801, 2013.
35) Young RH, Scully RE: Metastatic tumors of the ovary. In Kurman RJ (eds); Blaustein's Pathology of the Female Genital Tract. 5 ed. Springer-Verlag, New York, p1063-1101, 2002.
36) Busch JM, Kruskal JB, Wu B, et al: Best cases from the AFIP. Malignant peritoneal mesothelioma. Radiographics 22: 1511-1515, 2002.
37) Levy AD, Arnaiz J, Shaw JC, et al: From the archives of the AFIP: primary peritoneal tumors: imaging features with pathologic correlation. Radiographics 28: 583-607; quiz 621-622, 2008.
38) Levy AD, Rimola J, Mehrotra AK, et al: From the archives of the AFIP: benign fibrous tumors and tumorlike lesions of the mesentery: radiologic-pathologic correlation. Radiographics 26: 245-264, 2006.
39) Tanaka YO, Tsunoda H, Sugano M, et al: MR and CT findings of leiomyomatosis peritonealis disseminata with emphasis on assisted reproductive technology as a risk factor. Br J Radiol 82: e44-47, 2009.

2. 卵巣癌と関連疾患
ovarian cancer and associated disease

今岡いずみ

画像診断医に求められる臨床的事項

1. 疫学

「卵巣がん治療ガイドライン」の記載によると，本邦での卵巣がん罹患者数，死亡者数はともに増加傾向で，罹患数は1999年に7,341人[1]，2007年度には8,631人[2]である．死亡者数は1996年で4,006人[1]，2011年で4,705人[2]と，女性性器悪性腫瘍の中で最も多い．標準化学療法であるTC療法（パクリタキセル＋カルボプラチン）の導入により5年生存率は改善されたものの，FIGO Ⅲ期で37.5％，Ⅳ期で25.4％にとどまっている[1]．卵巣がんの進行期分布は，Ⅲ・Ⅳ期で合わせて約30％を占めており[3]，進行した状態で見つかるものが多い．

本邦での発生頻度は，2016年の統計で漿液性癌が35.3％と最も多く，次いで明細胞癌25.3％，類内膜癌18.0％，粘液性癌9.3％である[3]．FIGOが2006年に発表したデータでは，漿液性癌52.4％，明細胞癌8.4％であり，本邦では明細胞癌が多く，漿液性癌が少ない傾向がある[1]．これらの上皮性の悪性腫瘍は，閉経後に好発しピークは60歳代，次いで50歳代であり，40歳未満では比較的稀である[3]．一方，悪性の胚細胞腫瘍では，ピークは20歳代である[3]．

2. 卵巣腫瘍の組織学的分類

卵巣腫瘍・卵管癌・腹膜癌取扱い規約における，卵巣腫瘍の組織学的分類の抜粋を表1に[4]，2014年のWHO分類における腹膜腫瘍の組織学的分類の抜粋を表2に示す[5]．

卵巣腫瘍取扱い規約は，2015年に卵巣腫瘍・卵管癌・腹膜癌取扱い規約へと変更された[6]．2014年にFIGO進行期分類では，卵巣癌・卵管癌・腹膜癌を一括して扱うこととなり，日本産科婦人科学会でも速やかに手術進行期分類の改訂がなされた．これは，BRCA遺伝子変異を持つ女性において，予防的卵巣卵管摘出を行った結果，高異型度漿液性卵管上皮内癌（high-grade serous tubal intraepithelial carcinoma）が，高頻度で卵管，殊に卵管采に認められたという報告に端を発している．ここから知見を重ねて，高異型度漿液性癌（HGSC；high-grade serous carcinoma）は，卵管が発生母地であると考えられるようになった．HGSCの場合には，卵巣・卵管・腹膜の一連の病変として取り扱う．

表1に示すように，卵巣の上皮性腫瘍はそれぞれ良性，境界悪性，悪性に分けられる（未分化癌を除く）．このうち漿液性腫瘍では，悪性をさらに低異型度漿液性癌（LGSC；low-grade serous carcinoma）とHGSCに分ける．また，類内膜腫瘍では悪性の組織学的異型度（grade）を，子宮の類内膜癌と同様に高分化（grade 1），中分化（grade 2），低分化（grade 3）に分ける．

この他，卵巣癌を2つのタイプに分ける考え方がある．type ⅠはLGSC，漿液性境界悪性腫瘍，明細胞癌，粘液性癌，（低異型度）類内膜癌，type ⅡはHGSC，（高異型度）類内膜癌，癌肉腫を含む[7,8]．type Ⅰは発育速度が緩く，明細胞癌や類内膜癌における子宮内膜症のようなprecursorがあり，粘液性腫瘍における腺腫-癌シーケンスのような段階的な発癌の経過をとる．一方，type Ⅱは発育速度が速く，precursorはない．遺伝子TP53の変異が見られるものが多い．発見時にstage Ⅲ，Ⅳであるものは，ほとんどがこちらに属すると考えられる．

表1 卵巣腫瘍の組織学的分類

I. 上皮性腫瘍
　A) 漿液性腫瘍
　　1. 良性
　　2. 境界悪性
　　3. 悪性
　　　a 低異型度
　　　b 高異型度
　B) 粘液性腫瘍
　　1. 良性
　　2. 境界悪性
　　3. 悪性（以下，D, E, Fでも同じ）
　C) 類内膜腫瘍
　　1. 良性（子宮内膜症性嚢胞を含む）
　　2. 境界悪性
　　3. 悪性
　D) 明細胞腫瘍
　E) ブレンナー腫瘍
　F) 漿液粘液性腫瘍
　G) 未分化癌
II. 間葉系腫瘍（低異型度/高異型度類内膜間質肉腫）
III. 混合型上皮性間葉系腫瘍（腺肉腫，癌肉腫）
IV. 性索間質性腫瘍（線維腫，莢膜細胞腫，顆粒膜細胞腫など）
V. 混合型性索間質性腫瘍（セルトリ・ライディッヒ細胞腫など）
VI. 胚細胞性腫瘍（未分化胚細胞腫，成熟奇形腫，未熟奇形腫など）
VII. 単胚葉性奇形腫および皮様嚢腫に伴う体細胞型腫瘍（卵巣甲状腺腫，カルチノイドなど）
VIII. 胚細胞・性索間質性腫瘍（性腺芽腫など）
IX. その他の腫瘍（小細胞癌など）
X. 中皮腫瘍
XI. 軟部腫瘍
XII. 腫瘍様病変
XIII. リンパ性・骨髄性腫瘍
XIV. 二次性腫瘍（転移性腫瘍）

（文献4）を元に作成）

表2 腹膜腫瘍の組織学的分類

I. 中皮腫瘍（悪性中皮腫など）
II. 上皮性腫瘍（境界悪性漿液性腫瘍，LGSC，HGSCなど）
III. 平滑筋腫瘍（播種性腹膜筋腫症）
IV. 起源不明の腫瘍
V. その他の原発腫瘍（孤立性線維性腫瘍，消化管外GIST，類内膜間質肉腫など）
VI. 腫瘍様病変（peritoneal inclusion cyst，子宮内膜症など）
VII. 二次性腫瘍（転移性癌，低異型度粘液性腫瘍による腹膜偽粘液腫など）

（文献5）を元に作成）

3. 臨床所見

症状は初期の段階でははっきりせず，進行癌においても特異的でない．腹部腫瘤や腹部膨満感，排便・排尿障害，腹痛，摂食困難，月経不順や不正出血などが見られる．

腫瘍マーカーとして漿液性癌（卵巣・卵管・腹膜）ではCA125，粘液性癌ではCA19-9やCEAが上昇することが多い．一方でCA125は腹膜炎や子宮内膜症，月経，妊娠に伴って高値を示すことが知られている．

ステージング

1. 画像診断の流れ

卵巣腫瘍の画像診断における第一選択は超音波検査である．経腟超音波検査は空間分解能に優れ，腫瘍の内部構造の詳細な評価が可能である．ドプラ法，カラードプラ法により腫瘍内の血流評価も容易である．内診に引き続いて行える利便性，低侵襲性，良悪性の鑑別における高い感度が利

点である．一方，可視範囲が小さいため，大きな腫瘍では全体を評価できない，播種やリンパ節腫大の検索を十分に行うことができない，といった弱点がある．

経腟超音波検査で情報が不十分と判断された場合，次の画像診断へ進むことになる．鑑別診断において，MRIでは大別して内膜症性嚢胞，成熟奇形腫，その他の良性腫瘍，悪性腫瘍の4つを診断可能であり，本書で提示するようにさらに踏み込んだ組織診断の可能な例もある．一方，CTでは成熟奇形腫，その他の良性腫瘍，悪性腫瘍の3つを診断可能である．したがって，鑑別診断の段階においては経腟超音波検査に引き続いて，骨盤部のMRIを行うのが妥当である．初学者には，とにかく内膜症性嚢胞と成熟奇形腫を確実に診断するところを足がかりとしていただくのが良いと思う．その後，「内膜症性嚢胞でも，成熟奇形腫でもない」腫瘍について良悪性の判断を行う．「鑑別診断のための戦略概論，decision tree」（p.184〜p.193参照）も参考にされたい．悪性腫瘍診断の正診率は，1991年に造影MRIによる報告がなされた頃より90％台である[9,10]．拡散強調像について，内膜症性嚢胞，成熟奇形腫では内部に高信号が見られることが多いことから[11]，「内膜症性嚢胞でも，成熟奇形腫でもない」腫瘍を対象として，評価すべきと考える．

悪性腫瘍と判断すれば進行期診断へ進むこととなる．表3に手術進行期分類を示す[6]．画像診断に求められるのは，他の骨盤内臓器への進展，リンパ節転移，腹腔内播種，および遠隔転移の評価である．多列CTで造影を行い，鎖骨上窩から鼠径部までを撮影し，MPR像も参考に評価を行うのが一般的である．

一方，治療後の経過観察について，卵巣がん治療ガイドラインではCA125測定・経腟超音波検査・CTは必要に応じて適宜，とされている（推奨グレードC1）[2]．本邦では，定期的な再発のスクリーニングにCTが用いられることが多いと思われる．卵巣癌の肺転移は頻度が低いため，腹部・骨盤部に病変が明らかでない場合，胸部CTは不要とする意見がある．CA125が上昇しているにもかかわらず，CTやMRIで病変が明らかでない場合の手段として，PET-CTが勧められる[12,13]．

表3　手術進行期分類（日産婦2014，FIGO 2014）

Ⅰ期		卵巣あるいは卵管内限局発育
	ⅠA期	腫瘍が一側の卵巣（被膜破綻がない）あるいは卵管に限局し，被膜表面への浸潤なし．腹水または洗浄液の細胞診にて悪性細胞なし
	ⅠB期	腫瘍が両側の卵巣（被膜破綻がない）あるいは卵管に限局し，被膜表面への浸潤なし．腹水または洗浄液の細胞診にて悪性細胞なし
	ⅠC期	腫瘍が一側または両側の卵巣あるいは卵管に限局，以下のいずれかが認められる
	ⅠC1	手術操作による被膜破綻
	ⅠC2	自然被膜破綻あるいは被膜表面への浸潤
	ⅠC3	腹水または腹腔洗浄細胞診に悪性細胞
Ⅱ期		腫瘍が一側または両側の卵巣あるいは卵管に存在，さらに骨盤内（小骨盤腔）への進展，あるいは原発性腹膜癌
	ⅡA期	進展ならびに/あるいは転移が子宮ならびに/あるいは卵管ならびに/あるいは卵巣に及ぶ
	ⅡB期	他の骨盤部腹腔内臓器に進展
Ⅲ期		腫瘍が一側または両側の卵巣あるいは卵管に存在，あるいは原発性腹膜癌で，細胞学的あるいは組織学的に確認された骨盤外の腹膜播種ならびに/あるいは後腹膜リンパ節転移
	ⅢA1期	後腹膜リンパ節転移陽性のみ（細胞学的あるいは組織学的に確認）
	ⅢA1（ⅰ）	転移巣最大径10mm以下
	ⅢA1（ⅱ）	転移巣最大径10mmを超える
	ⅢA2期	後腹膜リンパ節転移の有無にかかわらず，骨盤外に顕微鏡的播種
	ⅢB期	後腹膜リンパ節転移の有無にかかわらず，最大径2cm以下の腹腔内播種
	ⅢC期	後腹膜リンパ節転移の有無にかかわらず，最大径2cmを超える腹腔内播種（実質転移を伴わない肝および脾の被膜への進展を含む）
Ⅳ期		腹膜播種を除く遠隔転移
	ⅣA期	胸水中に悪性細胞を認める
	ⅣB期	実質転移ならびに腹腔外臓器（鼠径リンパ節ならびに腹腔外リンパ節を含む）に転移

注：腹膜癌にはⅠ期が存在しない．（文献6）を元に作成）

2. 腹膜病変

卵巣癌は骨盤内から骨盤外まで，腹水の流れに沿って播種を来す．

図1に腹水の流れについて模式図を示す．骨盤から上腹部への主な流れは右傍結腸溝で，ここから右肝下腔・モリソン窩へ，そして右横隔膜下へ広がる．右肝下腔はウィンスロー孔を通じて網囊と交通する[14]．

右結腸下腔からは，小腸間膜の右側に沿って広がり，最下端（盲腸結腸移行部に付着することが多い）から溢れると骨盤腔内へ至る．左結腸下腔からは，S状結腸間膜に沿って広がる[14]．

したがって，播種はDouglas窩や子宮膀胱窩，小腸間膜殊に回腸末端や盲腸の周囲，S状結腸間膜，右傍結腸溝，モリソン窩，肝周囲，右横隔膜下に良く観察される（図2, 3）．また，大網は腹水を吸収することができ，その結果，腫瘍細胞も運ばれることから，好発部位となる．大きな腫瘤を形成したものは大網ケーキ（omental cake）と呼ばれる（図2）．

画像診断で捉えられる播種の形態は，漿膜側に沿ったプラーク状の構造，脂肪織内などにもやもやと見られる小索状構造，微小結節や網状構造，明瞭な結節などである[15]．T2強調像において，多くの播種病変は筋組織よりもやや高信号を呈する（図2～4）．小腸間膜やS状結腸間膜，大網などの脂肪織内を丹念に見る必要があり，私見だが脂肪抑制をしない方が捉えやすいように思う．造影を行う場合は脂肪抑制法を併用し，結節や腹膜に沿った異常増強効果の有無を検索する（図4）．拡散強調像は，小さな結節をも拾い上げる効果があり（図4），感度90％とした報告もあ

図1 腹水の流れの模式図

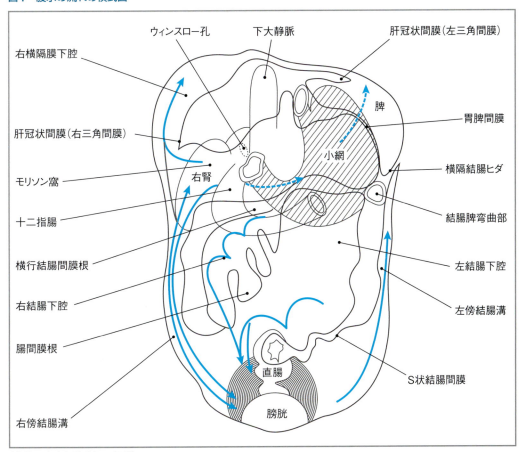

（文献14）より改変して転載）

A T2強調矢状断像（SSFSE）　　B T2強調冠状断像（SSFSE）　　C T2強調冠状断像（SSFSE），Bよりも背側のスライス

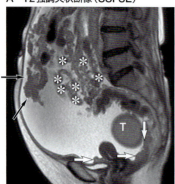
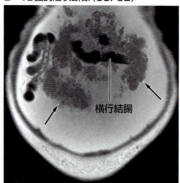
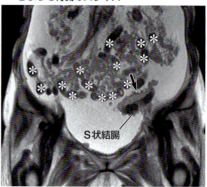

D T2強調横断像（SSFSE），D〜Gは頭側から尾側にかけてのスライス　　E T2強調横断像（SSFSE）

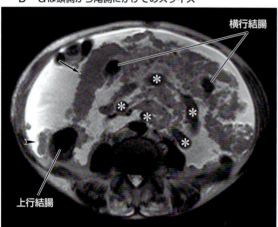
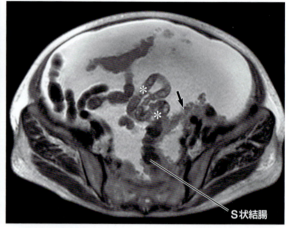

F T2強調横断像（SSFSE）　　G T2強調横断像（SSFSE）

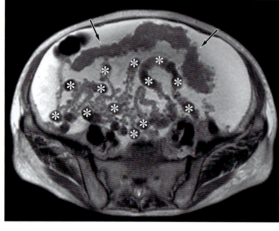
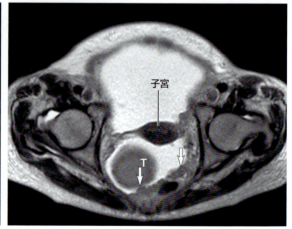

図2　卵巣癌（未分化癌）

70歳代．CA125 154U/m*l*．多量の腹水が貯留しており，術中7*l*と計測．Douglas窩（A，G；⇨），S状結腸間膜（C，E；➔），右傍結腸溝（D；▶），腸間膜に多数の播種が認められ，大網では腫瘤を形成している（大網ケーキ，A，B，D，F；↗）．播種はT2強調像では筋組織よりもやや高い程度の信号を示す．小腸を（A，C〜F；＊）で示しており，その間に粒状に連なっている「灰色のつぶつぶ」は，すべて播種である．T：原発腫瘍．

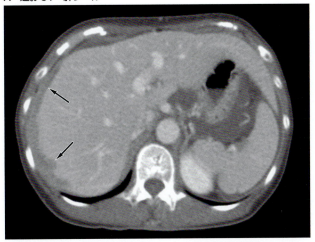
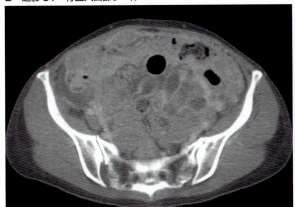
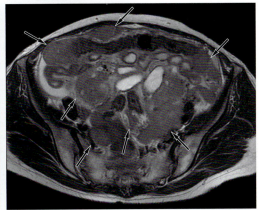
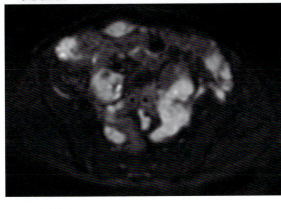
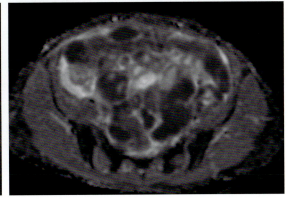

図3 漿液性癌

CA125 641U/m*l*．肝表面に沿って広がる播種を認める（A；→）．一部は実質内へ食い込むように発育している．骨盤入口部レベルでは，多数の播種が認められ（B），T2強調像のみに矢印で示している（C；→）．造影CTよりも，T2強調像の方が，播種と健常部のコントラストが明瞭である（実際の読影はモニター上で，上下の連続を追いながら行うので，CTでの検出が劣るというわけではない）．また，拡散強調像が播種の拾い上げに役立つことがよくわかる（D）．播種にはADCの低下が見られる（E）．

A　T2強調横断像

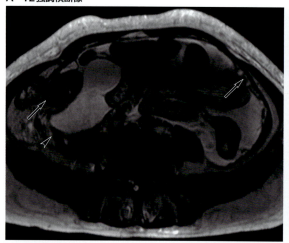

B　脂肪抑制造影T1強調横断像

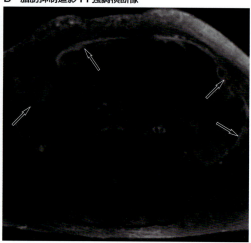

C　拡散強調像

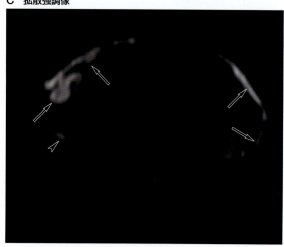

図4　漿液性癌
CA125 2011U/m*l*．右下腹部に結節状，左側ではプラーク状の播種があり，T2強調像で不均一な高信号・増強効果が見られる（→）．T2強調像では指摘できないが，腹膜の増強効果として見られる病変があることがわかる．また，右下腹部では，微小な結節が見られ（A，C；▶），これは拡散強調像がないと指摘するのが難しい．

る[16]．

　一方で，表2に示す腹膜腫瘍の鑑別診断について，上皮性腫瘍である漿液性癌や転移性癌，中皮腫瘍である悪性中皮腫（図5）の相互の鑑別は容易ではないと思われる．腹膜悪性中皮腫のMR所見の報告は限られているが[17]，胸膜中皮腫を考慮すると，特異的な信号の違いはないのではと推測される．平滑筋腫瘍（「播種性腹膜筋腫症」p.284〜p.285参照）や孤立性線維性腫瘍は，T2強調像において低信号を示すのが特徴である．また，腹膜偽粘液腫は，粘液貯留を反映してT2強調像において高信号を示す（図6）．

3. リンパ節転移

　卵巣腫瘍・卵管癌・腹膜癌取扱い規約では，リンパ節は傍大動脈・総腸骨・外腸骨・鼠径上・内腸骨・閉鎖・仙骨・基靱帯・鼠径リンパ節を定める．傍大動脈リンパ節には，高位（下腸間膜動脈根部の頭側より横隔膜脚部まで）と低位（下腸間膜動脈根部に接するものから大動脈分岐部まで）がある．子宮頸癌取扱い規約や子宮体癌取扱い規約と同様である．また，鼠径上リンパ節と鼠

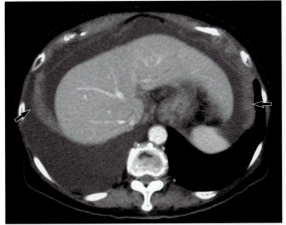
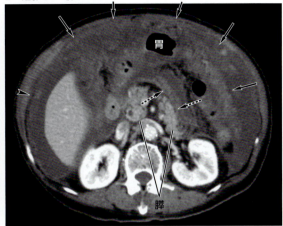
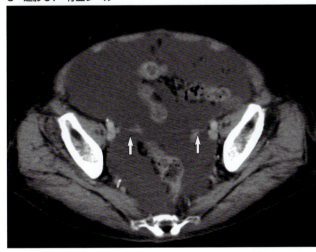

図5 腹膜悪性中皮腫
CA125 125U/ml．腹水と右胸水貯留が見られる．肝レベルで，左右の横隔膜下にプラーク状の病変があり，増強効果を呈している（A；➡）．膵レベルでは，腹側にもやもやとした濃度上昇や，シート状の増強域が見られ（B；→），大網での腫瘍病変に相当する．右側では微小な結節（B；▶），網嚢内にもシート状の増強（B；┄→）が見られる．これらの所見は，卵巣癌の播種と区別がつかない．両側付属器には病変が見られない（C；⇨）が，漿液性癌で卵巣病変が微小な例も珍しくなく，決定的な所見とはならない．

径リンパ節の境界は鼠径靱帯で，鼠径リンパ節転移は遠隔転移と規定される．

転移の経路は，卵巣動静脈に沿って上行し傍大動脈リンパ節へ至るもの，子宮動脈の卵巣枝に沿って広間膜・子宮傍組織を介して外腸骨・内腸骨リンパ節へ至るものが主である[18,19]．円靱帯を介して鼠径リンパ節へ至る経路もあるが，上記のように遠隔転移となる．また，横隔膜からのリンパ経路として心横隔膜角リンパ節へ至るものがあり[20,21]，進行癌で時折見られる．これも遠隔転移である．

形態に頼った画像診断によるリンパ節転移の診断能は，満足のいくものではない[22]．診断基準として，径を小さくすれば感度は高くなるが特異度は低下するし，逆もまた然りである．球形に近いものは陽性の可能性が高い．扁平に近く，リンパ門の脂肪織が確認できるものは，陰性の可能性が高い．1990～2010年のメタアナリシスで[23]，CTは感度42.6%，特異度95.0%，MRIは感度54.7%，特異度88.3%であり，両者の間に差は認められていない．PET-CTはこれらよりも高く，感度73.2%，特異度96.7%と報告されている．

A　T2強調横断像（HASTE）

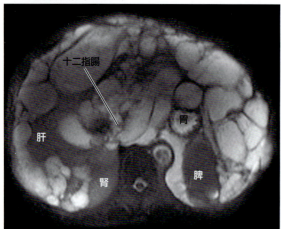

B　脂肪抑制造影T1強調横断像

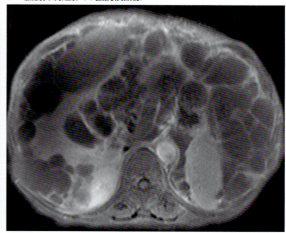

C　T2強調冠状断像（HASTE）

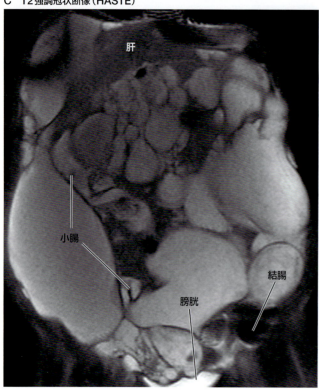

図6　腹膜偽粘液腫

70歳代．20年前に卵巣腫瘍の手術歴あり（詳細不明）．2年前には腹膜偽粘液腫の診断で腹腔内容物を2.1 l 吸引．T2強調像で，高信号を示す多数の嚢胞構造が腹腔から骨盤腔にかけてのスペースを占拠している（A，C）．既存構造は著明に圧排され偏位している．嚢胞壁には増強効果が見られるが，充実構造は見られない（B）．

参考文献

1) 日本婦人科腫瘍学会 (編) : 卵巣がん治療ガイドライン 2010年版. 金原出版, 2010.
2) 日本婦人科腫瘍学会 (編) : 卵巣がん治療ガイドライン 2015年版. 金原出版, 2015.
3) 日本産科婦人科学会 婦人科腫瘍委員会報告 : 2016年度患者年報. 日産婦誌 70: 1317-1371, 2018.
4) 日本産科婦人科学会, 日本病理学会 (編) : 卵巣腫瘍・卵管癌・腹膜癌取扱い規約 病理編. 第1版. 金原出版, 2016.
5) Kurman RJ, Carcangiu ML, Herringoton CS, et al: Tumous of the peritoneum. In Kurman RJ, Carcangiu ML, Herringoton CS, Young RH (eds) : WHO Classiation of Tumors of Female Reproductive Organs, 4th ed. IARC, Lyon, p.87-101, 2014.
6) 日本産科婦人科学会, 日本病理学会 (編) : 卵巣腫瘍・卵管癌・腹膜癌取扱い規約 臨床編. 第1版. 金原出版, 2015.
7) Seidman JD, Cho KR, Ronnett BM, et al: Surface epithelial tumors of the ovary. In Kurman RJ, Ellenson LH, Ronnett BM (eds) : Blaustein's Pathology of the Female Gemital Tract. 6th ed. Springer, New York, p.679-784, 2011.
8) Berek JS, Kehoe ST, Kumar L, et al: Cancer of the ovary, fallopian tube, and peritoneum. Int J Gynaecol Obstet 143: 59-78, 2018.
9) Hricak H, Chen M, Coakley FV, et al: Complex adnexal masses: detection and characterization with MR imaging-multivariate analysis. Radiology 214: 39-46, 2000.
10) Stevens SK, Hricak H, Stern JL: Ovarian lesions: detection and characterization with gadolinium-enhanced MR imaging at 1.5 T. Radiology 181: 481-488, 1991.
11) Fujii S, Kakite S, Nishihara K, et al: Diagnostic accuracy of diffusion-weighted imaging in differentiating benign from malignant ovarian lesions. J Magn Reson Imaging 28: 1149-1156, 2008.
12) Gu P, Pan LL, Wu SQ, et al: CA 125, PET alone, PET-CT, CT and MRI in diagnosing recurrent ovarian carcinoma: a systematic review and meta-analysis. Eur J Radiol 71: 164-174, 2009.
13) Son H, Khan SM, Rahaman J, et al: Role of FDG PET/CT in staging of recurrent ovarian cancer. Radiographics 31: 569-583, 2011.
14) Meyers MA, Charnsangavej C, Oliphant M: 腹腔内における感染症と播種転移の進展様式. 太田光泰, 幡多政治 (監訳) : マイヤース腹部放射線診断学 (Meyer's Dynamic Radiology of the Abdomen, 6th ed, 2011). 医学書院, p.69-103, 2017.
15) Nougaret S, Addley HC, Colombo PE, et al: Ovarian carcinomatosis: how the radiologist can help plan the surgical approach. Radiographics 32: 1775-1800; discussion 1800-1803, 2012.
16) Fujii S, Matsusue E, Kanasaki Y, et al: Detection of peritoneal dissemination in gynecological malignancy: evaluation by diffusion-weighted MR imaging. Eur Radiol 18: 18-23, 2008.
17) Yano M, Ikeda Y, Kato T, et al: A case of peritoneal malignant mesothelioma following radiation therapy for cervical cancer. Mol Clin Oncol 8: 302-305, 2018.
18) Richter E, Feyerabend T: Normal lymph node topography: CT atlas. Springer, Berlin Heiderberg, 2004.
19) Pano B, Sebastia C, Ripoll E, et al: Pathways of lymphatic spread in gynecologic malignancies. Radiographics 35: 916-945, 2015.
20) Hynninen J, Auranen A, Carpen O, et al: FDG PET/CT in staging of advanced epithelial ovarian cancer: frequency of supradiaphragmatic lymph node metastasis challenges the traditional pattern of disease spread. Gynecol Oncol 126: 64-68, 2012.
21) Cowan RA, Tseng J, Murthy V, et al: Feasibility, safety and clinical outcomes of cardiophrenic lymph node resection in advanced ovarian cancer. Gynecol Oncol 147: 262-266, 2017.
22) McMahon CJ, Rofsky NM, Pedrosa I: Lymphatic metastases from pelvic tumors: anatomic classification, characterization, and staging. Radiology 254: 31-46, 2010.
23) Yuan Y, Gu ZX, Tao XF, et al: Computer tomography, magnetic resonance imaging, and positron emission tomography or positron emission tomography / computer tomography for detection of metastatic lymph nodes in patients with ovarian cancer: a meta-analysis. Eur J Radiol 81: 1002-1006, 2012.

decision tree 5：大量腹水・腹腔内多発腫瘤

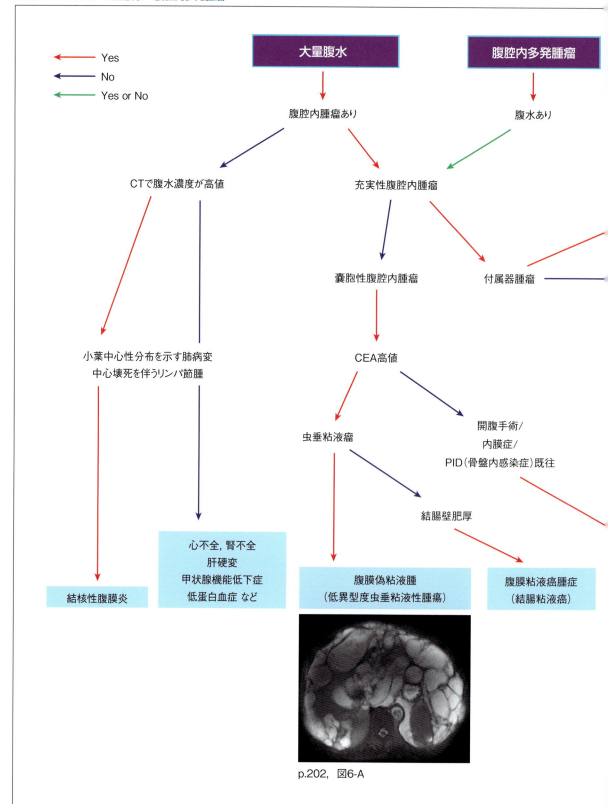

p.202, 図6-A

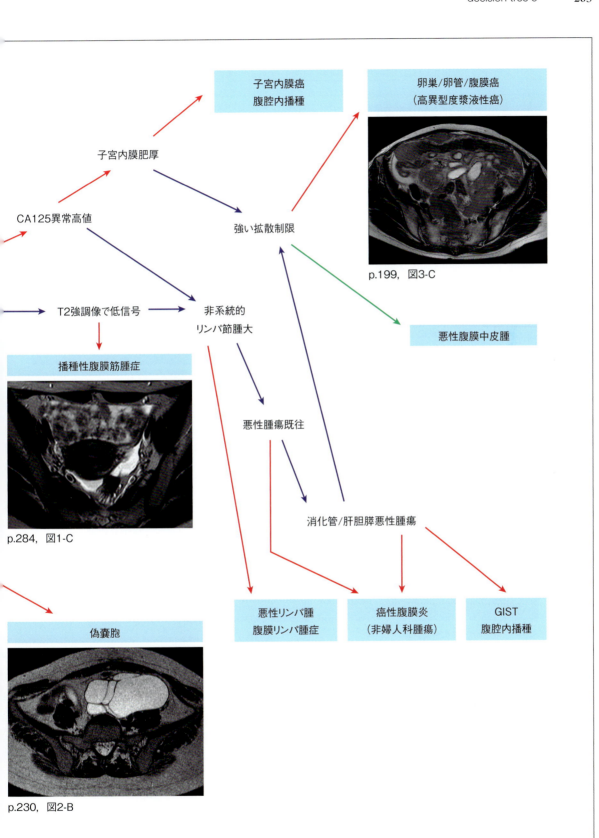

卵巣癌と関連疾患　遺伝性婦人科腫瘍
genetic predisposition in gynecologic cancers

田中優美子

> **症例1**（図1）：50歳代．10年前右乳癌，7年前左乳癌．*BRCA1*陽性．高リスクのため定期的に婦人科検診を受けていたが，今回，内膜細胞診で悪性細胞が検出され，卵管癌発症を疑われた．
> **症例2**（図2）：30歳代．他院子宮内膜組織診で腺癌．手術目的に紹介受診．

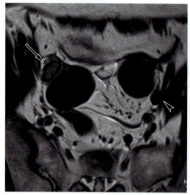

図1-A　T2強調横断像

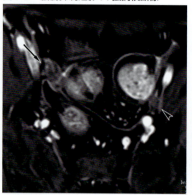

図1-B　脂肪抑制造影T1強調横断像

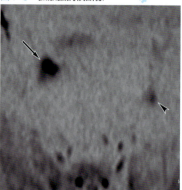

図1-C　拡散強調横断像

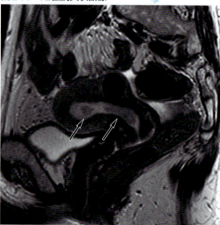

図2-A　T2強調矢状断像

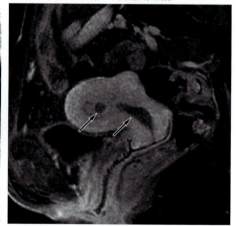

図2-B　脂肪抑制造影T1強調矢状断像

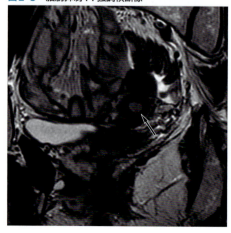

図2-C　脂肪抑制T1強調横断像

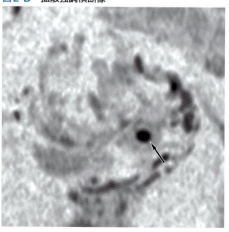

図2-D　拡散強調横断像

画像の読影と経過

症例1：閉経後のため萎縮した両側付属器にT2強調像で高信号（図1-A），弱い増強効果（図1-B）と強い拡散制限を示す（図1-C）結節が認められる（→：右付属器，▶：左付属器）．

症例2：内膜の厚さは生殖可能年齢としては正常上限程度であるが，T2強調像で低信号（図2-A，C；→），健常内膜に比べ増強効果の不良な領域が，子宮体部下部を中心に広がる（図2-B；→）．病変は拡散も制限されている（図2-D；→）．

経過　症例1：子宮付属器切除が行われ，右は卵巣，左は卵管の各々高異型度漿液性癌と診断された．特に左側は卵管采の上皮内癌であった．

症例2：子宮付属器切除が行われ，子宮内膜癌（高分化型類内膜癌）ⅠA期と診断された．若年発症のため，腫瘍の遺伝子解析が行われ，マイクロサテライト不安定性が確認され，精査の結果，Lynch症候群と診断された．

遺伝性婦人科腫瘍の一般的知識と画像所見

BRCA mutationとLynch症候群は婦人科腫瘍を高率に合併する遺伝子変異として知られている．正常ではDNA 2本鎖切断を修復する遺伝子である*BRCA*の変異は乳癌をはじめ種々の悪性腫瘍の生涯リスクを増加させるが，卵巣癌の生涯リスクは*BRCA1*で40～45％，*BRCA2*で11～25％とされる．これらの多くは高異型度漿液性癌であり，粘液性癌は*BRCA*変異とは無関係とされている[1, 2]．このため，*BRCA*遺伝子変異陽性者に対するCA125と経腟超音波検査を用いた定期検診も行われているが，成績は芳しくなく，リスク低減卵巣卵管切除が推奨されている[1]．症例1の病変の指摘が難しいことから明らかなように，本変異陽性者の早期診断に画像診断が寄与する余地はほとんどない．

一方，遺伝性非ポリポーシス大腸癌（HNPCC；heredetary non-polyposis colorectal cancer）は，その報告者の名前からLynch症候群と呼ばれる．ミスマッチ修復遺伝子の生殖細胞系列の変異が原因とされ，原因遺伝子の種類によりリスクの高い悪性腫瘍の種類や頻度は異なるが，子宮内膜癌の生涯リスクは21～71％とされる[3]．またLynch症候群の女性の約半数において，子宮内膜癌は結腸癌に先行して発症する．病理組織学的には，一般的に最も頻度の高い類内膜癌でなく，明細胞癌や漿液性癌の割合が高く，症例2のように子宮体部下部を冒すことが多い[4]．

鑑別診断のポイント

家族集積性のある乳癌・卵巣癌，および若年発症の大腸癌患者では積極的に遺伝子診断を勧め，陽性者の検診を行うとともに，有効な検診手段のない卵巣癌においてはリスク低減手術も考慮すべきである．

参考文献

1) Daniels MS, Lu KH: Genetic predisposition in gynecologic cancers. Semin Oncol 43: 543-547, 2016.
2) Lee MV, Katabathina VS, Bowerson ML, et al: BRCA-associated Cancers: Role of Imaging in Screening, Diagnosis, and Management. Radiographics 37: 1005-1023, 2017.
3) Cox VL, Saeed Bamashmos AA, Foo WC, et al: Lynch Syndrome: Genomics Update and Imaging Review. Radiographics 38: 483-499, 2018.
4) Westin SN, Lacour RA, Urbauer DL, et al: Carcinoma of the Lower Uterine Segment: A Newly Described Association With Lynch Syndrome. J Clin Oncol 26: 5965-5971, 2008.

7. 女性骨盤内腫瘤の鑑別診断

decision tree 1：単房性嚢胞性腫瘤

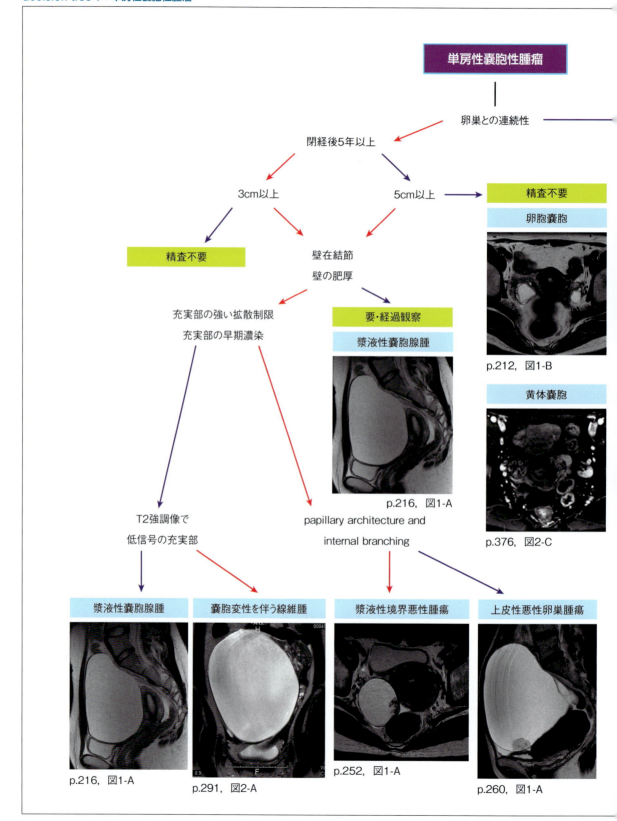

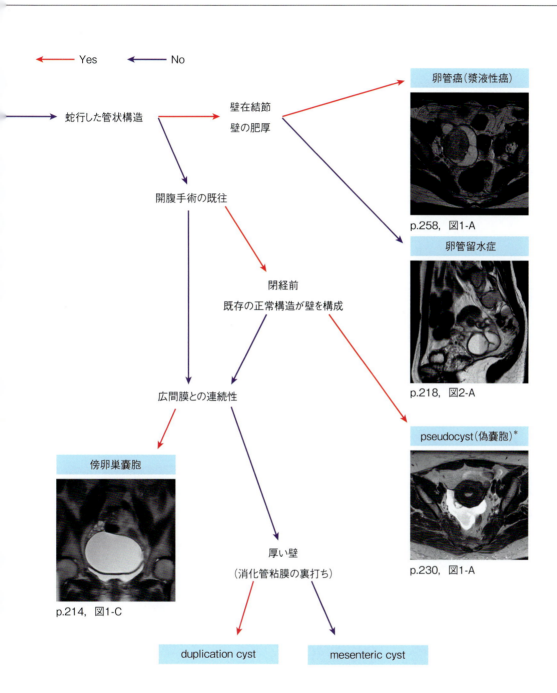

*peritoneal inclusion cystと表記されることもあるが，WHO分類（第4版）では peritoneal inclusion cystは別の疾患を指す用語として使用されている （p.231参照）ので，ここでは「偽嚢胞」を採用．

decision tree 4：多房性嚢胞性腫瘤

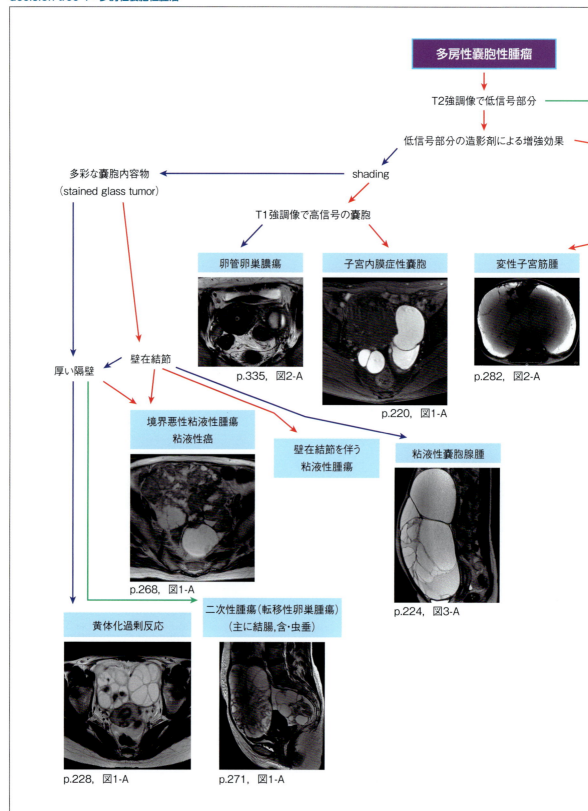

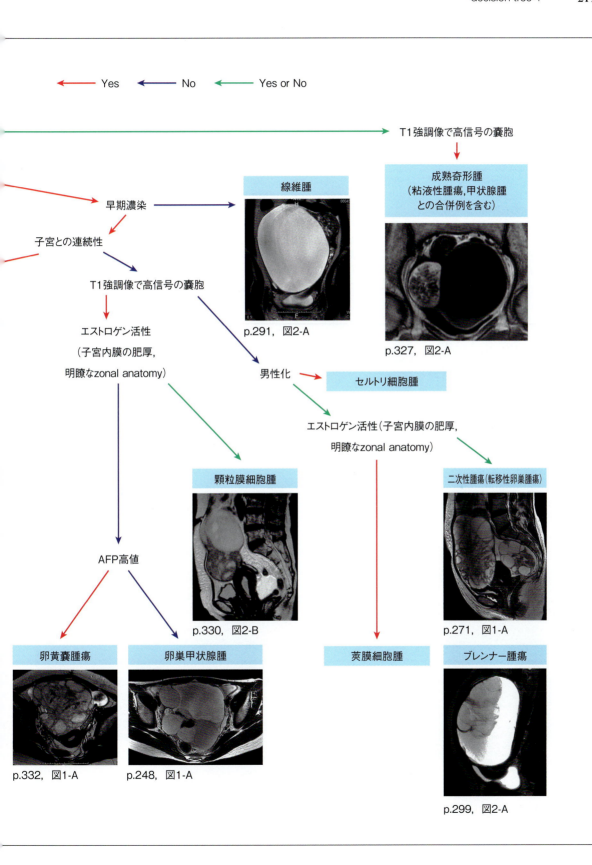

3 嚢胞性腫瘍，充実性構造を伴わない

嚢胞性腫瘍，充実性構造を伴わない　機能性嚢胞
functional cyst

今岡いずみ

> 症例1（図1）：40歳代．別件で撮影された造影CTで，右卵巣腫瘤を指摘された．
> 症例2（図2）：10歳代後半．右卵巣粘液性嚢胞腺腫にて右付属器摘出の既往あり．定期検査中，経腟超音波検査で約5cm大の左卵巣腫瘤を認めた．

図1-A　造影CT横断像
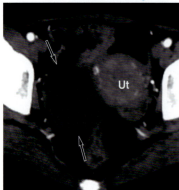

図1-B　T2強調横断像（Aの約6週間後）
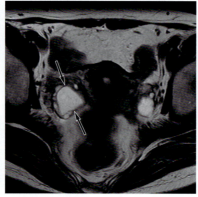

図1-C　脂肪抑制T1強調横断像
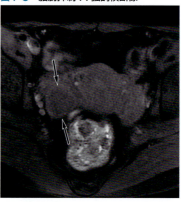

Ut：子宮

図2-A　T2強調矢状断像
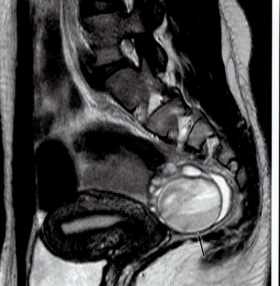

図2-B　T1強調矢状断像
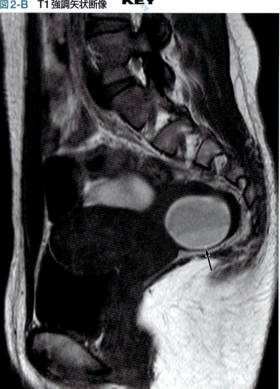

画像の読影と経過

症例1：造影CTで，右卵巣に長径7cm大の単房性嚢胞性腫瘤を認める（図1-A；→）．嚢胞壁は平滑で，充実性成分は見られない．約4週間後に婦人科にて経腟超音波検査を施行され，5cmを超す腫瘤を認めた．さらにその2週間後にMRI撮像したところ，嚢胞は縮小していた（図1-B，C；→）．

症例2：卵巣に嚢胞性腫瘤を認める（図2；→）．T1強調像で辺縁優位の高信号，T2強調像では内部信号不均一で，かなり新しい出血を含む嚢胞である．

経過 症例1：この経過から，機能性嚢胞と判断された．
症例2：機能性嚢胞を疑って経過観察．3週間後の経腟超音波検査で，消失を確認した．

機能性嚢胞の一般的知識

性成熟期における正常卵巣では，卵胞発育→排卵→黄体形成という周期的変化が繰り返されている．機能性嚢胞とは，この過程で認められる嚢胞の総称である．貯留嚢胞であり，単房性で，充実性部分や隔壁構造は認められない．3〜8cm程度の大きさである．時に破裂により腹痛（急性腹症），血性腹水を来すが，特に抗凝固療法中の発症が知られている．

卵胞嚢胞（follicle cyst）：特に初経の直後や閉経期で見られることが多い．小児，胎児においても認められることがある．

黄体嚢胞（corpus luteum cyst）：黄体は妊娠が成立しない場合，経時的に消退するが，液体や血液が貯留し嚢胞性変化を来すと黄体嚢胞となる．

MRI読影のポイント

機能性嚢胞は通常経過観察されることが多いため，画像と組織像を対比することが難しい．性成熟期女性の卵巣に単房性嚢胞を見た場合，3cm以下のものは病的としない．壁が薄く，充実性構造や隔壁がないことを確認できるものでは，機能性嚢胞を第一に鑑別に挙げて婦人科での経過観察を勧める．機能性嚢胞であれば2か月を目安に消退するのが通常である．したがって消退しない場合には，傍卵巣嚢胞，卵管留水症，漿液性嚢胞腺腫などの卵巣腫瘍，などを考慮していくこととなる．

また，内部の出血は新鮮出血であることが多く，不均一な信号分布を充実性成分や隔壁などと混同しないように注意が必要である．

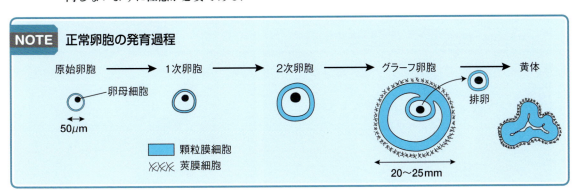

NOTE 正常卵胞の発育過程

参考文献

1) Irving JA, Clement PB: Nonneoplastic lesions of the ovary. *In* Kurman RJ, Ellenson LH, Ronnett BM (eds); Blaustein's Pathology of the Female Genital Tract, 6th ed. Springer, p.579-624, 2011.

嚢胞性腫瘤，充実性構造を伴わない 傍卵巣嚢胞
paraovarian cyst

今岡いずみ

> 症例1（図1）：20歳代．右側腹部痛のため来院し，超音波検査で卵巣腫瘍を疑われた．
> 症例2（図2）：20歳代．腹痛，腰痛のため受診し，超音波検査で左卵管留水症を疑われた．

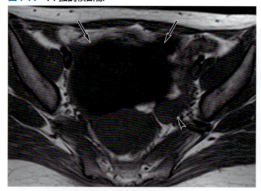

図1-A　T1強調横断像

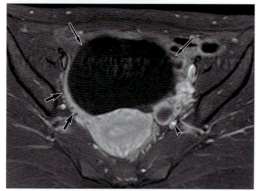

図1-B　脂肪抑制造影T1強調横断像

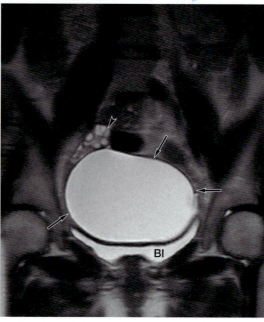

図1-C　T2強調冠状断像（HASTE）

Bl：膀胱

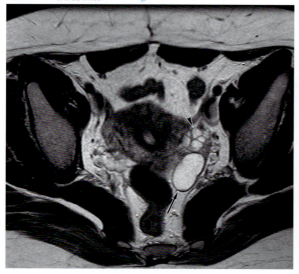

図2-A　T2強調横断像

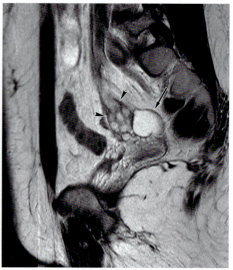

図2-B　T2強調矢状断像

画像の読影と経過

症例1：骨盤内，右円靱帯（図1-B；➤）の腹側に単房性嚢胞性腫瘤を認める（図1；→）．両側卵巣は，これとは別個に同定されることから（図1；▻），卵巣由来ではない付属器腫瘤であることがわかる．嚢胞の壁は薄く平滑で，充実性構造は見られず，良性の単房性嚢胞性腫瘤の像である．

症例2：左卵巣の背側に，単房性嚢胞性腫瘤を認める（図2；→）．卵巣（図2；▻）とはbeak signもなく区別される．嚢胞の壁は薄く平滑である．

経過 症例1：術中に右傍卵巣嚢胞であることが確認され，核出術が行われた．

症例2：腹腔鏡下の観察で傍卵巣嚢胞と確認．核出術を施行し，病理学的にも確認された．

傍卵巣嚢胞の一般的知識

傍卵巣嚢胞は，副卵巣嚢胞，傍卵管嚢胞とも称される．中腎管（Wolff管）由来，傍中腎管（Müller管）由来，腹膜中皮由来の嚢胞の総称であるが，傍中腎管由来が大半である．稀なものではなく，病理学的検討では付属器腫瘤の10〜20％で見られたという報告もある．広間膜に生じ，特に卵管間膜で多い．ごく稀に捻転を来す．

MRI読影のポイント

傍卵巣嚢胞の多くは単房性嚢胞で，T1強調像で低信号，T2強調像で高信号を示し，壁は薄く平滑である．内部に出血を伴うとT1強調像で高信号を示す．広間膜自体は，腹水貯留でもない限り同定が困難であるが，嚢胞が円靱帯に接する像を見る頻度が高いという．典型的には，同側卵巣は嚢胞に接するが，beak signは示さず，区別して同定される．

鑑別には機能性嚢胞や漿液性嚢胞腺腫といった単房性嚢胞の形状を示す卵巣腫瘤，卵管留水症が挙げられる．特に卵巣とのbeak signが見られる場合には，卵巣腫瘤との鑑別は困難となる．

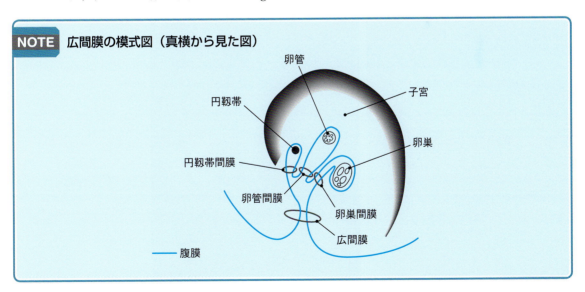

NOTE 広間膜の模式図（真横から見た図）

参考文献

1) Kishimoto K, Ito K, Matsunaga N, et al: Paraovarian cyst: MR imaging features. Abdom Imaging 27: 685-689, 2002.
2) Kim JS, Woo SK, Suh SJ, et al: Sonographic diagnosis of paraovaian cysts: value of detecting a separate ipsilateral ovary. AJR Am J Roentgenol 164: 1441-1444, 1995.
3) Samaha M, Woodruff JD: Paratubal cysts: frequency, histogenesis, and associated clinical features. Obstet Gynecol 65: 691-694, 1985.

漿液性腫瘍，良性

嚢胞性腫瘍，充実性構造を伴わない

serous tumors, benign

今岡いずみ

> **症例1**（図1）：20歳代．7年来の月経困難を主訴に来院，超音波検査で卵巣腫瘍を指摘された．
> **症例2**（図2）：70歳代．近医にて卵巣腫瘍を疑われて受診．

図1-A　T2強調矢状断像

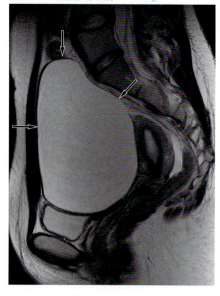

図2-A　T1強調矢状断像

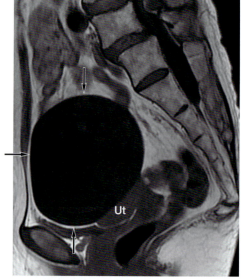

図1-B　脂肪抑制T1強調矢状断像

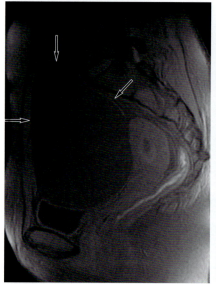

図1-C　脂肪抑制造影T1強調矢状断像

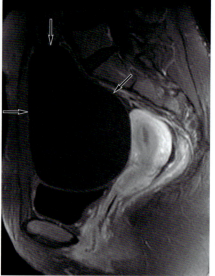

画像の読影と経過

症例1：子宮の腹側に単房性嚢胞性腫瘍を認める（図1；→）．腫瘍はT1強調像，T2強調像ともに尿よりもやや高い信号を示す．嚢胞壁は薄く平滑で，明らかな充実性構造は指摘できない．右卵巣は別途描出されており，左卵巣の漿液性嚢胞腺腫と術前診断．

経過　症例1：腫瘍摘出術を行い，診断確定した．

漿液性腫瘍, 良性

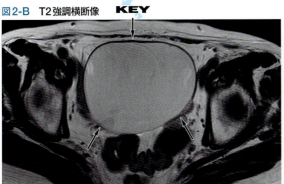

図2-B　T2強調横断像

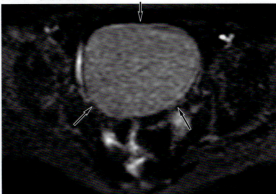

図2-D　拡散強調像

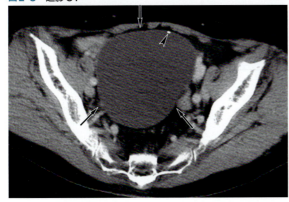

図2-C　造影CT

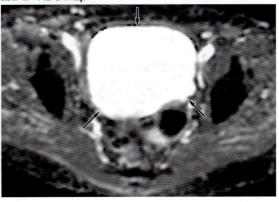

図2-E　ADC map

症例2：骨盤内に単房性嚢胞性腫瘤を認める（図2；→）．嚢胞はT1強調像で尿と同等の低信号，T2強調像で高信号を示す．CTで前壁に微小な石灰化が存在する（図2-C；▶）．拡散異常域は認めない．卵巣の左右は同定できない．子宮（図2-A；Ut）は年齢相応に萎縮している．

経過　症例2：子宮全摘＋両側子宮付属器摘出術施行．内容液は黄色，左卵巣由来の漿液性嚢胞腺腫であった．

漿液性腫瘍の一般的知識

　漿液性腫瘍は，卵巣表層上皮や卵管上皮に類似した細胞よりなる．良性卵巣腫瘍の半数以上を占める．漿液性嚢胞腺腫は通常単房性で，時に多房性の形態をとり，12〜23％で両側発生が見られる．水様あるいは粘液様のfluidを含み，しばしば巨大である．細胞はpolyclonalであって，真の腫瘍ではなく大きなinclusion cystなのではないかという説が有力視されている．嚢胞壁内面や卵巣表面（漿液性表在性乳頭腫）に乳頭状増殖を見ることがある．このほか，腺管と線維性間質がともに増殖するものは漿液性腺線維腫となる．

MRI読影のポイント

　付属器の単房性嚢胞性腫瘤の鑑別診断には様々なものが含まれるが，良性腫瘍が多い．このような「一筆書きで書ける丸い嚢胞性腫瘤」には，機能性嚢胞（p.212〜p.213参照）のような非腫瘍性腫瘤，傍卵巣嚢胞（p.214〜p.215参照），卵管留水症（p.218〜p.219参照）といった非腫瘍性・卵巣外腫瘤が挙げられる．卵巣腫瘍では，本項で挙げた漿液性嚢胞腺腫が代表的である．

参考文献

1) Imaoka I, Wada A, Kaji Y, et al: Developing an MR imaging strategy for diagnosis of ovarian masses. Radiographics 26: 1431-1448, 2006.
2) Seidman JD, Cho KR, Ronnett BM, et al: Surface epithelial tumors of the ovary. In Kurman RJ, Ellenson LH, Ronnett BM (eds); Blaustein's Pathology of the Female Genital Tract, 6th ed. Springer, p.679-784, 2011.

嚢胞性腫瘤，充実性構造を伴わない 卵管留水症
hydrosalpinx

今岡いずみ

症例1（図1）：50歳代．別件でCTを撮影したところ，左付属器に嚢胞性腫瘤があり，精査となった．
症例2（図2）：10歳代後半．不正出血と月経困難があり来院．経腟超音波検査にて，左付属器腫瘤を指摘．内診にて同部圧痛あり．

図1-A　T2強調矢状断像　**KEY**

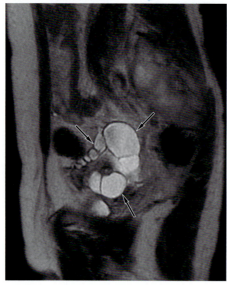

図1-B　T2強調矢状断像（Aの連続レベル）

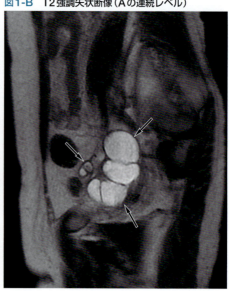

図2-A　T2強調矢状断像　**KEY**

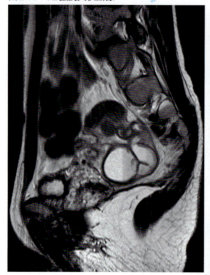

図2-B　T2強調横断像

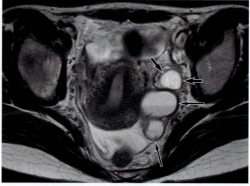

図2-C　T2強調横断像（Bの頭側レベル）

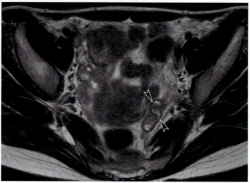

症例3（図3）：40歳代．卵巣腫瘍を疑われ受診．

図3　T2強調矢状断像

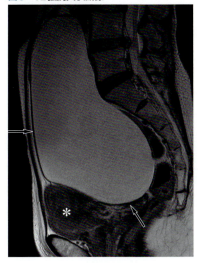

画像の読影と経過

症例1：付属器領域に，多数のヒダ状の折れ曲がりを示す管状構造が連続して走行している（図1；→）．壁は平滑で，充実性構造は認められない．対側にも軽微だが同様の構造があり，両側卵管留水症と術前診断．

症例2：左卵巣の同定は可能である（図2-B；➡）．この背側に管状構造が蛇行して走行しており（図2-B；→），卵管留水症と診断できる．卵管壁は肥厚しており，卵管炎の存在を示唆する（図2-C；▶）．

症例3：子宮（図3；＊）の背側に巨大な単房性嚢胞性腫瘤が認められる（図3；→）．右卵巣の同定が可能で，左卵巣は不明瞭であったことから，術前診断は左卵巣の漿液性嚢胞腺腫とした．

経過　症例1：子宮脱があったため手術施行され，同時に両側付属器も摘出．病理にて卵管留水症と確認された．

症例2：腟分泌液のクラミジアと淋菌が陽性であったが，抗菌薬投与により陰性となり症状は軽快した．

症例3：卵管留水症であった．

卵管留水症の一般的知識

卵管炎の多くは上行性感染により生じる．卵管采（腹腔口）が癒着・閉塞すると，内腔に滲出物が貯留し卵管留水症あるいは留膿症となる．慢性化したものでは，内容液は漿液性であり，起因菌は証明できない．

子宮内膜症も卵管留水症あるいは卵管留血症の原因の一つである．卵管留血症は血性の貯留物を含む状態であり，このほか，卵管妊娠においても生じる．

これらの卵管病変は，卵管性不妊と密接に関連する．卵管性不妊は不妊原因のなかで最も頻度が高く，約30〜40％を占めるとされている．近年，生殖医療の進歩とあいまって，卵管留水症が存在するとIVF-ET（*in vitro* fertilization and embryo transfer：体外受精−胚移植）における妊娠率が低いことが指摘されている．

MRI読影のポイント

正常卵管は約10cmの長さをもつ管腔臓器で，膨大部においては約6〜8mm大の内径を有するが，蛇行しながら走行することもあって，通常MRIでは同定できない．卵管留水症を形成すると，付属器領域にソーセージ型，C型，S型と形容される管状の嚢胞構造として認められる．内部に粘膜ヒダ（plica）による線状構造が確認できれば確実であるが，plicaは炎症により消失しうる．また，径が大きくなれば卵巣腫瘍との鑑別が困難となり，大きな嚢胞性腫瘍として描出されることもある（図3）．したがって，付属器嚢胞性腫瘍の診断に際しては，念頭に置く必要がある．

卵管留血症の場合には，子宮内膜症の存在を念頭に置いて，卵巣や骨盤腔の所見にも注意が必要である．時に，卵管留血症が子宮内膜症の唯一の画像所見であることもある．

参考文献

1) Outwater EK, Siegelman ES, Chiowanich P, et al: Dilated fallopian tubes: MR imaging characteristics. Radiology 208: 463-469, 1998.
2) Kim MY, Rha SE, Oh SN, et al: MR Imaging findings of hydrosalpinx: a comprehensive review. Radiographics 29: 495-507, 2009.

子宮内膜症性嚢胞（チョコレート嚢胞）

嚢胞性腫瘤，充実性構造を伴わない

endometriotic cyst (chocolate cyst)

今岡いずみ

> **症例1**（図1）：40歳代．月経困難あり．約8年前に内膜症性嚢胞の手術歴がある．経腟超音波検査にて子宮腺筋症，子宮内膜症疑い．
>
> **症例2**（図2）：20歳代．不妊治療中，卵巣腫瘍疑いにて紹介受診．月経困難あり．経腟超音波検査では左内膜症性嚢胞の疑い．

図1-A　脂肪抑制T1強調横断像

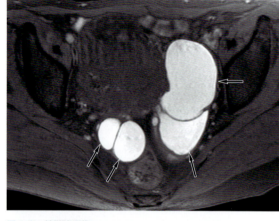

図1-B　T2強調横断像

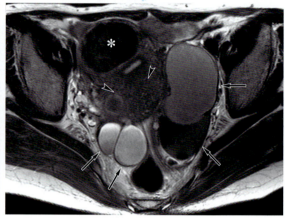

図1-C　拡散強調像

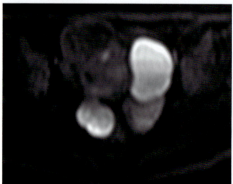

図1-D　ADC map

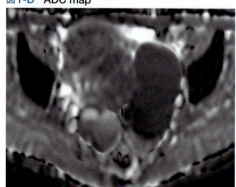

図2-A　T2強調矢状断像

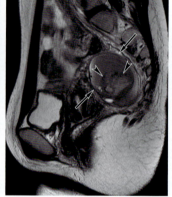

図2-B　T1強調矢状断像

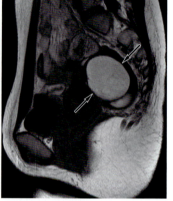

図2-C　造影T1強調矢状断像

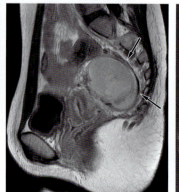

図2-D　DCE-subtraction 矢状断像（2C-2B）

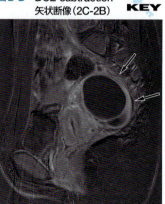

読影と経過

症例1：Douglas窩に大小の囊胞が重積する病変を認める（図1-A, B；→）．T1強調像ではすべての病変が高信号，T2強調像では高信号から低信号まで様々で，両側卵巣の内膜症性囊胞である．出血を反映して，様々な程度の拡散異常が認められる（図1-C, D）．子宮後壁には腺筋症（adenomyosis, 図1-B；➤），前壁には筋腫（図1-B；＊）が見られる．

症例2：左卵巣はDouglas窩に偏倚している（図2）．T1強調像で高信号，T2強調像で低信号を示す囊胞があり（図2-A, B；→），内部にはT2強調像で淡い高信号を示す構造物が見られる（図2-A；➤）．増強効果は見られず，凝血塊などの非腫瘍性物質であると診断できる．辺縁の増強域は，残存する正常卵巣実質と思われる（図2-C, D；→）．腹腔鏡を施行し，左卵巣には強固な癒着，腹膜にはserous brebがあり，r-ASRM（revised American Society for Reproductive Medicine）分類で40点，stage Ⅲであった．

経過 症例2：囊胞摘出，電気焼灼，癒着剝離術が施行された．

内膜症性囊胞の一般的知識

子宮内膜症は，子宮内膜組織が子宮外に異所性に存在する疾患である．子宮腺筋症とは別の概念として扱われるが，両者の合併を目にすることは多い．月経困難，骨盤痛，不妊を主な症状とし，性成熟期の女性に発症する．病変はエストロゲン依存性で月経出血，増殖を繰り返す．卵巣に囊胞を形成し膨大したものが卵巣内膜症性囊胞である．病巣が卵巣表面にあるものは卵巣子宮内膜症と呼ぶ．囊胞内には古い血液成分よりなる，文字どおりチョコレート色の粘稠な液体が含まれている．新旧の病態が混在して認められることが多い．

本症では血清CA125の上昇が見られることがある．その平均値は62.5U/mlとする報告がある．必ずしも腫瘍性病変を示唆するものではないことに注意が必要である．

MRI読影のポイント

内膜症性囊胞は，古い血液成分を含むことからMRIによる特異的診断が可能である．診断能は90％台の感度，特異度と報告される．囊胞の信号は特徴的でT1強調像で高信号，T2強調像では様々な信号を示す．T2強調像で低信号を示すものはshadingと呼ばれ，高信号と混在することもあれば，囊胞全体が低信号となることもある．凝固血液や脱落上皮，その壊死物質に起因すると考えられている．T1強調像での高信号はメトヘモグロビンに起因する．

もう一つの重要な所見は病変の形態である．内膜症性囊胞は多発・重積し，破裂して周囲と癒着する．このため，様々な時期の出血を含む大小の囊胞が集合し（multiplicity），囊胞は不整形で，鋭角を形成していることが多い．囊胞はしばしば，Douglas窩へ嵌頓するように位置している．両側卵巣の病変が癒着により直腸を挟んで互いに向き合うものを，「kissing ovary」と称する（図1）．卵巣の所見に留まらず，癒着を示唆するこのような形状や，低信号の索状構造物，後腟円蓋挙上などの所見も併せて評価したい（「骨盤子宮内膜症」p.178〜p.179参照）．

内膜症性囊胞は，明細胞癌や類内膜癌の発生母地として重要視されている（「子宮内膜症性囊胞に合併した悪性・境界悪性腫瘍」p.312〜p.315参照）．このため，疑わしい場合には造影を行い，subtractionを併用するなどして腫瘍性の充実性成分を見逃さないようにしたい．

参考文献

1) Togashi K, Nishimura K, Kimura I, et al: Endometrial cysts: diagnosis with MR imaging. Radiology 180: 73-78, 1991.
2) Sugimura K, Okizuka H, Imaoka I, et al: Pelvic endometriosis: detection and diagnosis with chemical shift MR imaging. Radiology 188: 435-438, 1993.
3) 小畑孝四郎, 星合 昊：臨床像と診断. 藤井信吾他（編著）；子宮内膜症－病態とその治療. 診断と治療社, p.71-81, 2000.
4) 日本産科婦人科学会（編）：第一部 診断および進行度分類基準とカラーアトラス. 子宮内膜症取扱い規約. 金原出版, 1993.

粘液性腫瘍，良性
囊胞性腫瘤，充実性構造を伴わない

mucinous tumors, benign

今岡いずみ

> **症例1**（図1）：20歳代．下腹部膨満感を自覚して来院．CA19-9 728U/m/ と上昇（基準値37以下）．

図1-A　T1強調矢状断像　　　図1-B　T2強調矢状断像　**KEY**

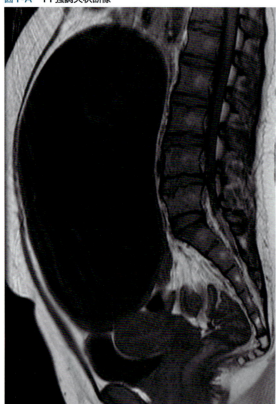
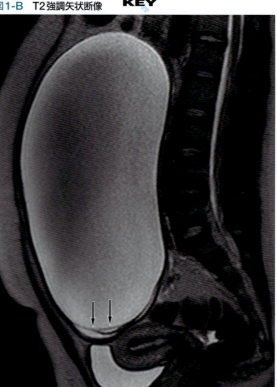

画像の読影と経過

症例1：大きな囊胞性腫瘤を認める（図1）．腫瘤内部の尾側寄りで，隔壁と複数の小さな房が描出され（図1-B；→），形態としては多房性囊胞性腫瘤である．明らかな壁在結節や充実性構造は見られない．

症例2：症例1よりも小さく，房の数が多い多房性囊胞性腫瘤である（図2）．隔壁は増強効果を示すが，明らかな壁在結節や充実性構造は認めない．

経過　**症例1**：手術は，腹壁に5cmほどの小切開を加え，腫瘤内容約3*l* を吸引したのちに腫瘤を摘出された．

症例2：腹式単純子宮全摘，両側付属器摘出術を施行された．

粘液性腫瘍，良性　223

症例2（図2）：50歳代．他院にて下腹部腫瘤を指摘された．CA125，CA19-9は正常範囲．

図2-A　T2強調矢状断像

図2-B　脂肪抑制T1強調矢状断像

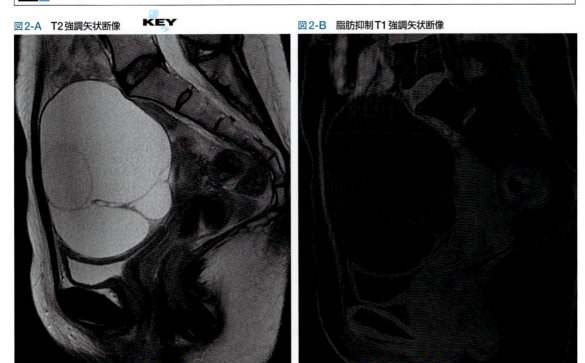

図2-C　脂肪抑制造影T1強調矢状断像

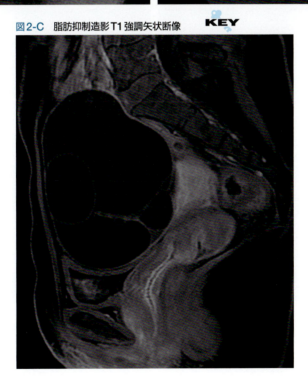

症例3（図3）：10歳代後半．腹部膨満感，上腹部痛を主訴に来院．CA125 42U/ml（基準値37以下），CA19-9は正常範囲．

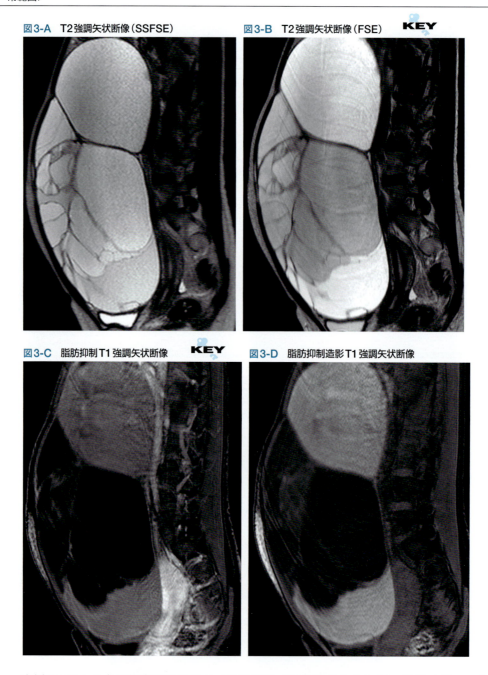

図3-A　T2強調矢状断像（SSFSE）
図3-B　T2強調矢状断像（FSE）
図3-C　脂肪抑制T1強調矢状断像
図3-D　脂肪抑制造影T1強調矢状断像

症例3：巨大な多房性囊胞性腫瘤で，T1強調像，T2強調像ともに房の信号は様々で典型的なstained glass appearanceである（図3）．SSFSE法では，呼吸運動によるアーチファクトが抑制され，房の輪郭が明瞭である反面，コントラストがついていないことに注意．明らかな壁在結節や充実性構造は認めない．

経過　症例3：左付属器摘出術を施行された．本例には腺線維腫（adenofibroma）の成分があったが，これは画像では指摘困難であった．

粘液性腫瘍の一般的知識

粘液性腫瘍は組織学的に，粘液産生を示す消化管型上皮よりなる腫瘍である．囊胞性腫瘍（粘液性囊胞腺腫）が主であり，上皮は胃腺窩上皮細胞や杯細胞，パネート細胞，神経内分泌細胞に類似する．

通常多房性で，時に単房性である．また，ほとんどが片側発生である．卵巣腫瘍の中でも特に大きい傾向があり，何十kgにも達するものが珍しくない．充実性腫瘍の形状をとる純粋な腺線維腫（mucinous adenofibroma）は稀である．

本腫瘍は，ブレンナー腫瘍との関連が深い（「ブレンナー腫瘍」p.298～p.299参照）．移行上皮巣ないしブレンナー腫瘍から粘液性腫瘍が発生するという説すらある．このほか，囊胞性奇形腫の中に粘液性腫瘍が発生することが知られている．

なお，従来，粘液性腫瘍の亜型として，子宮頸部の腺上皮に類似した内頸部型（endocervical type, Müllerian type, seromucinous type）と呼ばれていた腫瘍は，漿液粘液性腫瘍（seromucinous tumor）として独立した腫瘍となっている．

MRI読影のポイント

多房性囊胞性腫瘤で，壁や隔壁の肥厚がなく，壁在結節や充実性成分を認めない場合，第一に疑うのが粘液性腫瘍である．良性（粘液性囊胞腺腫）では房の数が少なく，次項で述べる境界悪性～悪性（粘液性癌）になると房の数が増加する傾向がある．組織学的にも同一腫瘍内に良性・境界悪性・悪性の移行あるいは混在を認めることも多く，画像上も割り切った診断をすることが難しい．筆者は，良性～境界悪性，境界悪性～悪性，というレポートを作成することがよくある．

しばしば，各loculus内の液体の蛋白濃度や粘稠度の違いを反映して，T1強調像・T2強調像ともに多彩な信号を呈しstained glass appearanceと称される．stained glass appearanceを示す腫瘍は多彩であるが（このほかの例：成熟奇形腫，卵巣甲状腺腫，内膜症性囊胞の集簇したもの，また卵巣莢膜細胞腫や線維腫，子宮筋腫といった充実性腫瘍が囊胞変性・類粘液変性を生じたもの），本腫瘍が代表的である．

参考文献

1) Tanaka YO, Nishida M, Kurosaki Y, et al: Differential diagnosis of gynaecological "stained glass" tumors on MRI. Br J Radiol 72: 414-420, 1999.
2) Okamoto Y, Tanaka YO, Tsunoda H, et al: Malignant or borderline mucinous cystic neoplasms have a larger number of loculi than mucinous cystadenoma: a retrospective study with MR. J Magn Reson Imaging 26: 94-99, 2007.

粘液性腫瘍，境界悪性〜悪性

囊胞性腫瘍，充実性構造を伴わない

mucinous borderline tumor and mucinous carcinoma

今岡いずみ

> **症例1**（図1）：30歳代．Peutz-Jeghers症候群のため3回の消化管切除の既往あり．左卵巣は奇形腫摘出の既往がある．経過観察中に卵巣腫瘍を疑われ受診．CA19-9 1,956U/ml（基準値37以下），CA125 178 U/ml（基準値35以下）．
>
> **症例2**（図2）：70歳代．膵癌の既往があり，定期観察中に卵巣腫瘍を疑われて受診．CA19-9 104U/ml（基準値37以下），CA125 52U/ml（基準値35以下）．

図1-A　T2強調横断像
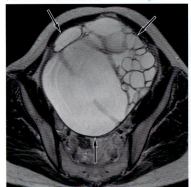

図1-B　脂肪抑制造影T1強調横断像
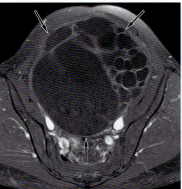

図1-C　拡散強調像
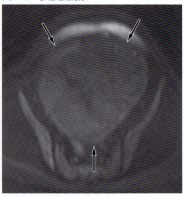

図2-A　T2強調矢状断像
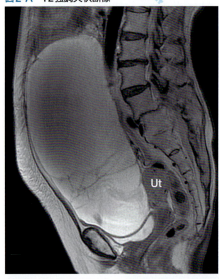

図2-B　T2強調矢状断像（SSFSE），B〜Eは，Aから2か月後
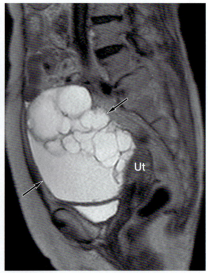

Ut：子宮

図2-C　T2強調横断像
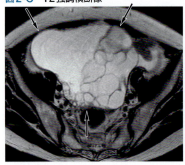

図2-D　脂肪抑制造影T1強調横断像
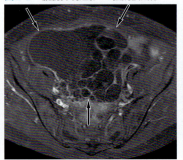

図2-E　拡散強調像
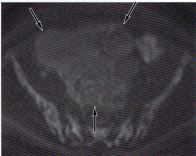

画像の読影と経過

症例1：骨盤腔を占める巨大腫瘍を認める（図1；→）．多房性嚢胞性腫瘍であり，左側壁には多数の小さな房が分布している．壁・隔壁には増強効果が見られるが，充実性成分は明らかでない．拡散異常も認めない．

症例2：上界が骨盤腔を超す巨大な多房性嚢胞性腫瘍を認める（図2）．2か月後にはサイズが小さく，緊満感がなくなっており，被膜破綻したものと考えられる（図2-B〜E；→）．壁・隔壁には増強効果があるが，充実性構造は明らかでない．拡散異常も認めない．

経過 症例1：腹式単純子宮全摘，両側付属器切除術を施行．境界悪性腫瘍であった．

症例2：腹式単純子宮全摘，両側付属器切除術，大網切除術を施行．術中に多数の腹膜播種を認めた．膵癌とは免疫染色が一致せず，卵巣原発の粘液性癌と診断された．

境界悪性〜粘液性腺癌の一般的知識

境界悪性腫瘍はmucinous borderline tumor，あるいはatypical proliferative mucinous tumor（APMT）と表現される．境界悪性腫瘍の場合，ほぼstage Iであるといってよく，予後は良好で生存率は100％近いと報告される．腺癌では高率に，APMTがcarcinomaに隣接する病理像が見られ，また良性，APMT，悪性像が混在することもしばしばで，段階的発癌をとるものと考えられている．腺癌の遺伝子レベルでは，*KRAS*遺伝子変異があることが多く，隣接する良性〜APMT域にも同様の変異が発現しているという．

なお，腹膜偽粘液腫は消化管（主として虫垂）原発のlow gradeな粘液性腫瘍により発症すると考えられており，卵巣原発の粘液性腫瘍が破綻して生ずるものではない，というのが最近の考え方である．

MRI読影のポイント

粘液性腫瘍では，組織学的にも同一腫瘍内に良性・境界悪性・悪性の移行あるいは混在を認めることが多い．したがって，巨大な腫瘍であっても必ず全体を撮像して悪性所見の有無を検討しておくことが必要である．筆者の施設では，ボディコイルに切り替えることもある．

しかしながら，腺癌であっても，本項で取り上げたように充実成分を指摘できない例が，意外に多いのである．それ以外の手がかりとしては，「粘液性腫瘍，良性」の項（p.222〜p.225参照）でも述べたように，良性（粘液性嚢胞腺腫）では房の数が少なく，境界悪性，悪性（粘液性癌）の順に房が集族し，数が増加する傾向があることが挙げられる．ここで取り上げた2例とも，レポートの診断欄に，筆者は「粘液性腫瘍，境界悪性〜悪性」と記載するに留まった．

もう一つ，忘れてはならないのは転移性腫瘍との鑑別である．特に消化管はしっかり確認しておくことが肝要である．

参考文献

1) Seidman JD, Cho KR, Ronnett BM, Kurman RJ: Surface epithelial tumors of the ovary. *In* Kurman RJ, Ellenson LH, Ronnett BM (eds): Blaustein's Pathology of the Female Genital Tract, 6th ed. Springer, p679-784, 2011.
2) Okamoto Y, Tanaka YO, Tsunoda H, et al: Malignant or borderline mucinous cystic neoplasms have a larger number of loculi than mucinous cystadenoma: a retrospective study with MR. J Magn Reson Imaging 26: 94-99, 2007.

黄体化過剰反応

嚢胞性腫瘤, 充実性構造を伴わない

hyperreactio luteinalis (HL)

今岡いずみ

> **症例1**（図1）：30歳代. 急性腹症にて救急搬送. 不妊治療中で体外受精－胚移植直後であった. 超音波検査で両側卵巣は8cm大に腫大. 左側に圧痛が強く, 卵巣捻転, 骨盤内感染症の除外要としてMRを施行.

図1-A　T2強調横断像
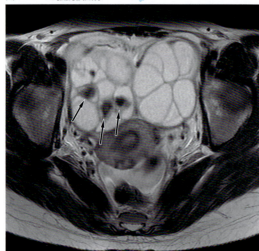

図1-B　脂肪抑制T1強調横断像
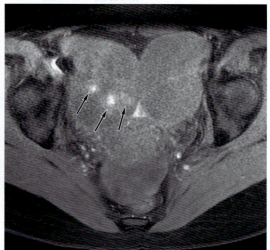

図1-C　拡散強調像
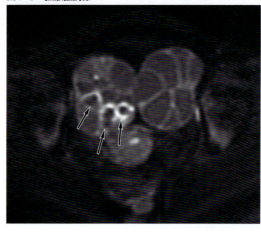

図1-D　ADC map
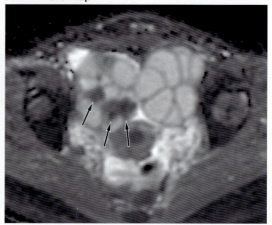

画像の読影と経過

症例1：両側卵巣腫大があり, 多房性嚢胞構造を示す（図1）. 3〜4cm大の多数の嚢胞よりなっている. 右側では, 一部に出血の信号があり, 同部には拡散異常が認められる（図1；→）.

症例2：両側卵巣に多数の嚢胞があり, 壁には増強効果が見られる（図2；→）. 個々の嚢胞は機能性嚢胞のようだが, 両側に多発している, という点が異様である. 腹水もかなり多い. 腹膜に沿って強い高濃度域が分布しており（図2-B；►）, 子宮卵管造影に用いられた造影剤である.

経過　症例1：卵巣過剰刺激症候群（OHSS；ovarian hyperstimulation syndrome）によるものと判断. 疼痛も保存的に軽減した.

症例2：OHSSとしては軽症と判断された. このほか上腹部には異常所見を認めなかった.

症例 2 （図2）：30歳代．急性腹症にて救急受診．不妊治療中でクロミフェンを内服後であった．妊娠反応は陰性．虫垂炎や胆嚢炎の可能性があるとして造影 CT が施行された．

図2-A 造影CT

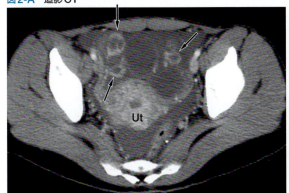

図2-B Aの連続像

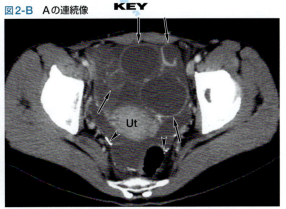

Ut：子宮

黄体化過剰反応の一般的知識

黄体化過剰反応（HL；hyperreactio luteinalis）は，高hCG状態により惹起される両側卵巣腫大であり，絨毛性疾患や妊娠（特に多胎妊娠）に伴って生ずる．時に嚢胞内へ出血を来し，腹痛の原因となる．捻転や破裂を来すこともある．病理学的には多数の卵胞が発達しており，卵胞を構成する内莢膜細胞に高度のルテイン化が見られ，莢膜細胞層や間質には浮腫が強い．

卵巣過剰刺激症候群（OHSS）は，医原性のHLであり，FSH（follicle stimulating hormone；卵胞刺激ホルモン）＋hCGによる排卵誘発に際して生ずることが多い．通常は保存的に加療されるが，重症例においては血管透過性亢進による胸・腹水貯留，hypovolemic shockなどを来して死亡することもある．

MRI読影のポイント

排卵誘発薬投与の場合は，通常超音波検査でモニターされているので，わざわざMRIを依頼されることは稀である．

画像所見としては，多房性の卵巣腫瘍との鑑別が問題となる．HLは反応性の病態であるので保存的治療が望ましい．開腹や卵巣摘出といった事態はできるだけ避けたいところである．妊娠可能年齢においては，両側性の多房性嚢胞性腫瘍を見た場合，鑑別診断にHLを挙げられるよう意識することが重要と思われる．「多数の卵胞が同時に発達した像」として合致するかどうかを検討してみるとよいかもしれない．

参考文献

1) Ghossain MA, Buy JN, Ruiz A, et al: Hyperreactio luteinalis in a normal pregnancy: sonographic and MR findings. J Magn Reson Imaiging 8: 1203-1206, 1998.
2) Kaiser UB: The pathogenesis of ovarian hyperstimulation syndrome. N Engl J Med 349: 729-732, 2003.
3) Jung BG, Kim H: Severe spontaneous ovarian hyperstimulation syndrome with MR findings. J Comput Assist Tomogr 25: 215-217, 2001.

囊胞性腫瘤, 充実性構造を伴わない peritoneal inclusion cyst (偽囊胞)

peritoneal inclusion cyst (pseudocyst)

今岡いずみ

> 症例1 (図1): 40歳代. 約1年半前に開腹による子宮筋腫核出術後.
> 症例2 (図2): 20歳代. 子宮内膜症に対して右付属器切除, 左囊胞摘出術の既往あり. 約1年前には子宮腺筋症の楔状切除術と peritoneal inclusion cyst の癒着剥離術を施行されている.

図1-A　T2強調横断像
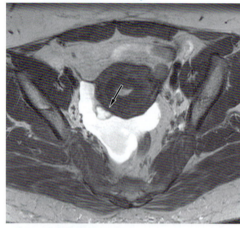

図1-B　脂肪抑制造影T1強調横断像
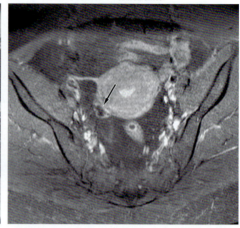

図1-C　拡散強調像
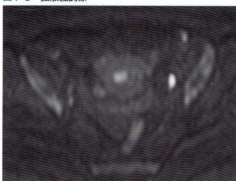

図1-D　ADC map
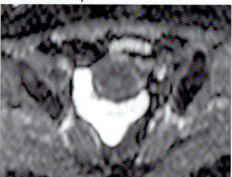

図2-A　T2強調矢状断像
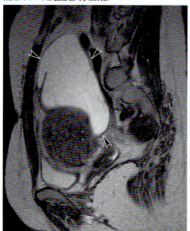

図2-B　T2強調横断像
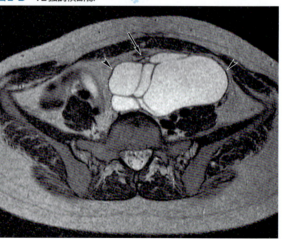

画像の読影と経過

症例1：骨盤腔に沿う広がりを示す囊胞様構造を認める（図1）．増強効果や拡散異常は見られない．辺縁に卵巣を確認でき（図1-A, B；→），手術歴と併せてperitoneal inclusion cystと診断した．

症例2：左骨盤腔から頭側にかけて，不整形の多房性囊胞が存在する（図2；▶）．スペースに沿うような形状である．辺縁に卵巣が認められ（図2-B；→），手術歴と併せてperitoneal inclusion cystと診断した．

経過　症例2：子宮内膜症／子宮腺筋症があり，GnRHa治療を行ったところ，この囊胞も縮小傾向を示した．

peritoneal inclusion cyst の一般的知識

性周期において，卵巣由来の液体は腹膜によって吸収されている．卵巣機能が保たれている女性において，腹膜の吸収能力が低下すると，液体貯留が優位となり貯留囊胞を形成する．これがperitoneal inclusion cystであり，手術や外傷，骨盤内感染症やCrohn病，子宮内膜症がクリアランス低下の原因として挙げられている．本症は腫瘍性病態ではなく反応性の変化であり，経口避妊薬やGnRHaで卵巣機能を抑制したり（＝新たな液体産生を減らす），貯留液を吸引するなど，保存的療法が選択される．

なお，文献によっては閉経後女性や男性についてもperitoneal inclusion cystとしているものがある．この場合は，「腹膜からの腹水産生と吸収のバランスが崩れた状態」という解釈になると思われる．

注：peritoneal inclusion cystは偽囊胞であり腫瘍ではない，との考えのもとに本項を設けている．このため本項ではタイトルを併記した．しかしながら2014年度版WHO分類において，同義語としてbenign cystic mesotheliomaやmulticystic mesotheliomaを掲載している（not recommendedとされてはいるが）．疾患概念の混乱があるようで，過去の文献にあたる場合には注意する必要がある．なお『卵巣腫瘍・卵管癌・腹膜癌取扱い規約　病理編　第1版』には，peritoneal inclusion cystの項目は取り上げられていない．

鑑別診断のポイント

囊胞は単房性のことも多房性のこともあり，卵管水腫や傍卵巣囊胞，卵巣腫瘍との鑑別が問題となる．peritoneal inclusion cystと診断されれば保存的療法が選択されることが多いため，鑑別診断は重要である．

多くの場合，手術などの既往歴と，囊胞と卵巣の位置関係が診断の手がかりとなる．卵巣機能がactiveであれば画像上も同定可能であり，囊胞外あるいは囊胞内の辺縁で壁在し，卵巣が囊胞に「閉じこめられた」ように見える．囊胞は通常薄壁で，増強効果はあっても弱く，その形態は骨盤腔のスペースを埋めるような不規則形となる．

参考文献

1) Jain KA: Imaging of peritoneal inclusion cyst. AJR Am J Roentgenol 174: 1559-1563, 2000.
2) Kim JS, Lee HJ, Woo SK, et al: Peritoneal inclusion cysts and their relationship to the ovaries: evaluation with sonography. Radiology 204: 481-484, 1997.
3) Veldhuis WB, Akin O, Goldman D, et al: Peritoneal inclusion cysts: clinical characteristics and imaging features. Eur Radiol 23: 1167-1174, 2013.
4) 日本産科婦人科学会, 日本病理学会（編）：卵巣腫瘍・卵管癌・腹膜癌取扱い規約　病理編. 第1版. 金原出版, 2016.

嚢胞性腫瘍，充実性構造を伴わない 術後合併症
post operative complication

今岡いずみ

> 症例1（図1）：40歳代．卵巣癌にて子宮全摘術，両側付属器切除術，大網切除術，リンパ節郭清術後1か月目．
> 症例2（図2）：70歳代．子宮体癌にて広汎子宮全摘，両側付属器切除術，リンパ節郭清術後2か月目．40℃の発熱あり，CRP 20mg/dlと上昇．

図1-A　T2強調横断像　　　図1-B　T1強調横断像

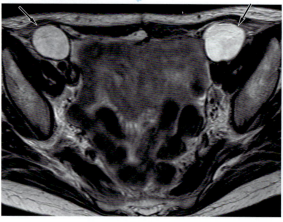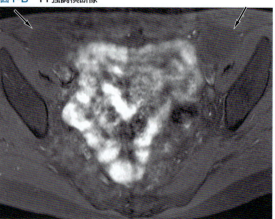

図2-A　T2強調横断像　　　図2-B　脂肪抑制T1強調横断像　　図2-C　脂肪抑制造影T1強調横断像　

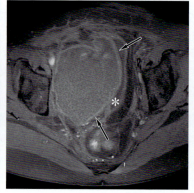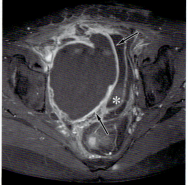

画像の読影と経過
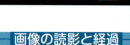

症例1：両側外腸骨動脈の腹側に，T2強調像で高信号，T1強調像で低信号を示す嚢胞構造を認める（図1；→）．手術歴と併せてリンパ嚢胞（lymphocele）と診断できる．

症例2：右骨盤壁に沿って大きな不整形嚢胞を認める（図2；→）．壁は厚く不整で，増強効果を示しており（図2-C），膿瘍と考えられる．膀胱（図2；＊）を左側へ圧排している．

症例3：術前像と比較すると，左側壁の大きな筋腫（図3-A；M）が核出されたことがわかる（図3-B）．ここに血腫が存在しており（図3-B〜D；→），子宮筋層内から子宮外にかけて分葉状に広がっている（横断像で見られる2つの血腫は，非提示の別断面で連続している）．

 症例2：穿刺により膿が吸引され，ブドウ球菌が検出された．

症例3：この4か月後，血腫の急激な増大を認めたため内容物を吸引し，子宮筋層を再縫合された．

症例3（図3）：40 歳代．4 回にわたる子宮筋腫核出術の既往あり，至近では 3 年前．経過観察のため MR 施行．

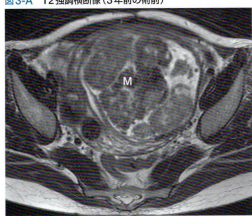
図3-A　T2強調横断像（3年前の術前）

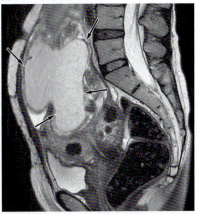
図3-D　T2強調矢状断像

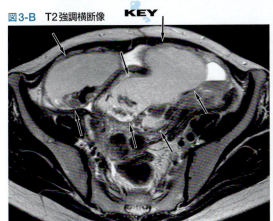
図3-B　T2強調横断像

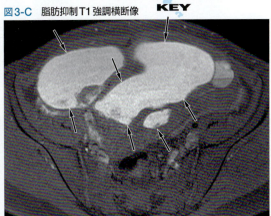
図3-C　脂肪抑制T1強調横断像

術後合併症の一般的知識と読影のポイント

　術後合併症として画像で観察されるものには血腫，感染による膿瘍形成，リンパ囊胞が挙げられる．リンパ囊胞（lymphocele）：リンパ節郭清後にリンパ管の損傷によりリンパ液が後腹膜腔に漏出して貯留したものと考えられており，壁は線維性組織からなり，上皮細胞はない．頻度は約 30％までとした報告が多いようで，子宮癌および卵巣癌のリンパ節郭清 800 例を対象として 20.2％との報告がある．症状を呈したものは 5.8％であったという．このように無症状のまま経過し，自然吸収されるものが多いが，巨大化して周囲臓器を圧排したり，感染を併発したりした場合は治療が必要となる．

　画像上は，骨盤壁に沿った囊胞で，類円形から不整形まで形状は様々であり，T1強調像で低信号，T2強調像で高信号を示す（図1）．通常，経過とともに縮小する．

参考文献

1) Zikan M: Fischerova D, Pinkavova I, et al: A prospective study examining the incidence of asymptomatic and symptomatic lymphoceles following lymphadenectomy in patients with gynecological cancer. Gynecol Oncol 137: 291-298, 2015.

嚢胞性腫瘤，充実性構造を伴わない 卵管卵巣膿瘍
tubo-ovarian abscess

今岡いずみ

> **症例 1**（図1）：40歳代．内膜症性嚢胞を外来でフォロー中であった．下腹部痛と発熱があり，受診．WBC 25,100/μl，CRP 36mg/dl と上昇．

図1-A　T2強調横断像

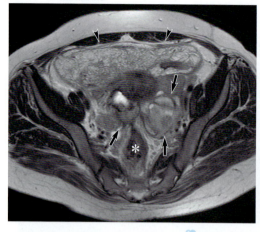

図1-B　脂肪抑制T1強調横断像

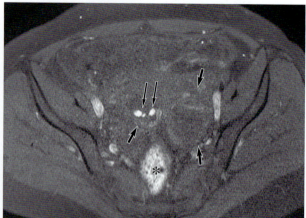

図1-C　脂肪抑制造影T1強調横断像

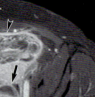

図1-D　拡散強調像

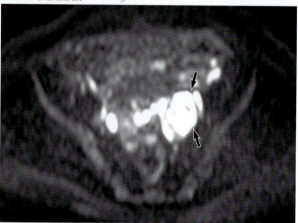

図1-E　ADC map

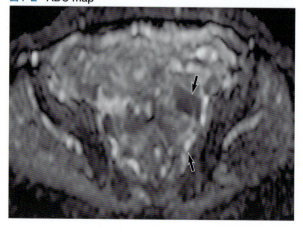

症例2（図2）：50歳代．下腹部痛と発熱を自覚し，受診．WBC 14,300/μl，CRP 16mg/dl と上昇．

図2-A 造影CT

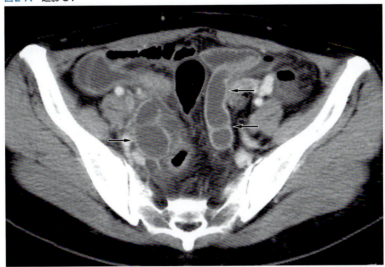

図2-B 造影CT（Aの尾側のスライス）

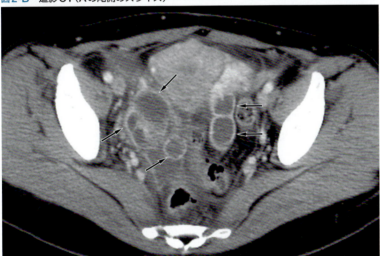

図2-C T2強調横断像（CTの1週間後）

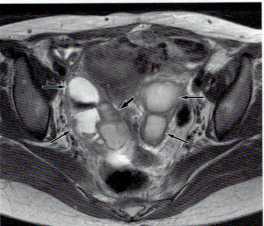

図2-D T1強調横断像（CTの1週間後）

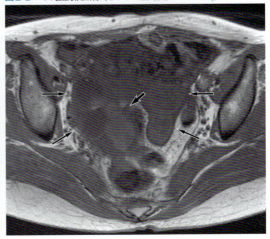

画像の読影と経過

症例1：両側卵巣はDouglas窩に偏位しており（図1；➔），直腸（図1-A～C；＊）を挟み込んでkissing ovaryの像である．一部に小さな内膜症病変を認めるが（図1-B；➔），大半は厚い壁／隔壁を有する多房性嚢胞性腫瘤の像である．壁／隔壁に著明な増強効果があること，特に左側の内溶液に強い拡散制限があること，を併せて，膿瘍と診断できる．T1強調像では，膿瘍壁の一部が淡く高信号を示す．腹側の大網に高度の脂肪織混濁像と増強効果があり（図1-A, C；➤），腹膜炎による炎症波及を示す．

症例2：両側卵管留水症（留膿症）を認める（図2；➔）．小腸との鑑別はKerckringヒダの有無で可能である．1週間後のMRIでは増悪しており，拡張した右卵管の脇に，新鮮出血を含む嚢胞（図2-C, D；➔）が多発している．

経過　症例1：手術時，腹腔内には膿が貯留，肥厚した大網が子宮を覆って癒着していた．癒着を解放し，膿瘍を摘出した．膿からは *B. fragilis* が検出された．

症例2：保存的加療では無理と判断，腹腔鏡下に右付属器摘出，左卵管切除，癒着剥離術が施行された．両側卵管からは膿の排出があり，*E. coli* が検出された．

卵管卵巣膿瘍の一般的知識

PID（pelvic inflammatory disease；骨盤内感染症）は，子宮頸部から体部，卵管へと上行感染するもので，子宮内膜炎，付属器炎，卵管卵巣膿瘍，骨盤腹膜炎が含まれる．クラミジアや淋菌が起因菌として知られる．日本産科婦人科学会のガイドライン[2]では，必須診断基準として①下腹痛，下腹部圧痛，②子宮／付属器の圧痛を，付加診断基準として①38℃以上の発熱，②白血球増加，③CRP上昇を定めている．通常は抗菌薬により保存的に加療される．炎症が卵巣に及び卵管卵巣膿瘍（tubo-ovarian abscess）を形成したものでは，保存的治療に抵抗性となり，外科的治療も考慮される．膿瘍を形成する場合においては，起因菌は大腸菌などのグラム陰性桿菌や，嫌気性菌が多いという．

この他の経路として，大腸憩室炎や虫垂炎が直接，卵巣へ波及して膿瘍を形成することがある．特殊な感染症として放線菌症があり，IUD（intrauterine device；子宮内避妊具）装着者に発症頻度が高いことが知られている（誤解しないように！　IUD装着者がPIDを発症した場合，大半は放線菌症ではない）．

鑑別診断のポイント

付属器以外に炎症性病変が存在しないか，確認しておくことは重要である．

膿瘍壁／隔壁は厚く，増強効果が強い．膿瘍壁の内層はT1強調像で淡い高信号を示すことが知られており，微小出血に起因すると考えられている．拡散強調像では貯留した膿に拡散制限が見られ，診断に有用である．また，卵管卵巣膿瘍を来すような場合，腹腔内にも脂肪織混濁や腹水貯留，麻痺性イレウスといった腹膜炎所見が観察されることがほとんどである．

参考文献

1) Ha HK, Lim GY, Cha ES, et al: MR imaging of tubo-ovarian abscess. Acta Radiol 36: 510-514, 1995.
2) 日本産科婦人科学会，日本産婦人科医会（編）；感染症．産婦人科診療ガイドライン−婦人科外来編．p.29-33，2017. http://www.jsog.or.jp/activity/pdf/gl_fujinka_2017.pdf

| Column | 怖い思いをした症例⑤：高齢者の卵巣嚢胞 |

今岡いずみ

症例 **1**（図1）：60歳代．

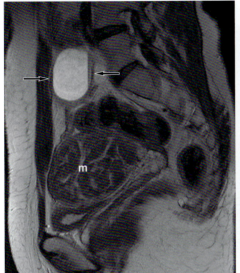

図1-A　T2強調矢状断像

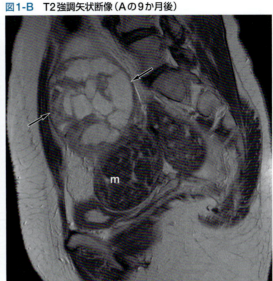

図1-B　T2強調矢状断像（Aの9か月後）

m：子宮筋腫

　図1-Aの時点では単純MRIであったので，1〜2か月後に経過観察を兼ねて造影を勧める，といった意のレポートを作成した．この時点で筆者には，悪性腫瘍を疑う意図はほとんどなく，良性の嚢胞性腫瘤だと思うけれど（図1-A；→），一応造影で確認しておこう，という認識であった．そして，1〜2か月後のつもりが9か月後になり，図1-Bのように悪性腫瘍が出現していたのだ（図1-B；→）．組織型は類内膜癌であった．

　この後，1cm程度の嚢胞しかなかったものが，7か月後に大きな卵巣癌となっていた例も経験して，筆者の困惑と恐怖は最大限に達した．

　ここから2つのことを考えた．

　まず，卵巣癌というのは，増大速度が速いのだ，ということ．マススクリーニングで，有効な結果が示されていないのも頷ける．年1回の検診では太刀打ちできないのだ．

　次に，腫瘍の経過観察の期間というのは，どの程度が妥当なのであろうか，ということ．悪性腫瘍の増大速度が指数関数的であったとすると，こんなことが考えられる．筆者の思惑どおり1〜2か月後に再検して，もしサイズが変わっていなかったら，きっと次は1年後に経過観察，となって事態はさらに悪化したのではないか．

　高齢者の卵巣に嚢胞を見つけるたび，この2例のことを思い出してドキドキするのであった．

　ほぼほぼ，ほとんどが表層上皮封入嚢胞などの良性構造なので，やりすぎると患者に過剰な負担を強いることになるのですね．答えは見つけられないままです．

参考文献

1) Levine D, Brown DL, Andreotti RF, et al: Management of asymptomatic ovarian and other adnexal cysts imaged at US: Society of Radiologists in Ultrasound Consensus Conference Statement. Radiology 256: 943, 2010（超音波検査での報告ですが，参考までに）
2) Maturen KE, Blaty AD, Wasnik AP, et al: Risk stratification of adnexal cysts and cystic masses: Clinical Performance of Society of Radiologists in Ultrasound Guidelines. Radiology 285: 650-659, 2017.

虫垂粘液性腫瘍

囊胞性腫瘍，充実性構造を伴わない

mucinous tumor of the appendix

今岡いずみ

症例 1（図1）：60歳代．子宮筋腫の経過観察中，MRI撮像したところ虫垂粘液性腫瘍を疑われた．

図1-A　T2強調矢状断像（SSFSE）

図1-B　T2強調矢状断像（SSFSE）（Aの内側のスライス）

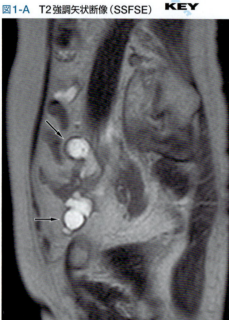
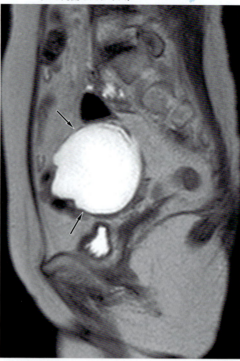

図1-C　T2強調横断像

図1-D　拡散強調像

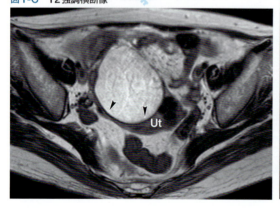
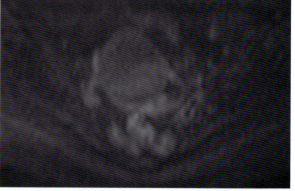

画像の読影と経過

症例1：虫垂から骨盤内右側へ連続する囊胞性腫瘍を認める（図1-A，B；→）．腫瘍は子宮体部前壁（図1-C；Ut）へ食い込むような形状を呈しており（図1-C；▶），子宮への穿破が疑われる．拡散異常は認めない（図1-D）．術中，腫瘍の子宮への穿破が確認され，子宮壁内に粘液腫様の内容物が認められた．

経過　**症例1**：腹腔鏡補助下回盲部切除術，子宮部分切除術を施行した．病理にて悪性所見はなかったことから，虫垂粘液性腫瘍（LAMN；low-grade appendiceal mucinous neoplasm）とlow gradeの腹膜偽粘液腫に相当するものと思われる．

> **症例2**（図2）：40歳代．下腹部疝痛発作があり救急来院．精査にて虫垂腫瘍を認めた．CEA 11.7 ng/ml（基準値5.0以下）と上昇しており，虫垂粘液腺癌の可能性も考慮された．

図2-A　造影CT横断像　　　　　　　　　図2-B　造影CT再構成像

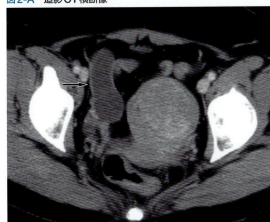
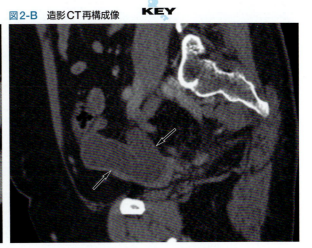

症例2　虫垂は管状に腫大している（図2；→）．壁に増強効果を認めるが，充実性成分は見られず，内容は水濃度である．

経過 症例2：腹腔鏡補助下回盲部切除術，リンパ節郭清術を施行された．病理にてLAMNと診断された．リンパ節に悪性所見を認めなかった．術後CEAは正常値となった．

虫垂粘液性腫瘍と腹膜偽粘液腫の一般的知識

　腹膜偽粘液腫は，骨盤腔から腹腔内に粘液性の腹水，線維化や癒着，粘液を含む多数の腫瘤形成を来す一つの症候群である．組織学的にはlow gradeとhigh gradeに分けられる．low gradeの腹膜偽粘液腫はlow gradeの虫垂粘液性腫瘍（LAMN）を，high gradeの腹膜偽粘液腫は虫垂粘液性腺癌（high-grade mucinous adenocarcinoma）を伴い，両者の予後は異なる．disseminated peritoneal adenomucinosis（DPAM）という用語が用いられたこともあるが，これはLAMNを伴うlow gradeの腹膜偽粘液腫に相当する．

　腹膜偽粘液腫のその他の原発巣として大腸，胆嚢，胃，膵，卵管，尿膜管，肺，乳腺などが挙げられる．

　卵巣粘液性腫瘍を伴っている場合は，虫垂を原発とし，卵巣腫瘍は二次性と判断される．虫垂腫瘍が破裂して自然に塞がってしまうこともあるので，肉眼的に正常であっても虫垂を切除し，組織学的な検討を行う．

鑑別診断のポイント

　虫垂腫瘍は大きくなるとしばしば骨盤腔内へ下垂し，卵巣腫瘍と間違われることがある．「腫瘍の由来」という基本に立ち返ることが大切である．少しでも疑義があれば，多列CTを勧めたい．

　ゼリー状の粘液貯留は，他臓器を圧排する．症例1のように他臓器へ穿破すると，食い込むような像が見られる．T2強調像で高信号を示す囊胞性病変が，骨盤腔から腹腔にかけて広範に描出される．注入後5分の造影像が，腹膜濃染を捉えるうえで有効であったとする報告がある．

参考文献

1) Low RN, Barone RM, Gurmey JM, et al: Mucinous appendical neoplasms: preoperative MR staging and classification compared with surgical and histopathological findings. AJR Am J Roentgenol 190: 656-665, 2008.
2) Carr NJ, Sobin LH: Adenocarcinoma of the appendix. In Bosman FT, Carneiro F, Hruban RH, Theise ND (eds); WHO Classification of Tumors of the Digestive System. IARC, Lyon, 2010.

4 囊胞＋充実性腫瘤

囊胞＋充実性腫瘤　成熟奇形腫
mature teratoma (dermoid cyst)

今岡いずみ

症例1（図1）：20歳代．下腹部痛あり，超音波検査にて左卵巣腫瘍を疑われた．

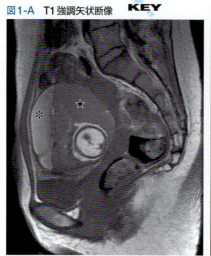
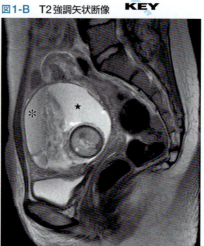

図1-A　T1強調矢状断像
図1-B　T2強調矢状断像

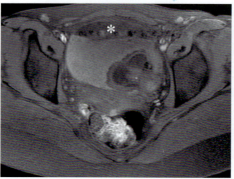
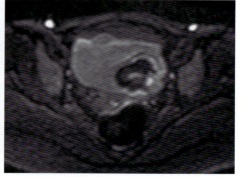

図1-C　脂肪抑制T1強調横断像
図1-D　拡散強調横断像

画像の読影と経過

症例1：腫瘤内部には液面形成が認められ，背側がT1強調像で低信号・T2強調像で高信号を（図1-A, B；★），腹側はT1強調像・T2強調像で高信号，脂肪抑制像で信号低下を示す（図1-A〜C；＊）．背側は非脂肪性の液性成分，腹側は皮脂の液性成分に相当する．本腫瘍の場合，拡散強調像（図1-D）での高信号＝悪性所見，ではない．

症例2：子宮（図2；Ut）腹側に右卵巣腫瘍を認める．左卵巣は正常である（図2；→）．腫瘍はT1強調像・T2強調像で高信号を呈しており，内部にCSA (chemical shift artifact, 図2-B；→) が点在する．脂肪成分を含む腫瘍内部に，浮遊する非脂肪性構造があることがわかる．図2-Cは脂肪抑制法を併用しており，腫瘍内容の信号低下を来している．壁在結節が増強効果を示すが（図2；▶），成熟奇形腫では悪性を意味しない．

経過　症例1：腹腔鏡にて腫瘍摘出術を施行し，診断確定．壁には毛嚢，皮脂腺，汗腺があり典型的な類皮嚢胞 (dermoid cyst) であった．

症例2（図2）：20歳代．無症状．超音波検査にて偶然右卵巣腫瘍を疑われた．

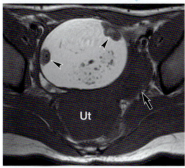
図2-A　T1強調横断像

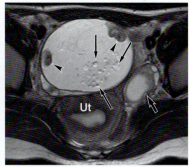
図2-B　T2強調横断像

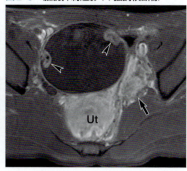
図2-C　脂肪抑制造影T1強調横断像

成熟奇形腫の一般的知識

成熟奇形腫は，全卵巣腫瘍の約20％を占める頻度の高い腫瘍である．小児から閉経後まで幅広く認められる．成人においては，胚細胞腫瘍の95％ともいわれる．嚢胞内には三胚葉成分を有するが，特に成熟した表皮，毛包，汗腺，皮脂腺や神経組織，メラニン保有細胞といった外胚葉成分を有することが多い．嚢胞壁は角化扁平上皮で裏打ちされ，皮膚のように皮脂腺や汗腺を含む．このため類皮嚢胞（dermoid cyst）とほぼ同義で用いられる．外胚葉成分はほぼ全例，中胚葉成分は約9割，内胚葉成分は約7割で見られるという．

本腫瘍の重大な合併症として，捻転が挙げられる（「卵巣嚢腫茎捻転」p.380～p.383参照）．特に妊娠中，産褥期，小児を含む若年者の急性腹症では念頭に置く必要がある．稀に破裂し，腫瘍内容物による刺激で，化学腹膜炎（chemical peritonitis）を生ずる．肉芽腫性の変化が強度であり，広範な癒着を来す（「卵巣嚢腫破裂／化学腹膜炎」p.384～p.385参照）．

近年，奇形腫による傍腫瘍症候群の存在が知られるようになっており，代表的なものにNMDAR（N-methyl D-aspartate receptor）に対する自己抗体による脳炎，自己免疫性溶血性貧血が挙げられる．

MRI読影のポイント

成熟奇形腫のほとんどは皮脂腺から分泌された皮脂を含み，この皮脂は体温下では液状である．したがって，T1強調像・T2強調像でともに高信号を示すマクロな脂肪信号を腫瘍内に認めれば，診断可能である．選択的脂肪抑制法を併用すれば，診断は容易となる（「T1強調像で高信号を示す腫瘤」成熟奇形腫，p.324～p.325参照）．脂肪成分と非脂肪成分の境界にはCSAが出現する．

腫瘍の形状は単房性，多房性のいずれもあり，両側発生することも，片側に多発することもある．1cm程度の小さなものは，腹腔鏡／開腹時に目視できないこともあるので，画像で指摘しておく必要がある．腫瘍壁に見られる充実性の壁在結節は，dermoid nipple, Rokitansty protuberanceなどと呼ばれる．三胚葉性の組織はここに含まれていることが多い．したがって，成熟奇形腫において充実性成分を含むことは悪性を意味しないし，同部に増強効果が見られることもある．

参考文献

1) Togashi K, Nishimura K, Itoh K, et al: Ovarian cystic teratomas: MR imaging. Radiology 162: 669-673, 1987.
2) Imaoka I, Sugimura K, Okizuka H, et al: Ovarian cystic teratomas: value of chemical fat saturation magnetic resonance imaging. Br J Radiol 66: 994-997, 1993.

嚢胞+充実性腫瘤 成熟奇形腫の悪性転化
malignant transformation within a mature teratoma

今岡いずみ

症例1（図1）：50歳代．下腹部違和感にて受診．血清 SCC 4.1ng/ml（基準値 1.5ng/ml 以下）．

図1-A　T1強調矢状断像

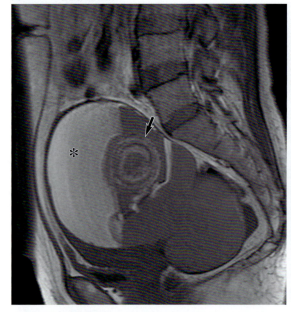

図1-B　T1強調矢状断像（Aから離れたスライス） KEY

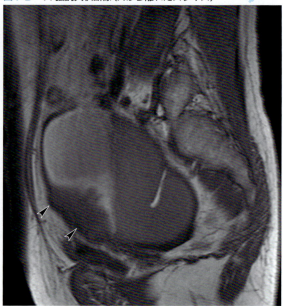

図1-C　T2強調横断像

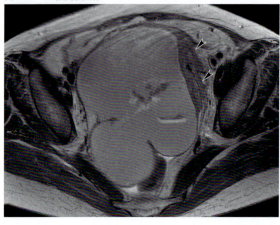

図1-D　ADC map

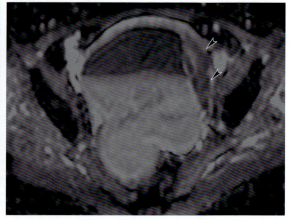

画像の読影と経過

症例1：骨盤腔を占拠する囊胞性腫瘤を認め，T1強調像で高信号を示す脂肪成分が腹側に浮遊している（図1-A；＊）．界面には hair ball もあり（図1-A；→），一見，成熟奇形腫の像である．しかし腫瘤の左側壁には充実性構造が存在し（図1-B〜D；►），腫瘤の輪郭を越えて周囲脂肪織へ浸潤している．同部はADC低下を示す（図1-D；►）．

症例2：骨盤腔に囊胞性腫瘤を認め，腹側に脂肪信号（図2；＊），背側に水信号（図2；★）の液性成分が界面を形成している．左側辺縁から外方発育する充実性成分を認め（図2；►），同部は増強効果を呈し，拡散異常も顕著である．

成熟奇形腫の悪性転化　243

症例2（図2）：70歳代．別件でPET-CTを撮影したところ，卵巣腫瘍への集積があり，精査となった．

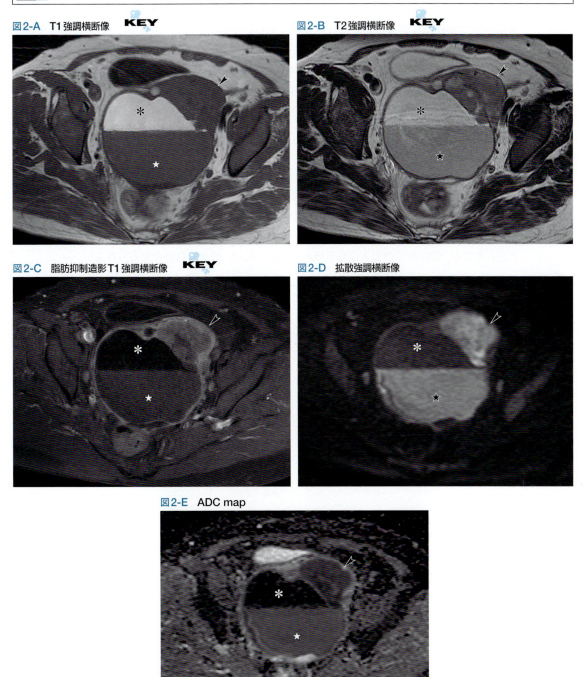

経過　**症例1**：腫瘍摘出にて扁平上皮癌．術中所見では腫瘍は左後腹膜と強固に癒着，腫瘍は腹膜に残存した．その後肝転移出現，術後1年2か月で永眠された．

症例2：腫瘍摘出にて扁平上皮癌．術中所見では腫瘍は直腸や子宮周囲の腹膜と強固に癒着があり，直腸合併切除となった．

奇形腫の悪性転化の一般的知識

卵巣腫瘍の2014年WHO分類では，「胚細胞腫瘍」の中に成熟奇形腫と未熟奇形腫が含まれる．もう一つ，「単胚葉性奇形腫および皮様嚢腫に生じる体細胞型腫瘍」として，この中に卵巣甲状腺腫，カルチノイド，癌腫（扁平上皮癌など）などが含まれる．

「悪性奇形腫」という用語は用いないのが通常である．

悪性転化を伴う成熟奇形腫は，成熟奇形腫の約2％程度である．閉経後に好発し，扁平上皮癌が最も多い．悪性転化した腫瘍成分の周囲組織への直接浸潤と腹膜播種が主な進展形式で，リンパ節転移や血行性転移は生じにくい．

MRI読影のポイント

一見，成熟奇形腫の像であっても，充実性部分が周囲へ直接浸潤していないか，留意して読影する必要がある．また，悪性転化を伴う成熟奇形腫は，そうでない成熟奇形腫よりもサイズが大きい傾向があるとされている（10cm以上ともいわれる）．検診など，無症状で見つかる奇形腫も多いと思われるが，閉経後での大きな奇形腫の取り扱いには，慎重な姿勢が求められる．

参考文献

1) Kido A, Togashi K, Kataoka T, et al: Dermoid cysts of the ovary with malignant transformation: MR appearance. AJR Am J Roentogenol 172: 445-449, 1999.
2) Yamanaka Y, Taeiwa Y, Miyamoto H, et al: Preoperative diagnosis of malignant transformation in mature cystic teratoma of the ovary. Eur J Gynaecol Oncol 26: 391-392, 2005.

Column 怖い思いをした症例⑥：虫垂にご用心

田中優美子

図1-A　T2強調矢状断像

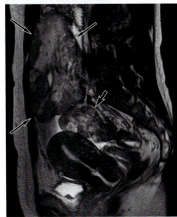

図1-B　T2強調冠状断像

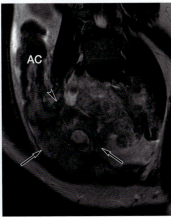

AC：虫垂

図1-C　脂肪抑制造影T1強調冠状断像

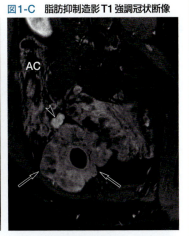

図1-D　拡散強調冠状断像

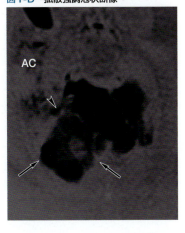

　上図は40歳代前半で「両側卵巣腫瘍」として紹介された症例のMRIである．T2強調像で両側卵巣は信号強度が低く，境界明瞭な腫瘤を形成し（図1-A，B；→：右卵巣，図1-A；➡：左卵巣），腹水を伴っている．この腫瘤はよく増強され（図1-C；→），強い拡散制限を伴っている（図1-D；→）．両側性，非浸潤性の悪性卵巣腫瘍で，「転移性卵巣腫瘍」と診断すべき材料はそろっている（「Krukenberg腫瘍」p.302～p.303参照）．しかし，CTをいくら見返しても，消化管壁に肥厚はなく，肝胆膵にも，乳腺にも原発巣がみつからない．やむなく，「転移性卵巣腫瘍の典型像だが，原発巣が見当たらないので卵巣原発とせざるを得ない」とのレポートを作成した．

　婦人科医は，転移の可能性を十分に考慮して手術に臨み，ほどなく虫垂に小腫瘤を発見し，病理組織学的に虫垂原発の腺癌と卵巣転移と診断された．遡及的にみると上行結腸と右卵巣腫瘍の間にやや細長い，よく増強され，拡散制限の強い結節が描出されていた（図1-B～D；➤）．敗因は，前医で撮影された5mmスライス厚の造影CTでのみ原発巣の検索を行い，thin slice scanでの再検，MPR等を駆使した再検討を行わなかったことにあると考えている．

　低異型度虫垂粘液性腫瘍（LAMN）は，卵巣転移のみならず腹膜偽粘液腫の原発巣として有名であるが，虫垂にはより悪性度の高い腫瘍もしばしば発生し，卵巣転移を来す．LAMNが虫垂粘液瘤としてソーセージ状の嚢胞性腫瘤を形成する（「虫垂粘液性腫瘍」p.238～p.239，p.274～p.275参照）のに対し，原発性虫垂癌はさらに小さいことが多い．

　したがって，転移性卵巣腫瘍を疑っているにもかかわらず，原発巣が明らかにならない時には虫垂の十分な検索が必要である．その際，MRではしばしば大きな卵巣腫瘍に併せてスライス厚が厚くなりがちで，腸管蠕動によるアーチファクトなど不利な条件もあるので，やはり造影CT，特にisotropic imagingの活用が必須と考えている．

嚢胞＋充実性腫瘤 **未熟奇形腫**
immature teratoma

今岡いずみ

> **症例1** （図1）：20歳代．脳炎の精査治療中に，卵巣腫瘍を指摘された（NMDAR脳炎）．血清 AFP 4,480ng/ml（基準値 10ng/ml 以下）．

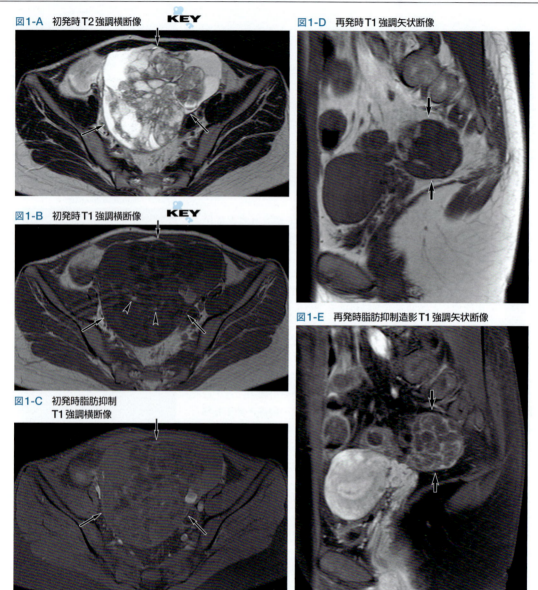

図1-A 初発時T2強調横断像
図1-B 初発時T1強調横断像
図1-C 初発時脂肪抑制T1強調横断像
図1-D 再発時T1強調矢状断像
図1-E 再発時脂肪抑制造影T1強調矢状断像

画像の読影と経過

症例1：骨盤内に大きな多房性嚢胞性腫瘤を認める（図1-A〜C；→）．内部にはT2強調像で低信号を示す充実性部分と，多彩な信号を示す大小の房があり，T1強調像で高信号を示す小さな脂肪織信号が点在している（図1-B；▶）．脂肪抑制像でこれらの脂肪織信号は抑制されている．再発時には，多房性嚢胞状の腫瘤が出現しており（図1-D, E；→），隔壁に強い増強効果が見られる．

経過 **症例1**：切除にてimmature teratoma（未熟奇形腫）G3，術中多数の播種がありpT3cであった．2年後に対側卵巣に再発し，これもimmature teratoma G3であった．再発術後より3年経過，無病生存中．

症例2	（図2）：10歳代後半．腹部腫瘤を自覚し来院．AFP 6ng/ml と上昇なし．

症例3	（図3）：30歳代．20歳代で immature teratoma G3 を切除，pT4（悪性胸水）．

図2 造影CT

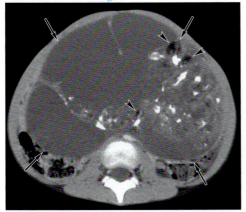

図3 単純CT

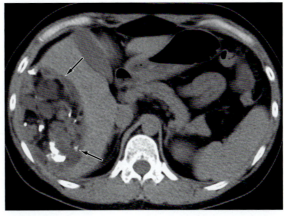

症例2：大きな多房性嚢胞性腫瘤である（図2；→）．石灰化と，小さな脂肪織濃度域（図2；▶）が腫瘍内に点在している．

症例3：肝右葉の表面から実質内に食い込むように，軟部組織，石灰化，脂肪の各濃度を示す腫瘍が見られる（図3；→）．脂肪濃度域は，液面を形成せず組織内の構造として認められる．

経過　症例2：切除にて immature teratoma G1．再発なく術後7年経過，無病生存中．

症例3：この播種は，6年半の経過でゆっくりと増大したもの．初回手術より9年経過，外来通院中．

未熟奇形腫の一般的知識

　未熟奇形腫は若年者に多く，ほとんどは20歳以下である．未熟成分と成熟成分が，無秩序に混在している．このうち未熟成分（多くは神経上皮成分）の量で Grade 1〜3に分類し，Grade 3（＝未熟な組織が豊富である）ほど，浸潤や播種，転移を生ずる傾向が強い．

　腹膜播種やリンパ節転移が主な進展形式である．神経膠組織の播種は腹膜神経膠腫症（peritoneal gliomatosis）と呼ばれるが，成熟神経膠組織のみからなるものは Grade 0（＝成熟奇形腫）とされ，予後がよい．

　特殊な病態として，growing teratoma syndrome がある．胚細胞性腫瘍における術後化学療法中に，転移・再発病変が増大するが，腫瘍マーカーは正常化しており，病理組織学的には成熟奇形腫のみからなる，というものである．**症例3**はこの可能性がある．

MRI 読影のポイント

　腫瘍は大きく，多房性嚢胞構造と充実性構造が混在し，著明な増強効果を示す．画像では，未熟な神経上皮成分を直接識別できるわけではない．脂肪信号が，充実性構造の内部に「無秩序に，まき散らされたように」点在することがポイントとなる．本腫瘍内の脂肪成分は，脂肪組織（adipose tissue）に相当し，成熟奇形腫のような皮脂腺からの分泌物（sebaceous material）とは異なる．

参考文献

1) Yamaoka T, Togashi K, Koyama T, et al: Immature teratoma of the ovary: correlation of MR imaging and pathologic findings. Eur Radiol 13: 313-319, 2003.
2) Park SB, Kim JK, Kim KR, et al: Imaging findings of complications and unusual manifestations of ovarian teratomas. Radiographics 28: 969-983, 2008.

248　7. 女性骨盤内腫瘍の鑑別診断

嚢胞＋充実性腫瘤 特殊な奇形腫（卵巣甲状腺腫, カルチノイド）
struma ovarii, carcinoid

坪山尚寛

症例**1**（図1）：20歳代. 腹部膨満感を主訴に受診.
症例**2**（図2）：20歳代. 下腹部膨満感を主訴に受診.

図1-A　T2強調横断像

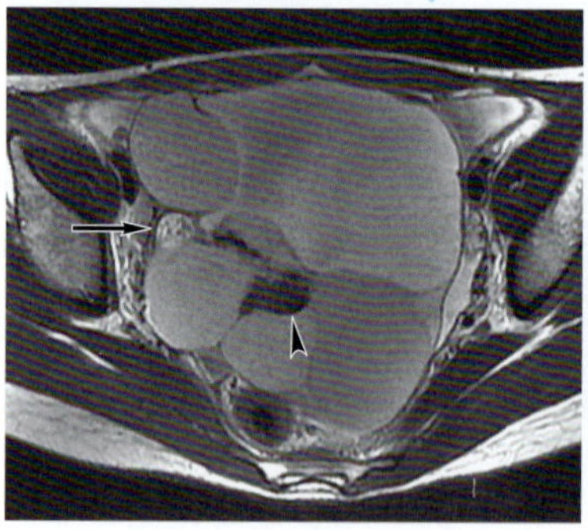

図1-B　T1強調横断像

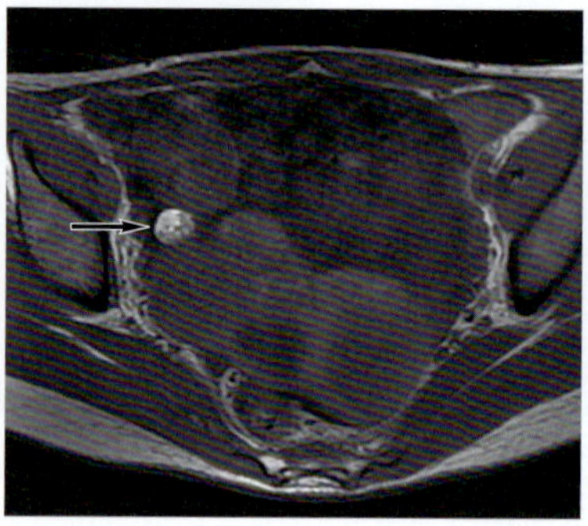

図1-C　脂肪抑制造影T1強調横断像

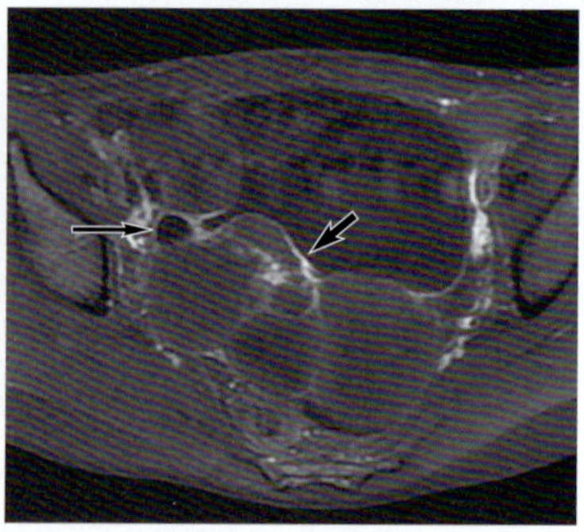

図2-A　T2強調横断像（頭側）

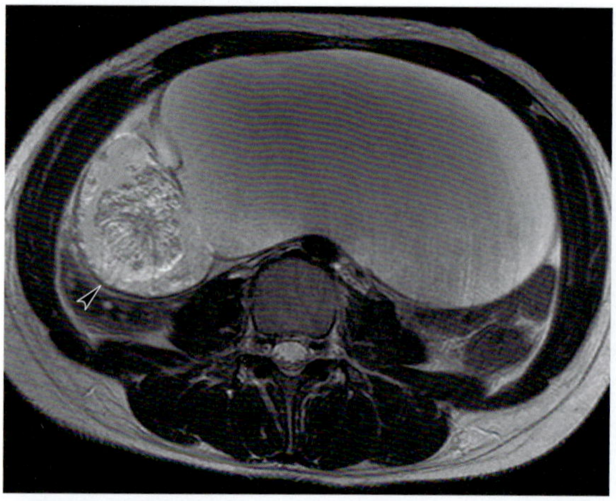

図2-B　T2強調横断像（尾側）

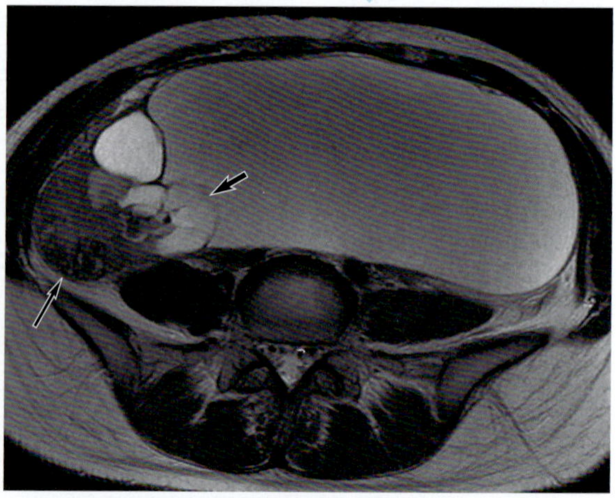

図2-C　拡散強調横断像

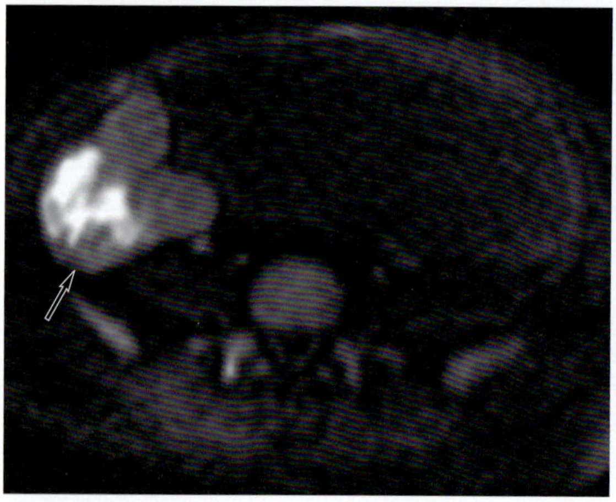

図2-D　脂肪抑制造影T1強調横断像

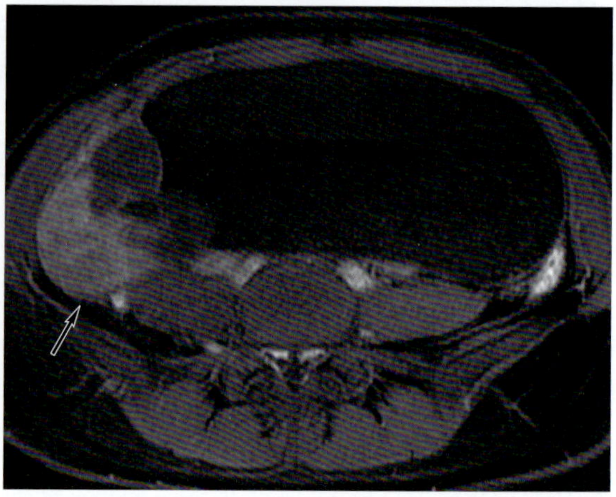

画像の読影と経過

症例1：骨盤内に分葉状の多房性囊胞性腫瘤を認める．囊胞内溶液はT2強調像で一部著明な低信号を呈し（図1-A；▶），脂肪成分も見られる（図1；→）．一部の隔壁に肥厚を認め，強い造影効果を伴っている（図1-C；→）．

症例2：骨盤内から臍上部に及ぶ巨大な囊胞性病変を認め，脂肪成分（図2-A；▶）と充実成分を伴う（図2-B〜D；→）．充実成分はT2強調像で比較的低信号を呈し，拡散低下を伴う．その近傍に小さな囊胞成分が集簇し（図2-B；→），T2強調像で低信号の内溶液も認められる．

経過　症例1：手術が施行され，卵巣甲状腺腫と診断された．
　　　　症例2：手術が施行され，甲状腺腫性カルチノイドと診断された．

卵巣甲状腺腫およびカルチノイドの一般的知識

卵巣甲状腺腫およびカルチノイドは奇形腫の特殊型で，「単胚葉性奇形腫および皮様囊腫に伴う体細胞型腫瘍」に分類される．

卵巣甲状腺腫：成熟奇形腫の20％程度に顕微鏡的甲状腺組織が混在するが，すべてあるいは大部分が甲状腺組織よりなる奇形腫を卵巣甲状腺腫と呼ぶ．肉眼的には緑色から褐色を呈するコロイドが特徴である．良性腫瘍であるが，甲状腺機能亢進症や腹水貯留を伴うことがあり，稀に甲状腺癌（特に乳頭癌）の発生を認める．

カルチノイド：消化管の高分化型神経内分泌腫瘍と同様の組織像を呈し，甲状腺腫性，島状，索状，粘液性に亜分類される．甲状腺腫性カルチノイドは卵巣甲状腺腫とカルチノイドが併存するもので，本邦では最も多い．ペプチドYY分泌により便秘を引き起こす新カルチノイド症候群が特徴的である．一方，欧米では島状カルチノイドが最多で，セロトニン分泌によるカルチノイド症候群（顔面紅潮や下痢など）を来すことがある．境界悪性〜悪性腫瘍として扱われ，予後は良好である．

MRI読影のポイント

卵巣甲状腺腫：ステンドグラス状の様々な信号を呈する分葉状多房性囊胞性の形態を呈し，様々なサイズの充実成分を伴う．粘稠なコロイドを反映したT2強調像における低信号の囊胞内溶液が特徴的で，同部位はT1強調像で低〜やや高信号，単純CTではヨードを反映して高吸収を呈する．粘液性癌との鑑別が重要であるが，分葉状の形態や，造影効果が強く拡散低下を伴わない充実部の存在が，卵巣甲状腺腫を示唆する所見となる．稀に充実成分を伴わない卵巣甲状腺腫も存在する（cystic struma ovarii）．

カルチノイド：充実部が線維性間質を反映してT2強調像で低信号を呈し，多血性であるとされている．甲状腺腫性カルチノイドにおいては，卵巣甲状腺腫の画像所見が部分像として見られることがある．

卵巣甲状腺腫，カルチノイドはいずれも成熟奇形腫がしばしば混在するので，脂肪成分も診断の手掛かりとなる．

参考文献

1) Ikeuchi T, Koyama T, Tamai K, et al: CT and MR features of struma ovarii. Abdom Imaging 37: 904-910, 2012.
2) Takeuchi M, Matsuzaki K, Uehara H: Primary carcinoid tumor of the ovary: MR imaging characteristics with pathologic correlation. Magn Reson Med Sci 10: 205-209, 2011.

囊胞＋充実性腫瘍　卵黄嚢腫瘍
yolk sac tumor
坪山尚寛

> **症例1**（図1）：10歳代後半．腹痛と腹部膨満感を主訴に近医受診．AFP 13万ng/m*l*．

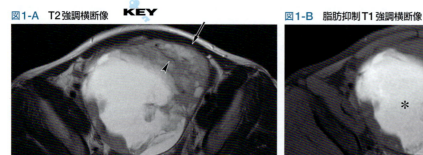

図1-A　T2強調横断像
図1-B　脂肪抑制T1強調横断像
図1-C　拡散強調横断像
図1-D　脂肪抑制造影T1強調横断像

画像の読影と経過

症例1：骨盤内に充実成分と囊胞成分からなる腫瘍を認める．充実成分（図1；→）はflow voidを伴い（図1-A；▶），拡散低下を呈し不均一に強く造影される．囊胞成分は脂肪抑制T1強調像で高信号を呈し，出血が示唆される（図1-B；＊）．

症例2：骨盤内に多房性囊胞性病変を認め（図2；→），脂肪抑制T1強調像でわずかに高信号域を認める．造影後，不整な隔壁に分布する腫瘍血管の増生を認め，bright dot signを呈する（図2-C；▶）．

経過　**症例1**：妊孕性温存手術が施行され，卵黄嚢腫瘍と診断された．
　　　　症例2：妊孕性温存手術が施行され，卵黄嚢腫瘍（大網播種あり）と診断された．

卵黄嚢腫瘍の一般的知識

　卵黄嚢腫瘍は内胚葉由来の種々の胚芽外成分（卵黄嚢，尿膜）および胚芽組織（腸管，肺，肝）への分化を示す悪性胚細胞腫瘍で，多彩な組織像を呈する．他の悪性胚細胞腫瘍と合併すると，混合型胚細胞腫瘍となる．30歳以下に多く，妊娠中に発見されることもある．急速増大を示し，腹痛を主訴として発見されることが多い．腫瘍マーカーとしてα-フェトプロテイン（AFP）の著明な高値が特徴的である．

症例 2（図2）：20歳代．下腹部痛で近医受診し，その際卵巣腫瘤は認めなかったが，2か月後に急速に増大する卵巣腫瘤が出現した．AFP 2.7万 ng/m*l*．

図2-A　T2強調横断像

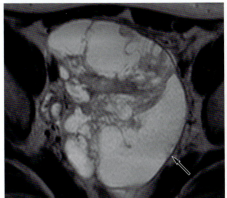

図2-B　脂肪抑制T1強調横断像

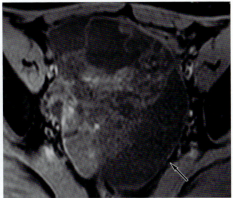

図2-C　脂肪抑制造影T1強調横断像

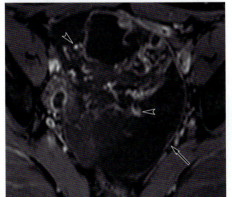

手術では妊孕性温存が重要で，腫瘍はほぼ片側性なので健側卵巣の温存が可能である．進行例であっても妊孕性温存手術が選択されうる．化学療法が奏効するため，術後残存病変があっても予後良好である．

鑑別診断のポイント

若年者の卵巣腫瘍においては，常に胚細胞腫瘍を念頭に置く必要がある．卵黄嚢腫瘍のMRI所見は，出血・壊死により充実成分と嚢胞成分が不均一に混在し，充実部は強い造影効果を呈する．多血性であることを反映してT2強調像でflow voidが見られ，造影後は腫瘍血管がbright dot signとして描出される．腹膜播種に注意が必要である．

若年者の多血性卵巣腫瘍として硬化性間質性腫瘍や顆粒膜細胞腫などの性索間質性腫瘍，卵巣甲状腺腫，卵巣癌が鑑別に挙がる．硬化性間質性腫瘍では出血・壊死は稀であるが，顆粒膜細胞腫とは画像所見が類似する．

診断には血清AFP高値が画像所見よりも重要で，測定されていない場合は必ず測定を勧める必要がある．

NOTE　卵黄嚢腫瘍の病理の変遷

現行のWHO分類第4版（2014年）において，卵黄嚢腫瘍についていくつか重要な変更がなされた．まず，これまで同義語として使用されてきた内胚葉洞腫瘍は不適切とされ，代わりに primitive endodermal tumor が提唱された．腫瘍の起源として胚細胞だけでなく体細胞由来もあることが明記され，これまで卵巣癌の先祖返りと考えられていた閉経後AFP産生腫瘍も包括しうる概念となっている．さらには肝様癌が削除されたことも相まって，多彩な組織像を呈するAFP産生腫瘍の病理診断名が卵黄嚢腫瘍に収束しつつある．

参考文献

1) Yamaoka T, Togashi K, Koyama T, et al: Yolk sac tumor of the ovary: radiologic-pathologic correlation in four cases. J Comput Assist Tomogr 24: 605-609, 2000.
2) Choi HJ, Moon MH, Kim SH, et al: Yolk sac tumor of the ovary: CT findings. Abdom Imaging 33: 736-739, 2008.

嚢胞+充実性腫瘤 漿液性境界悪性腫瘍
serous borderline tumor (SBT)

坪山尚寛

> 症例1（図1）：50歳代．検診でCA125高値を指摘された．
> 症例2（図2）：20歳代．月経不順あり受診．

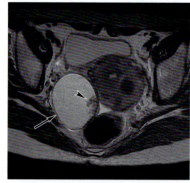

図1-A　T2強調横断像
図1-B　T1強調横断像
図1-C　脂肪抑制造影T1強調横断像

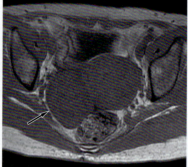

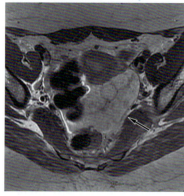
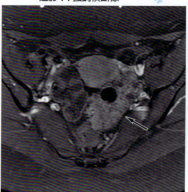
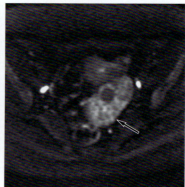

図2-A　T2強調横断像
図2-B　脂肪抑制造影T1強調横断像
図2-C　拡散強調横断像

> **参考症例**　漿液粘液性境界悪性腫瘍（20歳代；図3，30歳代；図4）．

図3　T2強調横断像　　図4　T2強調横断像

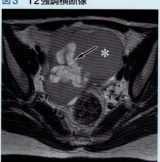
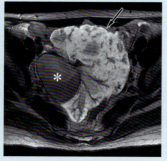

内膜症性嚢胞（図3，4；＊）の内部（図3）あるいは外方性（図4）に，T2強調像で内部に樹枝状低信号を伴う著明な高信号の充実部を認め，SBTに類似した構造を呈する（→）．

画像の読影と経過

症例1：右卵巣に壁在結節を伴う単房性嚢胞性腫瘍を認め（図1；→）、壁在結節はT2強調像で樹枝状の形態を呈し、造影後にひとまわり大きく見える（図1-A, C；▶）。

症例2：左卵巣腫瘍を認め（図2；→）、嚢胞成分から外方性に発育する充実成分を伴う。充実部はT2強調像および拡散強調像で高信号を呈し、内部に樹枝状の低信号域を伴う。

経過 症例1：手術が施行され、漿液性境界悪性腫瘍と診断された。

症例2：妊孕性温存術が施行され、漿液性境界悪性腫瘍（腹水細胞診陽性）と診断された。

漿液性境界悪性腫瘍の一般的知識

漿液性境界悪性腫瘍（SBT；serous borderline tumor）は中間的悪性度を示す漿液性腫瘍である。乳頭状発育が特徴的で、嚢胞の内腔や外方に増殖する。約1/3が両側性である。幅広い年齢に発生するが、20〜30歳代の若年者にも発生しやすいのが特徴である。ほとんどがI期に留まり予後良好であるが、微小乳頭状パターンを伴うSBTは進行症例の割合が高く、非浸潤性低異型度漿液性癌として扱われる。

腹膜病変は腹膜インプラントと呼ばれ、嚢胞内発育より外方性発育を呈するSBTに合併しやすい。浸潤性と非浸潤性に分類され、前者は予後不良因子である。WHO分類第4版（2014年）では、浸潤性病変は低異型度漿液性癌として扱われ、非浸潤性病変のみを"インプラント"と呼ぶように提唱されている。

SBTに伴うリンパ節病変にはいくつかの病理パターンがあり、実際の転移は少ない。多くは子宮内膜症や卵管内膜症（endosalpingiosis）であり、予後に影響なく、転移とは鑑別を要する。

鑑別診断のポイント

SBTのMRI所見は特徴的で、嚢胞内あるいは外向性に乳頭状増殖を示す充実成分を認め、T2強調像で中心部に線維性間質を反映した低信号の樹枝状構造が見られ、辺縁は浮腫状間質を反映した高信号を呈する。私見ではあるが、SBTの壁在結節はT2強調像よりも造影後の方が大きく見える。これは、T2強調像では辺縁の浮腫状領域が周囲の嚢胞内溶液と同様に、高信号を呈して見えにくいためと考えている。

壁在結節を伴う嚢胞性腫瘍として明細胞癌、類内膜癌、漿液粘液性境界悪性腫瘍が鑑別疾患となるが、これらは子宮内膜症性嚢胞に合併するため、嚢胞内容液がしばしばT1強調像で高信号を呈する。SBTと漿液粘液性境界悪性腫瘍の乳頭状増殖は類似した像を呈するが、臨床上の扱いは同様である。

NOTE 微小浸潤

従来、間質浸潤が悪性の基準とされていたが、WHO分類第3版（2003年）では間質浸潤巣の面積が10mm^{2}未満のものを微小浸潤とし、漿液性腫瘍に限って微小浸潤に留まるものは境界悪性に分類されるようになった。WHO分類第4版（2014年）では微小浸潤の定義が最大径5mm未満とされ、微小浸潤を伴う境界悪性腫瘍の概念が他の組織型にも拡大された（明細胞性腫瘍のみ明確な規定なし）。境界悪性の概念が広がっている点を認識しておく必要がある。

参考文献

1) Tanaka YO, Okada S, Satoh T, et al: Ovarian serous surface papillary borderline tumors form sea anemone-like masses. J Magn Reson Imaging 33: 633-640, 2011.

嚢胞+充実性腫瘤 漿液性癌
serous carcinoma

坪山尚寛

症例 1 (図1): 50歳代. 腹部膨満感あり受診.
症例 2 (図2): 80歳代. CTで偶然骨盤内腫瘤を指摘された.

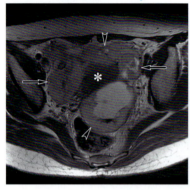

図1-A　T2強調横断像

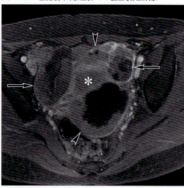

図1-B　脂肪抑制造影T1強調横断像

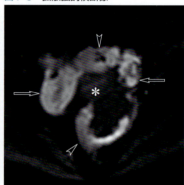

図1-C　拡散強調横断像

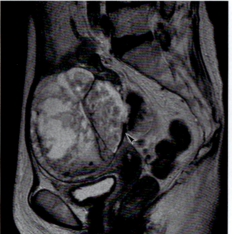

図2-A　T2強調矢状断像

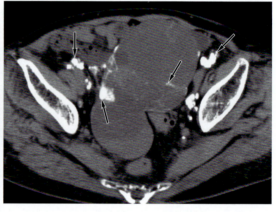

図2-D　単純CT横断像

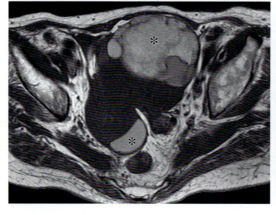

図2-B　T1強調横断像

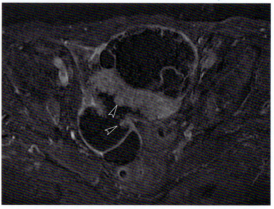

図2-C　造影前後サブトラクション横断像

画像の読影と経過

症例1：両側卵巣に充実成分を主体とする腫瘤を認める（図1；→）．また子宮（図1；＊）前方やDouglas窩に充実成分と囊胞成分を含む腹膜播種を認める（図1；▶）．いずれの病変も拡散強調像で高信号を呈する．

症例2：骨盤内にいびつな形態を呈する左卵巣囊胞性腫瘍を認め，隔壁に乳頭状増殖を示す充実成分を認める（図2-A, C；▶）．囊胞内溶液はT1強調像で高信号な部分が見られ（図2-B；＊），血性が示唆される．単純CTでは腫瘍の隔壁や充実部，リンパ節，腹膜結節に石灰化を認める（図2-D；→）．

経過　症例1：術前化学療法の後，切除され，両側卵巣漿液性癌（高異型度）および腹膜播種と診断された．
　　　症例2：切除により，境界悪性成分を含む漿液性癌（低異型度）および腹膜播種と診断された．

漿液性癌の一般的知識

漿液性癌は近年疾患概念が大きく変化し，低異型度と高異型度に分類された．両者の発生母地や臨床像は大きく異なり，頻度は高異型度が圧倒的に高い．

低異型度漿液性癌：卵巣漿液性境界悪性腫瘍から進展したもので，軽度〜中等度の細胞異型を示し，砂粒小体をしばしば伴う．緩徐に進行し，予後は比較的良好である．ただし化学療法への感受性は低い．

高異型度漿液性癌：高度な細胞異型を呈する漿液性癌で，大部分が卵管采上皮由来であるとの説が提唱され，卵管癌，腹膜癌と一連のスペクトラムの疾患群として捉えられている．発見時に広範な浸潤と播種を伴う場合が多いため，日常臨床において卵管由来と特定することはしばしば困難で，便宜的に卵巣癌と診断されていることも多い．*BRCA1*あるいは*BRCA2*変異を有する遺伝性乳癌卵巣癌に関連して発症する場合がある．腫瘍マーカーはCA125が高値をとる．化学療法に対する感受性は高い．

鑑別診断のポイント

低異型度漿液性癌：画像所見はCTを中心に報告されており，しばしば石灰化を含み，樹枝状の壁在結節を呈する漿液性境界悪性腫瘍の成分を含む．石灰化は腹膜病変やリンパ節転移にも見られ，腫瘍の増悪により顕著となる．両側性，大きな充実部の存在，腹膜病変の合併が境界悪性腫瘍との鑑別に有用と報告されている．

高異型度漿液性癌：典型的な画像所見は，豊富な充実成分を含む卵巣の不整な腫瘤（しばしば両側）と腹膜播種であり，画像上良悪性の鑑別が問題となることはほとんどない．以前は卵巣癌，卵管癌，腹膜癌の鑑別が議論の対象となったが，臨床的に一連の腫瘍にまとめられた現在，これらを鑑別する病理学的診断基準は確定しておらず，臨床的意義もないと考えてよい．

> **NOTE　psammocarcinoma**
>
> psammocarcinomaは著明な砂粒体形成（腫瘍細胞の胞巣の75％以上），軽度の細胞異型，良好な予後を特徴とする漿液性癌の稀な亜型として以前より知られており，CTで著明な石灰化を伴う．低異型度漿液性癌の一部を含む概念であるが，定義の曖昧さと臨床的意義の乏しさから，WHO分類第4版（2014年）はその名称の使用を推奨していない．

参考文献

1) Katabathina VS, Amanullah FS, Menias CO, et al: Extrauterine pelvic serous carcinomas: current update on pathology and cross-sectional imaging findings. Radiographics 36: 918-932, 2016.
2) Nougaret S, Lakhman Y, Molinari N, et al: CT features of ovarian tumors: defining key differences between serous borderline tumors and low-grade serous carcinomas. AJR Am J Roentgenol 210: 918-926, 2018.

囊胞＋充実性腫瘤 様々な漿液性癌，境界悪性腫瘍
serous carcinomas, borderline tumor

今岡いずみ

症例1 60歳代．Stage ⅣA（胸水細胞診陽性）．囊胞＋充実成分の混在する，卵巣癌パターンの像．充実部分はT2強調像で淡い低信号／増強効果を示している（図1-A，C；▶）．Douglas窩腹膜に沿った播種あり（図1-A，C→）．この後，化学療法を施行されてから手術施行．術後6年半，再発なく生存中．

症例2 70歳代．Stage ⅣB（胸水細胞診陽性，右鎖骨下／頸部リンパ節転移）．腫瘍はほぼ全体が充実性成分からなり，T2強調像で淡い低信号／強い拡散異常を示している（図2；▶）．卵巣門（図2-A；→）には血管のflow voidが見られる．手術後2年半経過，化学療法を繰り返しているが播種が徐々に増大．

図1-A　T2強調横断像

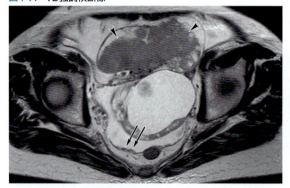

図1-B　脂肪抑制T1強調横断像

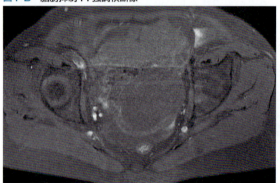

図1-C　脂肪抑制造影T1強調横断像

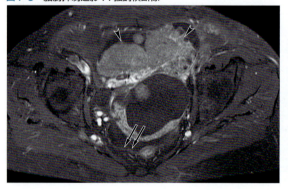

図2-A　T2強調横断像

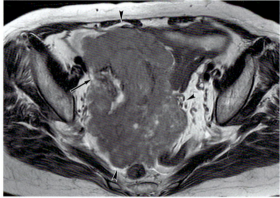

図2-B　拡散強調横断像

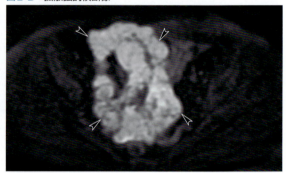

図2-C　ADC map横断像

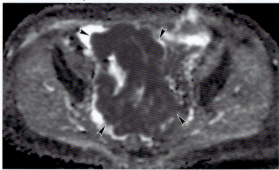

症例 3 30歳代. Stage Ⅲc. 囊胞成分が主体だが, 壁在結節が認められる（図3-A, B；→）. 腹膜に多数の播種結節があり（図3；▶）, T2強調像では淡い高信号を呈している. 腫瘍の壁在結節, 播種結節ともにCTにて増強効果を確認できる. 手術後, 化学療法を行ったが播種は増大し, 1年余りの経過を経て永眠された.

図3-A　造影CT（Bに対応するスライス）　　図3-B　T2強調横断像

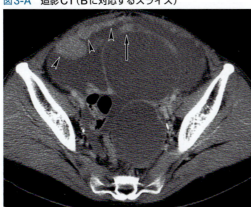 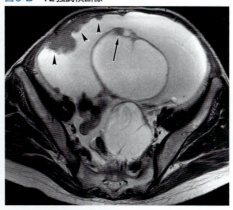

図3-C　T2強調横断像（Bと離れたスライス）

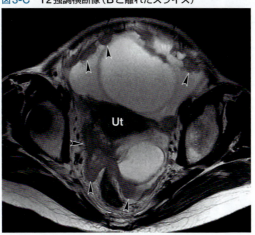

Ut：子宮

症例 4 30歳代. 境界悪性腫瘍. 正常卵巣を確認できる（図4-B；→）. 腫瘍は両側卵巣に表在性・乳頭状に発育している（図4；▶）. 子宮頸部には腺癌が認められた（非提示）. 術後1年半経過で, 再発なし.

図4-A　T2強調横断像　　図4-B　T2強調横断像（Aと離れたスライス）

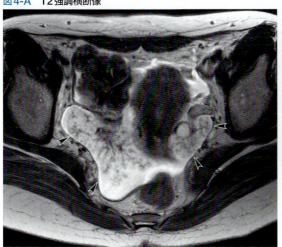 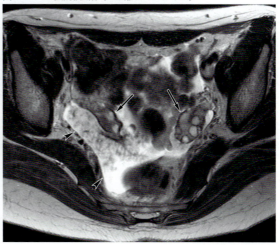

嚢胞＋充実性腫瘤 卵管癌
tubal cancer

坪山尚寛

症例1（図1）：60歳代．検診にてCA125高値を指摘された．
症例2（図2）：60歳代．腹部膨満を主訴に受診し，腹水と子宮留水症を指摘された．子宮内膜細胞診で腺癌が検出され，子宮体癌の疑いでMRIが施行された．

図1-A　T2強調横断像
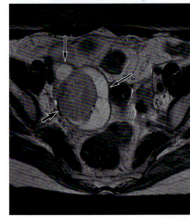

図1-B　T2強調矢状断像
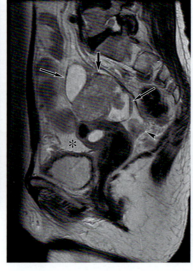

図1-C　脂肪抑造影T1強調矢状断像
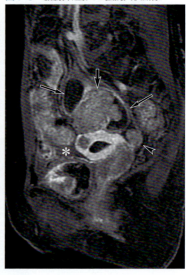

図2-A　T2強調矢状断像
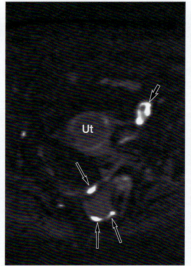

図2-B　拡散強調横断像

図2-C　脂肪抑制造影T1強調矢状断像
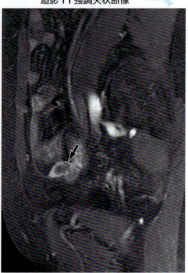

Ut：子宮

画像の読影と経過

症例1：骨盤内右側に囊胞成分と充実成分からなる腫瘤を認め（図1；➞），囊胞成分は拡張蛇行した管腔状構造を呈し，卵管留水症が疑われる（図1；→）．充実成分は，この管腔状構造内を充満するように存在している．Douglas窩に腹膜結節を認め（図1-B, C；➤），腹水（図1-B, C；＊）や子宮留水症が見られる．

症例2：腹水（図2-A；＊）と子宮留水症（図2-A；➤）を認める．内膜は萎縮し，腫瘤は認めない．Douglas窩に腹膜結節を認め，拡散強調像で高信号を呈し，播種病変を疑う（図2-A, B；→）．両側付属器に明らかな腫大は認めないが，拡散強調像で左付属器に細長い高信号結節を認め（図2-B；→），造影MRIの矢状断像では細長い管腔状構造を呈する（図2-C；→）．

経過 症例1：手術が施行され，右卵管癌（腹膜播種，大網転移あり）と診断された．
症例2：手術により卵管癌（腹膜播種あり）と診断された．

卵管癌の一般的知識

　卵管癌の大部分は高異型度漿液性癌であり，類内膜癌がそれに続く．従来の診断基準である①最大腫瘍が卵管腔内あるいは卵管采に存在し，②既存の卵管上皮から上皮内癌への移行像が見られ，③卵巣や子宮に悪性病変があっても卵管病変より小さく，組織学的にも卵管病変の転移と考えられる，を満たす古典的卵管癌は非常に稀であった．近年，卵巣や腹膜の高異型度漿液性癌の多くの起源が卵管上皮にあるとする知見をもとに卵管癌は卵巣癌，腹膜癌と一連の腫瘍に取りまとめられ（WHO 2014, FIGO 2014），国際的にコンセンサスを得た卵管癌の診断基準は存在しなくなった．診断基準によっては卵管癌の頻度は高くなると推定される．

　古典的卵管癌は閉経後に好発し，卵巣癌に比し水溶性帯下，不正出血，下腹部痛など有症状であることが多い．腫瘍マーカーはCA125が高値を示す．卵巣癌と術前診断されていることが多く，しばしば子宮内膜・頸部細胞診が陽性を示すので，子宮体癌と術前診断される場合もある．

鑑別診断のポイント

　古典的卵管癌の画像所見は，卵管内に病変がある場合，ソーセージ状の充実性腫瘤や卵管水腫内の壁在結節を呈し，腫瘍辺縁に卵管壁に相当する造影効果を伴う．卵管采に病変がある場合は結節状の形態をとる．卵管水腫は卵管癌を疑う重要な所見であるが，伴わない場合もあり，また短期間でその大きさが変化しうる．副所見として子宮留水症や腹水貯留が見られることがあり，原発巣が非常に小さい場合には，卵管癌を疑う重要な手がかりとなる．

NOTE serous tubal intraepithelial carcinoma (STIC)

　漿液性卵管上皮内癌（STIC）はほとんどが卵管采に局在し，*BRCA* 変異保有者にしばしば認められ，卵巣高異型度漿液性癌にも高率に合併することから，卵巣・卵管・腹膜の高異型度漿液性癌の前駆病変と考えられている．FIGO 2014はその存在をもって直ちに卵管癌とするわけではない，との立場をとるが，近年STICが存在すれば卵管癌とする診断基準も提唱されており，今後の動向に注意を要する．

参考文献

1) Shaaban AM, Rezvani M: Imaging of primary fallopian tube carcinoma. Abdom Imaging 38: 608-618, 2013.
2) Vang R, Shih I, Kurman RJ: Fallopian tube precursors of ovarian low- and high-grade serous neoplasms. Histopathology 62: 44-58, 2013.
3) Kitai S, Kiyokawa T, Tanaka YO, et al: MRI findings for primary fallopian tube cancer: correlation with pathological findings. Jpn J Radiol 36: 131-141, 2017.

嚢胞＋充実性腫瘤　明細胞癌
clear cell carcinoma

坪山尚寛

症例1（図1）：40歳代．下腹部に腫瘤を触知し受診．
症例2（図2）：50歳代．下腹部に腫瘤を自覚し受診．

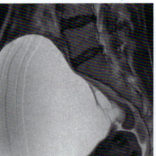

図1-A　T2強調矢状断像

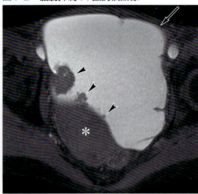

図1-B　脂肪抑制T1強調横断像

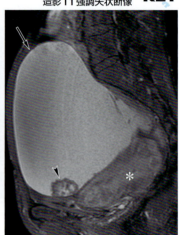

図1-C　脂肪抑制造影T1強調矢状断像

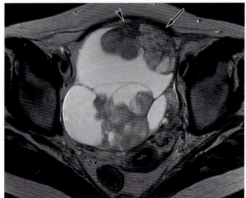

図2-A　T2強調横断像

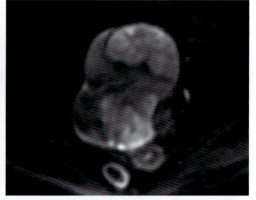

図2-B　拡散強調横断像

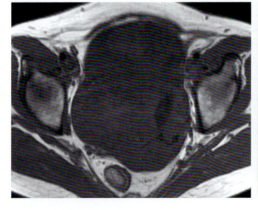

図2-C　T1強調横断像

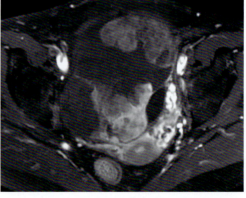

図2-D　脂肪抑制造影T1強調横断像

画像の読影と経過

症例1：子宮（図1；＊）の腹側に囊胞性腫瘤を認め（図1；→），隔壁形成はわずかである．内溶液はT1強調像・T2強調像で高信号を呈する．囊胞壁に造影される多発結節を認める（図1；▶）．

症例2：骨盤内に多房性囊胞性腫瘤を認め（図2），囊胞内容液はT1強調像で低信号を呈する．囊胞壁や隔壁に多発する充実成分を認め，大部分がT2強調像で中等度高信号を呈するが，低信号（図2-A；▶）やblack sponge状を呈する部分（図2-A；→）も見られる．

経過　症例1：手術が施行され，左卵巣明細胞癌と診断された．

症例2：手術が施行され，左卵巣明細胞癌と診断された．腫瘍の大部分に境界悪性腺線維腫成分が混在していた．

明細胞癌の一般的知識

明細胞腫瘍は，グリコーゲンに富む淡明な細胞質を示すか，またはわずかな細胞質と大型核を有して鋲釘（hobnail）状の形態をとる腫瘍細胞によって構成される．良性，境界悪性は非常に稀で，ほとんどが悪性である．境界悪性の場合は腺線維腫の形態をとり，悪性の場合は乳頭状，管状，管状・囊胞状，充実蜂巣状と多彩な組織構造を呈する．

本邦における明細胞癌の頻度は諸外国よりも高い．子宮内膜症性囊胞からの発癌がほとんどで，子宮内膜症に関連する腺線維腫から発癌する経路もある．早期で発見される症例が多く，Ⅰ期が6割以上を占める．

明細胞癌の治療には，他の組織型とは異なる問題点がある．まずⅠa期であっても妊孕性温存手術の絶対的適応とはならない．さらに，標準的な化学療法に抵抗性であることが知られており，進行癌においては他の組織型の卵巣癌より予後不良である．また，本腫瘍は血栓症や高カルシウム血症を合併しやすい．

鑑別診断のポイント

明細胞癌の典型像は壁在結節を伴う子宮内膜症性囊胞であり，囊胞内溶液はT1強調像でしばしば高信号を呈する．T2強調像で低信号（shading）を呈する頻度は低い．充実部はT2強調像で中等度高信号，拡散強調像で高信号を呈し，同様に内膜症性囊胞に合併しやすい類内膜癌より充実部が小さい傾向にある．

明細胞癌は良性や境界悪性腫瘍に類似する場合があり，注意を要する．腺線維腫成分を含むと充実部がT2強調像で低信号を呈し，black spongeの形態を呈する場合もある．これらは一般的に良性の画像所見であるが，明細胞性腫瘍において良性腺線維腫はきわめて稀で，特に子宮内膜症の所見がある場合は悪性の可能性も考慮する必要がある．

また，充実部の信号が境界悪性腫瘍のようにT2強調像で水に近い高信号を呈する症例や，良性病変のように拡散強調像で低信号を呈する症例に遭遇することがある．さらに，PETでも良性病変のように集積の低い症例が存在することが知られている．

参考文献

1) Kato H, Hatano Y, Makino H, et al: Clear cell carcinoma of the ovary: comparison of MR findings of histological subtypes. Abdom Radiol 41: 2476-2483, 2016.
2) Takeuchi M, Matsuzaki K, Uehara H, et al: Clear cell adenocarcinoma arising from clear cell adenofibroma of the ovary: value of DWI and DCE-MRI. Magn Reson Med Sci 12: 305-308, 2013.
3) Tsuboyama T, Tatsumi M, Onishi H, et al: Assessment of combination of contrast-enhanced magnetic resonance imaging and positron emission tomography/computed tomography for evaluation of ovarian masses. Invest Radiol 49: 524-531, 2014.

嚢胞＋充実性腫瘤 様々な明細胞癌
clear cell carcinoma

今岡いずみ

症例1 60歳代．Stage pT3c 術後の再発．子宮全摘＋両側付属器切除術後約1年，再発時の画像．Douglas窩に複数の嚢胞性腫瘤を認め（図1；→），血性内容を含む大きな腫瘍内に，多数の壁在結節が見られる．化学療法が行われたが，病状進行．

図1-A　T2強調横断像
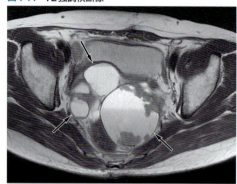

図1-B　脂肪抑制T1強調横断像
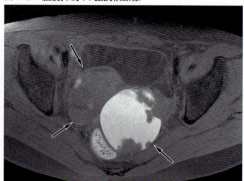

図1-C　拡散強調横断像
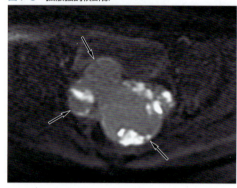

図1-D　ADC map横断像
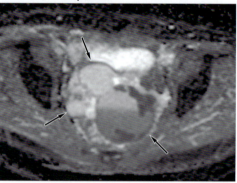

症例2 60歳代．Stage pT3b．深部下腿静脈血栓症が先行し，続いて脳梗塞，腎梗塞，脾梗塞を発症．精査にて卵巣癌が見つかりTrousseau症候群と考えられた．子宮背側の腫瘤は，嚢胞壁に多数の充実性隆起が発育する像を呈している（図2-A，B；→）．化学療法が行われたが腫瘍は増大．子宮全摘＋両側付属器切除術を施行．術後1年半現在，再発なし．

図2-A　発症時T2強調矢状断像
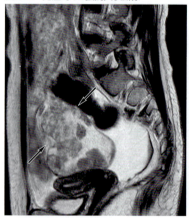

図2-B　発症時T1強調矢状断像
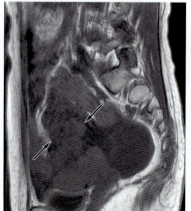

図2-C　発症後9か月，手術直前のT2強調矢状断像
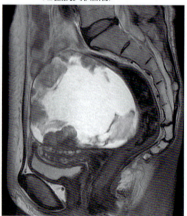

症例3 50歳代．Stage pT3c．充実性成分優位の腫瘍である．明細胞癌の典型像とは異なっており，画像からの組織推定は難しいと思われる．初回手術で，左骨盤壁に2cm以下の残存病変と，腸管表面に数mm大の播種を認めた．

図3-A　T2強調横断像

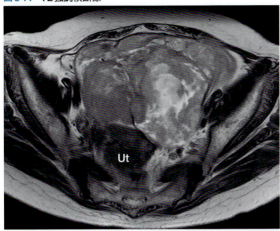

図3-B　脂肪抑制T1強調横断像

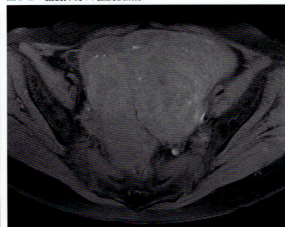

Ut：子宮

図3-C　造影CT

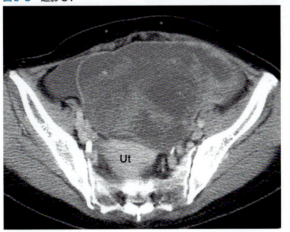

症例4 40歳代．Stage pT3c．両側卵巣腫瘍である．右（図4；→）は，出血性囊胞内に壁在結節という明細胞癌の像，左（図4；▶）は囊胞内溶液が血性ではない．病理学的には漿液性癌を優位に，類内膜癌，明細胞癌が認められた．術後化学療法が行われたが，肺・胸膜・脳転移などが出現し，約2年の経過を経て永眠．

図4-A　T1強調横断像

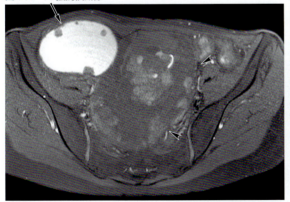

図4-B　T2強調横断像

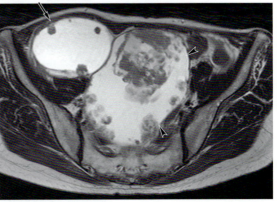

嚢胞＋充実性腫瘤 類内膜癌

endometrioid carcinoma

坪山尚寛

症例1（図1）：40歳代．不正出血と左下腹部痛を主訴に受診．
症例2（図2）：60歳代．下腹部膨満感を主訴に受診．

図1-A　T2強調冠状断像

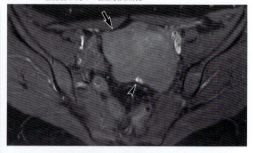

図1-B　脂肪抑制T1強調横断像

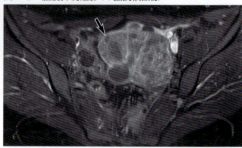

図1-C　脂肪抑制造影T1強調横断像

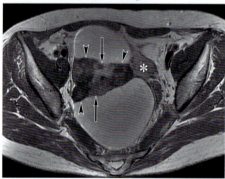

図2-A　T2強調横断像

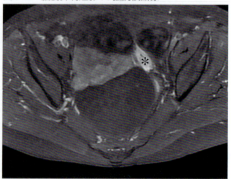

図2-B　脂肪抑制造影T1強調横断像

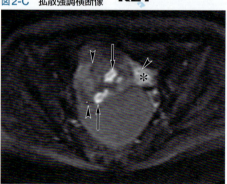

図2-C　拡散強調横断像

画像の読影と経過

症例1：左卵巣に囊胞成分と充実成分を含む腫瘤を認める（図1；→）．囊胞成分にわずかに出血を示唆するT1強調像高信号域を認める（図1-B；▶）．T2強調像で子宮内膜の肥厚を認め，信号低化を伴う（図1-A；→）．junctional zoneは保たれている．

症例2：右卵巣に囊胞成分と充実成分を含む腫瘤を認め，子宮（図2；＊）は左側に圧排されている．充実成分はT2強調像で低信号を呈する部分（図2-A, C；▶）と中等度高信号を呈する部分（図2-A, C；→）が混在し，それぞれ拡散強調像で低信号と高信号を呈する．

経過　症例1：手術が施行され，子宮，卵巣いずれも類内膜癌であった．子宮筋層浸潤はごくわずかで，骨盤内に子宮内膜症を認め，重複癌と診断された．

症例2：手術が施行され，右卵巣の類内膜癌と診断された．腫瘍には良性，境界悪性の腺線維腫成分の混在が見られた．

類内膜癌の一般的知識

類内膜腫瘍は子宮内膜由来の上皮性腫瘍に類似する腫瘍群で，その多くは悪性である．境界悪性の場合は腺線維腫の形態をとる．類内膜癌は明細胞癌とともに子宮内膜症と強い関連をもつ腫瘍として知られる．約10％が両側性である．稀に機能性間質が誘導され，ホルモン産生を呈する症例がある．卵巣類内膜癌は15〜20％で子宮内膜にも類内膜癌を合併することが知られており，これは肥満や未経妊など両者のリスク因子が共通するためと考えられている．両者の合併はそれぞれの単独患者に比べて10歳程度若い患者に多く，しばしば閉経前に発症する．

臨床的には，独立した卵巣癌と子宮体癌の合併か，いずれか一方が他方の転移であるかが問題となり，前者は後者より予後が良好であるため，両者の鑑別は重要である．それぞれの局所浸潤や脈管侵襲の有無，前癌病変の有無（子宮内膜症性囊胞や子宮内膜増殖症）などによって総合的に判断され，双方ともが転移を来すには不相応に早期や高分化である場合に，重複癌と診断される．

鑑別診断のポイント

類内膜癌は壁在結節を伴う子宮内膜症性囊胞の像を呈することが多く，明細胞癌より旺盛な増殖が目立ち，囊胞内腔がスリット状になる傾向がある．粘液性腫瘍のように多房性囊胞性の形態を呈する場合や，性索間質性腫瘍のように充実性腫瘍となる場合もある．エストロゲン産生を伴う場合，鑑別対象となる性索間質性腫瘍もしばしば拡散強調像で高信号を呈するため，診断が困難となる．

子宮体部と卵巣双方に腫瘍を認める場合は，いずれも類内膜癌である可能性が高く，重複癌か原発巣と転移の組み合わせかの鑑別を要する．双方の局所進展の評価が重要で，卵巣癌が卵巣に限局し，子宮体癌の筋層浸潤があってもわずかな場合には重複癌の可能性が高く，いずれかが進行癌の場合はそちらを原発巣とし，もう一方を転移と考える．

参考文献

1) Li HM, Qiang JW, Xia GL, et al: Primary ovarian endometrioid adenocarcinoma: magnetic resonance imaging findings including a preliminary observation on diffusion-weighted imaging. J Comput Assist Tomogr 39: 401-405, 2015.
2) Kitajima K, Kaji Y, Kuwata Y, et al: Magnetic resonance imaging findings of endometrioid adenocarcinoma of the ovary. Radiat Med 25: 346-354, 2007.
3) Manabe T, Hirose Y, Kiryuu T, et al: Magnetic resonance imaging of endometrial cancer and clear cell cancer. J Comput Assist Tomogr 31: 229-235, 2007.

嚢胞＋充実性腫瘤 様々な類内膜癌
endometrioid carcinoma

今岡いずみ

症例1 30歳代．Stage pT1c．子宮内膜症は以前より指摘されていた．妊娠中に嚢胞内に血流シグナルを伴う充実性エコーを指摘．MRIにて，内膜症性嚢胞のような出血の信号を示す嚢胞内に壁在結節が描出され，同部に拡散異常が認められる（図1；→）．妊娠14週で左卵巣を摘出した．Douglas窩は完全に閉鎖しており，子宮内膜症としてはr-ASRM Stage Ⅳ．術後4年半，無病生存中．

図1-A　T2強調横断像

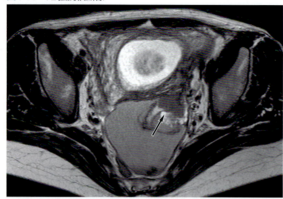

図1-B　脂肪抑制T1強調横断像

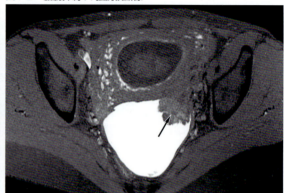

図1-C　拡散強調横断像

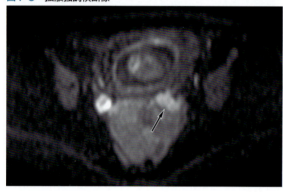

図1-D　ADC map横断像

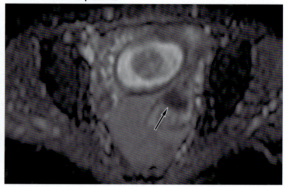

症例2 60歳代．Stage pT1c．嚢胞＋充実成分の混在する，卵巣癌パターンの像（図2；→）．多量腹水を認める．腫瘍輪郭が陥凹しており，皮膜破綻があったものと思われる（図2-A；▶）．

図2-A　T2強調矢状断像

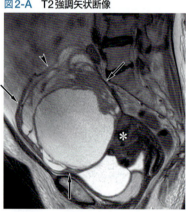

図2-B　脂肪抑制T1強調矢状断像

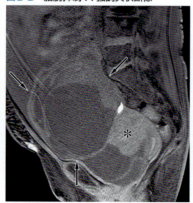

図2-C　脂肪抑制造影T1強調矢状断像

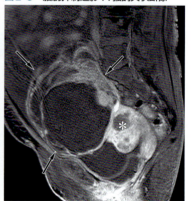

＊：子宮と多発子宮筋腫

症例 3 30歳代. Stage pT1c1. 囊胞＋充実成分の混在する，卵巣癌パターンの像. 充実性部分はT2強調像で信号が低い（図3-C;→）. 本症例はendometrioid carcinomaと，borderline component（adenofibroma）とが認められた. 術後3年間，再発なし.

図3-A　T1強調矢状断像
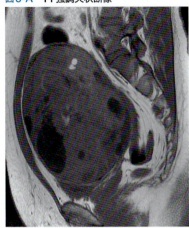

図3-B　脂肪抑制造影T1強調横断像
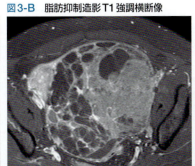

図3-C　T2強調横断像
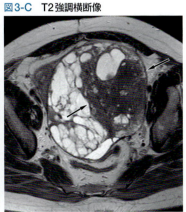

症例 4 50歳代. 子宮内膜癌（G2，深層筋層浸潤）からの転移とされた例. 卵巣腫瘍は囊胞＋充実成分の混在する，卵巣癌パターンの像. 子宮内膜は肥厚し，正常内膜よりも信号が低く，内膜癌の像である（図4-A，C，D;►）. 卵巣癌の充実成分（図4-A，B;→），子宮内膜癌（図4-A，C，D;►）のいずれも著明なADC低下が認められる. 画像から，どちらが原発か，あるいは重複発生かをコメントすることは難しい. 本症例は，病理にて子宮内膜癌の筋層浸潤が広範であり，子宮原発と診断された. 術後2年で傍大動脈や鎖骨上窩にリンパ節転移を来した.

図4-A　T1強調矢状断像
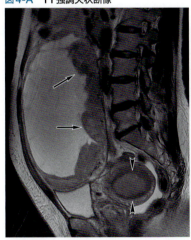

図4-B　ADC map（卵巣腫瘍）
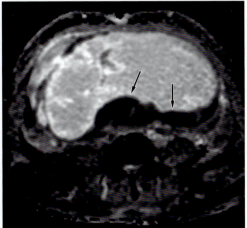

図4-C　T2強調横断像
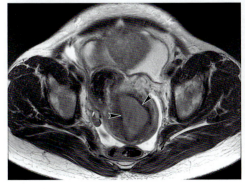

図4-D　ADC map（Cに対応，子宮内膜癌）
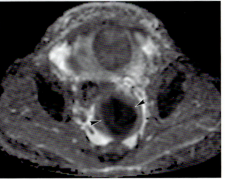

囊胞＋充実性腫瘤　粘液性癌
mucinous carcinoma

坪山尚寛

> **症例1**（図1）：70歳代．子宮癌検診を目的に受診し，卵巣腫瘍を指摘された．

図1-A　T2強調横断像　KEY

図1-B　脂肪抑制造影T1強調横断像　KEY

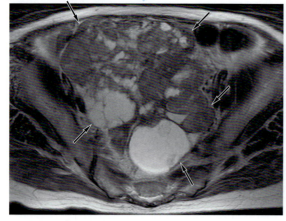
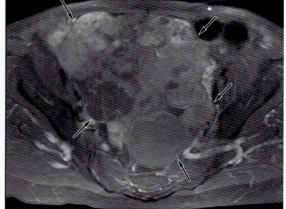

（今岡いずみ先生のご厚意による）

画像の読影と経過

症例1：骨盤腔は，充実性構造と囊胞性構造の混在した塊状の腫瘤により占拠されている（図1；→）．充実部分はT2強調像で淡い高信号を呈し，不均一な増強効果を示している．

症例2：右卵巣に多房性囊胞性腫瘤を認め（図2-A；→），囊胞内溶液はT1強調像（図2-B）およびT2強調像で様々な信号を呈し，一部脂肪成分を認める（図2-A；＊）．隔壁の不整な肥厚や充実部があり（図2-C；→），造影前後のサブトラクション像で明瞭である（図2-D；→）．拡散強調像では充実部が高信号を呈している（図2-E；→）．

経過　症例1：卵巣癌の術前診断のもとに単純子宮全摘，両側付属器切除が行われ，診断は左卵巣の粘液性癌，stage ICであった．腫瘍は周囲との癒着なく摘出された．

症例2：切除が施行され，奇形腫を伴う粘液性癌と診断された．

粘液性癌の一般的知識

　粘液性癌は間質浸潤を示す粘液性腫瘍で，境界悪性腫瘍と類似した巨大多房性囊胞性腫瘍の形態を呈する．同じ腫瘍内に良性あるいは境界悪性の成分が共存することから，段階的悪性化により生じると推定されている．近年の境界悪性腫瘍の定義の拡大もあり，粘液性癌は比較的稀な腫瘍となっている（卵巣癌の10％程度）．

　粘液性腫瘍の特殊な形態として奇形腫やブレンナー腫瘍と合併することがあり，この場合はこれらの腫瘍から発生していると考えられている．奇形腫由来の粘液性腫瘍は虫垂腫瘍と同様に腹膜偽粘液腫を生じうる．稀に壁在結節の形態を呈する粘液性腫瘍もあり，同部位に肉腫様病変，退形成癌，肉腫成分などを含む．

症例2（図2）：50歳代．CTで右卵巣奇形腫を偶然指摘され，その後増大した．

図2-A　T2強調矢状断像

図2-B　脂肪抑制T1強調横断像

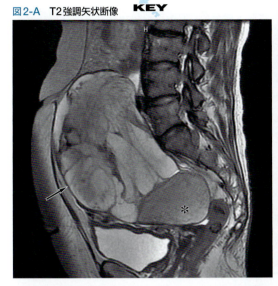
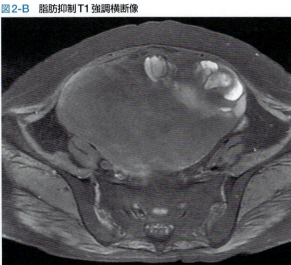

図2-C　脂肪抑制造影T1強調横断像

図2-D　造影前後サブトラクション像

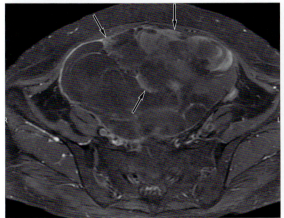
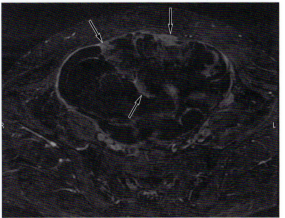

図2-E　拡散強調横断像

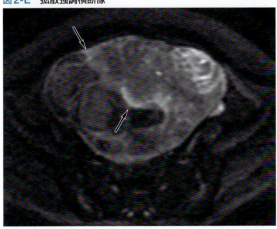

粘液性癌は病理診断が問題となりやすい腫瘍で，術中迅速病理診断の正診率が他の卵巣癌に比し低い．また，永久標本でも転移性腫瘍との鑑別が問題になる．

多くの粘液性癌は早期の段階で切除され予後良好であるが，不完全切除に終わる進行例においては化学療法に低感受性で予後不良である．

鑑別診断のポイント

粘液性腫瘍は多房性嚢胞性腫瘍の形態を呈し，画像から組織型を比較的推定しやすい腫瘍である．転移性腫瘍や卵巣甲状腺腫との鑑別を要し，片側性，巨大なサイズ，表面平滑，内部嚢胞の多彩なサイズや信号が粘液性腫瘍を示唆する所見となる．

一方，粘液性腫瘍の悪性度診断はきわめて難しく，良性腫瘍は境界悪性・悪性腫瘍より房の数が少ないが，悪性と境界悪性腫瘍の鑑別点となるMRI所見は報告されていない（「粘液性腫瘍，良性」p.222〜p.225参照，「粘液性腫瘍，境界悪性〜悪性」p.226〜p.227参照）．明らかに不整な充実成分があれば悪性を示唆しうるが，境界悪性腫瘍でも微小嚢胞の集簇や腺線維腫成分が充実部を形成しうる．圧倒的に境界悪性腫瘍の頻度が高いことも念頭に置いて読影する必要がある．

PETでは，粘液性癌は粘液性境界悪性腫瘍より集積が高く，鑑別の一助となる．ただし粘液性癌は他の卵巣癌より集積が低いことを考慮する必要がある．

参考文献

1) Tanaka YO, Okada S, Satoh T, et al: Diversity in size and signal intensity in multilocular cystic ovarian masses: new parameters for distinguishing metastatic from primary mucinous ovarian neoplasms. J Magn Reson Imaging 38: 794-801, 2013.
2) Tsuboyama T, Tatsumi M, Onishi H, et al: Assessment of combination of contrast-enhanced magnetic resonance imaging and positron emission tomography/computed tomography for evaluation of ovarian masses. Invest Radiol 49: 524-531, 2014.

囊胞＋充実性腫瘤　二次性腫瘍（転移性卵巣腫瘍）
secondary tumor (metastatic ovarian tumor)

坪山尚寛

症例 1（図1）：30歳代．直腸癌の術前化学療法中に両側卵巣腫瘍の増大を認めた．

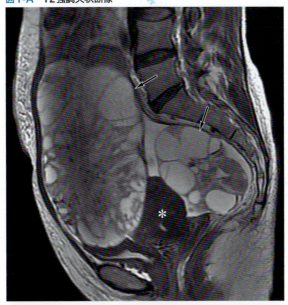

図1-A　T2強調矢状断像

＊：子宮

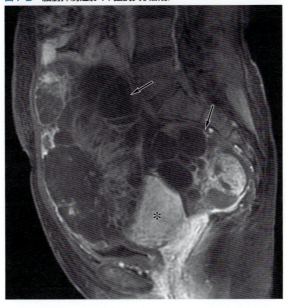

図1-B　脂肪抑制造影T1強調矢状断像

画像の読影と経過

症例1：両側卵巣に多房性囊胞性腫瘤を認め（図1：→），隔壁の肥厚や充実成分を伴う．

経過　症例1：原発巣とともに切除され，直腸癌（中分化型管状腺癌）の転移性卵巣腫瘍と診断された．

症例 2（図 2）：50 歳代．嘔気が出現し，近医を受診．卵巣腫瘍を指摘され，婦人科受診．
症例 3（図 3）：50 歳代．下腹部痛を主訴に受診．

図 2-A　T2 強調矢状断像

図 2-B　脂肪抑制造影 T1 強調矢状断像

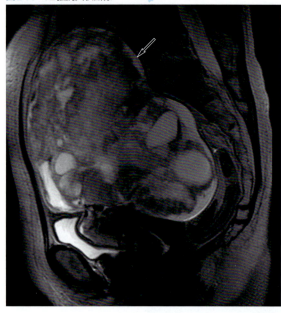
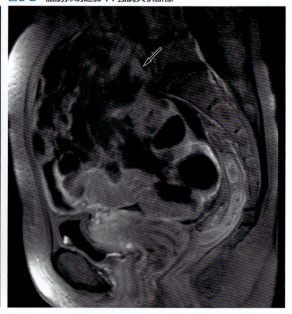

図 3-A　T2 強調横断像

図 3-B　脂肪抑制造影 T1 強調冠状断像

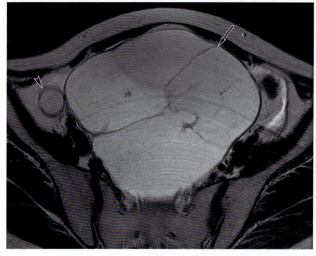
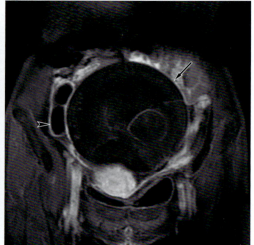

症例 2：右卵巣に広範な壊死と囊胞成分を含む充実性腫瘍を認める（図 2；→）．充実部は辺縁優位に存在し，よく造影されている．

症例 3：右卵巣に多房性囊胞性腫瘍を認め，隔壁に造影効果を認める（図 3；→）．その右側に軽度壁肥厚を伴う虫垂の腫大を認める（図 3；▶）．左卵巣にも小囊胞性病変あり（非提示）．

経過　症例 2：CT にて胃壁肥厚を指摘され，精査の内視鏡にて進行胃癌（低分化型腺癌）と診断された．臨床的に転移性卵巣腫瘍と診断された．

症例 3：切除され，虫垂粘液性腫瘍（低異型度）の両側卵巣転移と診断された．

二次性腫瘍（転移性卵巣腫瘍）の一般的知識

　　転移性卵巣腫瘍の原発巣としては胃癌，大腸癌，乳癌が代表的であり，その他，虫垂腫瘍や子宮癌も重要である．原発巣によって転移性腫瘍の形態やその臨床像が異なる．

　　胃癌や大腸癌の卵巣転移は，40歳以下の若年者で生じる頻度が高く，原発巣より先に見つかる場合がある．胃癌の卵巣転移は，印環細胞癌の浸潤と卵巣間質の異常増生を特徴とするKrukenberg腫瘍であることが多く，充実成分を主体とする（「Krukenberg腫瘍」p.302～p.303参照）．時にホルモン産生を伴う．一方，大腸癌や虫垂腫瘍の卵巣転移は多房性囊胞性病変であることが多い．病理学的にも原発性粘液性癌や類内膜癌との鑑別が難しく，両側性あるいは片側性でも小型の粘液性癌は，転移性腫瘍の可能性を疑う必要があるとされている．

　　乳癌の卵巣転移は，ほとんどが乳癌切除後数年の経過を経て発見され，10年以上経過して発生することもある．サイズは通常5cm以下と小さく，充実性である．

　　子宮内膜癌の卵巣転移は，重複卵巣癌との鑑別を要し，実際には後者の方が多い（「類内膜癌」p.264～p.265参照）．子宮頸癌の卵巣転移は稀で，組織型は腺癌が多い．

鑑別診断のポイント

　　転移性卵巣腫瘍の70％は両側性であり，両側性卵巣腫瘍においては常に転移の可能性を念頭に置く必要がある．腫瘍が多房性囊胞性の形態を呈する場合，原発性粘液性腫瘍はほぼ片側性なので，転移の可能性が高い．一方，腫瘍が充実性の場合，原発性卵巣癌（特に漿液性癌）もしばしば両側性なので，必ずしも転移とは限らない．

　　片側性転移性卵巣腫瘍の診断は，原発巣が診断されていない限りきわめて難しい．卵巣実質を取り残して多発結節状病変を形成する場合は転移を考慮しうる．

　　転移性卵巣腫瘍を疑う病変が原発巣よりも先に見つかった場合，原発巣の検索が必要となる．大腸癌や虫垂腫瘍の転移は多房性囊胞性，胃癌や乳癌の転移は充実性の形態をとることが多いが，例外も多いので上下部消化管の検索は必須である．虫垂腫瘍は内視鏡で検出されにくいので，CTあるいはMRIで的確に病変を拾い上げることが重要である．

参考文献

1) Koyama T, Mikami Y, Saga T, et al: Secondary ovarian tumors: spectrum of CT and MR features with pathologic correlation. Abdom Imaging 32: 784-795, 2007.
2) Guerriero S, Alcazar JL, Pascual MA, et al: Preoperative diagnosis of metastatic ovarian cancer is related to origin of primary tumor. Ultrasound Obstet Gynecol 39: 581-586, 2012.

嚢胞+充実性腫瘤 虫垂粘液性腫瘍
mucinous neoplasm of the appendix

坪山尚寛

> 症例1（図1）：60歳代．検診にて右卵巣腫瘍を疑われ受診．
> 症例2（図2）：60歳代．下腹部不快感があり，近医にて腹水貯留を指摘された．その後，腹水が増加し，精査となった．子宮筋腫で子宮は摘出後．

図1-A　T2強調横断像

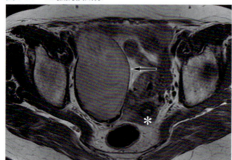

図1-B　脂肪抑制造影T1強調冠状断像

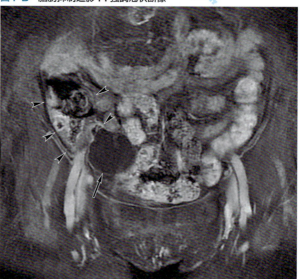

図1-C　脂肪抑制造影T1強調矢状断像

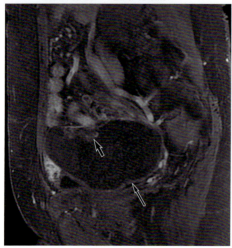

（箕面市立病院中央放射線部　井上豊先生，中島和広先生のご厚意による）

図2-A　T2強調横断像（尾側）

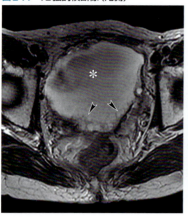

図2-B　T2強調横断像（頭側）

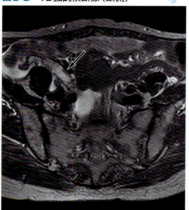

図2-C　脂肪抑制T1強調横断像

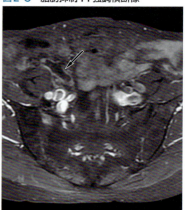

画像の読影と経過

症例1：子宮（図1-A；＊）右側に卵円形の嚢胞性腫瘤を認め（図1；→），壁肥厚と乳頭状に増殖する充実成分を伴う（図1-C；➡）．腫瘤は盲腸と連続性が認められる（図1-B；▶）．
症例2：腹水貯留あり（図2-A；＊），腹膜に嚢胞状の多発結節を認める（図2-A；▶）．よく見ると虫垂がわずかに腫大し，内部液貯留と軽度壁肥厚を伴う（図2-B, C；→）．

経過 **症例1**：切除され，粘膜下層への浸潤を伴う虫垂粘液性嚢胞腺癌と診断された．
症例2：手術が施行され，虫垂に破壊性浸潤を伴わない低異型度粘液性腫瘍を認め，腹膜や大網にも粘液と同様の腫瘍細胞を認めた（低異型度腹膜偽粘液腫）．

虫垂粘液性腫瘍の一般的知識

虫垂粘液性腫瘍は，これまで良性の粘液嚢胞腺腫と悪性の粘液嚢胞腺癌に分類されてきた．しかし，腺腫とほぼ同等の細胞異型の病変であっても播種や再発を来すことがあり，中には腹膜偽粘液腫を発症して死に至る場合もあることから，このような病変に対して新たに低異型度粘液性腫瘍（LAMN）という分類が提唱され，WHO分類（2010年）および大腸癌取扱い規約第8版（2013年）に取り入れられた．

LAMNは，従来の分類における粘液嚢胞腺腫の大部分と粘液嚢胞腺癌の一部を広く包括する疾患概念である．漿膜外に無細胞性の粘液漏出を認めるものは再発のリスクが低く，腫瘍細胞を含む粘液を認めるものは再発のリスクが高いと報告されている．

一方，従来の粘液性嚢胞腺癌は大腸癌に準じて粘液性癌と定義され，粘膜筋板を越える破壊性浸潤を伴う病変で，通常強い細胞異型を呈する．虫垂外病変（腹膜や卵巣）の存在は粘液性癌の診断根拠とはならない．

なお，腹膜偽粘液腫の原因のほとんどは虫垂粘液性腫瘍とされており，これまで卵巣粘液性腫瘍由来とされてきたものは，潜在する虫垂粘液性腫瘍の転移であった可能性が高いと考えられている．

鑑別診断のポイント

虫垂粘液性腫瘍は虫垂内腔の粘液貯留を反映して，T2強調像で高信号を呈する．壁肥厚はLAMN，粘液性癌のいずれにおいても軽度である場合が多く，悪性度の指標とはならないが，不整な形態をとる場合は，より悪性度の高い病変を疑う．CTでは良悪性に関係なく，しばしば石灰化が認められる．虫垂腫大の程度は様々で，著明に腫大し右卵巣腫瘍と誤認される場合や，反対にほとんど腫大を認めず，虫垂病変が認識されない場合もある．

骨盤内腫瘤の読影においては，まず由来臓器を丁寧に評価する姿勢が重要である．卵巣静脈と連続性がなかったり，正常卵巣が同定できる場合は，虫垂由来も考慮して盲腸との連続性を確認する．虫垂には腹膜偽粘液腫や転移性卵巣腫瘍の原発巣が存在することもあるので，常に気を配る必要があり，ルーチンMRIに虫垂が同定しやすい撮像シーケンスを含んでおく工夫も大切である．

参考文献

1) Van Hooper A, Williams TR, Myers DT: Mucinous appendiceal neoplasms: pathologic classifications, imaging spectrum and mimics. Abdom Radiol 43: 2913-2922, 2018.
2) Wang H, Chen YQ, Wei R, et al: Appendiceal mucocele: a diagnostic dilemma in differentiating malignant from benign lesions with CT. AJR Am J Roentgenol 201: 590-595, 2013.

276　7. 女性骨盤内腫瘤の鑑別診断

囊胞＋充実性腫瘤　顆粒膜細胞腫
granulosa cell tumor

坪山尚寛

> 症例 1（図1）：30歳代．月経不順，下腹部膨満感あり．
> 症例 2（図2）：70歳代．腹部膨満感あり．

図1-A T2強調横断像　**KEY**

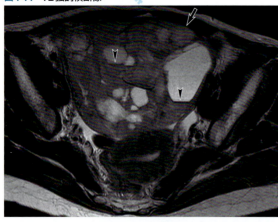

図2-A T2強調横断像　**KEY**

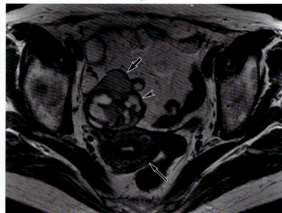

図1-B 脂肪抑制T1強調横断像　**KEY**

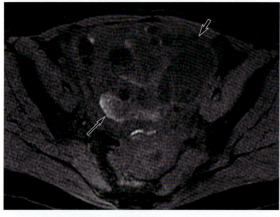

図2-B 脂肪抑制T1強調横断像　**KEY**

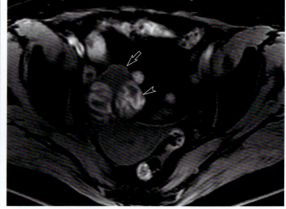

図1-C 脂肪抑制造影T1強調横断像

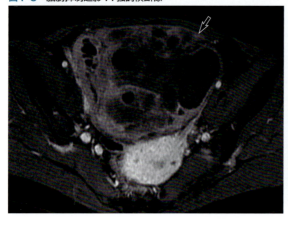

図2-C 拡散強調横断像

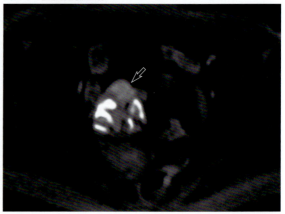

画像の読影と経過

症例1：左卵巣に充実成分を主体とする腫瘤を認め（図1；➡），内部に囊胞成分を多数含む．囊胞内にT2強調像で液面形成（図1-A；▶），T1強調像で高信号域を認め（図1-B；➡），出血が示唆される．

症例2：右卵巣に囊胞成分と充実成分からなる腫瘤を認め（図2；➡），囊胞内は辺縁がT2強調像で低信号（図2-A；▶），T1強調像で高信号を呈し（図2-B；▶），出血が示唆される．充実部は拡散強調像で高信号を呈する（図2-C；➡）．子宮は年齢不相応に大きく，内部の層構造も明瞭である（図2-A；➡）．

経過 症例1, 2：手術により顆粒膜細胞腫・成人型と診断された．

顆粒膜細胞腫の一般的知識

顆粒膜細胞腫は性索間質性腫瘍の純粋型性索腫瘍に分類され，顆粒膜細胞が線維芽細胞や莢膜細胞を含む間質成分を伴って増殖する．成人型（95％）と若年型（5％）に分類される．

成人型：多彩な組織構築を示し，Call-Exner小体と呼ばれる微小濾胞構造やコーヒー豆様の核溝が特徴的である．幅広い年齢に発生し，閉経前後に好発する．エストロゲン産生腫瘍の代表格であるが，閉経前ではエストロゲン高値を伴うことは少ない．閉経後は不正出血が主な臨床症状で，子宮内膜増殖症や子宮内膜癌の併発もある．閉経前は月経異常（稀発月経や無月経）をしばしば伴い，インヒビン分泌による影響と推定されている．捻転や破裂など急性腹症で発症することも稀ではない．WHO分類（2014年）では悪性に，卵巣腫瘍・卵管癌・腹膜癌取扱い規約（2016年）では境界悪性〜悪性に分類される．ほとんどがⅠ期で予後良好であるが，晩期再発を来すことが知られている．

若年型：組織像は成人型と異なり，Call-Exner小体や核溝は見られず，核分裂数は多数見られることが多い．思春期前に好発し，思春期早発で発症することもある．境界悪性に分類され予後は良好であるが，再発することもある（「若年型顆粒膜細胞腫」p.353参照）．

鑑別診断のポイント

顆粒膜細胞腫は多彩な組織構築を反映した多彩な画像所見を呈する．濾胞構造を反映した種々のサイズの囊胞と充実部が混在し，スポンジ状の形態をとることがある．また多房性囊胞性腫瘍や充実性腫瘍となる場合もある．囊胞はしばしば出血（T2強調像での液面形成やT1強調像での高信号）を含み，充実部はT2強調像で比較的均一な中等度高信号，拡散強調像で高信号を呈し，子宮筋層と同程度によく造影される．

閉経後においては，年齢不相応な子宮の層構造や内膜肥厚といったエストロゲン高値に随伴する所見も診断の手掛かりとなる．ただし，エストロゲン産生は性索間質性腫瘍以外の腫瘍（原発性卵巣癌や転移性卵巣腫瘍など）でも見られうるので，顆粒膜細胞腫や莢膜細胞腫以外の可能性を画像の観点から検討するのは放射線科医の重要な役割である．

参考文献

1) Kim SH, Kim SH: Granulosa cell tumor of the ovary: common findings and unusual appearances on CT and MR. J Comput Assist Tomogr 26: 756-761, 2002.
2) Kim JA, Chun YK, Moon MH, et al: High resolution sonographic findings of ovarian granulosa cell tumors: correlation with pathologic findings. J Ultrasound Med 29: 187-193, 2010.
3) Kitamura S, Abiko K, Matsumura N, et al: Adult granulosa cell tumors of the ovary: a retrospective study of 30 cases with respect to the expression of steroid synthesis enzymes. J Gynecol Oncol 28: e31, 2017.

嚢胞＋充実性腫瘤　様々な顆粒膜細胞腫
granulosa cell tumor

今岡いずみ

症例1 40歳代．成人型．左卵巣に嚢胞＋充実成分の混在する，卵巣癌パターンの腫瘤を認める（図1；➤）．大きな出血の信号（図1-A，B；➤）の他，蜂巣様の嚢胞内に液面形成がある．矢状断像では拡張した卵巣静脈が認められる（図1-C；→）．摘出後，再増大／摘出を繰り返し，初回手術より約5年半で永眠．

図1-A　脂肪抑制T1強調横断像
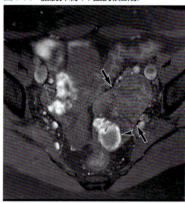

図1-B　T2強調横断像
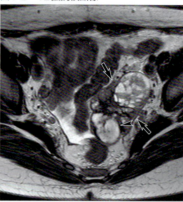

図1-C　T2強調矢状断像
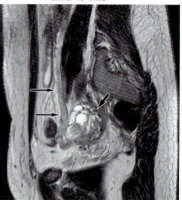

症例2 30歳代，成人型．右卵巣の腫瘤は，嚢胞成分が優位な形状．出血の信号は指摘できない．壁肥厚があり，同部に拡散異常が見られる（図1-A，C，D；→）．摘出後3年半，再発なし．

図2-A　T2強調横断像
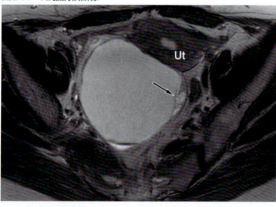

図2-B　脂肪抑制T1強調横断像
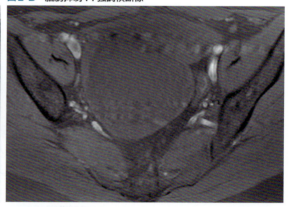

図2-C　拡散強調像
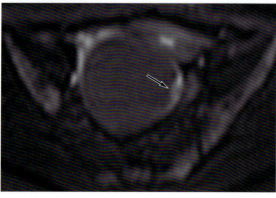

図2-D　ADC map
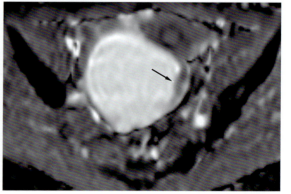

Ut：子宮

症例 3 60 歳代，成人型．嚢胞＋充実成分の混在する，卵巣癌パターンの腫瘤を認める（図 3-A ～ C；→）．広範な腫瘍内出血の信号あり．充実性部分には増強効果が強い．摘出後 3 年半で再発にて再手術．その後，局所再発し，造影 CT（図 3-D）に示すように広範な播種も来している．

図3-A T2強調矢状断像

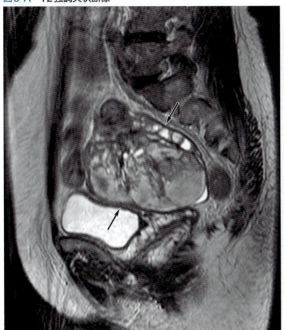

図3-B T1強調矢状断像

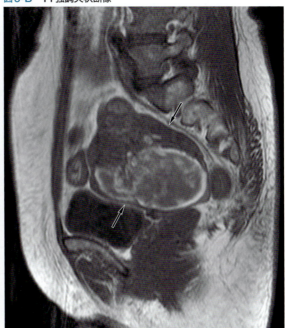

図3-C 脂肪抑制造影T1強調矢状断像

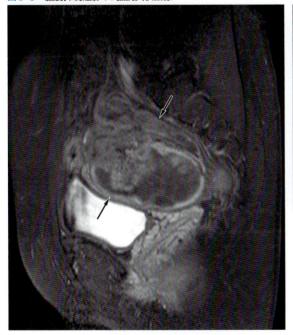

図3-D 初回手術から約7年後の造影CT

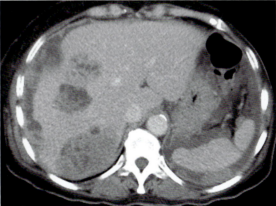

280　7. 女性骨盤内腫瘤の鑑別診断

5　主として充実性成分からなるもの

decision tree 2：充実性腫瘤

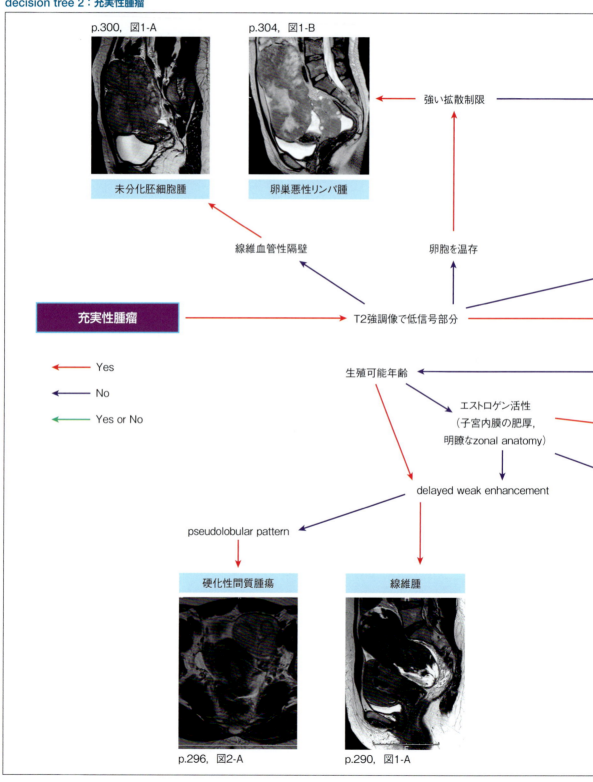

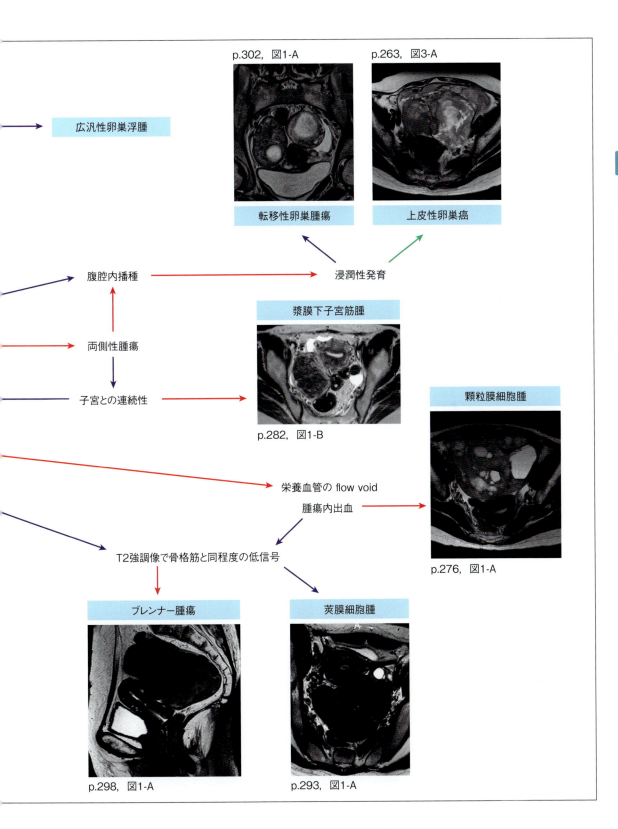

主として充実性成分からなるもの 漿膜下子宮筋腫
subserosal leiomyomas of the uterus

田中優美子

> 症例 1 (図1): 40歳代. 他医にて腹部腫瘤を指摘され来院.
> 症例 2 (図2): 40歳代. 半年前より腹部腫瘤を自覚, 近医にて腹部超音波検査で卵巣癌を疑われ紹介受診.

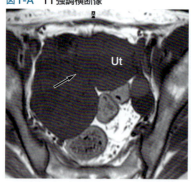

図1-A　T1強調横断像

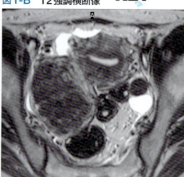

図1-B　T2強調横断像

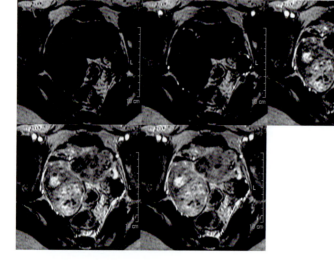

図1-C　DCE横断像

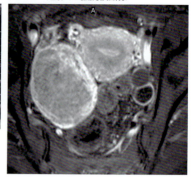

図1-D　造影T1強調横断像

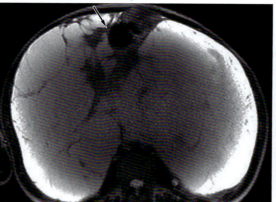

図2-A　T2強調横断像

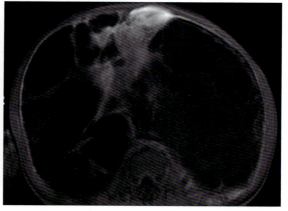

図2-B　造影T1強調横断像

画像の読影と経過

症例1：子宮（図1-A；Ut）の右後方にT1強調像で低信号，T2強調像でも低信号（図1-B）の腫瘤がある．子宮と腫瘤との接点は小さいが連続性があり，接点付近には栄養血管によると思われるflow void（図1-A；→）が見られる．DCEでは子宮筋層と同様に早期から濃染し（図1-C），平衡相まで増強効果が持続している（図1-D）．

症例2：子宮体部を取り巻くように巨大な腫瘤があるが，子宮と連続した領域の一部がT2強調像で，非変性筋腫に特徴的な低信号を示す（図2-A；→）．辺縁部は隔壁のみ増強される囊胞からなり（図2-B），囊胞変性の顕著な筋腫であることがわかる．

経過 症例1：現在，経過観察中である．
症例2：手術にて，漿膜下筋腫であることが確認された．

漿膜下子宮筋腫の一般的知識

「子宮筋腫」（p.88〜p.90参照）でも述べたように，子宮筋腫は生殖可能年齢，特に30歳代以降にきわめて高頻度に生じる良性腫瘍で，その局在により漿膜下・筋層内・粘膜下に大別される．漿膜下，特に有茎性に発育したものでは付属器腫瘍との鑑別が問題となる．

子宮筋腫を示唆する所見としては，子宮との連続性が確認できること，T1強調像・T2強調像ともに低信号の腫瘤である[1]（変性を伴わない筋腫の典型像である）ことに加え，子宮と腫瘤との間のflow voidの存在（いわゆるbridging vascular sign）[2]，生殖可能年齢にあっては両側正常卵巣が別に存在することが挙げられる．腫瘍と子宮の連続性の確認に際しては，3D撮像も薄いスライス厚の元画像の丹念な検討や断層面の自由な選択が可能となることから，きわめて有用である．これに加え，後述する線維腫（p.290〜p.292参照）との鑑別点として，DCEにおける腫瘍の早期濃染[3]が挙げられる．

症例2のように子宮外に発育する成分が巨大な症例にあっても，上記の点に留意することにより腫瘍が子宮由来であることを確定できれば診断は絞られる．

鑑別診断のポイント

漿膜下筋腫は境界明瞭辺縁平滑な腫瘤で，T2強調像では低信号を示すことから，同様の形態を示す線維腫・莢膜細胞腫群腫瘍との鑑別が最も問題となる．いうまでもなく後者は卵巣由来であるので，正常卵巣が両側とも確認できれば診断は容易である．しかし線維腫は正常卵巣の萎縮した閉経後に発症することが多く，これらを同定することは必ずしも容易でない．

このような場合，上述の3D撮像法やDCEが鑑別に有用である．ただし，顆粒膜細胞腫のようにT2強調像で低信号を示すことの多い悪性腫瘍が子宮に直接浸潤した場合の鑑別は難しく，播種やリンパ節転移の合併に十分留意する必要がある．さらに「婦人科腫瘍と鑑別を要する他臓器腫瘍」の症例1（p.286参照）で述べるGISTなど，消化管悪性腫瘍の中にはhypervascularなものが多く含まれ，栄養血管（子宮動脈か腸間膜動脈か）を見極める必要がある．

参考文献

1) Weinreb JC, Barkoff ND, Megibow A, et al: The value of MR imaging in distinguishing leiomyomas from other solid pelvic masses when sonography is indeterminate. AJR Am J Roentgenol 154: 295-299, 1990.
2) Torashima M, Yamashita Y, Matsuno Y, et al: The value of detection of flow voids between the uterus and the leiomyoma with MRI. J Magn Reson Imaging 8: 427-431, 1998.
3) 森　墾, 田中優美子, 山口雅之・他：ダイナミックMRIによる漿膜下子宮筋腫と莢膜細胞腫・線維腫群腫瘍との鑑別. 臨床放射線 45: 393-401, 2000.

主として充実性成分からなるもの　播種性腹膜筋腫症
leiomyomatosis peritonealis disseminata (LPD)

田中優美子

> **症例1**（図1）：40歳代．6年前，流産の原因と考えられた子宮筋腫を核出した．3年前より不妊治療を受け2年前に出産．今回，急速な腹囲増大を主訴に来院．

図1-A　T2強調矢状断像（6年前，核出時）

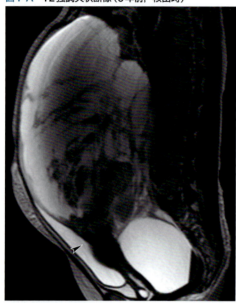

図1-B　T2強調矢状断像

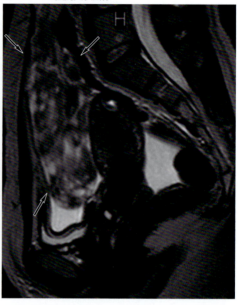

図1-C　T2強調横断像

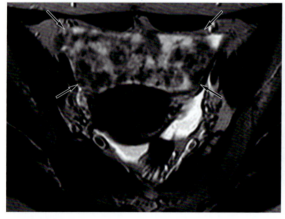

図1-D　脂肪抑制造影T1強調横断像

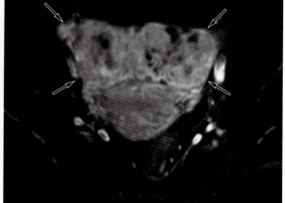

画像の読影と経過

症例1：6年前，核出前の子宮筋腫は，子宮底部と細い茎（図1-A；▶）を介してつながる漿膜下腫瘍で，T2強調像で信号強度の高い部分が多いが，間質の浮腫によるものである．今回は子宮と連続性のない腫瘤（図1-B〜D；→）が子宮前方の腹腔内に認められ，T2強調像で高信号を示す背景に，小結節状の低信号域の配列する（図1-B）形態である．この腫瘤はよく増強される（図1-C, D）．やはり浮腫に富んだ平滑筋腫瘍の特徴を示す．

経過　**症例1**：腹腔内腫瘤は可及的にすべて摘出され，平滑筋腫と診断された．

播種性腹膜筋腫症の一般的知識と画像所見

播種性腹膜筋腫症（LPD）は，腹腔内に平滑筋や線維芽細胞からなる結節が多発する病態で，本来は腹膜中皮または腹膜下間葉組織の多中心性化生によるものと考えられている[1]．しかし近年は子宮筋腫の合併や既往があり，術中の播種によると推定されるものも本症として報告されている．特に電動モーセレーターを用いた核出術時には，腫瘍細片の腹腔内散布による本症の予防に留意する必要がある．発症には女性ホルモンが関与し，妊娠や不妊治療，経口避妊薬の内服，エストロゲン産生腫瘍合併等はリスクファクターとなる．

画像的には腹腔内に多発する，境界明瞭，非浸潤性に発育する腫瘤で，T2強調像で結節が低信号を示す（子宮筋腫と同等である）ことが特徴[2]とされる．

治療は外科的切除が基本となるが，再発例においてはGnRHaも有効とされる．本症が悪性転化（肉腫化）するか否かには議論があり[3]，筋腫既往例では核出された子宮筋腫も含めた十分な病理組織学的検索が必須である．

鑑別診断のポイント

鑑別診断としては腹腔内播種性転移全般に加え，GIST（消化管原発病巣の播種性転移のほか，稀ではあるが消化管外原発もある）や腸間膜線維腫症も鑑別対象となる．また播種性腹膜筋腫症ではエストロゲンの過剰な環境下で誘発されることから，そのような既往のない症例においては平滑筋肉腫の播種性転移を疑うべきであるとされる．

参考症例 50歳代．1年半前，他院で腹腔鏡下子宮全摘術を受けた．半年前より腹部膨満感が出現．CTにて温存された両側卵巣由来の悪性腫瘍を疑われ，紹介受診．

図2-A　T2強調冠状断像　　図2-B　T2強調横断像　　図2-C　脂肪抑制造影T1強調横断像

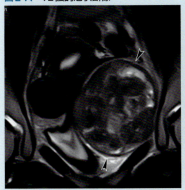 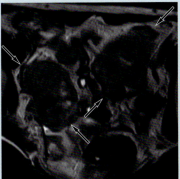 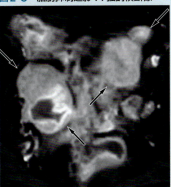

子宮全摘前に子宮漿膜下に存在した腫瘍はT2強調像で信号強度の高いものも含まれる（図2-A；▷）．今回は骨盤側壁の腹膜と連続して，T2強調像で信号強度が高く（図2-B；→），よく増強される（図2-C；→）腫瘍が腹腔内に多発している．子宮内に存在した腫瘍の一部は悪性度不明な平滑筋腫瘍と病理診断され，今回の腹腔内腫瘍はさらに異型度，細胞分裂の頻度を増し，平滑筋肉腫と診断された．

参考文献

1) Taubert HD, Wissner SE, Haskins AL: Leiomyomatosis Peritonealis Disseminata; an Unusual Complication of Genital Leiomyomata. Obstet Gynecol 25: 561-574, 1965.
2) Tanaka YO, Tsunoda H, Sugano M, et al: MR and CT findings of leiomyomatosis peritonealis disseminata with emphasis on assisted reproductive technology as a risk factor. Br J Radiol 82: e44-47, 2009.
3) Bekkers RL, Willemsen WN, Schijf CP, et al: Leiomyomatosis peritonealis disseminata: does malignant transformation occur? A literature review. Gynecol Oncol 75: 158-163, 1999.

婦人科腫瘍と鑑別を要する他臓器腫瘍
主として充実性成分からなるもの
other tumors mimicking gynecologic tumors

田中優美子

 症例1 （図1）：60歳代．2か月前より下腹部腫瘤感を自覚し，近医（内科）でCT撮影され，卵巣腫瘍を疑われた．

図1-A　T2強調冠状断像

図1-B　T1強調冠状断像

図1-C　脂肪抑制造影T1強調冠状断像

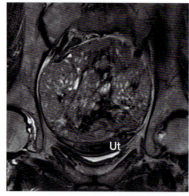
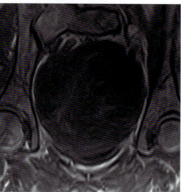
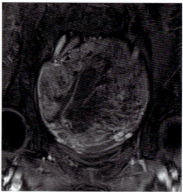

図1-D　拡散強調冠状断像

図1-E　T2強調矢状断像　KEY

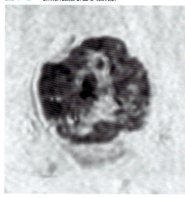
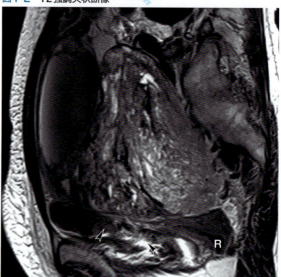

画像の読影と経過

 症例1：子宮（図1-A；Ut）の後壁に接して，T1強調像，T2強調像とも内部多彩な信号を呈する巨大な腫瘤がある（図1-A～D）．境界明瞭で周囲への浸潤傾向はない．子宮筋層とは連続せず，矢状断像では直腸（図1-E；R）と連続するように見える（図1-E；▶）．

症例2：被膜・隔壁の不規則に肥厚した囊胞成分優位な腫瘤（図2；→）を認め，腸骨動脈（図2-A～C；▶）より外側の局在から腹膜外腫瘍であることがわかる．

経過　症例1：開腹後，両側卵巣に異常のないことが確認され，外科にてハルトマン手術が行われ，高リスクGISTと診断された．

症例2：後腹膜腫瘍として外科にて手術が行われ，囊胞形成や硝子化，出血を伴う神経鞘腫と診断された．

症例 2（図 2）：60 歳代．肝機能障害精査中に経腹超音波検査で骨盤内腫瘍を認め，卵巣腫瘍を疑われ紹介となった．

図 2-A T2 強調冠状断像

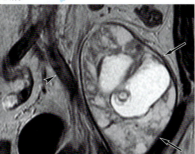

図 2-B T1 強調冠状断像

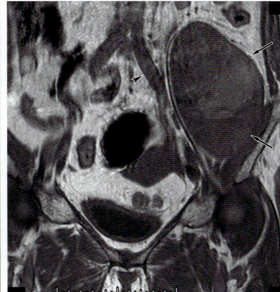

図 2-C 脂肪抑制造影 T1 強調冠状断像

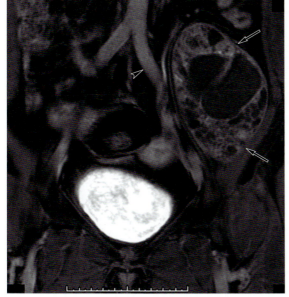

図 2-D 拡散強調横断像

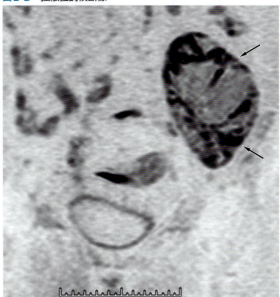

婦人科腫瘍と鑑別を要する他臓器腫瘍の一般的知識と画像所見

　　　　女性骨盤に発生する腫瘍は子宮・卵巣由来ばかりではない．特に，消化管間葉細胞系腫瘍が術前診断・卵巣腫瘍として手術された症例報告には，枚挙に暇がない．
　　　消化管に発生する間葉系腫瘍は，現在は病理組織学的に KIT（*c-kit* 遺伝子産物）もしくは CD34 陽性か否かにより，GIST とそれ以外（主として平滑筋腫瘍と神経鞘腫）に分類され，現在ではその 80% 以上が GIST であるとされる．有病率に性差はなく全年代に発症するが，若年層では稀であ

る[1]．GIST は腫瘍径と核分裂像から再発リスクを評価し，超低リスクから高リスクに分類されるが，高リスク腫瘍であっても浸潤性発育を示すことが比較的少なく，消化管壁外に exophytic に発育する傾向が強い[2]ことから，子宮筋腫や卵巣腫瘍と誤認されることがある．骨盤内のため，直腸GISTとの鑑別は常に問題となるが，GIST自体の発生頻度が小腸で20～30％を占めるのに対し，直腸は5％と比較的稀で，むしろ腫瘍と小腸との関係に留意する必要がある．

　神経鞘腫は良性の神経原性腫瘍で，骨盤内発生例では時に卵巣腫瘍と誤認される．本腫瘍は紡錘形の腫瘍細胞が密に増生する Antoni A と，細胞成分が少なく粘液腫様の非充実部分が豊富に見られる Antoni B 部分からなり，後者が多くを占める場合，出血や石灰化もしばしば認められ，時に悪性卵巣腫瘍との鑑別が問題となる[3]．しかし，骨盤内の神経鞘腫の多くが後腹膜発生であるのに対し，卵巣は腹腔内臓器であることから，直腸や腸骨動静脈との位置関係，同側卵巣の同定に留意することで，多くは鑑別可能と考えられる．また，傍大動脈領域に発生する神経原性腫瘍は，転移リンパ節に類似することがあり，原発巣の悪性度，進行度に不釣り合いな傍大動脈腫瘍を認めた際には留意する必要がある．

鑑別診断のポイント

　消化管間葉系腫瘍の多くが境界明瞭・辺縁平滑な腫瘍であり，多くの場合，hypervascular である．したがって，子宮筋腫との鑑別には栄養血管の連続性に着目する必要がある．すなわち，子宮筋層から連続する flow void (bridging vascular sign) が見られれば子宮筋腫でよいが，腸間膜側から連続する場合には消化管由来を考慮すべきである．卵巣腫瘍との鑑別には，正常卵巣の同定を常に心がけることに尽きるが，症例1のように高齢者の巨大腫瘍の場合は難しい．

　神経鞘腫をはじめとする神経原性腫瘍の多くは腹膜外発生であり，骨盤内腫瘍の診断に際しては，骨盤骨や腸骨動静脈と腫瘍の位置関係に留意し，腹膜外腫瘍の場合は常に鑑別診断に含めるべきである．

婦人科腫瘍と鑑別を要する他臓器腫瘍 289

卵巣腫瘍術前検査としてCT，MRを施行．

図3-A　T2強調横断像

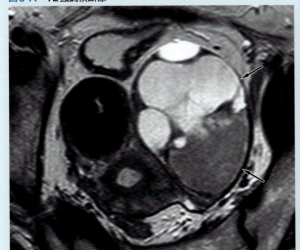

図3-B　T2強調矢状断像

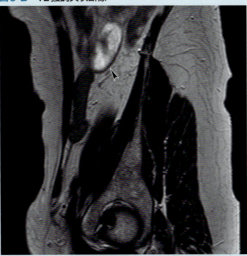

図3-C　造影CT

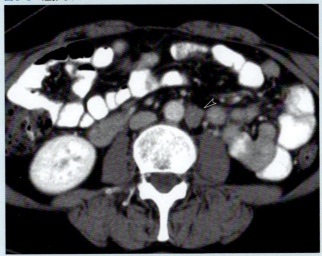

卵巣腫瘍（図3-A；→）精査のため施行したMRとCTで，腫瘍と類似した結節を大動脈外側に認め（図3-B，C；▶），卵巣粘液性腫瘍のリンパ節転移を疑った．転移リンパ節として摘除された結節は，病理組織学的に傍神経節腫であった．

参考文献

1) Nishida T, Blay JY, Hirota S, et al: The standard diagnosis, treatment, and follow-up of gastrointestinal stromal tumors based on guidelines. Gastric Cancer 19: 3-14, 2016.
2) Levy AD, Remotti HE, Thompson WM, et al: Gastrointestinal stromal tumors: radiologic features with pathologic correlation. Radiographics 23: 283-304, 456; quiz 532, 2003.
3) Kim SH, Choi BI, Han MC, et al: Retroperitoneal neurilemoma: CT and MR findings. AJR Am J Roentgenol 159: 1023-1026, 1992.

主として充実性成分からなるもの 線維腫
fibroma

田中優美子

> **症例 1**（図1）：40歳代．健診で，昨年度は存在しなかった充実性腫瘤を指摘された．

図1-A　T2強調矢状断像

図1-B　拡散強調矢状断像

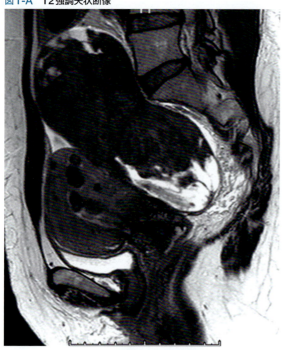
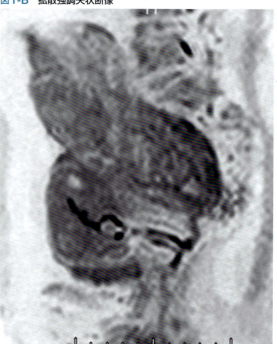

図1-C　DCE矢状断像

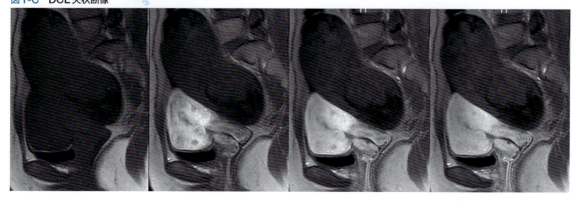

症例2（図2）：50歳代．近医より悪性卵巣腫瘍疑いにて紹介受診．

図2-A　T2強調冠状断像

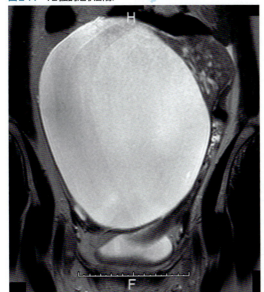

図2-B　拡散強調冠状断像

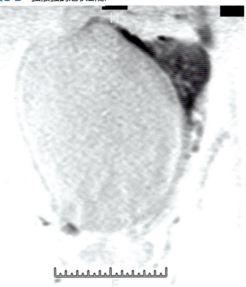

図2-C　脂肪抑制造影T1強調冠状断像

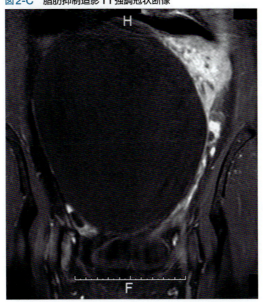

画像の読影と経過

症例1：子宮の背側を占める充実性腫瘍がある．T2強調像で辺縁に一部信号の高い部分があるが，基本的に低信号（図1-A）である．拡散強調像では正常子宮内膜よりも強い異常信号は示さない（図1-B）．DCEでは，よく造影される子宮筋層と異なり，晩期までほとんど造影されない（図1-C）．

症例2：巨大な単房性囊胞の辺縁に，T2強調像で低信号の境界明瞭・辺縁平滑な腫瘍が連なる（図2-A）．拡散制限も増強効果も症例1よりも強く（図2-B, C），悩ましい症例である．

経過　症例1，2とも付属器切除が行われ，病理組織学的に線維莢膜細胞腫と診断された．

卵巣線維腫の一般的知識

　胎性期生殖索および間質に由来する卵巣性索間質性腫瘍（全卵巣腫瘍の6％）の半数以上は、ホルモン活性のない線維腫が占める．悪性の線維肉腫は、線維腫中の1％と稀で基本的に良性腫瘍であるが、本腫瘍に多量の胸腹水を合併した病態はMeigs症候群として知られ、それゆえに悪性腫瘍と誤認されることの多い疾患である．画像的には、腫瘍細胞自身が膠原線維を産生し線維成分に富むことから、T1強調像・T2強調像とも低信号[1]を呈する．DCEでは、他臓器の線維成分に富む腫瘍と同様、晩期に淡い増強効果を示す[2]．しかし本腫瘍において種々の変性・浮腫は稀ではなく、変性部分が広範で嚢胞主体の病変も時に経験される[3]．

　また、本腫瘍の線維成分の割合は症例ごとに多彩で、相対的に細胞密度の高い症例（核分裂が多いものは富細胞性線維腫と命名される）や、莢膜細胞の割合の多い症例（『卵巣腫瘍・卵管癌・腹膜癌取扱い規約』では、多少の莢膜細胞を混じていても腫瘍の主体が線維芽細胞の場合は、線維腫と診断することになっている[4]）が存在し、症例2のような非典型例も多い．

> **NOTE　Meigs 症候群**
>
> 　Meigs 症候群は、19世紀にHarvard Medical Schoolの産婦人科教授であったJoe Vincent Meigsにより初めて報告された、良性の卵巣腫瘍に胸腹水を伴う病態である．原因としては卵巣線維腫が有名だが、他の良性腫瘍のみならず、漿膜下子宮筋腫や腹腔内播種を伴わない悪性腫瘍でも報告があり、pseudo-Meigs 症候群として、線維腫由来の病態とは区別される．病因はなお不明であるが、巨大腫瘍による腹水のターンオーバーの障害や、サイトカインの産生などが挙げられている．

鑑別診断のポイント

　充実性成分が主体となることから、しばしば悪性腫瘍と誤認されるが、豊富な膠原線維に由来するT2短縮、増強不良が鑑別の決め手となる．前述の通り、莢膜細胞を含むものもあり、閉経後の症例でエストロゲン産生に伴う子宮の形態的変化を伴う場合には、莢膜細胞腫をより強く疑うべきである．漿膜下筋腫は本腫瘍に比べvascularityに富むことから、子宮との間のflow void（bridging vascular sign）やDCEが鑑別に役立つ．

　ブレンナー腫瘍も間質に豊富な線維成分を伴う腫瘍であるが、線維腫に比べ変性・浮腫が稀なことから、T2強調像で骨格筋と同程度の、より強い低信号になる（「ブレンナー腫瘍」p.298〜p.299参照）．

参考文献

1) Troiano RN, Lazzarini KM, Scoutt LM, et al: Fibroma and fibrothecoma of the ovary: MR imaging findings. Radiology 204: 795-798, 1997.
2) Schwartz RK, Levine D, Hatabu H, et al: Ovarian fibroma: findings by contrast-enhanced MRI. Abdom Imaging 22: 535-537, 1997.
3) Ueda J, Furukawa T, Higashino K, et al: Ovarian fibroma of high signal intensity on T2-weighted MR image. Abdom Imaging 23: 657-658, 1998.
4) 日本産科婦人科学会, 日本病理学会（編）：卵巣腫瘍・卵管癌・腹膜癌取扱い規約　病理編. 第1版. 金原出版, 2016.

莢膜細胞腫

主として充実性成分からなるもの
thecoma

田中優美子

症例 1（図1）：30歳代．卵巣腫瘍の疑いで近医より紹介．

図1-A　T2強調横断像

図1-B　拡散強調横断像

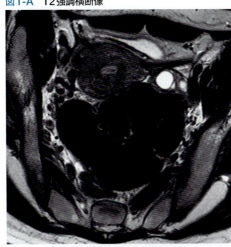
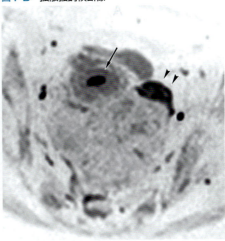

図1-C　DCE

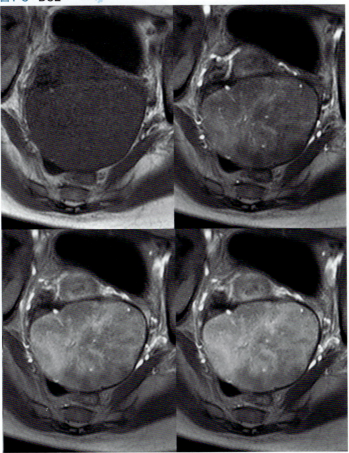

294　　7. 女性骨盤内腫瘤の鑑別診断

症例2（図2）：70歳代．卵巣癌疑いで紹介．CA125 149U/m*l*，CEA 7.4ng/m*l*，CA19-9 569U/m*l* といずれも高値で，転移性卵巣腫瘍も疑われていた．

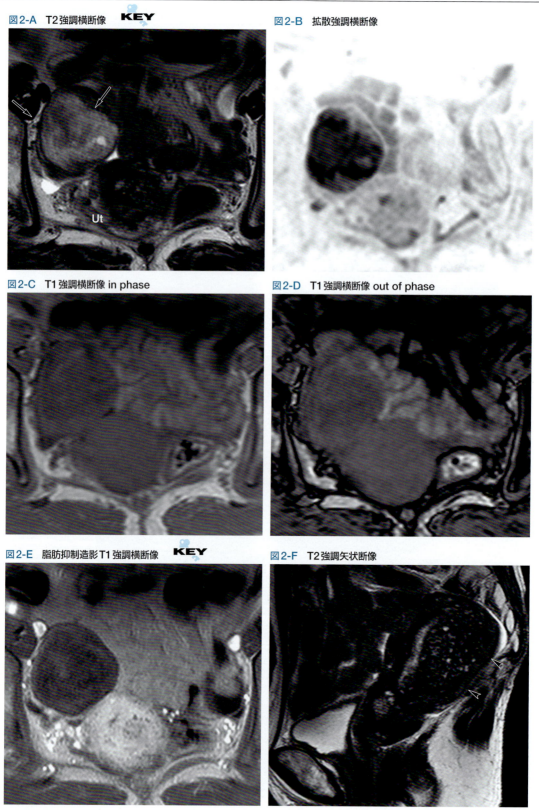

図2-A　T2強調横断像
図2-B　拡散強調横断像
図2-C　T1強調横断像 in phase
図2-D　T1強調横断像 out of phase
図2-E　脂肪抑制造影T1強調横断像
図2-F　T2強調矢状断像

Ut：子宮

画像の読影と経過

症例1：子宮の後壁に接して，T2強調像（図1-A）で低吸収を示す境界明瞭な腫瘤がある．拡散強調像では正常内膜（図1-B；→）や左卵巣（図1-B；▶）に比べて信号が弱く，拡散は亢進している．造影後の増強効果は前項の線維腫と比べ良好である（図1-C）．

症例2：症例1に比べ，T2強調像での信号は全体に高く（図2-A；→），拡散も制限されている（図2-B）．chemical shift imaging（図2-C, D）でout of phase（図2-D）での信号低下は明らかとならず，画像的には微量の脂肪の存在は捉えられない．増強効果は不良である（図2-E）．閉経後後期にもかかわらず，子宮は生殖可能年齢並みの大きさと明瞭なzonal anatomyを示し，後壁の腺筋症病巣内の異所性内膜（図2-F；▶）もきわめて高信号である．

経過 **症例1**：両側付属器切除が行われ，莢膜細胞腫と診断された．

症例2：子宮・両側付属器切除が行われ，黄体化莢膜細胞腫と診断された．子宮内膜は増殖症，筋層の肥厚は腺筋症と病理診断された．

莢膜細胞腫の一般的知識

莢膜細胞腫は，閉経後に好発する代表的なホルモン産生腫瘍の一つである．病理組織学的には脂質を含有する莢膜細胞類似の細胞からなるが，種々の割合で線維芽細胞が混在している．莢膜細胞腫と線維腫とを区別する基準は病理組織学的にも明確でなく，線維芽細胞を豊富に含む例では，しばしば「線維莢膜細胞腫」との病理組織診断がなされる．画像もこれを反映して，線維腫同様，境界明瞭で辺縁平滑なT2強調像で低信号[1]を示すが，増強効果は様々で，おそらく構成細胞中に線維芽細胞の占める割合の大きいものほど増強効果が不良なものと推定される[2]．閉経後症例ではエストロゲン作用による不正出血が主訴として多く，1/3で子宮内膜癌を合併するといわれる．

一方，構成細胞である莢膜細胞の大部分が黄体化したものは黄体化莢膜細胞腫として区別され，脂質に富んだステロイド型細胞からなる．定型的莢膜細胞腫と異なり30％は30歳未満に発症し10％はアンドロゲン作用を有するといわれ，硬化性腹膜炎を合併した場合には卵巣癌との鑑別が難しいとされる[3]．

鑑別診断のポイント

エストロゲン過剰による子宮の形態的変化が見られない場合には，線維腫との鑑別は困難である．線維腫よりは脂質含量の多いことが期待されるが，chemical shift imagingでも信号低下を認めることは稀である．両者が混在する症例も多いうえに，双方とも良性腫瘍であり臨床的には問題とならない．境界悪性腫瘍で晩期再発の多い顆粒膜細胞腫は，濾胞を形成することからしばしば多房性となる一方，莢膜細胞腫は大きくなると浮腫や囊胞変性は必ず発生するものの，囊胞が前景となることは稀である．子宮筋腫との鑑別は，子宮との連続性，すなわちbridging vascular signの有無に尽きる[4]．

参考文献

1) Troiano RN, Lazzarini KM, Scoutt LM, et al: Fibroma and fibrothecoma of the ovary: MR imaging findings. Radiology 204: 795-798, 1997.
2) Tanaka YO, Saida TS, Minami R, et al: MR findings of ovarian tumors with hormonal activity, with emphasis on tumors other than sex cord-stromal tumors. Eur J Radiol 62: 317-327, 2007.
3) Reginella RF, Sumkin JH: Sclerosing peritonitis associated with luteinized thecomas. AJR Am J Roentgenol 167: 512-513, 1996.
4) 田中優美子，黒崎喜久，西田正人・他：卵巣莢膜細胞腫・線維腫群腫瘍のMRI．鑑別診断のポイントとピットフォール．臨床放射線 43: 493-500, 1998.

主として充実性成分からなるもの　硬化性間質性腫瘍
sclerosing stromal tumor

田中優美子

症例1（図1）：20歳代．不正出血を主訴に近医受診したところ，卵巣腫瘍を指摘された．
症例2（図2）：10歳代後半．臍周囲痛を主訴に近医受診．問診上，月経不順あり．

図1-A　T1強調矢状断像
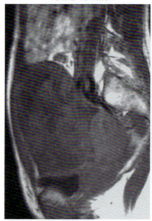

図1-B　T2強調矢状断像
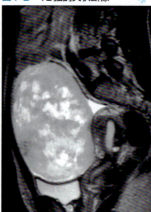

図1-C　造影T1強調矢状断像
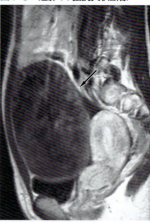

図2-A　T2強調横断像

図2-B　脂肪抑制T1強調横断像
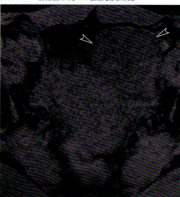

図2-C　脂肪抑制造影T1強調横断像（早期相）
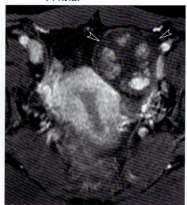

図2-D　脂肪抑制造影T1強調横断像（晩期相）
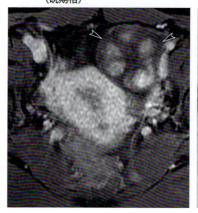

図2-E　拡散強調横断像
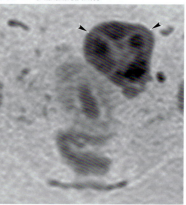

画像の読影と経過

症例1：子宮の前方を占める充実性腫瘍がある．T1強調像で低信号（図1-A），T2強調像で比較的高信号（図1-B）の内部に，さらにT1強調像で信号強度が低く，T2強調像で信号の高い液体からなると推定される部分を混じる．辺縁部の比較的浮腫の乏しいと推定される領域を中心に，造影剤による増強効果が認められる（図1-C；→）．

症例2：左卵巣を置換する充実性腫瘤があり，T2強調像で高信号の背景に低信号の小結節が散在する（図2-A；▶）．造影後，T2強調像での低信号部分は早期より濃染し（図2-B〜D；▶），拡散強調像では強い拡散制限を示す（図2-E；▶）．

経過 症例1，2とも付属器切除が行われ，硬化性間質性腫瘍と病理診断された．

硬化性間質性腫瘍の一般的知識

硬化性間質性腫瘍は，線維腫や莢膜細胞腫などの性索間質性腫瘍が中高年に好発するのと異なり，ほぼ例外なく30歳以下の若年者に生じる良性腫瘍である．明らかなホルモン産生能をもつことは稀だが，多くは続発性無月経や不正出血などの月経異常を契機に発見される．

病理組織学的には，比較的細胞の少ない浮腫性の結合織の中に富細胞性の領域が浮かぶ形態をとり，pseudolobular patternと呼ばれる．富細胞性の領域には豊富な膠原線維と毛細血管網を伴うことから，T2強調像では低信号を呈し[1]，浮腫の程度にもよるが，造影剤により良好な増強効果を示す[2]．特にDCEでは，その豊富な毛細血管網を反映して，腫瘍の辺縁から中心に向かう濃染像が得られる[3]とされるが，これはpseudolobulesが腫瘍辺縁に存在する場合に限られ，症例2のように島状に散在する場合には，腫瘤内の小結節に一致した早期濃染が見られる[4]．またpseudolobuleは細胞密度の高さを反映して拡散も制限されている[4]．

鑑別診断のポイント

本腫瘍は性索間質性腫瘍群共通の特徴として線維成分に富むことから，T2強調像で低信号であると期待されるが，実際には腫瘍内は浮腫状で細胞は疎に分布することから，低信号域はわずかに偏在するだけのことが多い．また，線維腫と異なり十分な容積をもった卵巣内に生じ，正常卵巣実質を辺縁に圧排しながらゆっくりと増殖するので，圧排された卵巣実質が腫瘍辺縁にリム状の低信号域として認められる[1]ことが多い．したがって若年者で腫瘍内にT2強調像で低信号，かつ造影剤でよく増強される領域を認めた場合には，本腫瘍の可能性が高い．

ただし，浮腫性の膠原線維に富んだ間質に，疎に腫瘍細胞が増殖する病理組織学的特徴は転移性腫瘍にも見られるので，鑑別に際しては注意が必要である．

参考文献

1) Ihara N, Togashi K, Todo G, et al: Sclerosing stromal tumor of the ovary: MRI. J Comput Assist Tomogr 23: 555-557, 1999.
2) Torricelli P, Caruso Lombardi A, Boselli F, et al: Sclerosing stromal tumor of the ovary: US, CT, and MRI findings. Abdom Imaging 27: 588-591, 2002.
3) Matsubayashi R, Matsuo Y, Doi J, et al: Sclerosing stromal tumor of the ovary: radiologic findings. Eur Radiol 9: 1335-1338, 1999.
4) Ito K, Tanaka YO, Watanabe R, et al: Variable Distribution of Pseudolobules in Ovarian Sclerosing Stromal Tumors: Utility of Diffusion-weighted Imaging for Differential Diagnosis. Magn Reson Med Sci 17: 107-108, 2018.

主として充実性成分からなるもの ブレンナー腫瘍
Brenner tumor

田中優美子

症例1（図1）：70歳代．不正出血で近医受診し，経腟超音波検査で卵巣腫瘍を指摘された．

図1-A　T2強調矢状断像
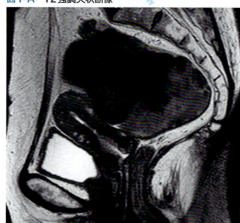

図1-B　DCE早期相矢状断像
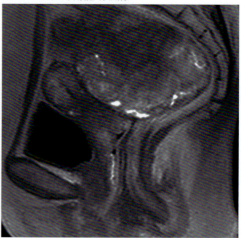

図1-C　造影T1強調冠状断像
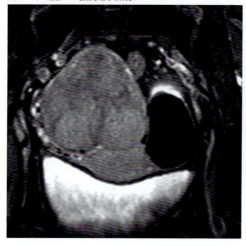

図1-D　拡散強調冠状断像
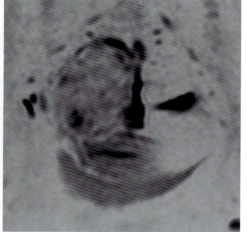

画像の読影と経過

症例1：子宮の後方に，境界明瞭な充実性腫瘍がある．T2強調像できわめて低信号の部分と，やや高い部分が混在する（図1-A）．後者は早期から（図1-B），前者も緩徐に増強され，造影平衡相では全体がよく増強される（図1-C）．細胞密度はさほど高くない（図1-D）．

症例2：子宮の上方に多房性囊胞性腫瘍がある．典型例ほど多彩ではないが，内容物は各房で若干信号強度が異なり，粘液性腫瘍の特徴を有する（図2-A）．前壁は他に比べて厚く，三日月状の充実性部分を構成し（図2；→），その信号強度はT2強調像で腹直筋と同程度に低く，造影後はよく増強されている（図2-B；→）．

経過　**症例1**：子宮全摘・両側付属器切除が行われ，良性ブレンナー腫瘍と病理診断された．

症例2：付属器切除が行われ，粘液性囊胞腺腫に合併した良性ブレンナー腫瘍であることが，病理組織学的に確認された．

> **症例2**（図2）：50歳代．他院で腹部腫瘤を指摘され来院．

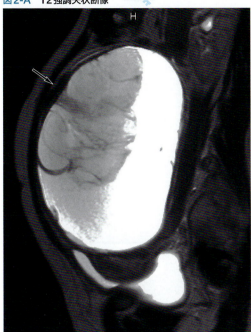

図2-A　T2強調矢状断像

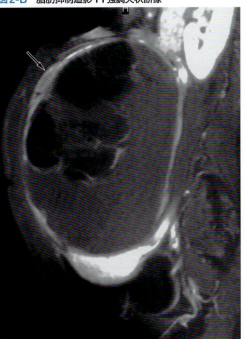

図2-B　脂肪抑制造影T1強調矢状断像

ブレンナー腫瘍の一般的知識

　ブレンナー腫瘍は移行上皮からなる表層上皮性腫瘍で，大部分は良性である．病理組織学的には，線維成分に富む間質に囲まれて，移行上皮組織が散在する．したがって本腫瘍も，T2強調像で低信号の境界明瞭・辺縁平滑な腫瘤として表現される．

　線維腫・莢膜細胞腫群腫瘍に比べて変性・浮腫は稀であり，骨格筋と同程度の低信号を示すとされる[1]．MRでは診断が難しいことが多いが，広範に無構造な石灰化を伴う頻度が高い[2]．また本腫瘍は粘液性嚢胞腺腫を合併することが多く，このことがまた本腫瘍を表層上皮由来と考慮する一つの根拠となっている．したがって，多彩な信号を呈する多房性嚢胞性腫瘍として表現される粘液性嚢胞腺腫の一部に，ブレンナー腫瘍部分がT2強調像できわめて信号強度の低い充実性部分として認められる[3]．

鑑別診断のポイント

　粘液性腫瘍との合併が多いことから，ステンドグラス腫瘍の一部にT2強調像で低信号の充実部を認めた場合には，本腫瘍を疑うべきである．全体が充実性の場合，線維腫との鑑別が問題となるが，線維腫は大きくなると変性・浮腫が必ず発生し，ブレンナー腫瘍ほどT2強調像での信号は低くならない．増強効果や拡散強調像での信号強度は，上皮性腫瘍成分と線維化の割合によって様々だが，よく増強されることが多い[2]．

参考文献

1) Outwater EK, Siegelman ES, Kim B, et al: Ovarian Brenner tumors: MR imaging characteristics. Magn Reson Imaging 16: 1147-1153, 1998.
2) Moon WJ, Koh BH, Kim SK, et al: Brenner tumor of the ovary: CT and MR findings. J Comput Assist Tomogr 24: 72-76, 2000.
3) Tanaka YO, Nishida M, Kurosaki Y, et al: Differential diagnosis of gynaecological "stained glass" tumours on MRI. Br J Radiol 72: 414-420, 1999.

主として充実性成分からなるもの 未分化胚細胞腫／ディスジャーミノーマ
dysgerminoma

田中優美子

> **症例 1**（図1）：20歳代．腹部腫瘤にて紹介受診．LDH 高値．

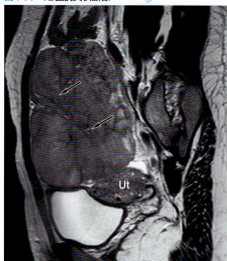

図1-A　T2強調矢状断像

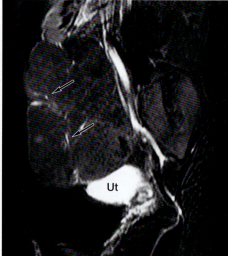

図1-B　DCE 早期相矢状断像

Ut：子宮

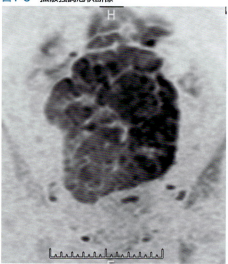

図1-C　拡散強調冠状断像

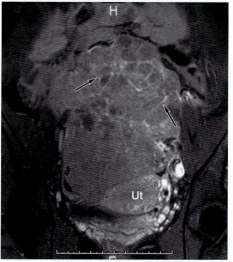

図1-D　造影 T1 強調冠状断像

画像の読影

症例1：下腹部を広範に占める大きな腫瘤がある．T2強調像では境界は明瞭で分葉状，比較的高信号の腫瘍が低信号の隔壁により境されている（図1-A；→）．この隔壁は造影後，早期から強い増強効果を示し（図1-B；→），一部では flow void を含む．腫瘍は全体が強い拡散制限を示し（図1-C），隔壁以外の領域も緩徐に増強される（図1-D；→）．

症例2：症例1と異なりT2強調像での低信号の隔壁は不明瞭だが（図2-A），造影後は大きな分葉状腫瘍を境する，よく増強される線状構造が明らかである（図2-B）．なお，本例は本腫瘍の患者としてはきわめて例外的に発症年齢が高い．

> **症例2**（図2）：30歳代．腹部膨満を主訴に近医受診し，腹部腫瘤を指摘され来院．

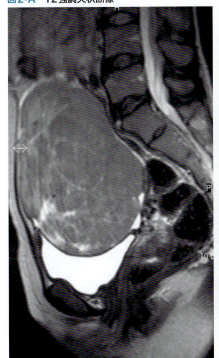
図2-A　T2強調矢状断像

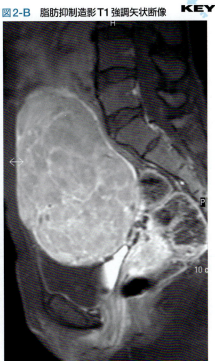
図2-B　脂肪抑制造影T1強調矢状断像

未分化胚細胞腫／ディスジャーミノーマの一般的知識と画像所見

　未分化胚細胞腫／ディスジャーミノーマは卵巣原発胚細胞性腫瘍において最も頻度が高く，精巣や縦隔における精上衣腫と病理組織学的には同一の腫瘍である．以前は未分化胚細胞腫と呼ばれていたが，卵巣腫瘍・卵管癌・腹膜癌取扱い規約では英語名のカタカナ表記も併記された[1]．10〜20歳代の若年者に好発し，卵巣原発ではしばしば巨大化するが，化学療法・放射線療法にともに感受性が高く予後良好な悪性腫瘍である．病理組織学的には大型の核をもつ腫瘍細胞がびまん性に増殖するが，内部を栄養血管と反応性に浸潤したリンパ球を含む線維成分に富んだ隔壁が境し，これがT2強調像で低信号，造影剤でよく増強される線維血管性隔壁として描出され特徴的な画像を構成する[2]．この線維血管性隔壁は超音波ドプラでも明瞭に捉えられる[3]．

鑑別診断のポイント

　上述の線維血管性隔壁は本腫瘍に特徴的であり，若年女性の下腹部腫瘤にこの所見を認めた場合には第一に疑うべきである．腫瘍マーカーとしては非特異的ながらLDH，ALPが上昇する．時に共存する合胞体絨毛細胞がβ-hCGを産生することがあるが，絨毛癌ほど高値とならず，画像的にも絨毛癌は易出血性の嚢胞成分に富んだ腫瘍であり，本腫瘍とは異なる．

参考文献

1) 日本産科婦人科学会，日本病理学会（編）：卵巣腫瘍・卵管癌・腹膜癌取扱い規約　病理編．第1版．金原出版，2016．
2) Tanaka YO, Kurosaki Y, Nishida M, et al: Ovarian dysgerminoma: MR and CT appearance. J Comput Assist Tomogr 18: 443-448, 1994.
3) Kim SH, Kang SB: Ovarian dysgerminoma: color Doppler ultrasonographic findings and comparison with CT and MR imaging findings. J Ultrasound Med 14: 843-848, 1995.

主として充実性成分からなるもの Krukenberg腫瘍
Krukenberg tumor

田中優美子

> 症例1（図1）：50歳代．5年前，進行胃癌にて幽門側胃切除．経過観察のCTで緩徐に増大する付属器腫瘍を指摘された．
> 症例2（図2）：50歳代．5年前，弓隆部の2型進行胃癌に対し胃全摘術．経過観察のため行われた腹部超音波検査で付属器腫瘍を指摘された．

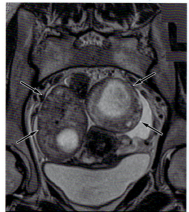

図1-A　T2強調冠状断像

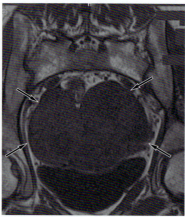

図1-B　T1強調冠状断像

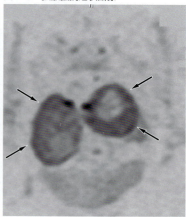

図1-C　拡散強調冠状断像

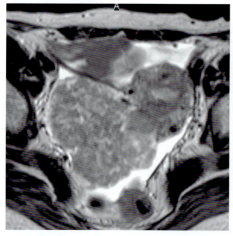

図2-A　T2強調横断像

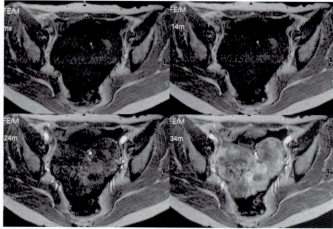

図2-B　DCE

画像の読影と経過

症例1：両側卵巣を置換する境界明瞭，辺縁平滑な腫瘍を認める（図1；→）．非浸潤性でT2強調像にて充実性部の一部は低信号を示し，内部には円型の囊胞を含む（図1-A）．T1強調像では均一な低信号（図1-B）で，充実部は拡散強調像にて比較的強い異常信号を示す（図1-C）．なお，周囲には腹水が少量存在する．

症例2：子宮の右後方に，境界明瞭なT2強調像にて比較的信号強度の低い腫瘍がある（図2-A）．約10秒間隔で撮像したDCEでは，腫瘍の充実性成分は子宮筋層とほぼ同時期の早期相より強く増強され，同じく境界明瞭なT2強調像で低信号の線維腫とは明らかに異なった増強パターンを呈する（図2-B）．

症例3（図3）：60歳代．7年前にⅢ期の胃癌に対し幽門側胃切除．その後再発徴候はなかったが，今回，腹部超音波検査で卵巣腫瘍を疑われた．

図3-A　T2強調冠状断像

図3-B　拡散強調冠状断像

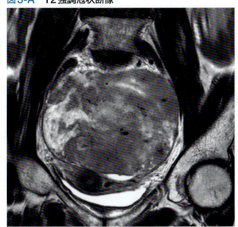
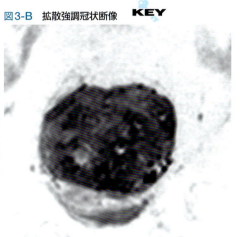

症例3：T2強調像にて比較的信号強度の高い，浮腫性と考えられる部分が目立つが（図3-A），低信号の部分を中心に，拡散強調像では強い異常信号を示す（図3-B）．

経過　症例1：両側付属器切除により，5年前の胃癌の転移であることが確認された．
　　　　症例2：卵巣単発の転移として手術が行われたが，腹水中からも転移が確認され，化学療法中である．
　　　　症例3：胃癌に対する化学療法の後，両側付属器切除が行われ，胃癌の転移であることが確認された．

転移性卵巣腫瘍の一般的知識

　卵巣は他臓器癌の転移を高頻度に起こしうる臓器の一つである．本邦では，原発巣の頻度は胃・結腸が多く，乳腺がこれらに次ぐ．Krukenberg腫瘍は，狭義には胃の印環細胞癌からの転移をいい，粘液産生能を有する癌細胞が卵巣内で大小の囊胞を形成するとともに，転移された側の卵巣間質が肉腫様に増生する．この結果，腫瘍はT2強調像で低信号優位の充実性腫瘍を形成し[1]，内包する囊胞は造影剤によりその壁が強く増強される[2]．

　しかし，転移性卵巣腫瘍は原発巣の病理組織学的特徴を反映し，多彩な画像を呈する．卵巣転移が初発症状の場合や，症例2，3のように片側性の症例も少なくないが，両側性腫瘍の場合には必ず転移の可能性を疑うべきである[3]．

鑑別診断のポイント

　ほとんどの転移性卵巣腫瘍は，充実性成分が多いにもかかわらず，原発性卵巣癌に比べて浸潤傾向を欠く．T2強調像で低信号の非浸潤性腫瘍であることから線維腫との鑑別が問題になるが，転移した悪性腫瘍による血管新生（angiogenesis）により，DCEの早期から強い増強効果を示し，鑑別に役立つ．

参考文献

1) Ha HK, Baek SY, Kim SH, et al: Krukenberg's tumor of the ovary: MR imaging features. AJR Am J Roentgenol 164: 1435-1439, 1995.
2) Kim SH, Kim WH, Park KH, et al: CT and MR findings of Krukenberg tumors: comparison with primary ovarian tumors. J Comput Assist Tomogr 20: 393-398, 1996.
3) Brown DL, Zou KH, Tempany CM, et al: Primary versus secondary ovarian malignancy: imaging findings of adnexal masses in the Radiology Diagnostic Oncology Group Study. Radiology 219: 213-218, 2001.

主として充実性成分からなるもの　卵巣悪性リンパ腫
malignant lymphoma of the ovary

田中優美子

> 症例1（図1）：20歳代．急性腹症にてCT撮影したところ，大量腹水と両側卵巣腫瘍を認めた．
> 症例2（図2）：10歳代前半．腹部膨満を主訴に小児科を受診し，超音波検査にて大量腹水と腹腔内腫瘤を指摘された．

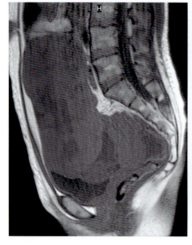

図1-A　T1強調矢状断像

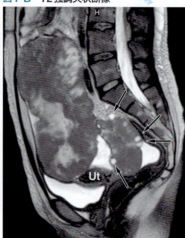

図1-B　T2強調矢状断像

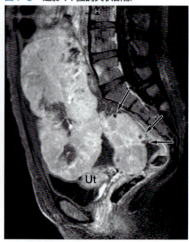

造影T1強調矢状断像

Ut：子宮

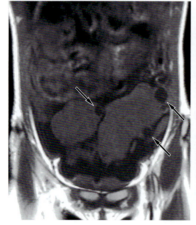

図2-A　T1強調冠状断像

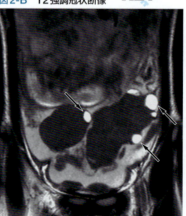

図2-B　T2強調冠状断像

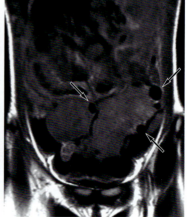

図2-C　造影T1強調冠状断像

（文献1）より転載）

画像の読影と経過

症例1：子宮の前後に2つの充実性成分に富む腫瘍があり，背側の小さい方では病変の辺縁，皮質領域にspareされた正常卵胞と思われる小囊胞構造が並んでいる（図1-B, C；→）．腫瘍の充実性成分はT2強調像で比較的信号が低く，均一によく増強される．腫瘍周囲には大量腹水がある．

症例2：大量の腹水に浮かぶように，両側性に充実性卵巣腫瘍がある．症例1と同様に，腫瘍の辺縁部に正常卵胞と考えられる囊胞性部分が配列する（図2；→）．本例も充実性部分のT2強調像での信号強度は低く，造影剤により均一に増強される（図2-B, C）．

> **経過** **症例1**：腹水細胞診より悪性リンパ腫が強く疑われたが，診断確定のため腹腔鏡下右付属器切除術が行われ，びまん性大細胞型B細胞リンパ腫と確定し，化学療法中である．
> **症例2**：腹水細胞診よりBurkittリンパ腫（Burkitt's lymphoma）と診断され，化学療法後に寛解となり，その後妊娠，生児を得た．

卵巣悪性リンパ腫の一般的知識

非ホジキンリンパ腫のうち，卵巣病変で発症するものは1％未満ときわめて稀と考えられていたが，近年はより高頻度とする報告もある．また二次的に卵巣を冒すものは，これよりはるかに高頻度である．これらの大部分（96％）がB細胞型リンパ腫で，Burkitt型が最も多く，びまん性大細胞型がこれに次ぐ[2]．逆に濾胞型は少なく，卵巣原発のホジキン病は報告がない．上記症例はいずれも若年者だが，高齢者にも発症しうる．症状は他の卵巣悪性腫瘍同様に非特異的で，腹部膨満，腹痛，不正出血などで発症する．病理組織学的に腫瘍細胞は，既存の卵巣組織を置換してびまん性に発育するが，しばしば濾胞を辺縁部に温存する[2]．原発性・続発性併せて卵巣病変陽性例の寛解導入率は40％程度と報告されている．

Ferrozziらは卵巣悪性リンパ腫の画像所見について，T1強調像で低信号，T2強調像で中間～高信号を示し，造影剤により不均一に増強されると報告している[3]が，筆者は，T2強調像における信号強度はむしろ低い傾向にあると考えている．これは，腫瘍のびまん性増殖のために細胞密度がきわめて高く，細胞外液が少ないためと考えている．またJungらは，病理組織所見を反映して卵巣緑色腫（chloroma, granulocytic sarcoma,「卵巣腫瘍・卵管癌・腹膜癌取扱い規約」では骨髄性腫瘍；myeloid neoplasms）では病変辺縁部に正常の濾胞が取り残される現象を報告している[4]が，同じく小円形細胞腫瘍の範疇に含まれる悪性リンパ腫においても，全く同様の傾向がある[1]．この所見は他の悪性卵巣腫瘍との鑑別点になりうる．これら造血器悪性腫瘍では，治療の基本は化学療法であり，若年者に好発することを考慮すると，術前にその可能性を示唆することができれば，手術は診断のための必要最小限に留めることができる．

鑑別診断のポイント

鑑別すべき充実性悪性卵巣腫瘍として，未分化胚細胞腫（p.300〜p.301参照）が挙げられる．未分化胚細胞腫は10〜20歳代に好発し，T2強調像で比較的信号強度の高い腫瘍が充実性に増殖し，本腫瘍に類似する．しかし，腫瘍内部を分割する線維血管性隔壁は未分化胚細胞腫に，follicle preserving signはリンパ腫・緑色腫により多く見られる所見である．

参考文献

1) Tanaka YO, Nishida M, Yamaguchi M, et al: MRI of gynaecological solid masses. Clin Radiol 55: 899-911, 2000.
2) Monterroso V, Jaffe ES, Merino MJ, et al: Malignant lymphomas involving the ovary. A clinicopathologic analysis of 39 cases. Am J Surg Pathol 17: 154-170, 1993.
3) Ferrozzi F, Tognini G, Bova D, et al: Non-Hodgkin lymphomas of the ovaries: MR findings. J Comput Assist Tomogr 24: 416-420, 2000.
4) Jung SE, Chun KA, Park SH, et al: MR findings in ovarian granulocytic sarcoma. Br J Radiol 72: 301-303, 1999.

6 T1強調像で高信号を示す腫瘤

decision tree 3：T1強調像で高信号を呈する腫瘤

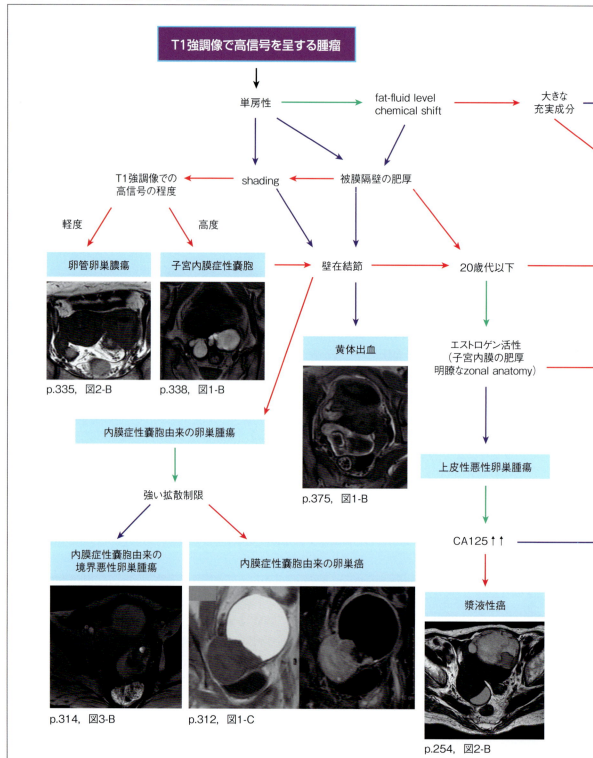

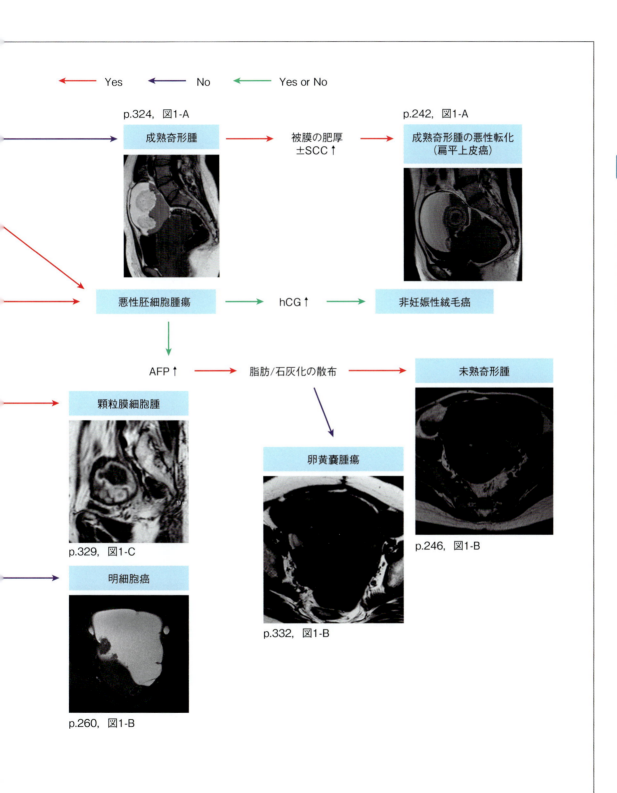

子宮内膜症性嚢胞（チョコレート嚢胞）

T1強調像で高信号を示す腫瘤

endometriotic cyst

田中優美子

「子宮内膜症性嚢胞（チョコレート嚢胞）」（p.220～p.221）の記述も参照.

症例1（図1）：30歳代．月経困難症を主訴に受診．臨床的に子宮筋腫と子宮内膜症を疑われたが，CA125が1,100U/mlと高値のため，MR施行．

図1-A　T1強調横断像

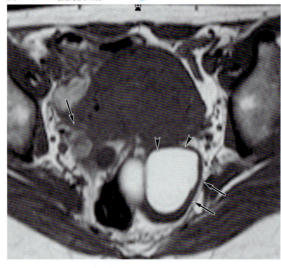

図1-B　T2強調横断像

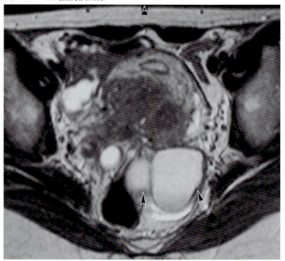

図1-C　脂肪抑制T1強調横断像

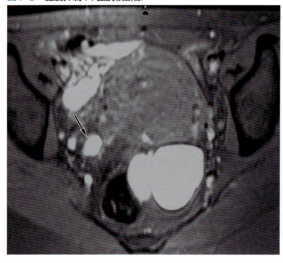

図1-D　T2強調矢状断像

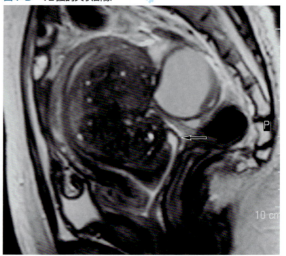

画像の読影と経過

症例1：子宮の左背側に，T1強調像にて内容物が高信号を呈す，壁の厚い多房性嚢胞性腫瘤があり，T2強調像では一部にshadingを伴う（図1-A, B；▶）．内容物の信号は，脂肪抑制T1強調像にて抑制されない（図1-C；→）．病変は左卵巣由来と考えられるが，対側にもより小さな病変がある．また病変と子宮後壁とは癒着し（図1-A；→），後腟円蓋は癒着のために挙上している（図1-D；→）．

子宮内膜症性囊胞（チョコレート囊胞） 309

症例2（図2）：40歳代．月経困難症を主訴に受診した前医にて卵巣腫瘍を疑われ，紹介受診．

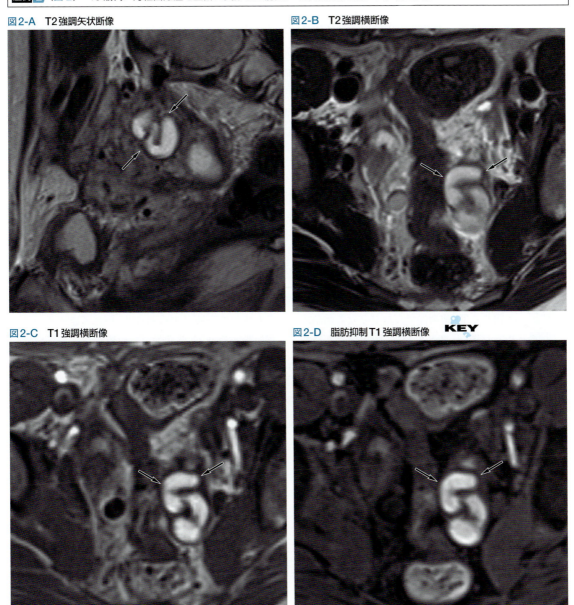

図2-A　T2強調矢状断像
図2-B　T2強調横断像
図2-C　T1強調横断像
図2-D　脂肪抑制T1強調横断像

症例2：子宮内膜症ではしばしば，卵管留血症を合併する．本症で見られる血性の内容物（T1強調像で高信号，図2-C，D）を含む拡張蛇行した細長い管状構造は，拡張した卵管に特徴的な形態として覚えておきたい（図2；→）．

経過　症例1：保存的に観察中である．
　　　　症例2：ホルモン療法にて保存的治療中である．

子宮内膜症性嚢胞の一般的知識

　子宮内膜症は，異所性内膜組織の反復性出血により生ずる病態であり，新旧の出血とそれに伴う周囲の炎症・線維化・癒着が画像的特徴である．病変内の慢性期血腫に由来する鉄のT1短縮効果によるT1強調像での高信号所見[1,2]は，MR診断において診断的価値の高い所見である．T2強調像における"shading"（陳旧化した血腫内のヘモジデリンや嚢胞壁に接した領域の線維化により，嚢胞性腫瘍であるにもかかわらず内部が一部低信号となること）も，鑑別の一助となる．

　しかし，本症を特徴づける病態は癒着にあるといっても過言ではない．周囲組織との癒着は，T1強調像で病変と臓器の間に介在する脂肪が消失していること，腹膜内外の脂肪層に線状影を伴うこと，牽引による臓器の偏位（子宮後屈，腟円蓋の挙上，S状結腸の不規則な走行など）として表現される．

　多くの場合，症例1のように卵巣病変の合併があるが，Douglas窩をはじめとする卵巣外の腹膜で，反復性の出血に基づく線維化と炎症を主とする病変は，深部内膜症と呼ばれる．MR上は，T2強調像で低信号を示す平板状の軟部組織として表現され，月経困難症や不妊の原因として注目されている[3]．

鑑別診断のポイント

　同じくT1強調像で高信号となる脂肪成分を含む成熟奇形腫との鑑別には，時に苦慮する．このような場合，脂肪抑制T1強調像が有用である[4]．脂肪抑制T1強調像では腹膜の微細な播種性病変も描出される[4]ことから，重症度の判定にも役立つ．

　出血を伴う他疾患との鑑別に迷う場合には，癒着に注目するとよい．内容物が血性であっても，内膜症のもう一つの特徴，すなわち反復性の出血であるため多房性であること[2]，周囲組織との癒着を欠除している場合には，単発の卵巣出血，あるいは腫瘍内出血も考慮すべきである．

参考文献

1) Nishimura K, Togashi K, Itoh K, et al: Endometrial cysts of the ovary: MR imaging. Radiology 162: 315-318, 1987.
2) Togashi K, Nishimura K, Kimura I, et al: Endometrial cysts: diagnosis with MR imaging. Radiology 180: 73-78, 1991.
3) Kinkel K, Chapron C, Balleyguier C, et al: Magnetic resonance imaging characteristics of deep endometriosis. Hum Reprod 14: 1080-1086, 1999.
4) Sugimura K, Okizuka H, Imaoka I, et al: Pelvic endometriosis: detection and diagnosis with chemical shift MR imaging. Radiology 188: 435-438, 1993.

> **Column** 婦人科腫瘍に対する分子標的薬
>
> 坪山尚寛
>
> 　他領域に比べてやや遅れている感があるが，婦人科領域でも分子標的薬の使用が広がりつつある．下記の現在保険収載されている薬剤以外に，免疫チェックポイント阻害薬など，新たな保険適応の拡大が期待されている分子標的薬も多い．放射線科医も新たな治療の適応基準や効果判定，合併症の診断で日常臨床においてかかわることになり，十分把握しておく必要がある．
>
> **ベバシズマブ**：血管新生阻害薬で，血管内皮増殖因子（VEGF；vascular endothelial growth factor）に対するヒト化モノクローナル抗体である．2013年11月に卵巣癌，2016年5月に子宮頸癌に対して保険収載された．子宮体癌には保険適応となっておらず，子宮頸部から体部に至る大きな腫瘍においては，子宮頸癌と子宮体癌の鑑別が適応において重要となる．合併症として血栓症や腸管穿孔がある．また，放射線治療歴のある患者に使用すると直腸腟瘻などの瘻孔形成が生じやすいことも知られている．
>
> **オラパリブ**：PARP（poly ADP-ribose polymerase）阻害薬である．PARPはDNAの一本鎖切断の修復にかかわり，BRCAは二本鎖切断の修復にかかわっている．*BRCA*遺伝子変異を有する腫瘍細胞において，PARPを阻害するとDNA修復の2つの機構が障害され，細胞が合成致死に至る．2018年1月に白金系抗悪性腫瘍薬感受の再発卵巣癌に対して保険適応となった．3月には*BRCA*遺伝学的検査がコンパニオン診断として保険収載され，7月に*BRCA*遺伝子変異陽性かつ，HER2陰性の手術不能または再発乳癌に対して保険適応となった．
>
> **分子標的薬に関連する日本婦人科腫瘍学会の動き**：卵巣がん治療ガイドライン（2015年版）の分子標的薬に関するclinical questionのみを2018年にweb上で改訂した．また，*BRCA*遺伝学的検査の結果は患者だけでなく，その血縁者にも影響を及ぼすものであり，その実施にあたって「卵巣癌患者に対して*BRCA1*あるいは*BRCA2*の遺伝学的検査を実施する際の考え方」という見解を公表している．

子宮内膜症性嚢胞に合併した悪性・境界悪性腫瘍

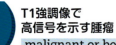 T1強調像で高信号を示す腫瘍

malignant or borderline ovarian tumor accompanied with endometriotic cyst

田中優美子

> **症例 1**（図1）：30歳代．便秘を主訴に近医受診したところ，卵巣腫瘍を指摘された．

図1-A　T1強調斜冠状断像

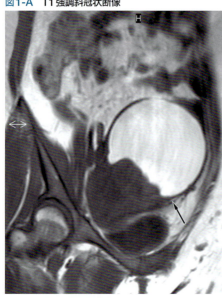

図1-B　T2強調斜冠状断像

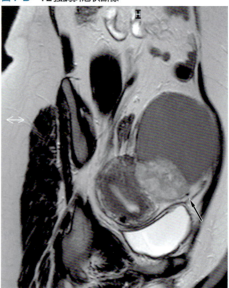

図1-C　DCE-subtraction斜冠状断像　

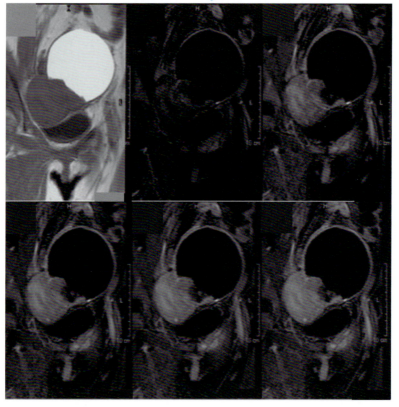

症例 2（図2）：60歳代．1年前，帯下増加のため近医を受診したところ，卵巣腫瘍を指摘されたが，症状消失のため放置．1か月前より再び帯下増加したため再受診．

図2-A　T2強調横断像

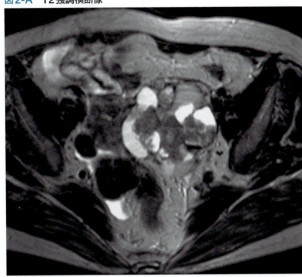

図2-B　DCE-subtraction横断像

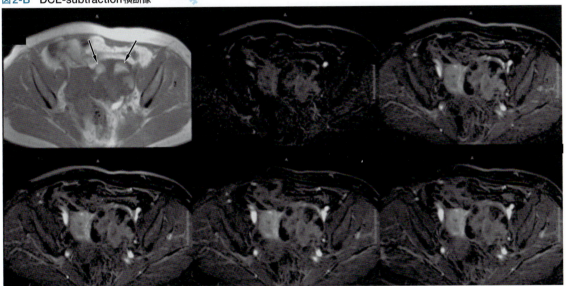

画像の読影と経過

症例1：子宮体部左壁に癒着して血性内容物を含む壁の厚い囊胞があり，右下壁に半球状の充実性部分を伴う（図1-A, B；→）．本例ではT2強調像におけるshadingは広範である（図1-B）．充実性部分は造影剤により，よく増強される（図1-C）．

症例2：子宮左壁に癒着して多房性囊胞性腫瘤があり（図2-A），内容物はT1強調像で高信号を呈することから血性と考えられる（図2-B；→）．shadingは一部に留まる．隔壁に接して豊富な充実成分があり，造影剤によりよく増強される（図2-B）．

経過　**症例1**：卵巣癌根治術が行われ，子宮内膜症に合併した卵巣癌（明細胞癌）と診断された．

症例2：卵巣癌根治術が行われ，類内膜癌であった．

症例 3 (図3):50歳代.1週間前から増悪する下腹部痛により受診.(文献1)より転載

図3-A　T2強調横断像

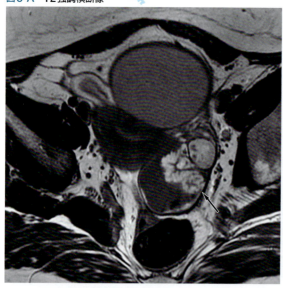

図3-B　T1強調横断像

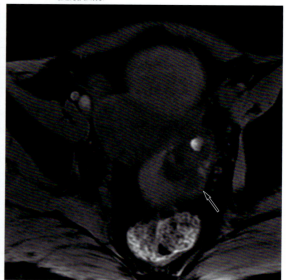

図3-C　脂肪抑制造影T1強調横断像

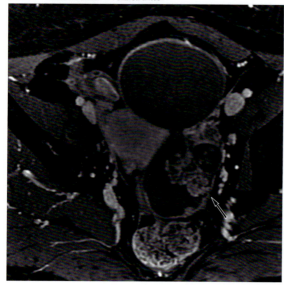

図3-D　拡散強調横断像

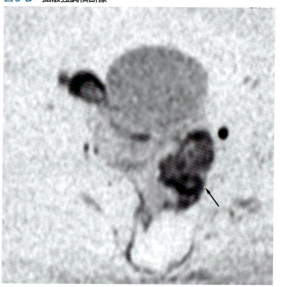

症例3:子宮の左前方と左後方に,shadingの程度は異なるが(図3-A),いずれも血性の内容物を含む囊胞がある(図3-B).後者の外側壁から突出する乳頭状の隆起を認め(図3-B;→),T2強調像で低信号の葉脈状の組織を,信号強度のきわめて高い乳頭状構造が覆っている(図3-A;→).しかし,乳頭部の増強効果は強い部分と弱い部分が混在し(図3-C;→),拡散制限の程度もこれに類似して多彩である(図3-D;→).

経過　症例3:右付属器切除と左卵巣囊胞切除が行われ,内膜症に合併した漿液粘液性境界悪性腫瘍であった.

子宮内膜症性嚢胞に合併した悪性腫瘍の一般的知識

内膜症性嚢胞における悪性腫瘍の合併は，50歳以上の症例や直径9cm以上の内膜症性嚢胞で高頻度であるとされる[2]．内膜症の主症状は痛みであるが，その突然の消失も臨床的に重視されている．癌を合併した内膜症性嚢胞の最も重要な画像所見は，増強効果をもつ壁在結節の存在であるが，嚢胞内容物はT1強調像で高信号を呈するので，造影前後の像を差分して，増強効果の有無を検討すべきである[3]．壁在結節以外に悪性腫瘍の合併を疑わせる所見としては，片側性または対側に比べ極端に大きな内膜症性嚢胞や，T2強調像におけるshadingの欠除が挙げられる[2]．組織型としては明細胞癌と類内膜癌が多いが，前者は画像的には片側性の大きな嚢胞性腫瘍の単発の壁在結節（いわゆる「小籠包」型）を呈するのが典型的である．一方，類内膜癌は明細胞癌よりは両側性の頻度が高く[4]，多房性嚢胞の壁・隔壁に多中心性に，丈の高い乳頭状の壁在結節を形成することが多い（症例3参照）．

漿液粘液性腫瘍は，「複数のMüller管型上皮を模倣する腫瘍で，各腫瘍成分はそれぞれ10％以上を構成する」と定義される新しい疾患概念である．本腫瘍は漿液性境界悪性腫瘍に類似するが，広い線維性，浮腫性の間質をもった組織構築を有する．この病理組織学的特徴を反映して壁在結節の形態は，漿液性境界悪性腫瘍の形態（すなわちpapillary architecture and internal branching patternを呈するもの），および従来の内頸部型境界悪性粘液性腫瘍の特徴であったT2強調像できわめて高信号を呈する，という所見が混在して認められる（症例2参照）．

したがって，漿液性腫瘍の上皮成分を反映してよく増強されるものと，間質の浮腫や旧・内頸部型粘液性腫瘍の豊富な細胞内粘液により増強効果は目立たないものとが，症例によって（あるいは同一症例内でも）混在し，増強効果は一定しない．悪性度の評価という点では，拡散強調像の有用性を謳う報告もあるが，実測値としてのADC値に有意差[4]はあっても，視覚的に信号強度で境界悪性と悪性の線引きをすることは難しい．また種々の悪性度，種々の組織型の混在する病変も多く，個々の壁在結節の形態を注意深く観察する必要がある．

鑑別診断のポイント

筆者が卵巣内膜症性嚢胞から発生した卵巣癌の画像所見を発表した2000年頃に比べ，昨今は類内膜癌や明細胞癌の多くが，子宮内膜症を母地として発生すること，画像的には嚢胞壁の造影される結節であることは，半ば常識化している．しかし，その「卵巣内膜症性嚢胞の壁在結節」をすべて悪性腫瘍と考えると，過剰診断となる．筆者らの検討では，内膜症に合併した良性病変（異所性内膜の増生）と腫瘍との鑑別点は，その大きさ以外に見出せなかった（概ね5mm以下は良性のことが多い）が[5]，次項で述べる非腫瘍性病変の形態的特徴や拡散強調像の有用性も明らかになりつつある．しかし，これらの所見には重複も多く，典型的な所見を呈する場合を除き，悪性腫瘍を否定するのは難しく，保存的治療が選択される場合には慎重な経過観察が必要である．

参考文献

1) 田中優美子：卵巣内膜症性嚢胞に生じた病変の鑑別．画像診断 37（11）2017年増刊号：A126-131, 2017.
2) Kobayashi H, Sumimoto K, Moniwa N, et al: Risk of developing ovarian cancer among women with ovarian endometrioma: a cohort study in Shizuoka, Japan. Int J Gynecol Cancer 17: 37-43, 2007.
3) Tanaka YO, Yoshizako T, Nishida M, et al: Ovarian carcinoma in patients with endometriosis: MR imaging findings. AJR Am J Roentgenol 175: 1423-1430, 2000.
4) Kurata Y, Kido A, Moribata Y, et al: Diagnostic performance of MR imaging findings and quantitative values in the differentiation of seromucinous borderline tumour from endometriosis-related malignant ovarian tumour. Eur Radiol 27: 1695-1703, 2017.
5) Tanaka YO, Okada S, Yagi T, et al: MRI of endometriotic cysts in association with ovarian carcinoma. AJR Am J Roentgenol 194: 355-361, 2010.

子宮内膜症性嚢胞に合併した腫瘍類似病変

T1強調像で高信号を示す腫瘍

tumor-like lesions accompanied with endometriotic cyst

田中優美子

> **症例1**（図1）：30歳代．子宮内膜症の経過観察のために撮像したMRにて卵巣癌を疑われたため，紹介受診．（文献1）より転載

図1-A　T2強調横断像

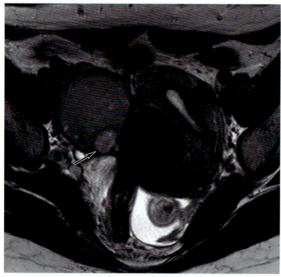

図1-B　T1強調横断像

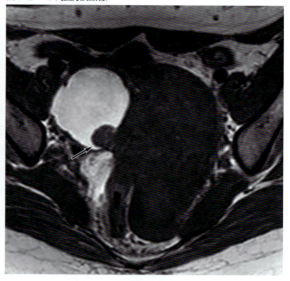

図1-C　造影T1強調横断像（サブトラクション）

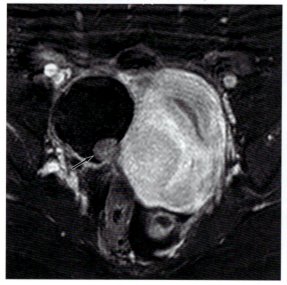

図1-D　拡散強調横断像

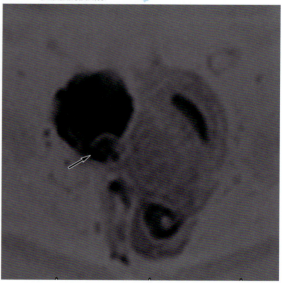

症例2（図2）：30歳代．妊娠14週．妊婦検診時の超音波検査で内膜症性嚢胞を疑われた．（文献1）より転載）

図2-A　T2強調横断像

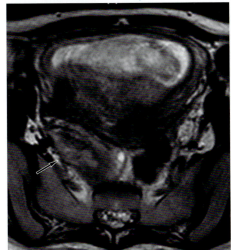

図2-B　脂肪抑制T1強調横断像

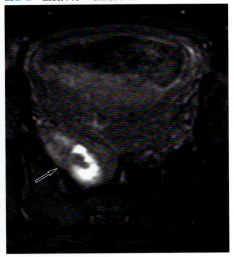

図2-C　拡散強調横断像

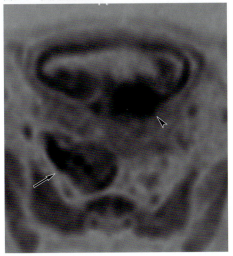

画像の読影と経過

症例1：子宮の右側に，子宮と癒着し直腸を牽引する内膜症性嚢胞の特徴を有する嚢胞を認め，その後壁から内腔に突出する，T1強調像で低信号（図1-B；→），T2強調像で比較的信号の高い円形の結節を認め（図1-A；→），造影後はよく増強される（図1-C；→）．ただし，拡散強調像では血性の嚢胞内容物よりも，拡散が亢進している（図1-D；→）．

症例2：子宮の右後方に癒着する壁の厚い嚢胞を認め，T2強調像で信号が高く乳頭状の壁在結節を有する（図2-A；→）．T1強調像にて内容物は，血性で内膜症の特徴を有する（図2-B；→）．壁在結節は，拡散強調像でも胎盤（図2-C；▶）と同程度の信号を示す（図2-C；→）．

経過　症例1：右付属器切除が行われ，病理組織学的に内膜症であり，充実部では内膜間質を背景に，軽度拡張した内膜腺管が増生していた．

症例2：帝王切開時に右卵巣嚢胞核出術が行われ，内膜症性嚢胞と確認された．

子宮内膜症性囊胞に合併した腫瘍類似病変の一般的知識

　前項で述べたように，卵巣内膜症性囊胞の壁在結節は悪性腫瘍の合併を疑う重要な所見ではあるが，そのすべてが悪性腫瘍ではなく，異所性内膜があたかも腫瘍のような形態を示すこともある．

　内膜症性囊胞を構成する異所性内膜が囊胞壁内で間質の増生を伴って発育すると，画像的にも壁の限局性の肥厚として認識されるようになり，増強効果も有する．自験例では偏心性の囊胞壁のなだらかな肥厚のみで囊胞内に向かって隆起することは少なく，多くは鑑別可能である．これに対しポリープ様の発育を示すものは，確立された疾患概念ではないがポリープ状内膜症（polypoid endometriosis）と呼ばれる．病理組織学的には子宮内膜ポリープと似た形態を呈し，一般的には直腸腟中隔やDouglas窩の深部内膜症がポリープ状の腫瘤を形成するものを指す．内膜症性囊胞内への発育は20％程度とされる．画像的にはT2強調像で低信号の背景に異所性内膜や出血を含む小囊胞を内包するが，このT2延長部が子宮内の内膜に類似して信号が高く[2]，拡散強調像で内膜と同程度の信号に留まることが，腫瘍との鑑別に有用とされる．

　一方，妊娠中，正所性の子宮内膜は，各種ホルモンの影響を受けて脱落膜化して肥厚し，T2強調像で胎盤と同様にきわめて高信号を呈する．異所性内膜も同様の傾向を示し，時に囊胞壁に結節を形成する．悪性腫瘍合併例に比べ，壁からの立ち上がりが鈍角である，丈が低い[3]という報告もあるが，筆者の経験では症例2のように乳頭状発育を示すものも少なくない．妊娠中，脱落膜化した内膜は胎盤を構成する絨毛膜と類似の信号を呈し，両者の区別はつきにくい．したがってT2強調像，SSFPなどのあらゆる撮像法にて，壁在結節が胎盤や脱落膜と等信号である[4]ことを確認することが診断の参考になる．また，胎盤は細胞に富むことから拡散強調像ではかなり強い異常信号を示すが，悪性腫瘍合併例よりは拡散制限に乏しいとされる[3]．

鑑別診断のポイント

　既存の内膜症性囊胞壁に，妊娠して初めて出現した壁在結節は，脱落膜化した異所性内膜の可能性が高く，胎盤と等信号であれば，ほぼ悪性腫瘍は否定できる．

　ポリープ状内膜症は，子宮内膜ポリープのように内部に多数の腺管形成を伴うことが多く，典型例では診断が可能であるが，拡散強調像で拡散制限が強くなくとも，境界悪性腫瘍や一部が癌化した内膜症性囊胞との鑑別は難しい．妊孕性温存が必須でない症例では，摘除して病理診断を行う必要がある．

参考文献

1) 田中優美子：卵巣内膜症性囊胞に生じた病変の鑑別．画像診断37（11）2017年増刊号：A126-131, 2017.
2) Kraft JK, Hughes T: Polypoid endometriosis and other benign gynaecological complications associated with Tamoxifen therapy-a case to illustrate features on magnetic resonance imaging. Clin Radiol 61: 198-201, 2006.
3) Morisawa N, Kido A, Kataoka M, et al: Magnetic resonance imaging manifestations of decidualized endometriotic cysts: comparative study with ovarian cancers associated with endometriotic cysts. J Comput Assist Tomogr 38: 879-884, 2014.
4) Tanaka YO, Shigemitsu S, Nagata M, et al: A decidualized endometrial cyst in a pregnant woman: a case observed with a steady-state free precession imaging sequence. Magn Reson Imaging 20: 301-304, 2002.

子宮内膜症性嚢胞に合併した腫瘍類似病変／出血性卵巣嚢胞　319

出血性卵巣嚢胞

T1強調像で高信号を示す腫瘍

hemorrahagic ovarian cyst

田中優美子

「機能性嚢胞」（p.212〜p.213）の記述も参照.

> **症例1**（図1）：10歳代後半．2週間前に超音波検査にて右卵巣腫瘍を指摘された．

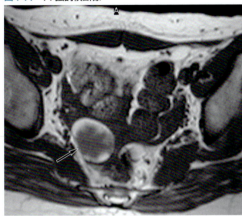
図1-A　T1強調横断像

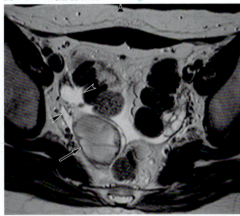
図1-B　T2強調横断像　KEY

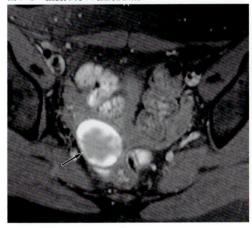
図1-C　脂肪抑制T1強調横断像

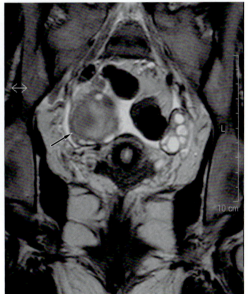
図1-D　T2強調冠状断像

画像の読影と経過

症例1：右卵巣の正常の卵胞に分け入るように，長径4cmの単房性嚢胞（図1；→）がある．T1強調像で辺縁部が高信号，中心部が低信号，T2強調像では辺縁部が低信号，中心部が高信号を示し，典型的な亜急性期の血腫の形態を呈する．内膜症性嚢胞と異なり，周囲組織との間に癒着はなく，卵巣周囲には生理的腹水が認められる（図1-B；▶）．2週間前の超音波検査（非提示）に比べ，明らかに縮小していた．

経過　症例1，2ともその後の超音波検査での経過観察で縮小傾向を認め，黄体出血と考えられた．

症例 2 (図2): 50歳代. 子宮頸癌にて子宮全摘後, 経腟超音波検査にて右卵巣腫瘍を指摘された.

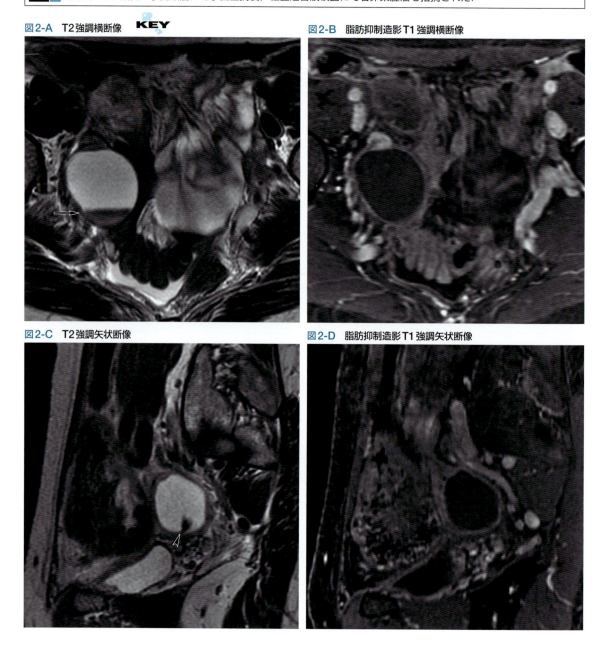

図2-A　T2強調横断像

図2-B　脂肪抑制造影T1強調横断像

図2-C　T2強調矢状断像

図2-D　脂肪抑制造影T1強調矢状断像

症例2：右卵巣内の嚢胞内容物は, T2強調像で背側が低信号の液面形成 (図2-A；→), 脂肪抑制造影T1強調像で全体が淡い高信号 (図2-B) を示し, 血性を示唆する. T2強調矢状断像では, 下壁から突出する信号強度の低い壁在結節様の構造が見られる (図2-C；▶) が, 造影されず (図2-D), 凝血塊であることが確認される. 出血黄体においても, 出血から時間の経過したものでは内膜症性嚢胞同様, 充実部の存在が疑われることがあるが, 造影検査はその否定に有用である.

出血性卵巣嚢胞の一般的知識

　出血性卵巣嚢胞は機能性嚢胞の一種だが，しばしば内膜症性嚢胞や悪性卵巣腫瘍と誤認され開腹に至ることが少なくなく，これを画像的に鑑別することは重要である．卵巣出血（p.375～p.377参照）で述べるように，卵巣からの出血が腹腔内に漏出した場合には卵巣出血となるが，出血は黄体嚢胞や卵胞嚢胞内に留まることも多い．特に黄体期には，内莢膜細胞層から顆粒膜細胞層への血管新生が著明で破綻しやすく，月経黄体や妊娠初期の妊娠黄体に出血性嚢胞を形成する．嚢胞内への急激な出血は，緊満による反射性疼痛を引き起こすことから，臨床的には急性腹症で発症する場合が多い[1]．

　MR所見は，出血後の時間（血管外に漏出した赤血球ヘモグロビンの状態）と出血量（嚢胞内のヘモグロビン濃度）によって異なる．すなわち，急性期のヘモグロビンがまだ酸素結合型である場合にはT1強調像で低信号に留まるが，還元型ヘモグロビン，メトヘモグロビンの増加とともに，これらの著明なT1短縮効果を反映して高信号となる[2,3]．またこれらの常磁性鉄イオンによる局所磁場の不均一さは，T2強調像での嚢胞の低信号化（T2*効果）として表現される[3]．

　症例1は嚢胞内溶液で血腫が希釈され，強力なT2*効果が見られないため，T2強調像での信号が高いものと考えられる．

鑑別診断のポイント

　次項で示す，嚢胞内出血を伴う上皮性悪性腫瘍と異なり，充実性部分を伴うことはない．また内膜症性嚢胞と異なり，単発の出血であるため周囲に癒着を生じることはなく，被膜も薄いことが多い．

参考文献

1) Bonde AA, Korngold EK, Foster BR, et al: Radiological appearances of corpus luteum cysts and their imaging mimics. Abdom Radiol 41: 2270-2282, 2016.
2) Nyberg DA, Porter BA, Olds MO, et al: MR imaging of hemorrhagic adnexal masses. J Comput Assist Tomogr 11: 664-669, 1987.
3) Gomori JM, Grossman RI, Goldberg HI, et al: Intracranial hematomas: imaging by high-field MR. Radiology 157: 87-93, 1985.

322　7. 女性骨盤内腫瘤の鑑別診断

T1強調像で高信号を示す腫瘤　嚢胞内出血を伴う上皮性悪性腫瘍
epithelial ovarian tumor with intracystic hemorrhage
田中優美子

症例1（図1）：30歳代．腹部超音波検査で壁在結節を伴う嚢胞性腫瘤を認め，卵巣癌疑いにて紹介となった．
症例2（図2）：50歳代．近医で卵巣腫瘍を疑われ来院．

図1-A　T2強調矢状断像
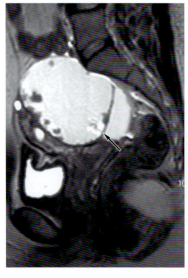

図1-B　T1強調矢状断像
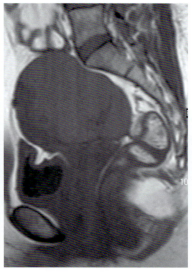

図1-C　造影T1強調矢状断像
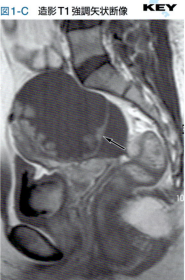

図2-A　T2強調矢状断像
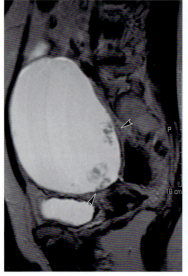

図2-B　T1強調矢状断像
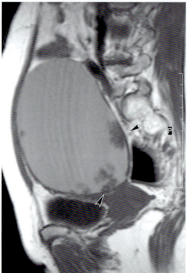

図2-C　脂肪抑制造影T1強調矢状断像
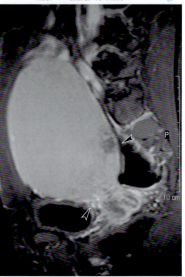

画像の読影と経過

症例1：子宮の背側に二房性囊胞性腫瘤があり，被膜は薄いが内腔へ突出する多数の壁在結節を伴っている（図1-A, C）．囊胞内容物はT1強調像でやや高信号で，淡血性か蛋白濃度が高い（図1-B）．壁在結節の先端部分はT2強調像で高信号で乳頭状である（図1-A；→）．造影後は，この壁在結節が強く増強される（図1-C；→）．

症例2：子宮に接して単房性囊胞があり，比較的大きな壁在結節を伴う（図2；▶）．囊胞内容物はT1強調像で症例1に増して高信号で血性と推定される．このため造影後，壁在結節の増強効果は評価しにくいが，明らかに増強されている．

経過　症例1：妊孕性温存のため付属器切除のみが行われ，漿液性癌であることが確認された．化学療法後完全寛解と考えていたが，1年半後に対側卵巣に転移した．

症例2：卵巣癌根治術が行われ，明細胞癌 Ic期と確定した．

出血を伴う囊胞性腫瘤の一般的知識と画像所見

「T1強調像で高信号を示す腫瘤」の各項（p.308～p.337参照）で述べているように，卵巣囊胞性腫瘤内に出血を来す機序としては，①易出血性の腫瘤であること（顆粒膜細胞腫，絨毛癌，卵黄囊腫瘍），②子宮内膜症の存在，③出血性梗塞（茎捻転），④黄体出血など，いくつかの原因が挙げられる[1]．しかし茎捻転や子宮内膜症の合併を伴わなくとも，ごく一次的な上皮性卵巣悪性腫瘤の囊胞内に出血を伴うことは稀ではない．これは，悪性群腫瘍細胞の脆弱性・易出血性に起因すると考えられている[2]．

鑑別診断のポイント

前述の如く，出血黄体が壁の薄い単房性の囊胞として描出されるので，この形態の腫瘤はきわめて日常的に経験される．その中から上皮性悪性腫瘤を見逃さないためには，小さな壁在結節の同定に努めることが必要である．内容物が高信号を呈するため，低信号の壁在結節はT2強調像よりもT1強調像の方が同定しやすい．

参考文献

1) Nyberg DA, Porter BA, Olds MO, et al: MR imaging of hemorrhagic adnexal masses. J Comput Assist Tomogr 11: 664-669, 1987.
2) Scully RE, Young RH, Clement PB: 3. Surface epithelial stromal tumors and serous tumors. *In* Tumors of the Ovary, Maldeveloped Gonads, Fallopian Tube, and Broad Ligament. 3rd series ed. Armed Forces Institutes of Pathology, Washington D.C., p.51-79, 1996.

成熟奇形腫

T1強調像で高信号を示す腫瘤

mature teratoma

田中優美子

「成熟奇形腫」(p.240 ～ p.241)，「成熟奇形腫の悪性転化」(p.242 ～ p.244)，「未熟奇形腫」(p.246 ～ p.247) の記述も参照.

症例 **1**（図1）：30歳代．近医産婦人科で付属器腫瘤を指摘された．
症例 **2**（図2）：40歳代．近医産婦人科で付属器腫瘤を指摘された．
症例 **3**（図3）：40歳代．腹満を主訴に近医受診したところ，巨大腹部腫瘤を認め，悪性卵巣腫瘍を疑われた．
症例 **4**（図4）：20歳代．人工妊娠中絶時に付属器腫瘤を指摘され，来院．

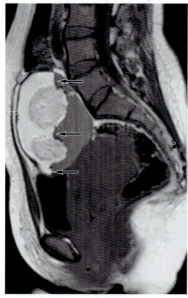

図1-A　T1強調矢状断像

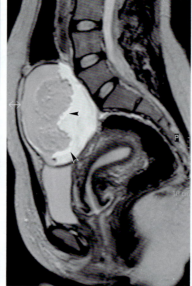

図1-B　T2強調矢状断像

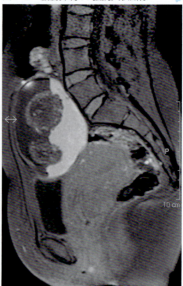

図1-C　脂肪抑制T1強調矢状断像

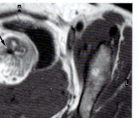

図2　T1強調横断像

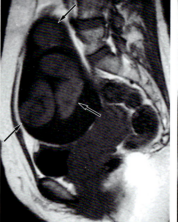

図3　T1強調矢状断像

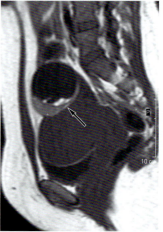

図4　T1強調矢状断像

参考文献

1) Togashi K, Nishimura K, Itoh K, et al: Ovarian cystic teratomas: MR imaging. Radiology 162: 669-673, 1987.
2) Muramatsu Y, Moriyama N, Takayasu K, et al: CT and MR imaging of cystic ovarian teratoma with intracystic fat balls. J Comput Assist Tomogr 15: 528-529, 1991.
3) Sahin H, Abdullazade S, Sanci M: Mature cystic teratoma of the ovary: a cutting edge overview on imaging features. Insights Imaging 183: 743, 2017.
4) 田中優美子，西田正人，黒崎喜久・他：非典型的なMR所見を呈した卵巣成熟嚢胞性奇形腫10例の検討：CT・病理組織所見との対比．臨床放射線 42：1137-1143，1997.

画像の読影と経過

症例1：子宮の前方に，fluid levelを伴う単房性嚢胞性腫瘤がある．被膜は薄く，周囲との境界は明瞭である．fluid levelの腹側は，T1強調像で均一な高信号を示し（図1-A；→），脂肪抑制T1強調像で信号抑制を受ける（図1-C）．また液面に浮かぶように，やはり脂肪の信号強度からなるボール状構造がある．液面とfat ballの境界面にはchemical shiftが見られ（図1-B；►），この点からも脂肪成分を含むことが明らかである．

症例2："palm tree appearance"を呈する一例．signal voidとなっている石灰化（図2；→）を中心に，hair ballがあたかも椰子の木の葉のような様相を呈している．

症例3：大きな"floating fat ball"が多数見られる一例（図3；→）．fat ballはT1強調像で皮下脂肪ほど高信号とならないので診断に苦慮しがちだが，このような特異な形態は脂肪と水の共存する環境でないと生じえないことに思い至れば，診断は容易である．

症例4：T1強調像で明らかに脂肪といえる高信号は，辺縁にごく少量見られる（図4；→）のみだが，こうした所見を見逃さないことが大切である．

経過 症例1，3，4：付属器切除または卵巣腫瘍核出術が行われ，成熟奇形腫の病理診断が確定した．
症例2：患者希望により外来経過観察中である．

卵巣奇形腫の一般的知識

卵巣奇形腫の大部分は成熟奇形腫であり，全卵巣腫瘍中5〜25％を占めるcommon diseaseである．その名の通り，胎性期の内・中・外胚葉成分すべてを種々の割合で併せもつが，外胚葉成分優位で，特に腫瘍被膜は皮膚に類似した角化扁平上皮からなることが多い．この扁平上皮の付属器である皮脂腺由来の脂肪が，この腫瘍のhallmarkであり，歯牙類似の石灰化と並び特異性が高い．したがって腫瘍内に脂肪を含む所見，すなわちT1強調像で高信号を示し，他成分との間にchemical shiftを伴う内容物を認めれば，奇形腫である可能性がきわめて高い．脂肪はもう一つの付属器である毛嚢から産生される毛髪と混じり合って"palm tree appearance"[1]を呈したり，扁平上皮由来の落屑した痂皮が核となって"mobile spherule"や"floating fat ball"[2]と呼ばれる構造を形成するなど，ユニークな形態を呈することがある[3]．しかし，皮脂腺が少ない場合にはきわめて微量しか認められない場合もあり[4]，その同定に苦慮することもある．扁平上皮以外の成分はしばしば，Rokitansky protuberanceと呼ばれる隆起を形成し，充実性成分の存在＝悪性転化ではないことに注意する．

鑑別診断のポイント

脂肪の同定に尽きる．成熟奇形腫内の脂肪は，多量に固まりを造って存在することが多いので，水・脂肪相殺法（in phaseとopposed phase）よりは，選択的脂肪抑制法による脂肪抑制像がより有用である．脂肪が認められた場合には，他腫瘍との鑑別はあまり問題とならないが，高齢者では悪性転化，若年者では未熟奇形腫や奇形腫を含む混合性胚細胞腫瘍との鑑別が問題となる（詳細は「未熟奇形腫」p.246〜p.247参照）．また，本腫瘍は茎捻転や破裂の頻度が高く，茎捻転により出血壊死を生じた場合には血性内容物により脂肪の同定が難しくなり，静脈浮腫による壁の肥厚は，悪性腫瘍との鑑別をさらに困難にする（「卵巣嚢腫茎捻転」p.380〜p.383参照）．破裂した場合には，漏出した消化液などにより重篤な化学腹膜炎を起こし，画像的には悪性腫瘍の腹膜播種との鑑別が難しくなる（「卵巣嚢腫破裂／化学腹膜炎」p.384〜p.385参照）．

ステンドグラス腫瘍

T1強調像で高信号を示す腫瘍

stained glass tumor

田中優美子

> **症例1**（図1）：70歳代．大腸ポリープにて前医で経過観察中，定期検診時に腹部腫瘤触知．腹部超音波検査で卵巣腫瘍疑われ，紹介受診．CA125，CEA，CA19-9 は正常．

図1-A　T2強調横断像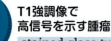

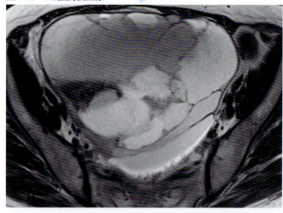

図1-B　T1強調横断像

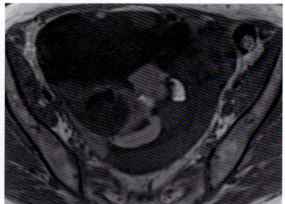

図1-C　T2強調矢状断像

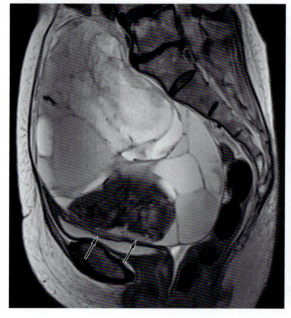

図1-D　脂肪抑制造影T1強調矢状断像

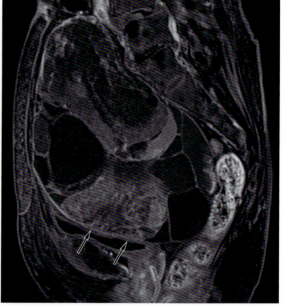

画像の読影と経過

症例1：腫瘍は多房性嚢胞性で各房がT2強調像（図1-A：横断像，図1-C：矢状断像）でも，T1強調横断像（図1-B）でもきわめて多彩な信号を示す．卵巣粘液性腫瘍はステンドグラス腫瘍を呈する腫瘍の代表格であるが，本例ではT2強調矢状断像で信号強度が低く（図1-C；→），造影後はきわめて小さな房が多数集簇してその隔壁が増強され（図1-D；→），あたかも充実部の様に見える部分があり，悪性腫瘍を疑うべきである．

経過　**症例1**：卵巣癌根治術が施行され，粘液性癌ⅠA期と診断され，後療法なく，無病生存中である．

症例 2（図 2）：60 歳代．健診で血尿あり，精査の超音波検査で骨盤内腫瘍を指摘されたため前医受診．CA125 は正常だが CA19-9 72.0U/m*l*，SCC 1.7ng/m*l* と上昇．

図 2-A　T1 強調冠状断像

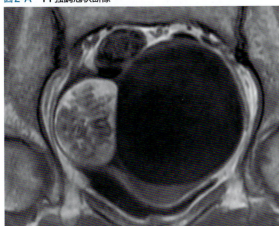

図 2-B　脂肪抑制 T1 強調冠状断像

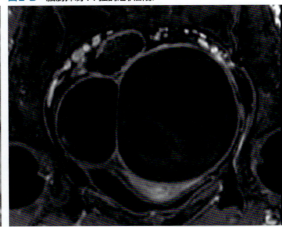

図 2-C　T2 強調冠状断像

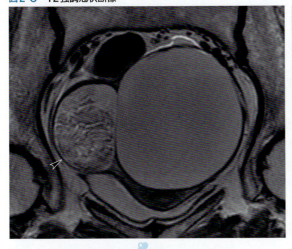

図 2-D　拡散強調冠状断像

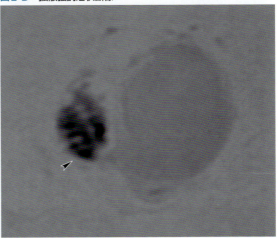

図 2-E　T2 強調矢状断像

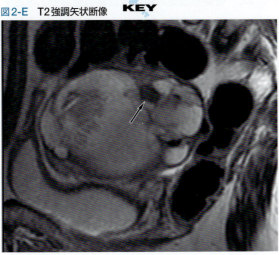

図 2-F　脂肪抑制造影 T1 強調矢状断像

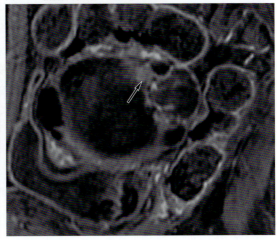

症例2：成熟奇形腫もまた，その各構成成分が産生する多彩な内容物を反映して，ステンドグラス腫瘍を呈する．本腫瘍を特徴づける脂肪成分はT1強調冠状像で高信号（図2-A）を呈し，脂肪抑制造影T1強調冠状断像では信号抑制を受けている（図2-B）．角化扁平上皮が脱落した痂皮にはケラチンが豊富に含まれ，T2強調冠状断像で高信号（図2-C；►），拡散強調冠状断像で強い異常信号を示すが，増強されない（図2-D；►）．「卵巣甲状腺腫」(p.248～p.249参照）でも述べたように，単胚葉性奇形腫である卵巣甲状腺腫は甲状腺コロイドや，出血（多血性腫瘍で易出血性であるため）を反映して，T2強調矢状断像で低信号（図2-E；→），脂肪抑制造影T1強調像で高信号（図2-F；→）の内容物を含む．

経過 症例2：左付属器切除が行われ，甲状腺成分が多かったために卵巣甲状腺腫と病理診断された．

ステンドグラス腫瘍の一般的知識と画像所見

　ステンドグラス腫瘍のように多彩な信号強度を示す骨盤内腫瘍は，婦人科領域においてしばしば経験され，その代表格が卵巣粘液性腫瘍である．粘液性腫瘍では粘液産生性の腫瘍細胞が多数の腺管を形成しながら増殖し，各腺管内に貯留した粘液の成分（粘稠度）が各房ごとに異なることから，典型的にはステンドグラス様の腫瘤を形成する[1]．卵巣原発粘液性腫瘍は良性であってもしばしば巨大化するが，境界悪性群・悪性群においては良性群に比べ，より微小な囊胞が多数集簇する傾向がある[2]．またブレンナー腫瘍は粘液性腫瘍との合併が多く，ステンドグラス腫瘍の一部にT2強調像で低信号を呈する充実部を合併する[1]．

　成熟奇形腫も，粘液のみならず腫瘍内の皮脂腺の産生する脂肪や角化扁平上皮由来のケラチン，グリア細胞の産生する脳脊髄液等によりステンドグラス様の形態をとる[1]．単胚葉性奇形腫の代表である卵巣甲状腺腫もしばしば粘液性腫瘍に類似するが，内容物の甲状腺コロイドがより粘稠なことから腫瘍辺縁に凹凸が目立つ傾向にある．

　他に変性，濃度の異なる出血成分の混在等により，変性子宮筋腫，内膜症性嚢胞，線維莢膜細胞腫などもステンドグラス腫瘍の形態を呈しうる[1]．

鑑別診断のポイント

　卵巣粘液性腫瘍はむしろ原発であることが少なく，他臓器原発の粘液性腺癌の転移であることが多い．転移性腫瘍，特に結腸からの転移は肉眼的形態も原発性と類似する．卵巣の転移性粘液性腺癌の場合は，原発巣に比べ各房の大きさ，信号強度とも均一な傾向があり，これが診断の助けとなる．昨今は免疫組織化学染色の発達により，病理組織学的に原発と転移の鑑別はより容易になされるようになっているが，可能な限り原発巣は術前に画像で同定することが望ましい．特に原発巣が小さいことの多い虫垂腫瘍には注意が必要である[3]．成熟奇形腫では微量の脂肪の存在，変性子宮筋腫では子宮との連続性に留意して診断する必要がある．

参考文献

1) Tanaka YO, Nishida M, Kurosaki Y, et al: Differential diagnosis of gynaecological "stained glass" tumours on MRI. Br J Radiol 72: 414-420, 1999.
2) Okamoto Y, Tanaka YO, Tsunoda H, et al: Malignant or borderline mucinous cystic neoplasms have a larger number of loculi than mucinous cystadenoma: a retrospective study with MR. J Magn Reson Imaging 26: 94-99, 2007.
3) Tanaka YO, Okada S, Satoh T, et al: Diversity in size and signal intensity in multilocular cystic ovarian masses: new parameters for distinguishing metastatic from primary mucinous ovarian neoplasms. J Magn Reson Imaging 38: 794-801, 2013.

顆粒膜細胞腫 T1強調像で高信号を示す腫瘤

granulosa cell tumor

田中優美子

「顆粒膜細胞腫」(p.276〜p.277),「様々な顆粒膜細胞腫」(p.278〜p.279)の記述も参照.

症例 1（図1）：60歳代．不正出血を主訴に近医受診したところ付属器腫瘤を指摘された．

図1-A　T2強調冠状断像

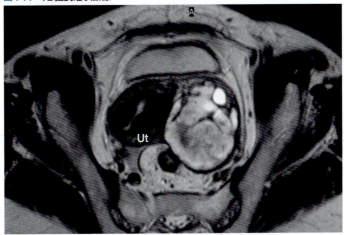

図1-B　T2強調矢状断像

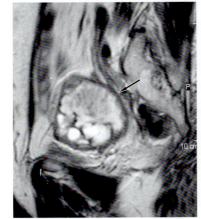

図1-C　T1強調矢状断像

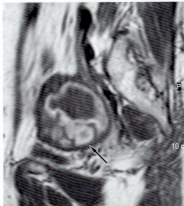

図1-D　造影T1強調矢状断像

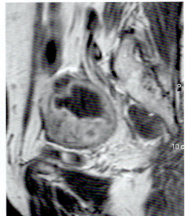

画像の読影と経過

症例1：子宮の左側を占める多房性嚢胞性腫瘤がある（図1-A）．嚢胞を取り巻く充実性部分はT2強調像で低信号を示し（図1-B；→），嚢胞内容物はT1強調像で皮下脂肪と同程度の高信号を示す（図1-C；→）．造影後,充実性部分は強く増強される（図1-D）．子宮（図1-A；Ut）は閉経後10年以上の症例にしては明らかに大きく，T2強調像で生殖可能年齢と同様に内膜は厚く，zonal anatomy は明瞭である．

症例 2（図 2）：70 歳代．不正出血を主訴に近医受診したところ付属器腫瘤を指摘された．（文献 1）より転載）

図 2-A　T1 強調矢状断像

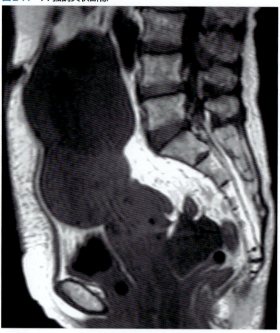

図 2-B　T2 強調矢状断像

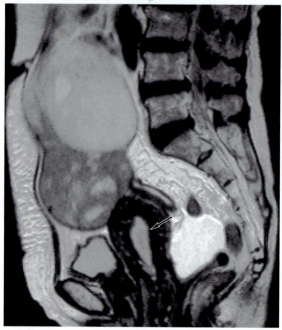

症例 2：症例 1 に比べ濾胞の大小不同が目立ち，内容物も血性ではなく（図 2-A），充実性成分が目立つ．子宮内膜は高齢者としては著しく肥厚している（図 2-B；→）．

経過　症例 1, 2 とも，付属器切除後の病理組織診断は顆粒膜細胞腫であった．症例 1 は子宮後面と仙骨子宮靱帯表面に播種性転移を認め，術後進行期Ⅱc期であり，術後再発を繰り返している．また，腫瘍が産生するエストラジオールが腫瘍マーカーとなっている．

顆粒膜細胞腫の一般的知識と画像所見

　顆粒膜細胞腫は性索間質性腫瘍の一つで，エストロゲン産生能を有する．卵巣腫瘍取扱い規約では境界悪性および悪性に分類され，長年月を経て再発・転移を生じることが少なくない．その病理組織学的特徴から成人型と若年型（p.353参照）に大別され，前者は中高年者，後者は小児に好発する．他の性索間質性腫瘍と同様に線維芽細胞類似の間質細胞を有することから，T2強調像で低信号を呈する部分を含み，特に若年型には全体が充実成分からなるものもあるが，典型的には内部に大小の濾胞を有する．本腫瘍は同じ性索間質細胞腫瘍群の線維腫とは異なり hypervascular tumor であり，濾胞内には出血成分を含む[2]．エストロゲン産生例が多く，本例のような高齢者では不正出血で，小児では早発思春期（pseudo precocious puberty）で発症する．このことは画像的には，生殖可能年齢と同様に信号強度が高く厚い内膜，明瞭な zonal anatomy として子宮の形態に反映される．生殖可能年齢では画像的に子宮の異常を捉えることは困難だが，不規則な過多月経を特徴とする出血性メトロパチーが典型的な症状である．

鑑別診断のポイント

　典型的には血性の内容物を含む大小の濾胞からなる多房性嚢胞性腫瘍[2]で，vascularity に富む．しかし，病理組織学的亜分類（濾胞状，索状，島状，びまん性）に反映されるように本腫瘍の濾胞の大きさと密度は種々[3]で，特に若年型の場合は充実性成分に富むとされる．濾胞の大きな腫瘍では多房性嚢胞性腫瘍の代表格である粘液性嚢胞腺腫に類似する．そこでエストロゲン産生腫瘍の間接所見である子宮の形態に着目する必要がある．本腫瘍が生殖可能年齢以外の年齢層に生じた場合には，年齢不相応に大きく zonal anatomy が明瞭な子宮が描出される[1]．閉経後も内因性エストロゲンに曝露され続けることから，本腫瘍と子宮内膜癌の合併も頻度が高い．ただし，同じくエストロゲン産生腫瘍である莢膜細胞腫とは区別が困難なことも少なくない．近年，成人型顆粒膜細胞腫の多くで，FOXL2 遺伝子に変異のあることが明らかになり，その免疫染色が本腫瘍の鑑別診断に有用とされるが，他の性索間質性腫瘍でも陽性となることから，完璧ではない[4]．

参考文献

1) Tanaka YO, Nishida M, Yamaguchi M, et al: MRI of gynaecological solid masses. Clin Radiol 55: 899-911, 2000.
2) Morikawa K, Hatabu H, Togashi K, et al: Granulosa cell tumor of the ovary: MR findings. J Comput Assist Tomogr 21: 1001-1004, 1997.
3) Ko SF, Wan YL, Ng SH, et al: Adult ovarian granulosa cell tumors: spectrum of sonographic and CT findings with pathologic correlation. AJR Am J Roentgenol 172: 1227-1233, 1999.
4) Al-Agha OM, Huwait HF, Chow C, et al: FOXL2 is a sensitive and specific marker for sex cord-stromal tumors of the ovary. Am J Surg Pathol 35: 484-494, 2011.

T1強調像で高信号を示す腫瘍　卵黄嚢腫瘍
yolk sac tumor

田中優美子

「卵黄嚢腫瘍」（p.250〜p.251）の記述も参照.

症例 1（図1）：20歳代. 半年前に右卵巣成熟奇形腫の術後経過観察中に超音波検査で同側卵巣に腫瘍を指摘され, 紹介受診.

図1-A　T2強調横断像

図1-B　T1強調横断像

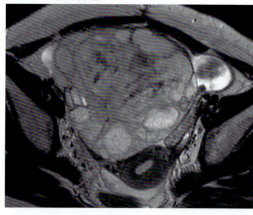
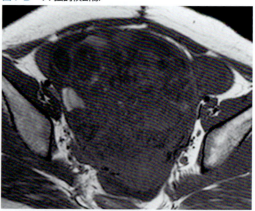

図1-C　脂肪抑制T1強調横像

図1-D　脂肪抑制造影T1強調横断像　KEY

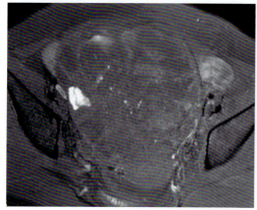
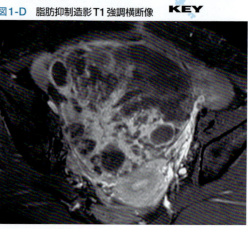

図1-E　拡散強調横断像

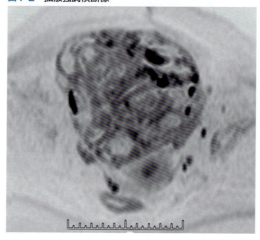

画像の読影と経過

症例1：子宮の右前方を占める多房性囊胞性腫瘍がある(図1-A)．一部にT1強調像で高信号を示す血性の内容物含む部分も認められ(図1-B, C)，易出血性の腫瘍であることがわかる．造影後，充実性部分は強く増強される(図1-D)．しかし，拡散強調像では充実部の拡散制限はさほど強くない(図1-E)．

経過　症例1：術前血清AFP 19,674ng/m*l*．提示画像では示していないが，腹腔内播種があり，右付属器とともに播種性結節が切除され，卵黄囊腫瘍ⅢC期と病理診断された．術後化学療法が行われたが，合併症のために死亡した．

卵黄囊腫瘍の一般的知識と画像所見

卵黄囊腫瘍は内胚葉由来の種々の組織への分化を示す胚細胞腫瘍で，未分化胚細胞腫に次いで頻度が高い．多くは30歳未満で発症し，血中AFPはほぼ全例で上昇し，診断に有用である．臨床的には，急激な増大と被膜破綻により肉眼的に片側性の大きな腫瘤を形成し，脆弱な被膜は術前にしばしば破綻し，急性腹症として発症することも少なくない．病理組織学的には，①微小囊胞状・網状，②乳頭状・花鎖様，③充実性，④多小胞状卵黄囊など，多彩な組織像が混在するが，多くは網状で，細胞密度の低い粘液腫様間質内に腫瘍細胞が迷路様構造や小囊胞を形成して増殖するとされる[1]．

画像的には多房性囊胞性腫瘍であることが多く，多血性であることを反映して腫瘍内にflow voidが観察される．出血もまた本腫瘍に特徴的な所見である[2]．

鑑別診断のポイント

若年者に易出血性，多血性の腫瘍を認め，血中AFPが上昇している場合には，ほぼ本腫瘍と診断できる．鑑別としては，同じく易出血性の多血性腫瘍である顆粒膜細胞腫が挙がるが，AFP上昇の有無から容易に区別される[3]．

参考文献

1) 日本産科婦人科学会, 日本病理学会（編）；卵巣腫瘍・卵管癌・腹膜癌取扱い規約 病理編, 第1版. 金原出版, 2016.
2) Yamaoka T, Togashi K, Koyama T, et al: Yolk sac tumor of the ovary: radiologic-pathologic correlation in four cases. J Comput Assist Tomogr 24: 605-609, 2000.
3) 八木貴子, 田中優美子, 斎田幸久・他：30代で発症した卵巣悪性胚細胞性腫瘍の2例. 臨床放射線 49：1045-1049, 2004.

T1強調像で高信号を示す腫瘤　卵管卵巣膿瘍
tubo-ovarian abscess

田中優美子

「卵管卵巣膿瘍」(p.234〜p.236),「骨盤内感染症」(p.378〜p.379)も参照.

症例1(図1):20歳代.腟造設術後,卵管炎疑いに対し抗菌薬投与中であったが,解熱せず,MRIにて精査が行われた.

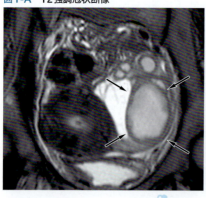
図1-A　T2強調冠状断像

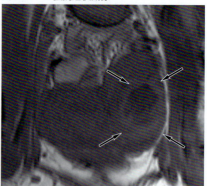
図1-B　T1強調冠状断像

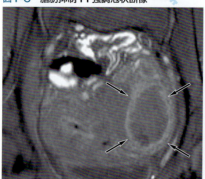
図1-C　脂肪抑制T1強調冠状断像

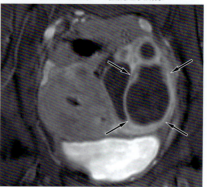
図1-D　脂肪抑制造影T1強調冠状断像

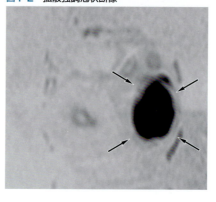
図1-E　拡散強調冠状断像

画像の読影と経過

症例1:左卵巣を置換する多房性囊胞性腫瘤があり(図1;→),周囲との境界は明瞭だが被膜は厚く,その最内層がT1強調像でやや高信号を呈する(図1-B,C).厚い被膜には造影剤による強い増強効果があり(図1-D),内容物(膿)は拡散強調像で強い異常信号を示す(図1-E).

経過　症例1:保存的治療(抗菌薬投与)により軽快した.

> **症例2**（図2）：40歳代．付属器腫瘤にて近医より紹介．当初より炎症を疑いマクロライド系抗菌薬が投与されたが縮小せず，改めて腫瘍が疑われた．

図2-A　T2強調冠状断像

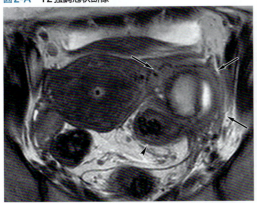

図2-B　T1強調冠状断像

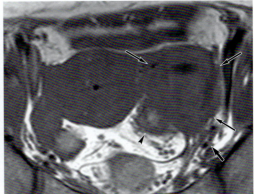

図2-C　脂肪抑制T1強調冠状断像

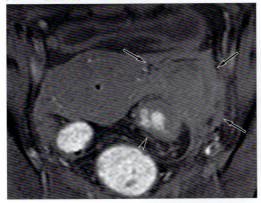

図2-D　脂肪抑制造影T1強調冠状断像

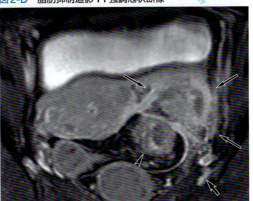

図2-E　T2強調矢状断像

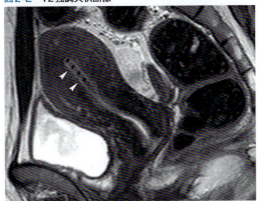

症例2：左広間膜に沿って壁の厚い囊胞性腫瘍（図2-A〜D；→）があり，近接するS状結腸（図2-A〜D；▶）は腫瘍との癒着部で壁肥厚を伴い，仙骨子宮靱帯も肥厚と強い増強効果を示す（図2-B, D；➡）．子宮内膜腔にはIUD（intrauterine contraceptive device）と考えられる異物による signal void が見られる（図2-E；▷）．

経過　症例2：IUDが存在し，クラミジアに対する治療に抵抗性であり，子宮内膜細胞診で多量のグラム陽性球菌の菌塊が検出されたため，放線菌症と考え，ペニシリンGが投与された．CRPは2.11mg/d*l*から1か月後に0.03mg/d*l*へ低下した．

卵管卵巣膿瘍の一般的知識と画像所見

骨盤内感染症(PID;pelvic inflammatory disease)は,卵管炎,卵巣周囲炎,卵管・卵巣膿瘍を含む非特異的感染性または炎症性疾患の総称で,近年では起炎菌は *Chlamidia trachomatis* と *Esherichia coli* など一般細菌が多くを占める[1]．また,IUD装着患者では放線菌感染の頻度が高い[2]．

初期の骨盤内感染症は,Douglas窩の液体貯留を伴う卵管壁や仙骨子宮靱帯の肥厚,直腸周囲脂肪織の軟部組織として表現され,進行すると卵管留膿症を形成する．さらに進行すると,厚い被膜に覆われ多数の隔壁で境された卵管卵巣膿瘍となる．内容物はT2強調像で背側が低信号の液面を形成し,内膜症性嚢胞に類似するが,内膜症性嚢胞に比べると,T1強調像では信号強度が低い．また,T1強調像では微小出血を混じた肉芽組織の存在を反映して,被膜の最内層に輪状高信号域が見られるのが特徴とされる[3]．膿瘍は機能性嚢胞に比べ,粘稠な内容物を含むため,拡散強調像では異常信号を示す[4]．また,ガス産生菌が起炎菌となれば内腔にガスを見ることもある．

放線菌症は,口腔内常在菌である *Actinomyces israelii* を起炎菌とし,慢性破壊性膿瘍または肉芽腫を形成することにより特殊な病態を呈する．本症による肉芽腫は,T2強調像で信号強度の低い軟部組織からなる局面を形成し,しばしば既存の間膜を越えた浸潤性の進展を示し,消化管に求心性狭窄を引き起こす[2]．

鑑別診断のポイント

被膜が厚く,炎症の波及により周囲構造との境界が不明瞭化し,腹膜や腸管壁にまで及ぶ増強効果を認める点では内膜症性嚢胞に似るが,嚢胞内容物は膿であり出血ほどT1強調像での信号が高くない．臨床症状に乏しく,慢性に経過した症例では卵巣癌との鑑別が問題となるが,上述の被膜最内層のT1強調像での高信号域は,膿瘍を示唆する所見として有用である．

参考文献
1) Munday PE: Clinical aspects of pelvic inflammatory disease. Hum Reprod 12: 121-126, 1997.
2) O'Connor KF, Bagg MN, Croley MR, et al: Pelvic actinomycosis associated with intrauterine devices. Radiology 170: 559-560, 1989.
3) Ha HK, Lim GY, Cha ES, et al: MR imaging of tubo-ovarian abscess. Acta Radiol 36: 510-514, 1995.
4) Wang T, Li W, Wu X, et al: Tubo-Ovarian Abscess (with/without Pseudotumor Area) Mimicking Ovarian Malignancy: Role of Diffusion-Weighted MR Imaging with Apparent Diffusion Coefficient Values. PLoS One 11: e0149318, 2016.

異所性妊娠
T1強調像で高信号を示す腫瘤
ectopic pregnancy

田中優美子

「異所性妊娠」症例2（p.373）と同一症例（文献1）より転載．詳細は第5章「異所性妊娠」（p.144～p.145），第9章「異所性妊娠」（p.372～p.374）も参照．

図1-A　T2強調横断像

図1-B　脂肪抑制T1強調横断像

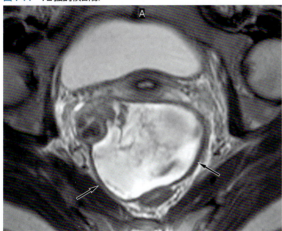
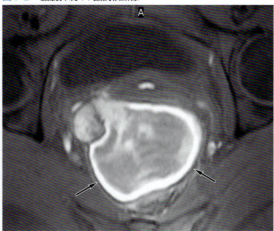

図1-C　脂肪抑制造影T1強調横断像

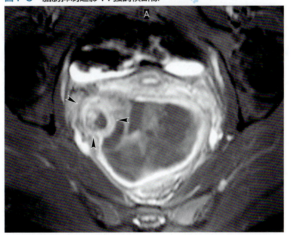

参考文献
1) 田中優美子：女性生殖器のMRI―日常診療に役立つ基礎知識．日医放会誌 62：471-478, 2002.

7. T2強調像で低信号を示す腫瘤

T2強調像で低信号を示す腫瘤　子宮内膜症性嚢胞（チョコレート嚢胞-shadingの著しい例）
endometriotic cyst with marked shading

田中優美子

症例1（図1）：30歳代．急性腹症にて近医受診したところ，卵巣腫瘤を指摘された．

図1-A　T2強調横断像

図1-B　T1強調横断像

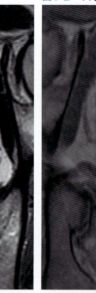
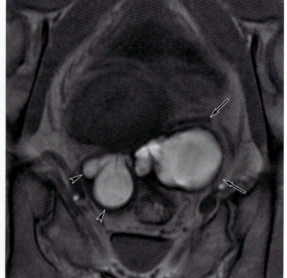

図1-C　脂肪抑制T1強調横断像

図1-D　脂肪抑制造影T1強調横断像

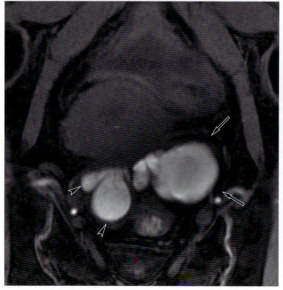
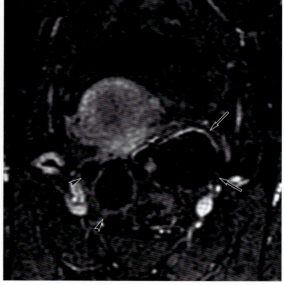

> **症例2**（図2）：30歳代．健診で卵巣腫瘤を指摘され，初回MRIにて子宮内膜症と診断され，GnRHa投与が行われた．治療前後の像を示す．

図2-A　T2強調横断像（治療前）　　　図2-B　T2強調横断像（治療後）　**KEY**

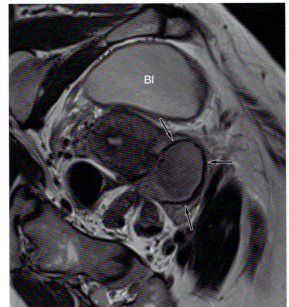 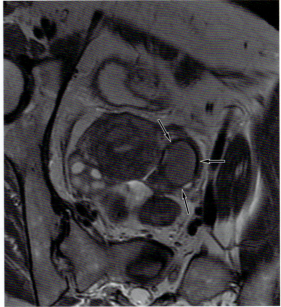

画像の読影と経過

症例1：子宮の背側に多房性嚢胞性腫瘤がある．T2強調横断像で右側の房は高信号を示す（図1-A；▻）が，左側は膀胱（図1-A；Bl）内の尿に比べ全体が高度の低信号である（図1-A；→）．T1強調像ではいずれも高信号で被膜隔壁が厚く（図1-B, C；▻，→），造影後は被膜しか増強されない（図1-D；▻，→）ことから，内膜性嚢胞であることがわかる．T2強調像での左右の病変の信号強度差に注目．

症例2：左卵巣の内膜症性嚢胞であるが，治療前から膀胱内の尿に比べ嚢胞内容物の信号強度がかなり低く，shadingが著明である（図2-A；→）．GnRHa 6回投与後も病変の縮小効果は乏しい（図2-B；→）．

経過　症例1：左付属器切除と右卵巣嚢腫核出術が行われ，内膜症性嚢胞と病理組織学的に診断された．
　　　　 症例2：保存的に経過観察中である．

子宮内膜症性嚢胞とshadingの一般的知識と画像所見

　shadingは，1987年にNishimuraらにより命名された内膜症性嚢胞のMR所見である[1]．内膜症性嚢胞においてはその名の通り病変は嚢胞であり，内容物は血液とはいえ液体であるので，T2値は長い（T2強調像では高信号である）ことが期待されるが，本症では嚢胞の一部（多くの場合MRの撮像体位が背臥位のため，重力に沿って背側）が，電灯の暈（shade）をかけたように低信号になることから名づけられた．病理組織学的には出血後，血清と分離した血餅成分（粘稠度が高い）や古い血腫内のヘモジデリンの常磁性体効果，壁に生じた炎症が線維化を招来することによりT2値が短縮すると考え

られている[1].

　近年，"shading"の所見が拡大解釈され，比較的新しい出血が液面形成していたり，均一な低信号を示すものまで"shading"と表現される傾向にある[2]が，このような症例をも含めてしまうと，本所見の内膜症性囊胞における特異度が低下するので好ましくないと考える．またSugimuraらは，ホルモン療法後も縮小効果の小さい内膜症性囊胞はshadingの著しいものであり，このような病変ではホルモン療法の効果をあまり期待できないとしている[3].

鑑別診断のポイント

　症例1のように全体が低信号の場合，T2強調像だけ見るとあたかも漿膜下筋腫や線維腫のように見える．しかし，落ち着いてT1強調像を観察すれば血性の内容物を含むことから，鑑別は容易である．

NOTE　子宮内膜症の重症度

　ASRM revised classification of endometriosis は開腹または腹腔鏡による内膜症の重症度分類で，卵管・卵巣病変の大きさや癒着の範囲，腹腔内病変の大きさ，Douglas窩開存の有無を点数化したものである[4]．しかし本分類は，近年トピックになっている深部内膜症を反映していないとの批判があり，より深部病変に重点をおいたENZIAN分類が提案されている[5]．どちらも本来は開腹もしくは腹腔鏡での評価を念頭に作成されたものであるが，MRによる評価への応用が試みられている．

参考文献

1) Nishimura K, Togashi K, Itoh K, et al: Endometrial cysts of the ovary: MR imaging. Radiology 162: 315-318, 1987.
2) Dias JL, Veloso Gomes F, Lucas R, et al: The shading sign: is it exclusive of endometriomas? Abdom Imaging 40: 2566-2572, 2015.
3) Sugimura K, Okizuka H, Kaji Y, et al: MRI in predicting the response of ovarian endometriomas to hormone therapy. J Comput Assist Tomogr 20: 145-150, 1996.
4) American Society for Reproductive Medicine: Revised American Society for Reproductive Medicine classification of endometriosis 1996. Fertil Steril 67: 817-821, 1997.
5) Haas D, Chvatal R, Habelsberger A, et al: Comparison of revised American Fertility Society and ENZIAN staging: a critical evaluation of classifications of endometriosis on the basis of our patient population. Fertil Steril 95: 1574-1578, 2011.

卵巣甲状腺腫

T2強調像で低信号を示す腫瘤

struma ovarii

田中優美子

「特殊な奇形腫（卵巣甲状腺腫, カルチノイド）」（p.248～p.249）の記述も参照.

症例1（図1）：70歳代. 他院で腹部腫瘤を指摘され来院.

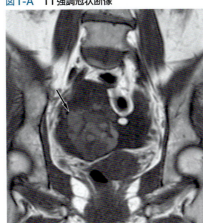

図1-A　T1強調冠状断像

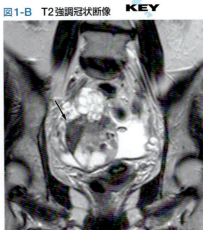

図1-B　T2強調冠状断像

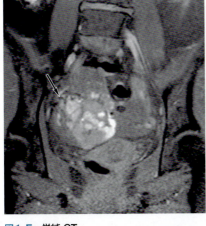

図1-C　脂肪抑制T1強調冠状断像

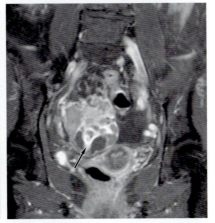

図1-D　脂肪抑制造影T1強調冠状断像

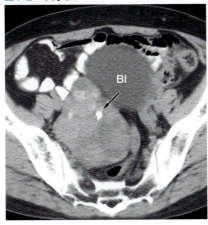

図1-E　単純CT

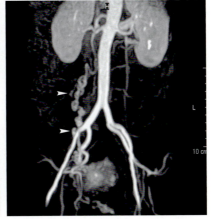

図1-F　造影MRA

Bl：膀胱

342　7. 女性骨盤内腫瘍の鑑別診断

症例 2（図2）：70歳代．卵巣癌を疑われ紹介受診．

図2-A　T2強調横断像
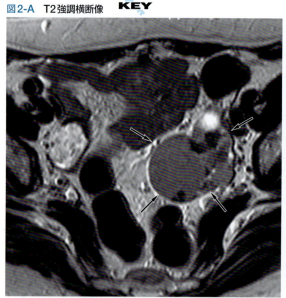

図2-B　脂肪抑制T1強調横断像
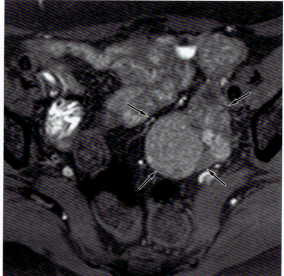

図2-C　脂肪抑制造影T1強調横断像
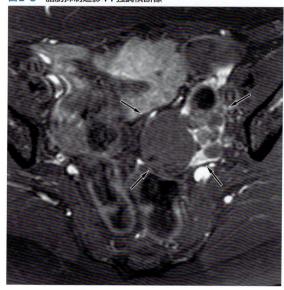

図2-D　拡散強調横断像
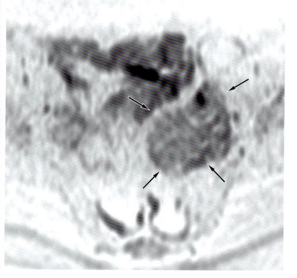

画像の読影と経過

症例1：子宮の右上方に多房性囊胞性腫瘤がある．内部は多数の房に分かれており，多彩な信号強度を示す．一部の房はT1強調像で高信号（図1-A, C；→），T2強調像で低信号（図1-B；→）を示し，きわめて粘稠なゲル状の内容物を含むと推定される．一方，これらの房を介在する隔壁部分には比較的豊富な充実性成分があり，造影剤により強く増強される（図1-D；→）．MRAでは，栄養動脈である右卵巣動脈（図1-F；▷）が著しい拡張を示し，hypervascular tumorであることを示す．CTではこの腫瘍は高吸収を示し，粗大な石灰化を伴う（図1-E；→）．

症例2：左骨盤壁に多房性囊胞性腫瘤があり，内容物はT2強調像で低信号（図2-A；→），T1強調像で高信号（図2-B；→）を示す．肥厚した隔壁はかなりよく造影されるが（図2-C；→），充実部の拡散制限はさほど強くない（図2-D；→）．

経過 症例1：手術が行われ，カルチノイド成分を含む卵巣甲状腺腫であることが病理組織学的に確認された．
症例2：手術が行われ，卵巣甲状腺腫であることが病理組織学的に証明された．

卵巣甲状腺腫の一般的知識と画像所見

卵巣甲状腺腫は単胚葉性奇形腫の一つである．すなわち，奇形腫の多彩な成分のうち甲状腺組織が極端に増加した状態とみなされる．ほとんどが良性で，悪性甲状腺腫は稀である．悪性甲状腺腫の多くは乳頭癌の像をとる．

画像所見は，ゲル状の内容物を含む甲状腺コロイドを含む濾胞が多発する甲状腺組織一般の特徴を反映して，T1強調像で高信号，T2強調像で低信号の内容物を含む多房性囊胞となる[1,2]．この特徴的な信号強度の一部は出血壊死にも起因している．充実性成分も比較的豊富なことが多く，造影剤で強く増強される hypervascular tumor である[1,2]．ヨードを含有することから単純CTで高吸収を示し，比較的頻度の高い石灰化[1]と合わせて診断の鍵となることがある．また，機能性甲状腺腫でなくとも ^{123}I-シンチグラフィで集積が見られたとの報告もあり[3]，鑑別診断に寄与する可能性がある．前述の通り，稀な悪性甲状腺腫と良性甲状腺腫の鑑別に拡散強調像が有用ではないかと期待されているが，少数の報告例ではオーバーラップが多いとされている[4]．

鑑別診断のポイント

甲状腺濾胞内の内容物はその濃度により多彩な信号強度を示すことから，いわゆるステンドグラス腫瘍として描出される腫瘍のすべて，殊に粘液性腫瘍が鑑別対象となる．頻度的には粘液性腫瘍が本腫瘍に比べ圧倒的に多いが，甲状腺組織内のヨードを反映して，CTで高吸収の充実性部分を含む場合には，積極的に本腫瘍を疑うべきである．また，粘液性腫瘍よりも囊胞内容物の粘度が高いことから，病変の辺縁が凹凸不整になる傾向がある．さらに良性の粘液性腫瘍では隔壁が薄いのに対し，本腫瘍では厚い部分があり "lacy appearance" とも表現される[4]．

参考文献

1) Matsumoto F, Yoshioka H, Hamada T, et al: Struma ovarii: CT and MR findings. J Comput Assist Tomogr 14: 310-312, 1990.
2) Dohke M, Watanabe Y, Takahashi A, et al: Struma ovarii: MR findings. J Comput Assist Tomogr 21: 265-267, 1997.
3) Joja I, Asakawa T, Mitsumori A, et al: I-123 uptake in nonfunctional struma ovarii. Clin Nucl Med 23: 10-12, 1998.
4) Dujardin MI, Sekhri P, Turnbull LW: Struma ovarii: role of imaging? Insights Imaging 5: 41-51, 2014.

T2強調像で低信号を示す腫瘤　粘液性腫瘍（"black mucinous"）

mucinous tumor

田中優美子

「粘液性腫瘍，良性」（p.222〜p.225），「粘液性腫瘍，境界悪性〜悪性」（p.226〜p.227），「粘液性癌」（p.268〜p.270）の記述も参照．

症例 1 （図1）：70歳代．不正出血にて近医受診したところ卵巣腫瘍を指摘された．

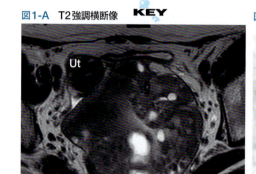

図1-A　T2強調横断像

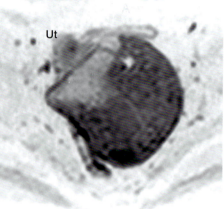

図1-B　拡散強調横断像

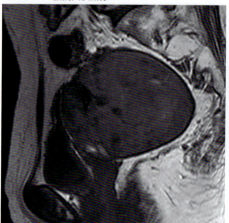

図1-C　T1強調矢状断像

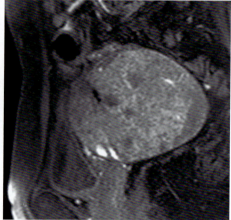

図1-D　脂肪抑制T1強調矢状断像

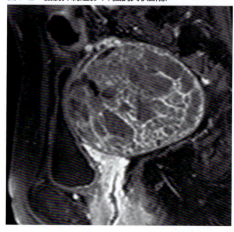

図1-E　脂肪抑制造影T1強調矢状断像

画像の読影と経過

症例1：子宮（図1-A，B；Ut）の左後方に，T2強調像（図1-A）で信号強度の低い腫瘤がある．一部にきわめて高信号の嚢胞を思わせる領域もあるが，拡散強調像（図1-B）では子宮筋層より強い異常信号を示す部分が多く，T1強調像（図1-C，D）でも膀胱内の尿より高信号で充実性腫瘍を疑わせる．しかし，造影後（図1-E）はきわめて多数の隔壁で境された嚢胞性腫瘍で，その内容物がT2短縮を呈していたことが明らかとなる．

経過 症例1：子宮・付属器切除が行われ，粘液性境界悪性腫瘍であることが病理組織学的に確認された．

粘液性腫瘍の一般的知識と画像所見

「粘液性腫瘍，良性」，「粘液性腫瘍，境界悪性～悪性」，「粘液性癌」で述べた通り，本腫瘍は大きな多房性嚢胞を形成し，しばしばその内容物の信号強度は多彩で，いわゆるステンドグラス腫瘍を形成する[1]．これは各loculusごとに蛋白濃度の異なる粘液を含むことに起因するが，時に多くのloculusがT2強調像で低信号化することがある．

鑑別診断のポイント

甲状腺コロイドがT2強調像で低信号を示すことの多い卵巣甲状腺腫との鑑別は時に困難だが，粘液性腫瘍ではより辺縁が平滑で全体として卵円型を呈すること，粗大な石灰化は稀な点が鑑別に役立つ．他に，内容物が血性であるためにT2強調像で低信号化する顆粒膜細胞腫や内膜症性嚢胞も鑑別すべき疾患であるが，出血成分では液面形成がしばしば見られるのに対し，粘液性腫瘍では稀である．

参考文献

1) Tanaka YO, Nishida M, Kurosaki Y, et al: Differential diagnosis of gynaecological "stained glass" tumours on MRI. Br J Radiol 72: 414-420, 1999.

T2強調像で低信号を示す腫瘍 ブレンナー腫瘍
Brenner tumor

田中優美子

「ブレンナー腫瘍」症例1（p.298）と同一症例．詳細は p.298 〜 p.299 の記述を参照．

図A　T2強調矢状断像

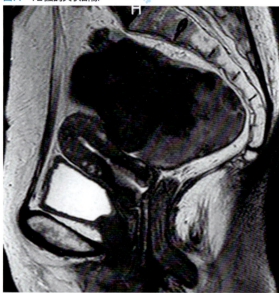

図B　DCE早期相矢状断像

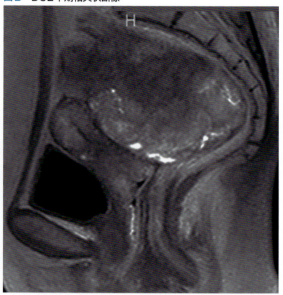

図C　造影T1強調冠状断像

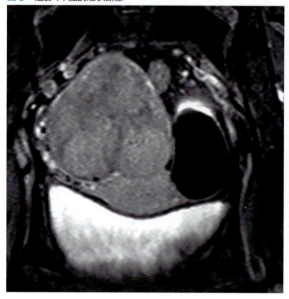

図D　拡散強調冠状断像

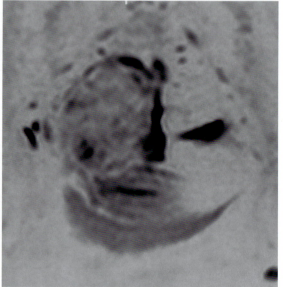

線維腫
fibroma
T2強調像で低信号を示す腫瘤

田中優美子

「線維腫」症例1（p.290）と同一症例．詳細はp.290〜p.292の記述を参照．

図A T2強調矢状断像

図B 拡散強調矢状断像

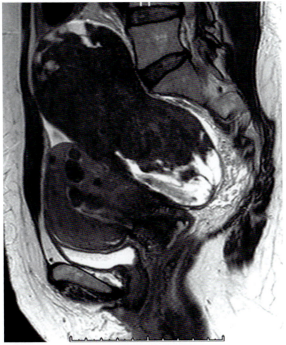
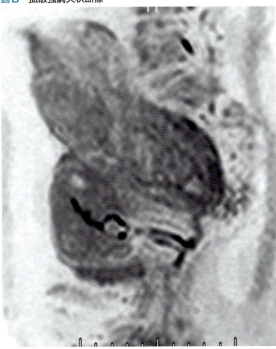

図C DCE矢状断像

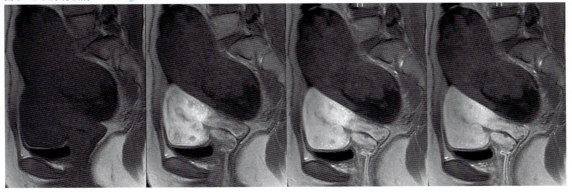

T2強調像で低信号を示す腫瘍 Krukenberg腫瘍
Krukenberg tumor

「Krukenberg腫瘍」症例1（p.302）と同一症例．詳細はp.302～p.303の記述を参照．

図A　T2強調冠状断像

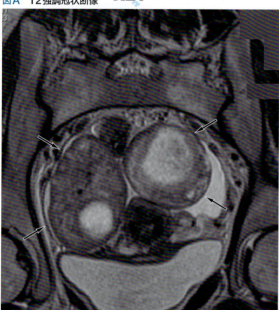

図B　T1強調冠状断像

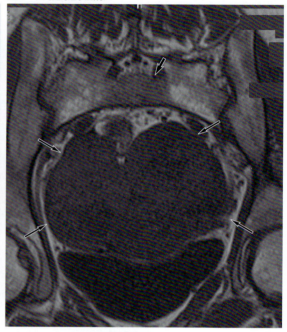

図C　拡散強調冠状断像

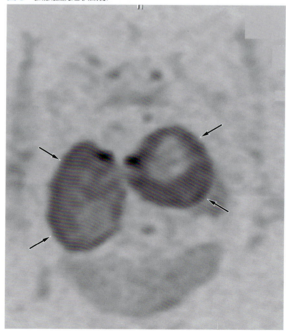

8 若年者の腫瘍

総論

田中優美子

　他臓器の腫瘍同様，卵巣においても各組織型の腫瘍には好発年齢がある．卵巣には精巣同様に胚細胞を含み，精巣や縦隔，松果体などと同様，胚細胞腫瘍は若年者に好発する（表1）[1]．しかし，悪性卵巣腫瘍全体の頻度自体が10歳未満では10歳代の10分の1（人口10万対0.102，10歳代では1.172）と，小児期には稀である[2]．胚細胞腫瘍の中では未分化胚細胞腫が最も多く，卵黄嚢腫瘍がこれに次ぎ，いずれも10～20歳代に好発する[3]．近年の婦人科腫瘍統計では未熟奇形腫がこれらに次ぐ[4]．なお，これらの悪性胚細胞性腫瘍は複数の組織型の混合型として発症する場合もあるが，その頻度は男性の精巣におけるよりも遥かに稀である．また良性も含めた胚細胞腫瘍では，成熟奇形腫の頻度が圧倒的に高い（全卵巣腫瘍の20％）が，これは全年齢層に観察され，その悪性転化は扁平上皮癌の頻度が高く，中年以降に好発することは既に述べた（「成熟奇形腫の悪性転化」p.242～p.244参照）．

　一方，性索間質性腫瘍に分類される顆粒膜細胞腫には，組織学的亜分類として「成人型」と「若年型」があるが，「若年型」の半数は思春期以前の発症であり，腫瘍の産生するエストロゲンに反応して，早発思春期など月経・第二次性徴の異常を来しうる．アンドロゲン産生腫瘍の代表格であるセルトリ・ライディッヒ細胞腫も若年成人が好発年齢であり，時に男性化を来す．また特定の性ホルモンは産生しないが，若年者に好発する硬化性間質性腫瘍もまた，月経異常で発症することの多いことが知られている[5]．

　上皮性悪性腫瘍で頻度の高い高異型度漿液性癌は50歳代以降に好発するが，若年発症の上皮性腫瘍も珍しくはない．ただし良性（漿液性／粘液性腺腫）が多く，悪性でも境界悪性に留まることが多く[6]，浸潤癌は少ない．しかし漿液性境界悪性腫瘍がしばしば両側性であること，播種やリンパ節転移を伴う例も少なくないことから，妊孕性温存との狭間で治療方針の決定に難渋することも多い．

表1　小児・青年期の組織分類別卵巣腫瘍の発生頻度

組織型	発生頻度
胚細胞腫瘍	60～80%
上皮性腫瘍	15～20%
性索間質性腫瘍	10～20%
その他	<5%

（文献1）より改変して転載）

参考文献

1) Heo SH, Kim JW, Shin SS, et al: Review of ovarian tumors in children and adolescents: radiologic-pathologic correlation. Radiographics 34: 2039-2055, 2014.
2) Brookfield KF, Cheung MC, Koniaris LG, et al: A population-based analysis of 1037 malignant ovarian tumors in the pediatric population. J Surg Res 156: 45-49, 2009.
3) Talerman A, Vang R: Germ cell tumors of the ovary. In Kurman R EL, Ronett BM (eds); Blaustein's pathology of the female genital tract, 6th ed. Springer, New York, p848-907, 2011.
4) 日本産科婦人科学会 婦人科腫瘍委員会：婦人科腫瘍委員会報告　2016年度患者年報．日産婦誌 70: 1317-1371, 2018.
5) Young RH: Sex-cord stromal, steroid cell and other ovarian tuomrs with endocrine, paraendocrine and paraneoplastic manifestations. In Kurman R EL, Ronett BM (eds); Blaustein's pathology of the female genital tract, 6th ed. Springer, New York, p786-846, 2011.
6) Morowitz M, Huff D, von Allmen D: Epithelial ovarian tumors in children: a retrospective analysis. J Pediatr Surg 38: 331-335, 2003.

若年者の腫瘤 未熟奇形腫
immature teratoma

田中優美子

「未熟奇形腫」症例1（p.246）と同一症例．詳細は p.246〜p.247 の記述を参照．

図A 初発時T2強調横断像
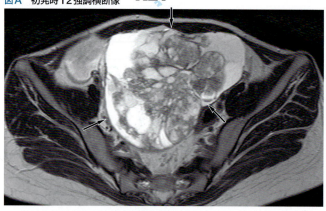

図B 初発時T1強調横断像
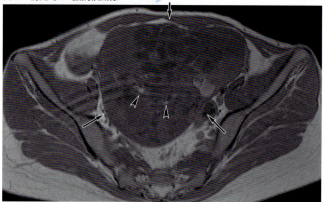

図C 初発時脂肪抑制T1強調横断像
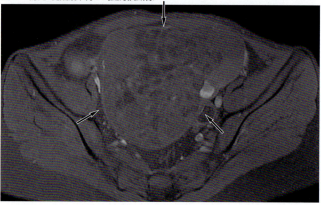

若年者の腫瘍 卵黄囊腫瘍
yolk sac tumor

田中優美子

「卵黄囊腫瘍」症例 1（p.332）と同一症例．詳細は p.250 ～ p.251，p.332 ～ p.333 の記述を参照．

図A　T2強調横断像

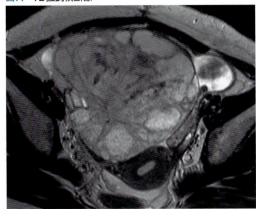

図B　T1強調横断像

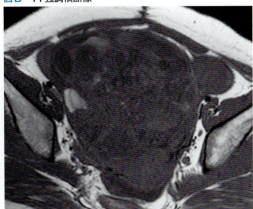

図C　脂肪抑制T1強調横像

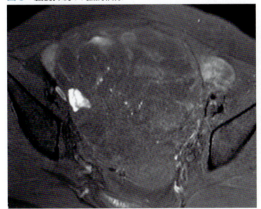

図D　脂肪抑制造影T1強調横断像

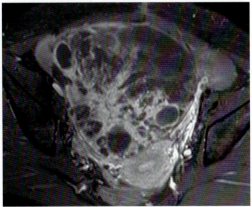

図E　拡散強調横断像

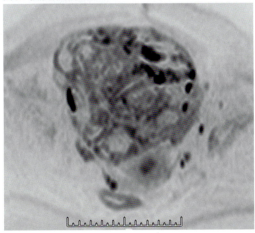

若年者の腫瘍 未分化胚細胞腫／ディスジャーミノーマ
dysgerminoma

田中優美子

「未分化胚細胞腫／ディスジャーミノーマ」症例1（p.300）と同一症例．詳細は p.300〜p.301 の記述を参照．

図A　T2強調矢状断像

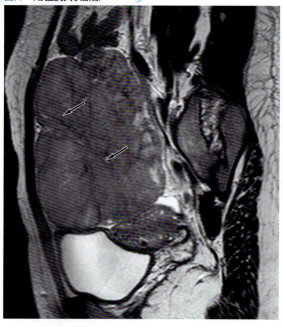

図B　DCE早期相矢状断像

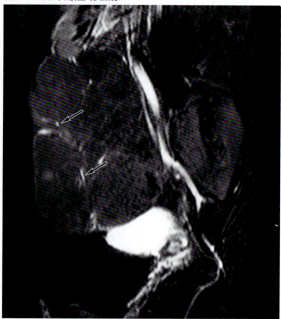

図C　拡散強調冠状断像

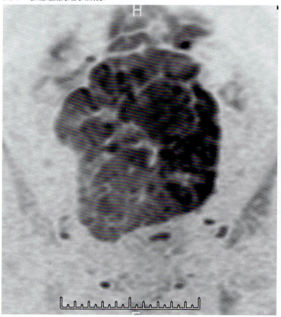

図D　造影T1強調冠状断像

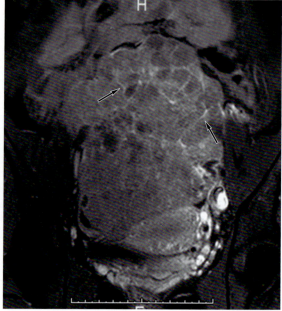

未分化胚細胞腫／ディスジャーミノーマ／若年型顆粒膜細胞腫 353

若年者の腫瘍　若年型顆粒膜細胞腫
juvenile granulosa cell tumor

坪山尚寛

「顆粒膜細胞腫」(p.276〜p.277, p.329〜p.331),「様々な顆粒膜細胞腫」(p.278〜p.279)の記述も参照.

症例1（図1）：10歳代後半．月経不順あり．半年前より腹部膨満感と時に腹痛あり，卵巣腫瘍を指摘された．

図1-A　T2強調冠状断像

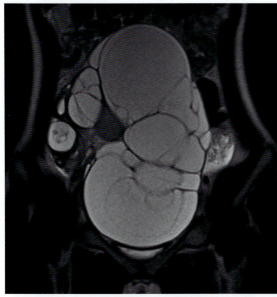

図1-B　T2強調矢状断像

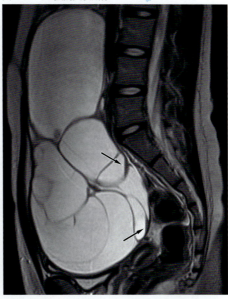

図1-C　脂肪抑制T1強調矢状断像

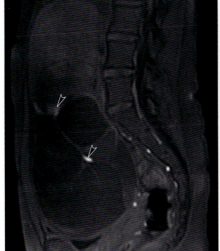

図1-D　拡散強調横断像

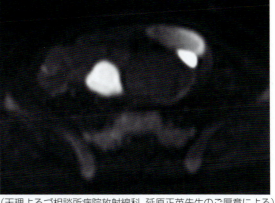

（天理よろづ相談所病院放射線科　延原正英先生のご厚意による）

画像の読影と経過

骨盤内から臍上レベルに至る分葉状の巨大多房性嚢胞性病変を認める（図1-A）．T2強調像において嚢胞内にわずかに液面形成があり（図1-B；→），脂肪抑制T1強調像でもわずかに高信号域を認め（図1-C；▻），出血が示唆される．拡散強調像では嚢胞内容液は多彩な信号を示す（図1-D）．明らかな充実成分は指摘できない．

経過　手術が施行され，若年型顆粒膜細胞腫（juvenile granulosa cell tumor）と診断された．

若年者の腫瘍 硬化性間質性腫瘍

sclerosing stromal tumor

田中優美子

「硬化性間質性腫瘍」症例1（p.296）と同一症例．詳細はp.296～p.297の記述を参照．

図A　T1強調矢状断像

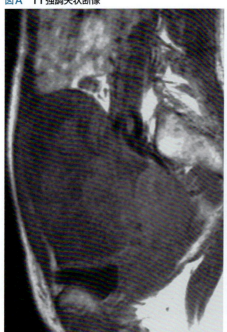

図B　T2強調矢状断像 KEY

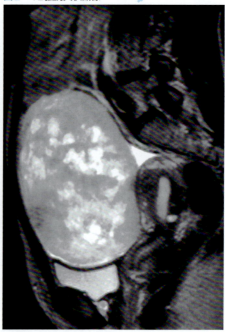

図C　造影T1強調矢状断像

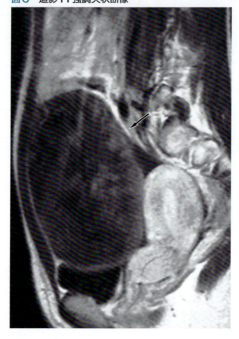

8 腟・外陰部の疾患

腟癌
vaginal cancer

今岡いずみ

症例1（図1）：50歳代．検診にて腟後壁に腫瘤を指摘され，細胞診 class V であり精査となった．腺癌．

図1-A　T2強調矢状断像

図1-B　脂肪抑制造影T1強調矢状断像

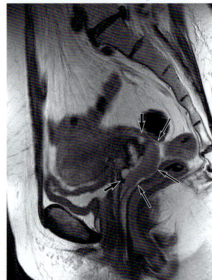
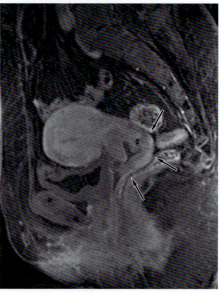

画像の読影と経過

症例1：後腟円蓋から腟後壁にかけて，T2強調像で高信号を示す腫瘤があり（図1-A；→），淡い増強効果を示す（図1-B；→）．Douglas窩の脂肪織は保たれており，直腸への浸潤は見られない．腫瘤と子宮頸部との連続性は明らかでない．▶はナボット囊胞

症例2：腟断端から腟にかけてT2強調像で淡い高信号を示す腫瘤を認め（図2-A, B；→），拡散異常を示している（図2-C, D；→）．膀胱壁は腫瘤により断裂している．MRIでは粘膜面への露出を疑うが，膀胱鏡での確認では指摘されていない．

経過 **症例1**：広汎子宮全摘術を施行．病変は中分化型腺癌で，一部にリンパ管浸潤が見られ，術後放射線治療を行われた．約1年9か月後に骨転移を来した．

症例2：放射線治療を施行された．

腟癌の一般的知識

腟癌の多くは扁平上皮癌で，高齢者に発症する．腟の上部1/3＞下部1/3＞中部1/3の順に好発する．8割程度からヒトパピローマウイルス（HPV；human papillomavirus）が検出される．腟上皮内腫瘍（VAIN；vaginal intraepithelial neoplasia）は間質浸潤を来していない病変で，外陰癌と同様に low grade（LSIL；low-grade squamous intraepithelial lesion）と high grade（HSIL）に分類される．VAINを来す症例においては，外陰上皮内腫瘍（VIN；vulvar intraepithelial neoplasia）や子宮頸部上皮内腫瘍（CIN；cervical intraepitherial neoplasm）を合併することが多く，さらにはCINや子宮頸癌による子宮摘出術や放射線治療の既往を有することが多いという．

腺癌は稀であるが明細胞癌が挙げられる．海外ではdiethylsillbesterol（DES）の母体投与で子

症例2（図2）：70歳代．約20年前に子宮癌のため子宮全摘されている．頻尿と不正出血のために近医を受診し，膀胱鏡で膀胱後壁からの圧排所見あり．腟腫瘍を疑われ精査．腺癌．

図2-A　T2強調矢状断像　KEY

図2-B　T2強調横断像　KEY

図2-C　拡散強調像

図2-D　ADC map

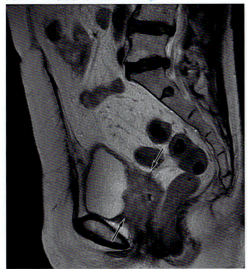
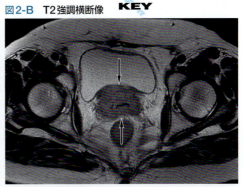
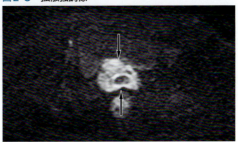
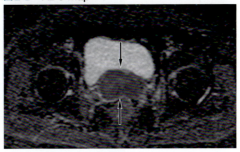

表1　腟癌の臨床進行期分類（FIGO 1971，日産婦2014）

Stage Ⅰ	腟に限局
Stage Ⅱ	傍腟結合織に浸潤
Stage Ⅲ	骨盤壁に達する
Stage Ⅳ	小骨盤腔を超える，膀胱・直腸粘膜浸潤
ⅣA	膀胱および／または直腸粘膜浸潤，および／または小骨盤腔を超える直接進展
ⅣB	遠隔転移

（文献3）を元に作成）

宮内曝露を受けた若年女性での発生が知られるが，本邦のようにDES曝露がない場合でも生じる．腟癌の所属リンパ節は，腟の上部2/3では骨盤リンパ節，腟の下部1/3では鼠径リンパ節である．なお，外子宮口に病変が及ぶものは子宮頸癌，外陰に及ぶものは外陰癌と定義される．

MRI読影のポイント

腟癌の画像に関してまとまった報告は少ない．腫瘍はT1強調像では腟壁とほぼ等信号，T2強調像では高信号を示す．MRIの役割は質的診断後の広がり診断である．腟壁を超えて腟周囲の脂肪織へ浸潤があればStage Ⅱ，肛門挙筋，内閉鎖筋，梨状筋などへ直接浸潤があればStage Ⅲとなる（表1）．

参考文献

1) Chang YCF, Hricak H, Thurnheret S, et al: Vagina: evaluation with MR imaging. part II. neoplasms. Radiology 169: 175-179, 1988.
2) Siegelman ES, Outwater EK, Banner MP, et al: High-resolution MR imaging of the vagina. Radiographics 17: 1183-1203, 1997.
3) 日本婦人科腫瘍学会（編）：外陰がん・腟がん治療ガイドライン　2015年版．金原出版，2015．

外陰癌
vulvar cancer

今岡いずみ

> **症例1**（図1）：70歳代．外陰部腫瘤を自覚して来院．右小陰唇から大陰唇にかけて母子頭大の腫瘤を認めた．生検にて扁平上皮癌．
>
> **症例2**（図2）：70歳代．外陰部腫瘤を自覚して来院．外陰全摘，鼠径リンパ節生検施行するも，リンパ節および尿道側断端は陽性であった．再発を来した時の画像．扁平上皮癌．

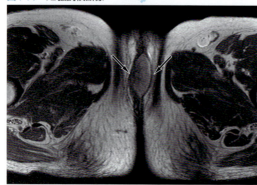

図1-A　T2強調横断像

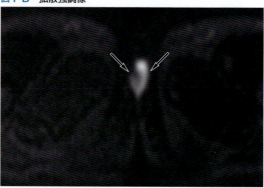

図1-B　拡散強調像

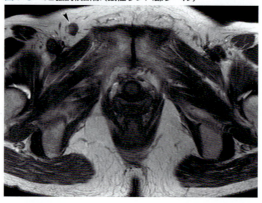

図1-C　T2強調横断像（鼠径リンパ節レベル）

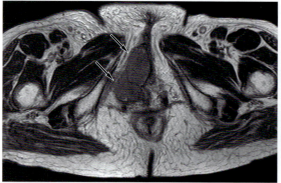

図2-A　T2強調横断像（大陰唇レベル）

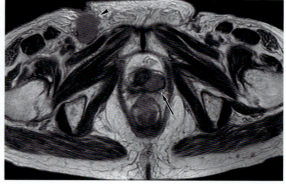

図2-B　T2強調横断像（尿道レベル）

参考文献

1) Sohaib SAA, Richards PS, Ind T, et al: MR imaging of carcinoma of the vulva. AJR Am J Roentgenol 178: 373-377, 2002.
2) Kataoka MY, Sala E, Baldwin P, et al: The accuracy of the magnetic resonance imaging in staging of vulvar cancer: a retrospective multicentre study. Gynecol Oncol 117: 82-87, 2010.
3) 日本婦人科腫瘍学会（編）；外陰がん・腟がん治療ガイドライン　2015年版．金原出版，2015．

画像の読影と経過

症例1：右大陰唇から隆起する腫瘤（図1-A, B；→）を認める．腫瘤はT2強調像で淡い高信号，拡散異常を呈している．尿道や腟とは離れていた．右鼠径リンパ節腫大疑い（図1-C；▶）．
症例2：T2強調像では，右大陰唇部や，腟の背側に広がる高信号腫瘍が見られる（図2；→）．右側に鼠径リンパ節転移を認める（図2-B；▶）．

経過 **症例1**：外陰切除，右鼠径リンパ節郭清，左鼠径リンパ節生検を施行．pT1bN1M0であった．術後1年，再発なし．

外陰癌の一般的知識

外陰に発生する腫瘍の大半は扁平上皮由来で，非浸潤性の外陰上皮内腫瘍（VIN；vulvar intraepithelial neoplasia）と，間質浸潤を示す扁平上皮癌に分けられる．VINにはヒトパピローマウイルス（HPV）感染による扁平上皮内病変（SIL；squamous intraepithelial lesion）と，HPVに関連しない分化型VIN（dVIN）が存在する．SILはlow-grade（LSIL）とhigh-grade（HSIL）に分けられ，HSILには発癌リスクが存在する．SILは比較的若年者に生じる．dVINは高齢者に多く，33％で扁平上皮癌へ進展するとされている．この他に腺性の腫瘍としてPaget病，バルトリン腺癌（腺癌，扁平上皮癌など）などがある．

外陰癌の所属リンパ節は鼠径リンパ節で，浅鼠径リンパ節（大腿筋膜の表層）と深鼠径リンパ節（大腿筋膜より深部）が存在する．センチネルリンパ節の検証は，婦人科癌の中では外陰癌で最も進んでいるが，浅鼠径リンパ節のみでなく，深鼠径リンパ節がセンチネルリンパ節となることもあるとされている．外陰癌の手術進行期分類を表1に示す．

表1　外陰癌の手術進行期分類（FIGO 2008，日産婦2014）

Stage I	外陰に限局した腫瘍．リンパ節転移なし
ⅠA	腫瘍は2cm以下で，間質浸潤の深さが1mm以下
ⅠB	腫瘍は2cmを超える，または間質浸潤の深さが1mmを超える
Stage Ⅱ	隣接した会陰部組織（尿道下部1/3，腟下部1/3，肛門）への浸潤．リンパ節転移なし．腫瘍の大きさは問わない．
Stage Ⅲ	隣接した会陰部組織への浸潤はないか，あっても尿道下部1/3，腟下部1/3，肛門までに留まるもので，鼠径リンパ節（浅鼠径，深鼠径）転移のあるもの．腫瘍の大きさは問わない．
ⅢA(i)	5mm以上のリンパ節転移が1個
ⅢA(ii)	5mm未満のリンパ節転移が1～2個
ⅢB(i)	5mm以上のリンパ節転移が2個以上
ⅢB(ii)	5mm未満のリンパ節転移が3個以上
ⅢC	被膜外浸潤を有するリンパ節転移
Stage Ⅳ	会陰部組織（尿道上部2/3，腟上部2/3）まで浸潤，遠隔転移
ⅣA(i)	上部尿道および／または腟粘膜，膀胱粘膜，直腸粘膜，骨盤骨固着浸潤
ⅣA(ii)	固着あるいは潰瘍を伴う鼠径リンパ節
ⅣB	遠隔転移，骨盤リンパ節転移

（文献3）を元に作成）

MRI読影のポイント

外陰癌の画像に関してまとまった報告は少ない．腫瘍はT1強調像では筋組織とほぼ等信号，T2強調像では高信号を示す．病変は可視範囲にあるため，MRIの役割は限られており，進行例における隣接臓器浸潤の評価やリンパ節転移の検索が主である．

大腿三角部において，大伏在静脈の周囲に約10個程度の浅鼠径リンパ節が存在しており，これがいわゆるセンチネルリンパ節となる．したがって，鼠径部を広めに撮像して，リンパ節転移の検索を行う必要がある．リンパ節の長径と短径の比が75％以上のものを陽性とすると，最も正診率が高いとする報告がある．

その他の腟癌，外陰癌
vaginal cancer, vulvar cancer

今岡いずみ

症例 1 （図1）：70歳代．肉眼的に黒色の腟腫瘍を認める．悪性黒色腫．（文献1）より許可を得て転載）
症例 2 （図2）：70歳代．Paget病．（文献1）より許可を得て転載）

図1-A　T2強調矢状断像
図1-B　脂肪抑制T1強調矢状断像
図1-C　脂肪抑制造影T1強調矢状断像

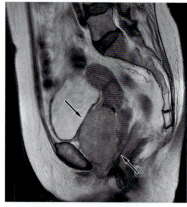
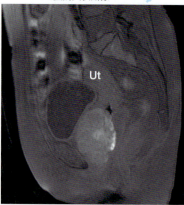
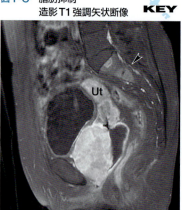

Ut：子宮

図2-A　T2強調横断像
図2-B　T2強調横断像（Aの頭側）

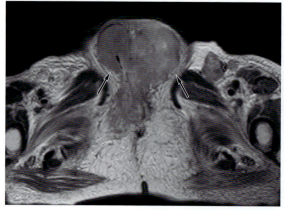
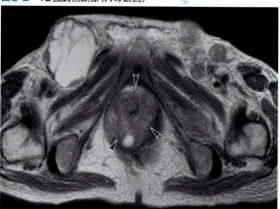

図2-C　拡散強調MIP冠状断像

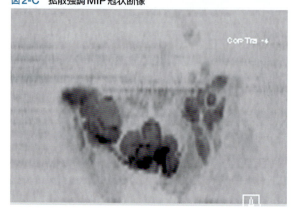

症例3（図3）：60歳代．不正出血があり，受診．腟前壁に硬い腫瘤を触知した．悪性リンパ腫．

図3-A　T2強調矢状断像

図3-B　T2強調横断像

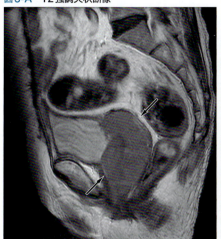
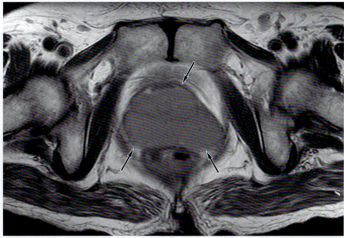

図3-C　拡散強調像

図3-D　ADC map

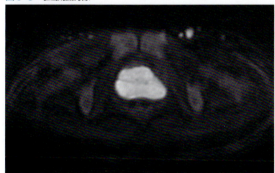
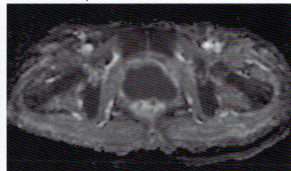

図3-E　PET-CT（単純）

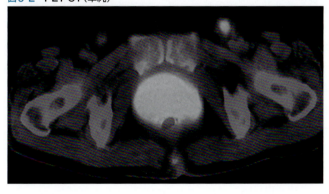

画像の読影と経過

症例1：腟前壁側に腫瘍があり，T2強調像で淡い高信号（図1-A；→），T1強調像では一部に高信号域を認める（図1-B）．強い増強効果を示す．仙骨転移があり，これもT1強調像で低信号を呈し，増強されている（図1-C；▶）．

症例2：大陰唇を置換するような腫瘤形成が見られる（図2-A；→）．腫瘤は尿道，肛門部に及ぶ（図2-B；▶）．多数の鼠径リンパ節腫大が見られ，一部は嚢胞状である．いずれにも強い拡散異常が認められる（図2-C）．

症例3：子宮は摘出後．腟にT2強調像で淡い高信号を示す腫瘤を認める（図3-A, B；→）．サイズの割には内部信号が均一で，浸潤性発育の所見に乏しい．強い拡散異常を呈している（図3-C）．PET-CTでは腟部腫瘤への集積はSUVmax=16.8と高く（図3-E），この他にも複数のリンパ節腫大を認めた（非提示）．

経過 症例3：腟部腫瘤生検の結果，B細胞性悪性リンパ腫であった．この後，右鼠径リンパ節を再度生検され，びまん性大細胞型B細胞性リンパ腫（DLBCL；diffuse large B-cell lympnoma）と確定された．化学療法が施行された．

一般的知識とMRI読影のポイント

1) 悪性黒色腫

悪性黒色腫は98％以上が表皮型で，外陰や腟に発生するものは粘膜型とされる．悪性黒色腫については，皮膚悪性黒色腫のTNM分類が準用される．T1は原発腫瘍の厚さが1mm以下，T2では1mm＜腫瘍厚≦2mm，T3で2mm＜腫瘍厚≦4mm，T4で4mmより大，と定義され，病期診断はMR診断の対象外であることがわかる．メラニン含有量が多い場合には，T1短縮効果によりT1強調像で高信号を示す．増強効果は強い．転移巣についても同様の性格を示すことがあり，診断の一助となることがある．

2) 悪性リンパ腫

女性器に生じる悪性リンパ腫は稀である．117例の原発性と69例の二次性とを併せての検討の結果から，単一部位にのみ生じたものでは，ほぼ半数の87例が卵巣で，次いで子宮であり，腟に生じたものは11例，原発性のDLBCLが優勢であったという．外陰部に生じたものは8例で，年齢が高めであったという．また，リンパ形質細胞性リンパ腫（LPL；lymohoplasmacytic lymphoma）が他部位よりも多かったとしている．

3) Paget病

外陰Paget病は，外陰の皮膚（表皮の場合と，皮膚付属器やバルトリン腺発生によるものとがある）を原発とするものと，二次性として直腸や肛門管，尿路，子宮頸部などに発生した癌が外陰の表皮内に進展しているものとに分けられる．二次性の場合は，原発臓器に対する治療を行う必要がある．したがって読影に際しては，これらの部位にも病変がないか，注意を払う必要がある．通常の非浸潤型のPaget病では局所切除術が，浸潤癌を伴う場合は浸潤型外陰癌に準じた手術が選択される．

参考文献

1) 今岡いずみ，林　貴史，松尾導昌：癌取扱い規約からみた悪性腫瘍の病期診断と画像診断：外陰・腟．臨床放射線 50：1491-1500, 2005.
2) 日本婦人科腫瘍学会（編）：外陰がん・腟がん治療ガイドライン　2015年版．金原出版，2015.
3) Kosari F, Daneshbod Y, Parwaresch R, et al: Lymphomas of the female genital tract. A study of 186 cases and review of the literature. Am J Surg Pathol 29: 1512-1520, 2005.

> **Column** 婦人科画像診断に役立つ web resources の紹介

今岡いずみ，坪山尚寛，田中優美子

① 日本産科婦人科学会：http://www.jsog.or.jp
　産婦人科診療ガイドライン（婦人科外来編，産科編）を公開.
② 日本婦人科腫瘍学会治療ガイドライン：https://jsgo.or.jp/guideline/index.html
　子宮頸癌，子宮体がん，卵巣がん，外陰がん・腟がんの治療ガイドラインが閲覧可能.
③ 日本エンドメトリオーシス学会：http://www.endometriosis.gr.jp/non-member/index.html
　学会誌が閲覧可能.
④ JSAWI（Japanese Society for the Advancement of Women's Imaging）：http://www.jsawi.org/
　「過去の開催」より，第1回からの抄録をダウンロード可能.
⑤ 国立がん研究センター　がん情報サービス：https://ganjoho.jp
　一般向け情報は充実しており，医療関係者にも役立つ．統計のデータも公開.
⑥ NCCN ガイドライン日本語版：https://www2.tri-kobe.org/nccn/index.html
　National Comprehensive Cancer Network（NCCN）ガイドラインの日本語版を日本の学会が日本語監訳．比較的こまめに更新される.
⑦ キャンサーネットジャパン：https://www.cancernet.jp/category/publish
　一般向け．専門家が監修した冊子を PDF ダウンロード可能.
⑧ International Gynecologic Cancer Society：https://igcs.org
　FIGO の各婦人科腫瘍の進行期分類は本学会の学会誌から発信されており，進行期分類をはじめ重要文献が Clinical Resources にまとめられている.
⑨ European Society of Urogenital Radiology：http://www.esur.org/
　ESUR 自体はこぢんまりした学会であるが，造影剤の有害事象をはじめ古くからガイドライン作りに力を入れており，泌尿生殖器疾患の画像診断ガイドラインがまとめて掲載されている．欧州発の下記 ACR とは違った視点もあり，頻回に更新して常に最新の知見を反映したガイドラインが整備されている.
⑩ American College of Radiology：https://www.acr.org/Clinical-Resources
　ACR-Appropriateness Criteria®には，画像診断ガイドラインに相当する情報が婦人科に限らず満載されている．本邦とは医療保険体系が異なるので，検査適応等には本邦の実情にそぐわないものもあるが，"world standard" を知る参考になる.
⑪ Radiopaedia：https://radiopaedia.org/encyclopaedia/cases/all?lang=us
　Wikipedia の画像診断版．商業サイトで，サイトの成り立ち上，記載事項の正確性は担保されないが，婦人科疾患に限らず疾患名を入力すれば，たいていの疾患の代表的な画像，簡単な解説，参考文献を読むことができる.
⑫ EuroRad：http://www.eurorad.org
　European Society of Radiology が 1995 年から運営する画像診断自習サイト．Key word 検索でお目当ての疾患の画像所見を見ることができるが，teaching file 形式の登録であるため，記述は上記 Radiopaedia の方がまとまっている.

（2019 年 1 月 18 日検索）

外陰部の嚢胞性腫瘤
cystic mass of the vulva

今岡いずみ

症例1（図1）：50歳代．外陰部異和感があり，腫瘤を自覚して来院．バルトリン腺嚢胞．
症例2（図2）：60歳代．外陰部に腫瘤を自覚して来院．細胞診にてadenocarcinomaであり，外陰全摘術が施行された．

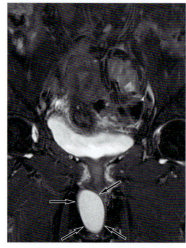

図1-A　脂肪抑制T2強調冠状断像

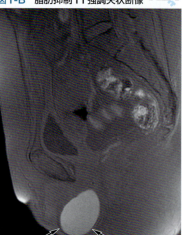

図1-B　脂肪抑制T1強調矢状断像

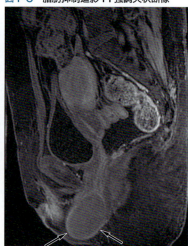

図1-C　脂肪抑制造影T1強調矢状断像

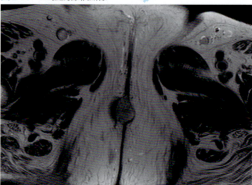

図2-A　T2強調像横断像

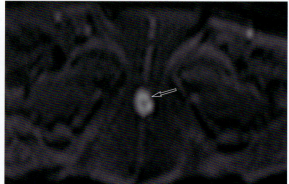

図2-B　拡散強調像（Aに対応）

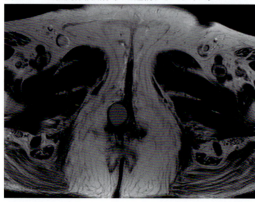

図2-C　T2強調像横断像（Aと連続するスライス）

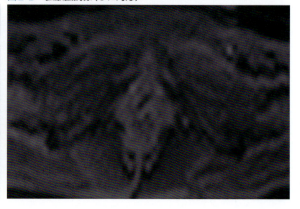

図2-D　拡散強調像（Cに対応）

参考文献
1) 片渕秀隆, 岡村　均：外陰部および腟腫瘍の臨床−嚢胞性腫瘤と充実性腫瘤．病理と臨床 10：1045-1055, 2002.

外陰部の囊胞性腫瘤　365

症例3（図3）：30歳代．2年前より外陰部腫瘤を自覚．増大傾向にあり受診．表皮囊胞．

図3-A　脂肪抑制T2強調冠状断像

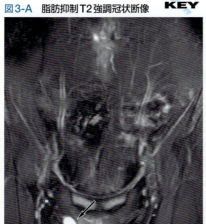

図3-B　T1強調横断像

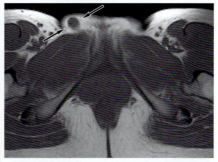

図3-C　脂肪抑制造影T1強調横断像

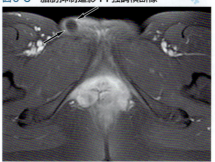

画像の読影

症例1：外陰部右側に卵円形の囊胞構造を認める（図1；→）．T1強調像で高信号，T2強調像で高信号を呈し，増強効果は辺縁にのみ見られる．囊胞の辺縁は平滑，境界は明瞭で浸潤性の発育は見られない．蛋白濃度の高い内容液を含む貯留囊胞であると推測される．なお，腹水の貯留は，腹膜癌によるものである．

症例2：外陰部に円形の腫瘤を認める．図2-Cのスライスでは囊胞状で，拡散異常は見られない（図2-D）．図2-Aのスライスにおいては拡散異常が見られ（図2-B；→），腫瘍相当部分と推測される．最終診断は神経内分泌腫瘍であった．

症例3：外陰部右側で表層にT1強調像で低信号，T2強調像で高信号を示す囊胞を認める（図3；→）．囊胞の辺縁は平滑，境界は明瞭で，増強効果は辺縁で見られる．

外陰部囊胞性腫瘤の一般的知識

女性外陰部にはバルトリン腺，スキーン腺，皮脂腺，アポクリン汗腺，エクリン汗腺といった分泌腺が存在している．バルトリン腺は粘液産生細胞からなり，大陰唇の後半部で前庭球の後方にあり，小陰唇の内側面に開口する．導管が閉塞すると貯留囊胞が形成される．これがバルトリン腺囊胞（Bartholin's duct cyst）であり，外陰部の囊胞性腫瘤では最も頻度が高い．感染により膿瘍を形成することがある．ごく稀に，バルトリン腺癌（腺癌，扁平上皮癌など）が発生する．

外陰部囊胞としてはこのほか，扁平上皮の封入囊胞である表皮囊胞（epidermal cyst）が見られる．いわゆるアテロームであり，外傷（性交，分娩，会陰切開術など）を契機にして形成される．

MRI読影のポイント

バルトリン腺囊胞は，貯留囊胞の性格を反映してT1強調像・T2強調像で高信号を示すものが多い．辺縁は平滑，境界は明瞭である．感染を生じると辺縁が厚く不規則に造影され，膿瘍様の像を呈する．

稀少部位子宮内膜症
endometriosis in less common and rare site

今岡いずみ

症例 1（図1）：30歳代．3年前より月経時に右恥骨部周辺の痛みを生じるようになり，月経が終了すると痛みが軽快するということを繰り返していた．鼠径部の子宮内膜症．
症例 2（図2）：40歳代．2年前より臍部腫瘤に気づく．徐々に増大して疼痛を伴い，月経時に増悪するという．臍部の子宮内膜症．
症例 3（図3）：30歳代．月経困難と月経時の肉眼的血尿を認めた．膀胱鏡を施行したところ，子宮内膜症を疑われた．膀胱の子宮内膜症．

図1-A　T2強調横断像　　　　　図1-B　T1強調横断像

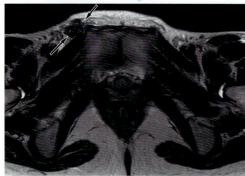
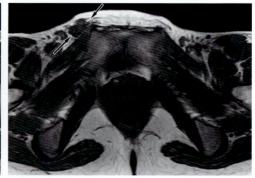

図2-A　T2強調横断像（SSFSE）　図2-B　T1強調横断像

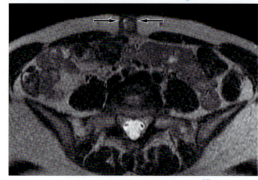
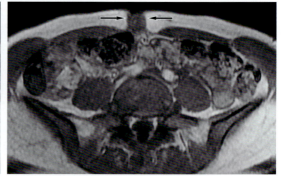

図3-A　T2強調像矢状断像　　　図3-B　脂肪抑制T1強調像矢状断像

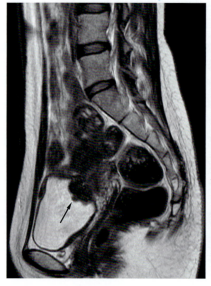
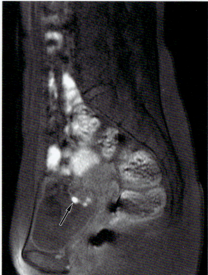

画像の読影と経過

症例1：右円靱帯沿いに不正形の皮下腫瘤があり，T1強調像，T2強調像とも低信号が主体である（図1；→）．内部に点状の高信号があり，内膜症と診断した．

症例2：臍部にT1強調像，T2強調像ともに低信号を示す腫瘤を認める（図2；→）．T1強調像では内部に点状の高信号が見られる．現病歴と併せて内膜症と診断した．

症例3：膀胱後壁から膀胱子宮窩にかけて，T1強調像，T2強調像ともに低信号を示す腫瘤を認める（図3；→）．T1強調像では一部に高信号の点状出血を伴っている．本画像（図3）は，GnRHaによる治療後のものである．

経過　症例1：この後妊娠が判明したため，手術は行われていない．
　　　　症例2：病変部は切除され，臍形成が行われた．
　　　　症例3：この後，子宮全摘，付属器切除（内膜症性嚢胞も存在した），膀胱部分切除が行われた．

稀少部位子宮内膜症の一般的知識

子宮内膜症の発生は，全身に広く認められる．Irving and Clementは，発症部位をcommon site, less common site, rare siteに分類しており，抜粋すると以下のように多岐にわたる．

common site：卵巣，子宮靱帯，直腸腟中隔，Douglas窩，腹膜
less common site：大腸，小腸，虫垂，子宮頸部，腟，卵管，皮膚（創瘢痕部，臍，鼠径を含む），
　　　　　　　　尿管，膀胱，大網，骨盤リンパ節，鼠径管
rare site：肺，胸膜，乳房，骨，上腹部腹膜，胃，膵，肝，尿道，腎，前立腺，精巣周囲，座骨神経，
　　　　　くも膜下腔，脳

例えば直腸腟中隔での病変は，月経血の直接的曝露があるわけではないが，著明な線維化と平滑筋の増生を来す．この線維化は文献によると，「局所の上皮細胞が間葉系細胞に変化する上皮間葉移行によって引き起こされる線維芽細胞の増殖，浸潤が病態の本質であると考えられている」[1]．

MRI読影のポイント

稀少部位子宮内膜症においては，内膜症性嚢胞のような明確な出血があるわけではなく，上記のように線維芽細胞の増殖，浸潤が病態であることから，非特異的なT1強調像，T2強調像による低信号病変を主体として認めることが多い．ここに少量の出血の信号が観察されれば本症と診断できる．脂肪抑制T1強調像でわずかな高信号の検出を試みること，また磁化率強調像（SWI；susceptibility weighted image）を撮像してみるのも一つの手段である[2]．

参考文献
1) 片渕秀隆：子宮内膜症の不思議．日エンドメトリオーシス会誌 33: 131-138, 2012.
2) 坪山尚寛：稀少部位子宮内膜症の画像診断．日エンドメトリオーシス会誌 37: 60-65, 2016.

侵襲性血管粘液腫
aggressive angiomyxoma

坪山尚寛

症例1 (図1):50歳代（閉経前）．6年前より外陰部腫瘤を自覚し，バルトリン腺嚢胞を疑われていた．

図1-A　T1強調横断像
図1-B　脂肪抑制T2強調横断像

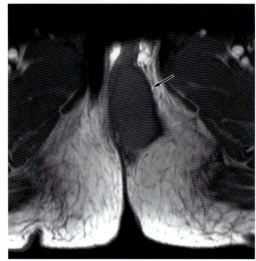
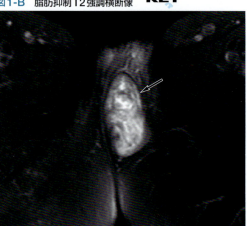

図1-C　T2強調矢状断像
図1-D　T2強調矢状断像（ホルモン療法後）

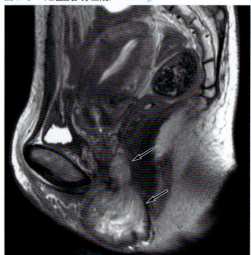
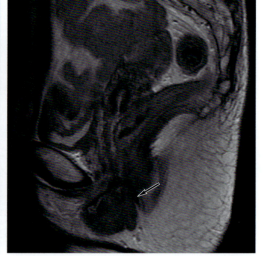

（松原徳洲会病院　阪口昇二先生のご厚意による）

画像の読影と経過

症例1：外陰部左側から骨盤隔膜を越えて頭側に進展する腫瘤を認め（図1-A～C：→），T1強調像で筋肉よりやや高信号を呈し，T2強調像では著明な高信号で，内部に層状の低信号域を伴う．

症例2：外陰部右側から腟粘膜下に沿って，骨盤隔膜の頭側に広がる腫瘤を認め（図2；→），T2強調像で不均一な高信号を呈する．造影では層状の増強効果が見られる．

> **症例2**（図2）：40歳代．2年前より外陰部腫瘤を自覚し，膿瘍が疑われ，抗菌薬を投与された．その後経過観察となったが，外陰部違和感の増悪を認めた．

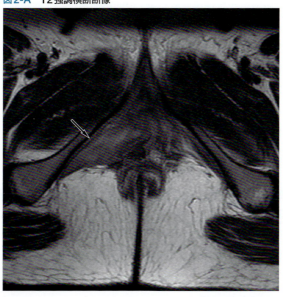

図2-A　T2強調横断像

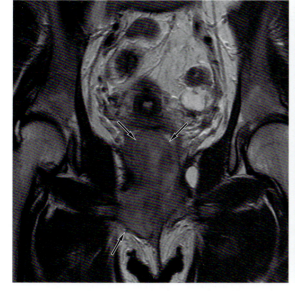

図2-B　T2強調冠状断像

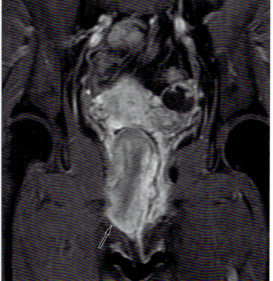

図2-C　脂肪抑制造影T1強調冠状断像

| 経過 | 症例1：生検で侵襲性血管粘液腫と診断された．エストロゲンおよびプロゲステロンレセプター陽性でGnRHa療法が施行され，縮小が得られた（図1-D；→）．その後やや増大したが，3年後，閉経により縮小した．
症例2：切除され，侵襲性血管粘液腫と病理診断された． |

侵襲性血管粘液腫の一般的知識

　侵襲性血管粘液腫は腟および外陰部に発生する良性軟部腫瘍で，病理組織像は粘液腫状および線維性間質の中に，異型のない紡錘形細胞が疎に分布し，壁肥厚を伴う大小様々な血管が増生する．破壊性の浸潤や遠隔転移は伴わないが，周囲の間隙に沿った局所侵襲を示し，しばしば骨盤隔膜の上下にわたる大きな腫瘤を形成する．

　20～40歳代の女性に好発し，外陰部の柔らかい腫脹により，バルトリン腺囊胞や膿瘍と臨床診断される場合が多い．エストロゲンやプロゲステロンレセプターの発現を伴うホルモン依存性の腫瘍で，妊娠中に急速増大することがある．外科的切除が標準的な治療だが，完全切除はしばしば困難で，高率に局所再発を来すため"aggressive"の名がつく．根治を目指した広範な切除は良性腫瘍の治療に見合わない侵襲を伴う場合も多く，近年では縮小手術や再発例・切除不能例に対するホルモン療法の有効性も報告されている．

鑑別診断のポイント

　画像診断の役割は，侵襲性血管粘液腫の診断とその正確な進展範囲の評価に尽きる．T2強調像では粘液腫状の間質を反映して高信号を呈し，内部に線維血管性成分を反映した渦巻き状あるいは層状の低信号域が見られ，本腫瘍に特徴的である．骨盤隔膜の上下にわたって存在する分布も特徴的で，腫瘍の柔らかさを反映して細長い形態を呈する．漸増性の強い造影効果を呈し，造影効果も層状である．

　鑑別診断にangiomyofibroblastoma, cellular angiofibroma, 筋腫，粘液腫，myxoid liposarcomaやleiomyosarcomaが挙げられる．これらは丸く境界明瞭な形態を呈する点が，侵襲性血管粘液腫との最も重要な鑑別点となり，内部に渦巻き状や層状の構造を伴うこともない．

参考文献

1) Outwater EK, Marchetto BE, Wagner BJ, et al: Aggressive angiomyxoma: findings on CT and MR imaging. AJR Am J Roentgenol 172: 435-438, 1999.
2) Bai HM, Yang JX, Huang HF, et al: Individualized managing strategies of aggressive angiomyxoma of female genital tract. Eur J Surg Oncol 39: 1101-1108, 2013.
3) Surabhi VR, Garg N, Frumovitz M, et al: Aggressive angiomyxomas: a comprehensive imaging review with clinical and histopathologic correlation. AJR Am J Roentgenol 202: 1171-1178, 2014.

9 婦人科急性腹症

異所性妊娠
ectopic pregnancy

田中優美子

「異所性妊娠」(p.144〜p.145, p.337)の記述も参照.

> **症例1**（図1）：30歳代．最終月経より6週経過後，不正出血にて近医受診．血中hCG 305.0IU/l．子宮内に胎嚢を認めず異所性妊娠疑いで搬送．

図1-A　T2強調横断像

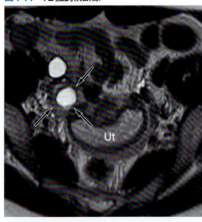

図1-B　拡散強調横断像

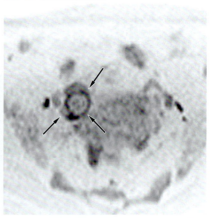

図1-C　T1強調横断像

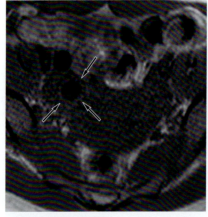

図1-D　DCE早期相（30秒後）横断像

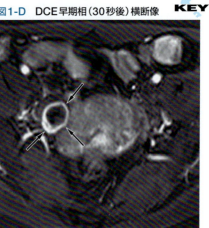

図1-E　T2強調矢状断像

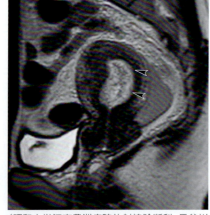

（昭和大学江東豊洲病院放射線診断科　長谷川真先生のご厚意による）

図2　異所性妊娠の部位別頻度

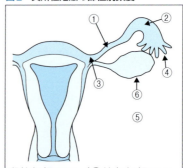

卵管妊娠96%（①峡部妊娠12%，②膨大部妊娠70%，③間質部妊娠2.4%，④卵管采妊娠11.1%），⑤腹膜妊娠1.3%，⑥卵巣妊娠3.2%[1]．

症例2（図3）：30歳代．特発性血小板減少性紫斑病にて follow up 中．突然の腹痛にて緊急入院．臨床診断は卵巣嚢腫茎捻転．（文献2）より転載）

症例3（図4）：30歳代．5妊3産．両側卵管結紮術後．月経の遅れを主訴に近医受診し妊娠反応陽性であったが，血中 hCG が1か月間で徐々に低下し異所性妊娠を疑われた．

図3-A　T2強調横断像　　　　図3-B　脂肪抑制T1強調横断像

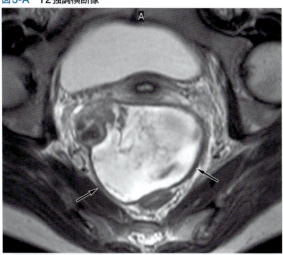
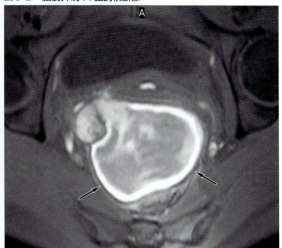

図3-C　脂肪抑制造影T1強調横断像

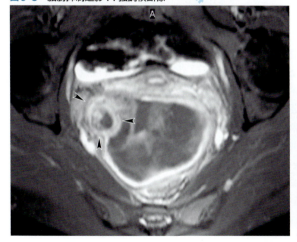

図4-A　T2強調横断像

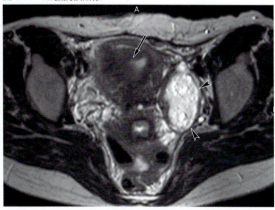

図4-B　DCE横断像

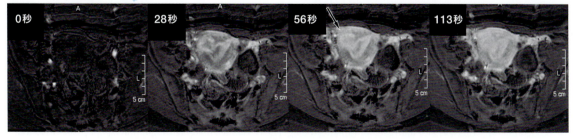

画像の読影と経過

症例1：右付属器領域に2個の囊胞を認めるが，背側のものは外層が低信号，内層が囊胞内容と同程度の高信号を示し（図1-A；→），強い拡散制限を有する（図1-B；→）．T1強調像でも内層は高信号で（図1-C；→），造影早期にきわめて強く増強される（図1-D；→）．子宮内に胎囊はなく，脱落膜化した内膜が肥厚している（図1-E；▶）．

症例2：Douglas窩に不均一な信号強度の液体貯留を認め（図3-A，B；→），その辺縁部がT2強調像で低信号（図3-A），T1強調像で高信号を呈し（図3-B），亜急性期の血腫と考えられる．子宮の右後方に血腫の偽被膜とは別の，より小さな被膜をもった囊胞があり，造影剤投与により濃染する（図3-C；▶）ことから，絨毛組織に取り囲まれた胎囊と考えられ，卵管妊娠破裂と診断される．

症例3：左に比べ右の卵管角が鈍で，この部分の内膜腔が変形している（図4-A；→）．DCEで右卵管間質部に早期濃染するring状構造を認め（図4-B；→），胎囊と考えられ，間質部妊娠の流産である．なお，超音波検査で卵管妊娠破裂による血腫を疑われた左付属器境域の腫瘤（図4-A；▶）は，偶発的に合併した成熟奇形腫である．

経過　症例1：卵管妊娠流産と診断し，メトトレキサートを投与し，hCG低下と胎囊の縮小を確認した．
症例2：MRI撮像翌日，手術により右卵管妊娠破裂であることが確認された．
症例3：その後，血中hCGは無治療で低下を続け，正常化した．

異所性妊娠の一般的知識と画像所見

異所性妊娠の96％は卵管に生じ，全体の70％は卵管膨大部妊娠である（図2）．本症では流産や破裂による腹腔内出血がまず画像的に認識されるが，卵巣出血との鑑別が常に問題となる．

妊娠の間接所見として，内膜の肥厚（脱落膜化）は卵巣出血では見られない所見であり，これを認め子宮内妊娠が完全に否定できるならば，胎囊の同定に努める．妊娠成立後は卵巣内に妊娠黄体を認めるため，しばしば卵管・卵巣の胎囊との鑑別が問題となるが，胎囊では厚い壁を構成する絨毛が，T1強調像で淡い高信号，T2強調像で著明な高信号を呈する（Siらは three rings appearanceと命名している[3]が，三層が明瞭なことは稀）．また，血流の豊富な絨毛細胞が密に増殖した絨毛膜により囲まれた空間で，造影剤により絨毛膜がよく増強される厚い囊胞壁として，明瞭に描出される[4]．さらに，胎囊を養う栄養血管が flow void として描出されたり，着床に伴い二次的に卵管壁の血流が増加し，卵管壁が増強される点も，鑑別に有用な所見となる[5]．また，診断が比較的困難とされる間質部や頸管妊娠においても，造影剤の投与により絨毛組織を描出することで，着床部位を同定することが可能である[4,6]．この場合，より早期に濃染する胎囊を筋層と区別するために，DCEの早期相を撮像することが肝要で，平衡相のみの撮像ではそれ自体がhypervascularな子宮筋層と胎囊のコントラストが低下し，診断に苦慮することがある．

鑑別診断のポイント

典型的な異所性妊娠は，経腟超音波検査と妊娠反応（尿中・血中 hCG）で大部分は診断可能であり，MRを依頼されるのはまったく本症を疑っていないか，着床部が不明であるかのいずれかであることが多い．よって，生殖可能年齢の急性腹症では常に本症の可能性を念頭に置き，子宮内膜の脱落膜化による肥厚の有無に留意する必要がある．この所見がある場合には注意深く胎囊を探し（上述のように96％は卵管にある），子宮内（正所性）妊娠でないことが確実であればDCEを積極的に行い，胎囊の描出に努める．

参考文献

1) Bouyer J, Coste J, Fernandez H, et al: Sites of ectopic pregnancy: a 10 year population-based study of 1800 cases. Hum Reprod 17: 3224-3230, 2002.
2) 田中優美子：女性生殖器のMRI—日常診療に役立つ基礎知識．日医放会誌 62：471-478，2002．
3) Si MJ, Gui S, Fan Q, et al: Role of MRI in the early diagnosis of tubal ectopic pregnancy. Eur Radiol 26: 1971-1980, 2016.
4) Takashima M, Yamasaki M, Fujita I, et al: Enhanced magnetic resonance imaging in monitoring of conservative treatment of cervical pregnancy. J Obstet Gynaecol 21: 545-550, 1995.
5) Kataoka ML, Togashi K, Kobayashi H, et al: Evaluation of ectopic pregnancy by magnetic resonance imaging. Hum Reprod 14: 2644-2650, 1999.
6) Yamashita Y, Harada M, Torashima M, et al: Unruptured interstitial pregnancy: a pitfall of MR imaging. Comput Med Imaging Graph 19: 241-246, 1995.

卵巣出血
ovarian hemorrhage

田中優美子

症例 1（図1）：30歳代．子宮頸部細胞診異常で経過観察中，定期検診時の経腟超音波検査で卵巣腫瘤を認めた．

図1-A　T2強調横断像
図1-B　T1強調横断像
図1-C　脂肪抑制T1強調横断像
図1-D　脂肪抑制造影T1強調横断像

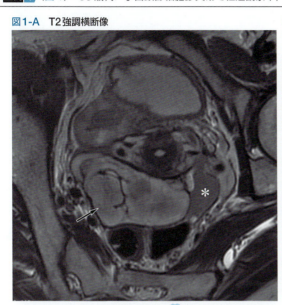
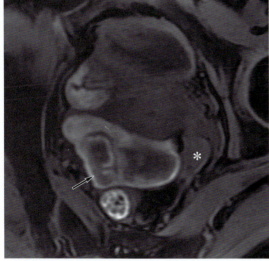
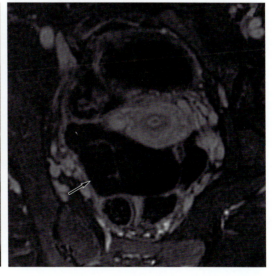

画像の読影

症例1：T2強調像で不均一な高信号（図1-A），T1強調像（図1-B）で辺縁が高信号を示す腫瘤様構造がDouglas窩にあり，脂肪抑制T1強調像（図1-C）でも高信号で，辺縁の被膜状構造以外は増強されない（図1-D）．やや信号強度の異なるDouglas窩左側の腹水（図1-A～C；＊）とは，偽被膜様構造により境され，高濃度の血腫と淡血性の腹水が共存する状態である．血腫の内部に，薄い壁をもつ嚢胞の破綻が認められ（図1；→），卵巣出血と考えられる．

症例2（図2）：30歳代．粘液性境界悪性腫瘍で，右付属器切除後，経過観察中．経腟超音波検査で左卵巣腫大を認めた．

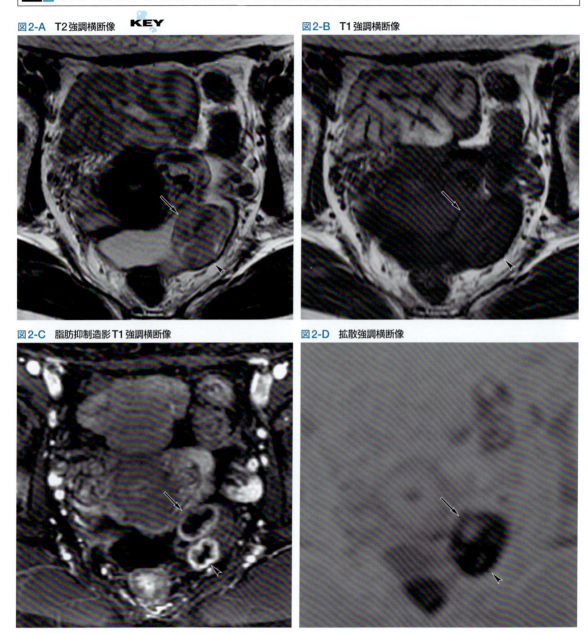

図2-A　T2強調横断像
図2-B　T1強調横断像
図2-C　脂肪抑制造影T1強調横断像
図2-D　拡散強調横断像

症例2：症例1に示した囊胞が卵胞か黄体かの区別は困難だが，出血源として頻度の高い黄体は，王冠状の辺縁を有する壁の厚い囊胞で（図2；→，▶），莢膜細胞・顆粒膜細胞の密な増殖のために細胞密度が高く（図2-D），血流が豊富でよく増強される（図2-C）[1]．大きい方の内容物はT2強調像で一部低信号（図2-A；→），T1強調像で辺縁が高信号（図2-B；→）で，内容物は血性を示唆する．

卵巣出血の一般的知識と画像所見

卵巣出血は，外傷時や生殖補助医療での採卵時などに外力によって起きる外因性出血，出血性素因による内因性出血と特発性出血に大別される．このうち特発性出血は出血源により細分されるが，多く見られるのは卵胞出血と黄体出血である．

黄体は新生血管の増生が盛んで，しばしばその内腔や壁外（腹腔内）に出血する．したがって月経周期の後半に多い[2]．卵胞出血は排卵時の破綻出血で，出血量は少ないとされる．よって元来，性成熟期に好発するが，近年抗凝固療法の普及に伴い，中年から更年期での本症の発症が増加している[3]．腹腔内出血を生じた場合，前述の異所性妊娠破裂との異同が問題となるが，胎嚢の欠除がその最大の鑑別点となる[4]．

腹腔内出血は他領域の出血と同様に，時間経過に伴いMRでの信号強度が変化する．すなわち，急性期の血腫はT1強調像で筋肉と同程度，T2強調像では低信号だが，メトヘモグロビンの増加に伴い，T1強調像で血腫の辺縁から高信号となる．これに反応性の腹水が加わるが，血腫はT2強調像で腹水より信号強度が低く，出血源近傍で特に高濃度であり，腹腔内血腫に近接して卵巣嚢腫を認めた場合には本症を疑うべきである．

鑑別診断のポイント

腹腔内出血は蛋白濃度の高い他の液体，すなわち膿と鑑別困難なことがあり，卵巣卵管膿瘍や虫垂炎等による腹膜炎を否定する必要がある．T1強調像での信号強度などから腹腔内出血が確実な場合，異所性妊娠破裂が最大の鑑別対象であり，胎嚢の同定と妊娠に伴う内膜の脱落膜化の有無に留意する必要があるが，実際の臨床現場では造影MRIよりも，妊娠反応の実施を優先すべきであろう．

また，黄体嚢胞は1～3cmと径が小さいので，一般的には病変との鑑別が問題となることは少ないが，症例2のように複数集簇するものや大きなものは，内膜症性嚢胞，卵巣卵管膿瘍，異所性妊娠による胎嚢との鑑別を要することがある[1]．鑑別には前述の王冠状の厚い被膜が決め手となる．

内膜症性嚢胞や卵巣卵管膿瘍では，黄体よりもさらに壁が厚く多房性であることが多く，増強効果は低い．

参考文献

1) Bonde AA, Korngold EK, Foster BR, et al: Radiological appearances of corpus luteum cysts and their imaging mimics. Abdom Radiol 41: 2270-2282, 2016.
2) Sivanesaratnam V, Singh A, Rachagan SP, et al: Intraperitoneal haemorrhage from a ruptured corpus luteum. A cause of "acute abdomen" in women. Med J Aust 144: 411, 413-414, 1986.
3) Peters WA 3rd, Thiagarajah S, Thornton WN Jr: Ovarian hemorrhage in patients receiving anticoagulant therapy. J Reprod Med 22: 82-86, 1979.
4) Takahashi S, Murakami T, Narumi Y, et al: MRI appearance of ruptured corpus luteum. Radiat Med 16: 487-489, 1998.

骨盤内感染症
pelvic inflammatory disease (PID)

田中優美子

症例1（図1）：50歳代．腹痛を主訴に近医受診したところ，付属器腫瘤を指摘され紹介．
症例2（図2）：20歳代．存続絨毛症にて経過観察中．右下腹部痛にて来院し，右卵巣嚢腫茎捻転を疑われた．

図1-A　T1強調横断像
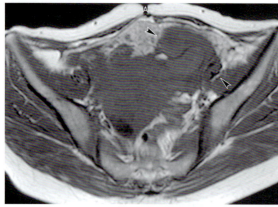

図1-B　T2強調横断像
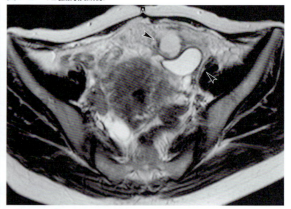

図1-C　脂肪抑制造影T1強調横断像
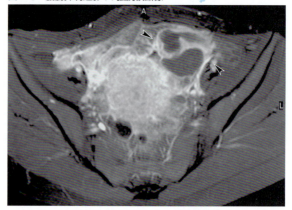

図2-A　T1強調冠状断像
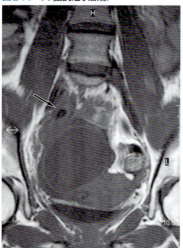

図2-B　T2強調冠状断像
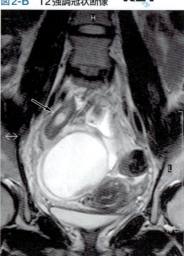

図2-C　脂肪抑制造影T1強調横断像
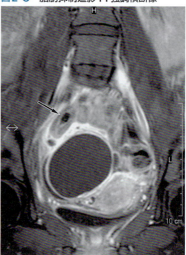

画像の読影と経過

症例1：子宮の左前方に，壁が厚く境界不鮮明な多房性嚢胞性腫瘤があり，嚢胞内容物はT1強調像でやや信号強度が高い（図1；▶）．造影後は，周辺を走行する腸管壁や腹膜も含めた増強効果が見られ，炎症性変化が骨盤内に広範に広がることを示す．

症例2：右卵巣に嚢胞性腫瘤が形成され，厚い壁の増強効果と少量の腹水を伴う．しかし，この嚢胞より頭側に細長く壁の厚い管状構造（図2；→）が見られ，卵巣の嚢胞性腫瘤と同様に強い増強効果を示す．

経過 症例1：IgA, IgGレベルとも血清クラミジア抗体価が上昇しており，クラミジアによる骨盤内感染症（PID）として保存的に治療され軽快した．

症例2：卵管卵巣膿瘍の術前診断で開腹されたが，術中，上記の細長い管状構造が腫大した虫垂であることが確認された．

骨盤内膿瘍とその鑑別診断

「卵管卵巣膿瘍」（p.234〜p.236, p.334〜p.336参照）で述べた通り，クラミジアに代表される女性器感染症が，骨盤内膿瘍の原因として頻度の高い疾患である．しかし骨盤内膿瘍の原因疾患はPIDに限らず，より一般的な急性虫垂炎[1]やS状結腸憩室炎[2]の可能性も常に考慮しなければならない．

症例2では，右付属器に壁が厚くよく増強される嚢胞性腫瘤があり，卵巣卵管膿瘍と判断したが，よく見るとこの膿瘍の頭側から垂れ下がる腫大した管状構造があり，急性虫垂炎から二次的に，付属器に炎症が波及したものであることがわかる．

CTでの検討では，卵管卵巣膿瘍では卵巣周囲の脂肪織の混濁や，直腸・S状結腸壁の肥厚が虫垂炎より高頻度に見られ，虫垂は同定できないことが多いとされるが，卵管卵巣膿瘍で腫大した虫垂が見られる場合もあり，時に鑑別が困難である．

またS状結腸憩室炎も，しばしば穿孔により骨盤内に膿瘍を形成することから，読影の際には，常に正常卵巣の確認を怠らず，消化管と膿瘍との関係にも着目する必要がある．

卵巣嚢腫茎捻転（p.380〜p.383参照），卵巣出血（p.375〜p.377参照），さらには骨盤子宮内膜症（p.178〜p.179参照）も本症と鑑別すべき疾患[3]であり，各々の項を参照されたい．

参考文献

1) Eshed I, Halshtok O, Erlich Z, et al: Differentiation between right tubo-ovarian abscess and appendicitis using CT-a diagnostic challenge. Clin Radiol 66: 1030-1035, 2011.
2) Naliboff JA, Longmire-Cook SJ: Diverticulitis mimicking a tuboovarian abscess. Report of a case in a young woman. J Reprod Med 41: 921-923, 1996.
3) Revzin MV, Mathur M, Dave HB, et al: Pelvic inflammatory disease; multimodality imaging approach with clinical-pathologic correlation. Radiographics 36: 1579-1596, 2016.

卵巣嚢腫茎捻転
ovarian torsion

田中優美子

> **症例1**（図1）：20歳代．双胎妊娠．妊娠7週に腹痛のため緊急入院した．（文献1）より転載）

図1-A　T1強調矢状断像　　　　図1-B　T2強調矢状断像

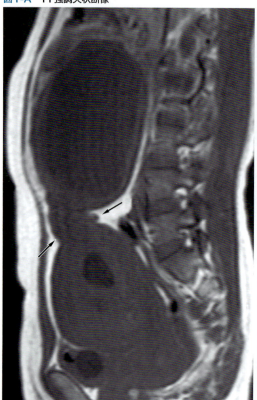
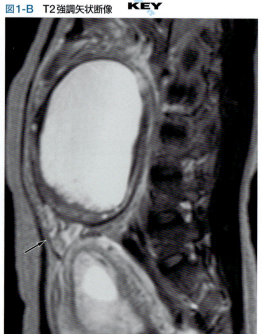

画像の読影と経過

症例1：右卵巣に嚢胞性腫瘍があり，子宮から腫瘍に向かって，雑巾を絞ったような軟部組織が連続する（図1；→）．この軟部組織は形態から，捻れた卵巣間膜や卵管に相当すると考えられる．

症例2：左右の卵巣腫瘍が上下に並んで認められ，右卵巣腫瘍（図2-A；R）の背側にらせん状の形態をもった軟部組織が見られ，捻転茎と考えられる（図2；→）．嚢胞内右側のloculusは，T1強調像（図2-C）で高信号の脂肪からなるので成熟奇形腫と診断されるが，脂肪抑制T1強調像（図2-D）で高信号に留まる血性と考えられる内容物も多く，壁（図2-B〜F；▶）は肥厚している．本例では内容物の拡散制限が強いためややわかりにくいが，壁や捻転茎にも軽い拡散制限が見られる（図2-F）．

経過　**症例1**：右卵巣は720°茎捻転しており，妊娠初期から右卵巣嚢腫が確認されていて，妊娠黄体の茎捻転と考えられた．

症例2：右卵巣は540°捻転し，壊死が強かったが成熟奇形腫と診断された．なお，左卵巣腫瘍（図2-A；L）も捻転を伴わない成熟奇形腫であった．

卵巣嚢腫茎捻転　381

症例2（図2）：30歳代．腹痛を主訴に受診した近医で卵巣腫瘤を指摘され紹介された．

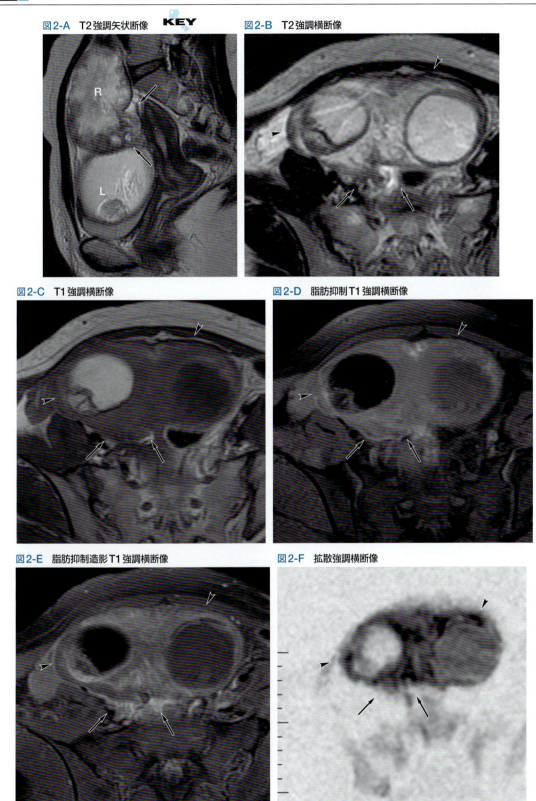

図2-A　T2強調矢状断像
図2-B　T2強調横断像
図2-C　T1強調横断像
図2-D　脂肪抑制T1強調横断像
図2-E　脂肪抑制造影T1強調横断像
図2-F　拡散強調横断像

382　9. 婦人科急性腹症

症例3（図3）：60歳代．下腹痛と発熱のため前医受診．子宮に近接して腫瘤を認め，LDH高値のため子宮肉腫疑いにて紹介された．

図3-A　T1強調矢状断像

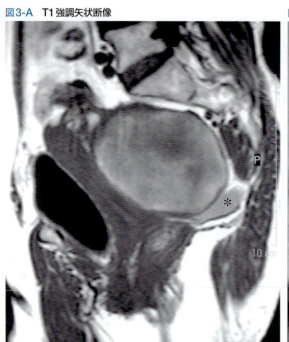

図3-B　T2強調矢状断像

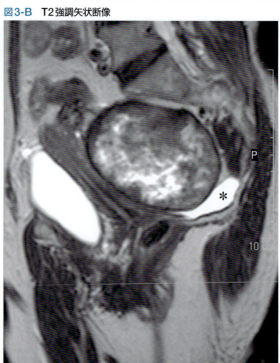

図3-C　DCE-subtraction横断像

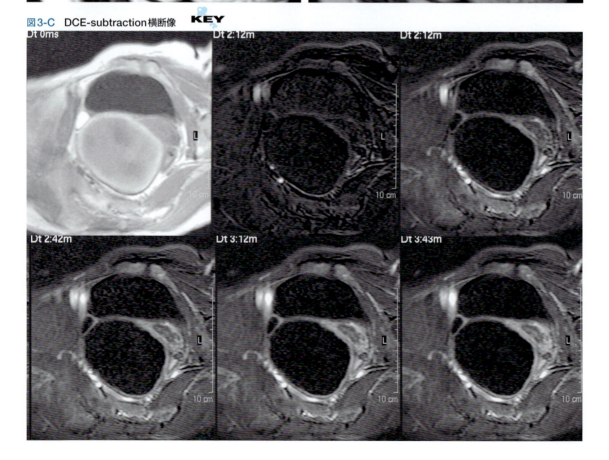

症例3：子宮背側に類円形の腫瘤がある（図3）．内部はT1強調像にて不均一な高信号を呈し（図3-A），脂肪抑制像でも信号抑制されない（非提示）．T2強調像では，辺縁を著明な低信号で縁取られ，不均一な信号を示す（図3-B）．DCEでは，被膜・隔壁のみが強く造影される（図3-C）．また，血性腹水がDouglas窩に少量認められる（図3-A，B；＊）．T1強調像での高信号から，内容物は血液が混じった壊死物質からなると考えられ，既存の卵巣腫瘍が茎捻転に伴い出血壊死，さらには破裂を来したと考えられる．

経過 症例3：右卵巣は360°茎捻転を来しており，内部には古い血液と脆弱な組織を含み，元の腫瘍が何であったか，その原型を留めないほどに変性していたが，線維腫と推定された．

卵巣嚢腫茎捻転の一般的知識と画像所見

卵巣嚢腫茎捻転は，周囲との癒着を生じにくい成熟奇形腫や，機能性嚢胞などの良性疾患に合併しやすい．茎捻転の画像所見は，捻転茎の描出，間膜の短縮に伴う子宮の患側偏位，卵巣腫大・浮腫と出血，異常な増強効果に集約される[2]．

捻転茎は，卵巣間膜の捻れ・短縮を反映して，付属器腫瘤辺縁部の螺旋状のflow voidを伴う軟部組織として描出される[3]．捻転による阻血が進むと，静脈閉塞によりまず出血性梗塞に陥ることから，卵巣は腫大し，浮腫を反映してT2強調像で高信号化し[4]，さらには血腫に置換される．奇形腫などの嚢胞性腫瘤では嚢胞壁が肥厚し，内部に出血を伴い，血性腹水を伴うことも多い[5]．拡散強調像では，捻転茎や嚢胞壁に異常信号域が見られる[6]．さらに阻血が高度になると動脈も閉塞して，造影剤による増強効果を失う[3]．

鑑別診断のポイント

症例1のように，急性腹症で発症し，子宮から付属器に向かう螺旋状構造が描出された場合の診断は容易である．

一方，症例2のように，慢性に経過し症状に乏しい場合は，既存の腫瘍が出血壊死により複雑な信号強度を示すことから，時に診断に苦慮する．血液成分の混在を思わせる信号強度を示す，周囲との癒着に乏しい付属器腫瘤を認めた場合には，臨床症状に乏しくとも，茎捻転の可能性を考慮する必要がある．

参考文献

1) 田中優美子：女性生殖器のMRI—日常診療に役立つ基礎知識．日医放誌 62：471-478，2002．
2) Duigenan S, Oliva E, Lee SI: Ovarian torsion: diagnostic features on CT and MRI with pathologic correlation. AJR Am J Roentgenol 198: W122-W131, 2012.
3) Kimura I, Togashi K, Kawakami S, et al: Ovarian torsion; CT and MR imaging appearances. Radiology 190: 337-341, 1994.
4) Ghossain MA, Hachem K, Buy JN, et al: Adnexal torsion; magnetic resonance findings in the viable adnexa with emphasis on stromal ovarian appearance. J Magn Reson Imaging 20: 451-462, 2004.
5) Rha SE, Byun JY, Jung SE, et al: CT and MR imaging features of adnexal torsion. Radiographics 22: 283-294, 2002.
6) Fujii S, Kaneda S, Kakite S, et al: Diffusion-weighted imaging findings of adnexal torsion; initial results. Eur J Radiol 77: 330-334, 2011.

卵巣嚢腫破裂／化学腹膜炎
ruptured ovarian cyst / chemical peritonitis

田中優美子

> **症例1**（図1）：30歳代．腹痛にて前医受診．MRで卵巣腫瘍が疑われ紹介されたが，来院時，腹部超音波検査では腫瘤は認めなかった．
>
> **症例2**（図2）：40歳代．3か月前から急速に増加する胸腹水と腫瘍マーカー上昇（CA125 1,054U/ml）のため，CT撮影し，卵巣悪性腫瘍を疑われ紹介受診．

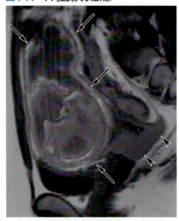
図1-A　T1強調矢状断像

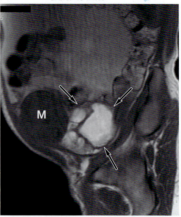
図2-A　T1強調矢状断像

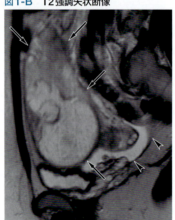
図1-B　T2強調矢状断像

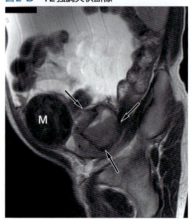
図2-B　T2強調矢状断像

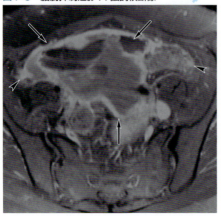
図1-C　脂肪抑制造影T1強調横断像

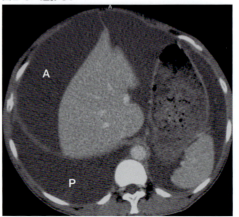
図2-C　造影CT

画像の読影と経過

症例1：骨盤内に多彩な信号を有する多房性囊胞性腫瘍が認められ（図1；→），T1強調像（図1-A）で内容物の多くが高信号を示し，低信号成分との間に chemical shift が認められる（図1-B）ことから脂肪を含むことがわかる．厚い被膜に沿ってT1強調像で高信号を示す領域があり，病変が阻血に陥っていることが明らかで，前項に示したように茎捻転，出血性梗塞に伴い被膜が破綻して虚脱し（図1-C），血性の腹水を伴っている（図1；▶）．成熟奇形腫の破裂と診断した．

症例2：筋腫（図2-A, B；M）の後方にT1強調像で高信号の血性の内容物を含み，T2強調像でshading を示す典型的な内膜症性囊胞を認め（図2-A, B；→），一部緊満性を欠除している．CTでは多量の腹水（図2-C；A）に加え，胸水（図2-C；P）も見られ，破裂による腹膜炎の合併と診断した．

経過 症例1：術中左卵巣の720°の捻転が確認され，摘出標本は広範囲に出血を伴う壊死に陥っていたが，成熟奇形腫と診断できた．

症例2：子宮，両側付属器に加え大網や子宮周囲の軟部組織も摘除され，いずれも子宮内膜症で線維化や肉芽腫形成も見られた．大量の胸腹水は術後消失した．

卵巣囊腫破裂／化学腹膜炎の一般的知識と画像所見

卵巣囊腫の破裂は黄体が出血とともに破裂して腹腔内出血を生じる例が最も多いと推定されるが，正確な統計はない．卵胞水など漿液性の内容物の漏出では症状を惹起することは少なく，開腹時まで気づかれないものが多いと思われるが，出血黄体や内膜症性囊胞の破裂による腹腔内出血は激烈な痛みで発症する[1]．画像的には「卵巣出血」（p.375〜p.377参照）で示したように囊胞に近接した腹腔内血腫[2]や囊胞の緊満性の欠除，壁の菲薄化や断裂といった所見が見られる．「子宮内膜症性囊胞に合併した腫瘍類似病変」（p.316〜p.318参照）で述べた脱落膜化した内膜症性囊胞は破裂しやすいらしく，妊娠中の破裂の報告が目立つ．成熟奇形腫は被膜の薄い可動性良好な腫瘍であることが多いことから，茎捻転（7.7%）や破裂（3.8%）の合併が多い[3]．特に破裂の場合，膵液など消化酵素や脂肪の腹腔内漏出が化学腹膜炎を誘発し，omental cake, dirty fat sign といった所見を呈することから悪性腫瘍の腹膜播種との鑑別が問題となる[4]．症状が典型的な場合には鑑別は問題とならないが，非典型的な発見契機の場合には内容物の漏出源となっている囊胞性腫瘍の形態を見極める必要がある．

鑑別診断のポイント

血性腹水の漏出が見られた場合，内膜症性囊胞破裂や黄体出血と異所性妊娠破裂は区別されるべきである．異所性妊娠破裂では「異所性妊娠」（p.372〜p.374参照）で述べた通り，胎囊の同定と妊娠に伴う内膜の脱落膜化の有無に留意する．腹膜炎の所見と付属器腫瘍性病変を同時に認めた場合，その腹膜炎の原因が卵巣囊腫の破裂であると診断するには，やはり他の原因（虫垂炎や消化性潰瘍穿孔，絞扼性イレウスなどの消化器疾患）の除外は必須で，本項では詳細は割愛するが救急放射線診断全般に精通する必要がある．

参考文献

1) Pratt JH, Shamblin WR: Spontaneous rupture of endometrial cysts of the ovary presenting as an acute abdominal emergency. Am J Obstet Gynecol 108: 56-62, 1970.
2) Suzuki S, Yasumoto M, Matsumoto R, et al: MR findings of ruptured endometrial cyst: comparison with tubo-ovarian abscess. Eur J Radiol 81: 3631-3637, 2012.
3) Ayhan A, Aksu T, Develioglu O, et al: Complications and bilaterality of mature ovarian teratomas (clinicopathological evaluation of 286 cases). Aust N Z J Obstet Gynaecol 31: 83-85, 1991.
4) 河上 聡：骨盤腔疾患の画像診断　Female pelvis　腹痛で発症する婦人科疾患の画像診断．日医放誌 61: 75-83, 2001.

子宮筋腫赤色変性／卒中性平滑筋腫

red degeneration of the uterine leiomyomas/ leiomyoma with apoplectic change　　田中優美子

> 症例1（図1）：30歳代．妊娠13週時，腹痛の原因検索のためにMRを施行した．
> 症例2（図2）：30歳代．全身性エリテマトーデス（SLE）にてステロイド内服中．腹痛を訴え，子宮に一致した圧痛点を認めたため子宮内膜炎を疑われた．

図1-A　T2強調矢状断像　　図1-B　T1強調矢状断像

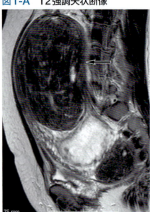
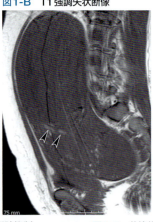

図1-C　分娩後のT2強調矢状断像　　図1-D　分娩後の脂肪抑制T1強調矢状断像　　図1-E　分娩後の脂肪抑制造影T1強調矢状断像

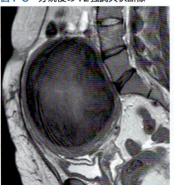
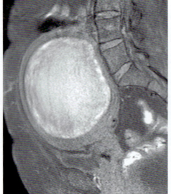
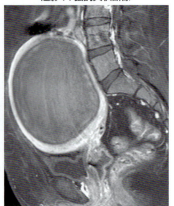

（文献1）より転載）

図2-A　T1強調矢状断像　　図2-B　T2強調矢状断像　　図2-C　脂肪抑制造影T1強調矢状断像

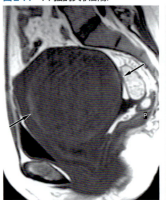
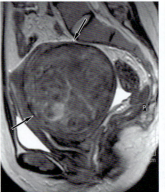
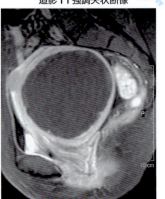

（文献2）より転載）

画像の読影と経過

症例1：T2強調像で子宮前壁に筋腫（図1-A；→）を認め，T1強調像ではこれに近接する筋層内に脈管に血栓を示唆する高信号を認めた（図1-B；▻）．分娩後の再検査で筋腫はT2強調像でより均一な著しい低信号（図1-C），脂肪抑制T1強調像で高信号（図1-D）となり，増強効果はまったく見られなかった（図1-E）．

症例2：子宮体部後壁に境界明瞭な腫瘤があり，T1強調像では辺縁部に高信号（図2-A；→），T2強調像では輪状低信号域を伴う（図2-B；→）．造影剤による増強効果はまったく見られない（図2-C）．

経過 症例1，2とも未妊婦のため子宮筋腫核出術が行われ，提示した結節は病理組織学的に99%以上が石灰化や硝子化を伴う壊死に陥り，原型を留めなかったが平滑筋腫由来と推定された．．

子宮筋腫赤色変性／卒中性平滑筋腫の一般的知識と画像所見

周囲に細胞密度の高い成分を伴い梗塞による出血壊死を伴う平滑筋腫は leiomyoma with apoplectic change と呼称される[3]．本病態は黄体ホルモン製剤投与に誘発され，その脂質代謝への影響による梗塞誘発が関与していると考えられ，出血壊死のほか粘液腫様変化や線維化も見られるとされる[4]．一方，Kawakami らは主として周産期の急性腹症を対象に，筋腫核はT1強調像で高信号，T2強調像で低信号を呈する領域が輪状に取り囲み，この輪状帯は血栓閉塞した静脈に相当すると指摘し，赤色変性は妊娠中，急速に増大する子宮自体による静脈圧排で生じた出血性梗塞であると考察した[5]．この発症機序や発症から撮像までの時間の違いから，赤色変性や卒中性平滑筋腫のMR所見は多彩である[6]．しかし妊婦や経口避妊薬，ステロイド内服中の急性腹症の原因として本症を念頭に置くべきで，前述のT1短縮域，T2短縮域に囲まれた造影剤に増強されない筋腫核が典型像である[5]．

鑑別診断のポイント

同じくT1強調像で高信号を呈する平滑筋腫瘍に脂肪平滑筋腫があり，閉経後に好発すること，種々の脂肪抑制像を併用することで診断はより容易となる．各種の子宮肉腫も筋腫様腫瘤の内部に出血を合併することが知られるが，肉腫では腫瘍の一部に出血が混在するのに対し，典型的な赤色変性では筋腫核全体が出血壊死に陥るため，造影後はまったく増強されないことが多い．

参考文献

1) 田中優美子，小畠真奈，濱田洋実・他：異常妊娠と妊娠に伴う母体の異常—胎盤の異常を含めて—．画像診断 27: 802-810, 2007.
2) 田中優美子：子宮腫大・腫瘍の鑑別診断．臨床婦人科産科 56: 622-629, 2002.
3) Oliva E, Loening T, Carcangiu ML, et al: Mesenchymal tumours, Tumours of the uterine corpus. *In* Kurman RJ, Carcangiu ML, Herrington CS, et al. (eds); WHO Classification of Tumours of Female Reproductive Organs. 4th ed. IARC, Lyon, p.135-147, 2014.
4) Boyd C, McCluggage WG: Unusual morphological features of uterine leiomyomas treated with progestogens. J Clin Pathol 64: 485-489, 2011.
5) Kawakami S, Togashi K, Konishi I, et al: Red degeneration of uterine leiomyoma: MR appearance. J Comput Assist Tomogr 18: 925-928, 1994.
6) Nakai G, Yamada T, Hamada T, et al: Pathological findings of uterine tumors preoperatively diagnosed as red degeneration of leiomyoma by MRI. Abdom Radiol 42: 1825-1831, 2017.

骨盤臓器脱
pelvic prolapse syndrome

田中優美子

症例1（図1）：50歳代．胃癌の術前検査として施行されたCTで子宮の偏位を指摘された．

図1-A　T2強調矢状断像

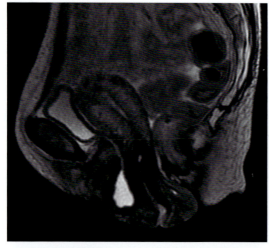

図1-B　T2強調矢状断像　KEY

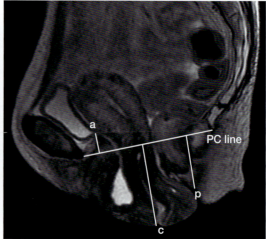

図1-C　T2強調横断像

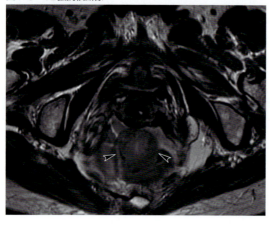

表1　恥骨尾骨線からの距離による骨盤臓器脱の重症度判定

重症度	計測値
小臓器脱	＜3 cm caudal to PCL
中臓器脱	3〜6 cm caudal to PCL
大臓器脱	＞6 cm caudal to PCL

画像の読影と経過

症例1：子宮・直腸の下垂の著しい症例（図1-A, B）．骨盤臓器脱の客観的評価には恥骨尾骨線（PC line；pubo-coccygeal line）から膀胱底（前方；a），子宮頸部（中央；c），肛門直腸境界（後方；p）に引いた垂線の長さが用いられる（図1-B, 表1）．本例では中央が中臓器脱に相当するが，後方成分は小臓器脱に留まる．脱肛に伴い直腸に炎症性の粘膜肥厚を生じている（図1-C；►）．

症例2：症例1に比べ軽症であることが，PC lineからの距離の計測で明瞭である（図2-A, B）．しかし膀胱下垂による排尿障害が，膀胱の筋層肥厚からうかがわれる（図2-C；►）．

経過　症例1：骨盤臓器脱に伴う症状で不便を感じていないため，無治療で経過観察．

症例2：ペッサリーで保存的治療を試みるも頻回に脱落するため，腹腔鏡下仙骨腟固定術（LSC；laparoscopic sacrocolpopexy）施行し症状軽快．

> **症例2**（図2）：60歳代．4年ほど前より入浴後に膀胱の下垂感を自覚．徐々に悪化し尿勢も低下したため受診．

図2-A　T2強調矢状断像
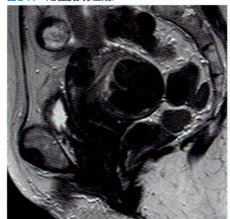

図2-B　T2強調矢状断像 **KEY**
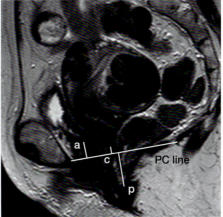

図2-C　T2強調横断像
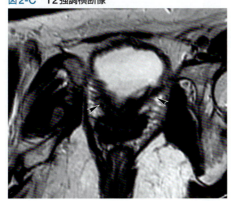

骨盤臓器脱の一般的知識と画像所見

産婦人科の立場から従来，「子宮脱」との捉え方がなされていた骨盤底の支持組織の脆弱化により諸臓器が下垂する病態は，今日では広く骨盤臓器脱と呼ばれる．加齢の他，多産，肥満がリスクファクターとされる．患者は子宮下垂だけでなく，排尿・排便・性機能障害といった多彩な主訴で受診する[1]．よって病態の評価や治療も産婦人科だけでなく泌尿器科，消化器科が協力して行うべき疾患である．

臨床診断は腹圧・怒責や立位による臓器下垂の視診により行われるが，MRは骨盤内臓器の局在を明瞭に描出できるので有用な診断ツールで，上記の恥骨尾骨線からの距離などが指標として用いられる[2]．しかし通常，MRの撮像は安静時に背臥位で行われるため，実際の病状を反映できないことも多い．これに対し撮像中に被検者に腹圧をかけさせ，SSFP等高速撮像法で撮像するなどの工夫も行われるが，筆者の経験ではMR検査中に著しい下垂を観察できることは少なく，欧米では排便障害症例に対しMR defecographyが推奨されている[3]が，本邦ではほとんど普及していない．

治療は，軽症例では骨盤底筋訓練指導や腟内ペッサリー挿入が行われるが，保存的療法で改善しない例では患者の希望に応じて仙骨腟固定術など手術療法が選択される[1]．

鑑別診断のポイント

臨床的には上記症状を来しうる他疾患を否定する必要があるとされ，画像的には骨盤底の腫瘤による臓器の圧排偏位等が考えうるが，鑑別診断を要する局面は多くない．

参考文献

1) Rogers RG, Fashokun TB: An overview of the epidemiology, risk factors, clinical manifestations, and management of pelvic organ prolapse in women. UpToDate. Hynes NA, Deventer, last updated 2018.07.11, accessed 2018.08.06.
2) Reiner CS, Weishaupt D: Dynamic pelvic floor imaging: MRI techniques and imaging parameters. Abdom Imaging 38: 903-911, 2012.
3) Mortele KJ, Fairhurst J: Dynamic MR defecography of the posterior compartment: Indications, techniques and MRI features. Eur J Radiol 61: 462-472, 2007.

骨盤うっ滞症候群
pelvic congestion syndrome

今岡いずみ

> **症例1**（図1）：70歳代．下腹部痛を主訴に来院．左下腹部に圧痛あり．痛みのスケールVAS（Visual Analogue Scale）は8点（10点が最大の痛み）．

図1-A　造影CT　上腹部レベル

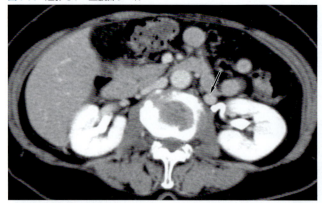

図1-B　造影CT　骨盤レベル

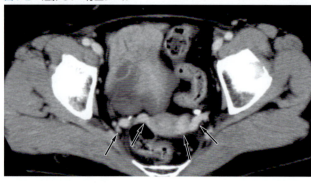

図1-C　血管造影（左卵巣静脈）

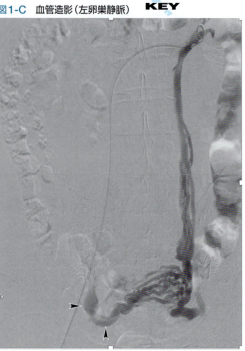

（近畿大学医学部放射線診断学教室　鶴﨑正勝先生のご厚意による）

画像の読影と経過

症例1：造影CTで左卵巣静脈および骨盤内静脈の拡張があり（図1-A, B；→），骨盤うっ滞症候群を疑われて紹介受診となった．左卵巣静脈造影で，著明な左卵巣静脈の拡張があり，拡張した骨盤内静脈は対側（図1-C；▶）まで描出されている．

症例2：MR venographyでは右卵巣静脈（図2-A, B；→）と，骨盤内静脈（図2-A, C；▶）に著明な拡張を認めたが，下腹部痛，骨盤痛はない．下肢静脈瘤（図2-A；⇢）は，骨盤静脈の機能不全も関与する可能性があるが，本例ではこれ以上の検索は行われていない．このため，骨盤内うっ滞症候群との診断には至っていない．

経過　症例1：両側卵巣静脈をコイルにて塞栓したところ，症状は著明に改善され，翌日にはVAS 2点，半年後には0点となった．

症例2：治療は弾性ストッキングのみ．

症例2（図2）：30歳代．下肢鈍痛があり来院．両下肢に静脈瘤を認め，超音波検査では右浅大腿静脈と両側大伏在静脈に逆流があり，深部静脈弁不全と考えられた．

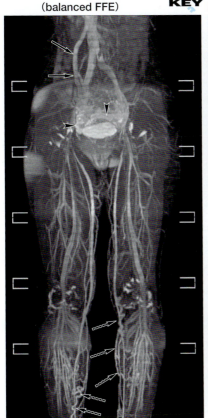

図2-A　MR venography，MIP像（balanced FFE）

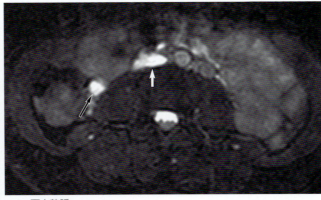

図2-B　同，元画像　上腹部レベル

⇨：下大静脈

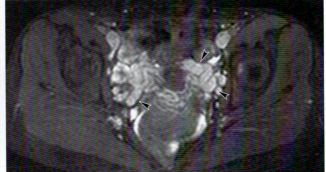

図2-C　同，元画像　骨盤レベル

骨盤うっ滞症候群の一般的知識と画像所見

　骨盤うっ滞症候群は，慢性的な骨盤痛の原因の一つである．立位で増悪し，臥床にて軽減する特徴がある．また，痛みは夕刻に悪化する．経産婦での閉経前発症が多く，閉経後には軽快することからエストロゲンの関与を疑う報告もあるが，症例1のような場合もある．

　骨盤内静脈は，腸骨静脈系および卵巣静脈に還流する．これらの静脈の弁不全や閉塞に起因した機能不全によると考えられている．画像所見としては，超音波検査，CT，MRIで骨盤内静脈の拡張や，卵巣静脈の拡張（多くは左側）を認める．ゴールデンスタンダードは卵巣静脈造影で，逆行性の卵巣静脈，子宮静脈の描出に加えて，対側骨盤内静脈の描出が見られる．多くは左卵巣静脈の拡張が優位であるが，治療としては両側卵巣静脈の塞栓，場合によっては内腸骨静脈分枝の塞栓が行われる．

　婦人科領域で慢性骨盤痛，というとどうしても子宮内膜症や子宮腺筋症，骨盤内感染症を考えてしまう．本邦ではまだ認知度の低い疾患であり，骨盤うっ滞症候群のことも，頭の片隅においておきたい．

　なお，男性で発症すると，下腹部痛，会陰部痛といった前立腺炎類似の症状を来す．前立腺炎と診断され，抗菌薬等の投薬で症状が軽快しない例の中に，本症が含まれていると考えられている．

参考文献

1) Lopez AJ: Female pelvic vein embolization; indications, techniques, and outcomes. Cardiovasc Intervent Radiol 38: 806-820, 2015.
2) 田内祐也，山田光倫，奥田直樹・他：骨盤内鬱滞症候群に対する血管内治療の経験．日血外会誌 23: 716-719, 2014.

索引

- 索引は，欧文索引（アルファベット順），和文索引（五十音順）に大別した．
- ノンブルの太字は症例写真の掲載ページおよびその項目の詳述を示す．

欧文索引

数字

3D撮像法 ………………………………………… 29
3T MRI …………………………………………… 34

A

ADC (apparent diffusion coefficient) ………… 28
adenofibroma …………………………………… 267
adenomatoid tumor …………………………… 112
adenomyosis …………………………………… 82, 85
adenomyotic cyst ………………………………… 86
adenosarcoma …………………………………… **78**
AFP ……………………………………… 246, 250, 333
agenesis, uterus ………………………………… 168
aggressive angiomyxoma ……………………… 368
androgen insensitivity syndrome …………… 164
angiomyofibroblastoma ………………………… 370
ASRM (American Society for Reproductive Medicine) によるMDA分類 ………………… 171
atypical endometrial hyperplasia ……………… 70

B

beak sign ………………………………………… 90
bicornuate ……………………………………… **174**
black mucinous ………………………………… 344
black sponge …………………………………… 261
BRCA ……………………………………… 194, 207, 255
Brenner tumor ………………………………… **298**, 346
bridging vascular sign …………… 90, 283, 292, 295
Burkittリンパ腫 ………………………………… 305

C

CA125 …………………………………………… 221
carcinoid ………………………………………… 248
carcinosarcoma ………………………………… **76**
cellular angiofibroma …………………………… 370
cellular leiomyoma ……………………………… 96

cervical cancer ………………………………… 118
cervical mucosa ………………………………… 41
cervical stroma ………………………………… 41
chemical peritonitis …………………………… 384
chemical shift …………………………………… 325
chemical shift imaging ………………………… 27, 295
CHESS (chemical shift selective saturation) … 25
chocolate cyst ………………………………… 220
chorioangioma ………………………………… 155
choriocarcinoma ……………………………… 158
clear cell carcinoma ………………………… 260, 262
corpus luteum cyst …………………………… 213
CSA (chemical shift artifact) ………………… 240
cystic adenomyosis ……………………………… 86
cystic atrophy …………………………………… 50

D

DCE (dynamic contrast enhancement imaging)
 ……………… 22, 63, 64, 77, 148, 153, 189, 283, 292, 297, 303, 374
dermoid cyst …………………………………… 240
didelphus ……………………………………… **172**
diffuse leiomyomatosis ………………………… 98
dysgerminoma ……………………………… **300**, 352

E

ectopic pregnancy ………………………… 144, 337, 372
endometrial hyperplasia ……………………… 68
endometrial polyp ……………………………… 72
endometrioid carcinoma …………………… 264, 266
endometriosis
 ― in less common and rare site …………… 366
 polypoid ― …………………………………… 318
endometriotic cyst …… 220, 308, 312, 316, 338
endometrium …………………………………… 40
endosalpingiosis …………………………… 113, 253
epithelial ovarian tumor ……………………… 322

ESS (endometrial stromal sarcoma)
　　high-grade — **105**
　　low-grade — **102**
ETT (epithelioid trophoblastic tumor) 162

F

fibroma **290**, **347**
flow void 283, 333
follicle cyst 213
follicle preserving sign 305
functional cyst **212**

G

genetic predisposition in gynecologic cancers
　... **206**
GIST (gastrointestinal stromal tumor)
　... 285, **286**, 287
GnRHa (gonadotropin releasing hormone
　analogue) 50, 90, 98, 231, 285
gonadal dysgenesis **166**
granulosa cell tumor **276**, **278**, **329**
growing teratoma syndrome 247
GTD (gestational trophoblastic disease)
　... 157, **160**

H

hCG 19, 157, 159, 162, 229
hematometra **80**
hemorrahagic ovarian cyst **319**
HL (hyperreactio luteinalis) **228**
HPV (human papilloma virus) 118, 356, 359
HRT (hormone replacement therapy) 48, 50
hydatidiform mole **156**
　　invasive — **158**
hydrometra **80**
hydrosalpinx 218
hypoplasis, uterus 168

I

immature teratoma **246**, **350**
intravenous leiomyomatosis **98**

IUD (intrauterine contraceptive device)
　.. 236, 335, 336

J

junctional zone 40, 41, 42, 60, 83
juvenile granulosa cell tumor **353**

K

kissing ovary 179, 221
Krukenberg腫瘍 273, **302**, 303, **348**

L

LAMN (low-grade appendiceal mucinous
　neoplasm) **238**, 239, **274**, 275
LEGH (lobular endocervical glandular hyperplasia)
　....................................... 135, **136**, 138, 142
leiomyoma
　　lipo — 96
　　myxoid — 96
　　— of the uterine cervix **130**
　　red degeneration of — **386**
　　submucosal — **74**
　　subserosal — **282**
　　uterine — **88**, **91**, **94**, **97**
　　— with apoplectic change **386**
leiomyosarcoma **100**, 370
LPD (leiomyomatosis peritonealis disseminata)
　... **284**
lymphocele 233
Lynch症候群 57, 207

M

malignant lymphoma
　　— ovary **304**, 305
　　— uretus **132**, 133, **361**, 362
mature teratoma **240**, **324**
　　malignant transformation within — **242**
Mayer-Rokitansky-Küster-Hauser (MRKH)
　症候群 165, 167, 169
Meigs症候群 292
metastasizing leiomyoma 98

metastatic tumor
　— ovarian ……………………………………… **271**
　— uterine ………………………………………… **114**
MPA (medroxyprogesterone acetate) ……… 69, 70
MRU (MR urography) ………………………… **30**, 125
mucinous tumor …………………………… **222**, **344**
　mucinous borderline tumor ………………… **226**
　mucinous carcinoma ……………………… **226**, **268**
　　— gastric type ……………………………… **140**
Müller管 ……………………… 165, 169, 170, 215
Müller管形成異常（MDA）
　………………………… 168, 170, 171, 172, 174, 177
Müller管抑制因子 ………………………………… 167
multiplicity ……………………………………… 221
myometrium ……………………………………… 40

N

nabothian cyst ………………………………… **134**
NMDAR (N-methyl D-aspartate receptor)
　……………………………………………… 241, 246
NSF (nephrogenic systemic fibrosis) …………… 22

O

OHSS (ovarian hyperstimulation syndrome)
　……………………………………………… 228, 229
OHVIRA (obstructed hemivagina and ipsilateral
　renal anomaly) ……………………………… 173, 177
omental cake …………………………………… 197
ovarian cancer ………………………………… **194**
ovarian hemorrhage …………………………… **375**
ovarian torsion ………………………………… **380**

P

Paget病 ………………………………………… 362
paraovarian cyst ……………………………… **214**
PC line (pubo-coccygeal line) ………………… 388
PCOS (polycystic ovary syndrome) ……… 56, **180**
PEComa (perivascular epithelioid cell tumor)
　……………………………………………………… 108
pelvic congestion syndrome ………………… **390**

pelvic prolapse syndrome …………………… **388**
peritoneal inclusion cyst ……………………… **230**
peritumoral enhancement ……………… 62, 63, 64
persistent torphoblastic disease …………… **158**
Peutz-Jeghers症候群 ………………………… 142
PID (pelvic inflammatory disease)
　………………………………… 236, 336, **378**, 379
placenta accreta ……………………………… **149**
placental polyp ………………………………… **151**
placenta previa ………………………………… **146**
PMD (placental mesenchymal dysplasia) …… 157
primitive endodermal tumor ………………… 251
pseudocyst …………………………………… **230**
pseudolobular pattern ………………………… 297
PSTT (placental site trophoblastic tumor) …… 160
pyometra ………………………………………… **80**

R

retained placenta ……………………………… **151**
Rokitansky protuberance ……………………… 325
RPOC (retained products of conception)
　…………………………………………… **151**, 153
ruptured ovarian cyst ………………………… **384**

S

S状結腸憩室炎 ………………………………… 379
SCJ (squamo-columner junction) …………… 118
sclerosing stromal tumor …………… **296**, **354**
secondary tumor
　— ovarian ……………………………………… **271**
　— uterine ……………………………………… **114**
SEE (subendometrial enhancement)
　…………………………………… 60, 61, 63, 64, 77
septate, uterus ………………………………… **174**
SERM (selective estrogen receptor modulator)
　……………………………………………………… 50
serous tumors ………………………………… **216**
　SBT (serous borderline tumor) … **252**, 253, **256**
　serous carcinoma …………………… **254**, **256**
　serous psammocarcinoma ………………… 255

STIC (serous tubal intraepithelial carcinoma)	194, 259
Sertoli 細胞腺腫	165
shading	221, 261, 308, 310, 315, 338, 339, 340
SRY	167
SSFP (steady state free precession)	34
stained glass appearance	225
stained glass tumor	326
STIR (short-TI inversion recovery)	25
stromal ring	65
struma ovarii	248, 341
STUMP (smooth muscle tumor of uncertain malignant potential)	101
subtraction	24
Swyer 症候群	167

T

T2 blackout	90
tamoxifen	50
thecoma	293
tubal cancer	258
tubo-ovarian abscess	234, 334
Turner 症候群	167

U

undifferentiated uterine sarcoma	105
unicornuate, uterus	170

V

vaginal cancer	356, 360
vulvar cancer	358, 360

W

Wolff 管	165, 169

Y

yolk sac tumor	250, 332, 351

和文索引

あ

悪性黒色腫	133, 362
悪性腺腫	142
悪性胚細胞腫瘍	165
悪性リンパ腫	
子宮 —	114, 115, 132, 133
腟, 外陰 —	361, 362
卵巣 —	304, 305
アデノマトイド腫瘍	112, 113
アナフィラキシーショック	22
α-フェトプロテイン	250
アンドロゲン不応症	164, 165, 167
胃型頸部腺癌	138, 140, 142
胃癌	302, 303
異型腺筋腫	77
遺残胎盤	151, 153
異所性内膜	83
異所性妊娠	144, 145, 337, 372
遺伝性乳癌卵巣癌	255
遺伝性婦人科腫瘍	206
印環細胞癌	303
エストロゲン	331
エストロゲン産生	265, 277
黄体	41, 47, 376
黄体化過剰反応	228
黄体化莢膜細胞腫	295

か

外陰癌	358, 360
化学腹膜炎	325, 384, 385
拡散強調像	27
拡散係数	28
過大着床部	162
ガドリニウム製剤（造影剤）	22, 139, 148
顆粒膜細胞腫	251, 276, 277, 278, 323, 329, 331, 345, 353
カルチノイド	248, 249, 343

間質部妊娠	374
癌肉腫	77
嵌入胎盤	150
間葉性異形成胎盤	157
奇形腫	268, 269
稀少部位子宮内膜症	**366**
機能性嚢胞	47, **212**
偽嚢胞	**230**
急性虫垂炎	379
急性腹症	321, 333, 383, 387
莢膜細胞腫	277, 292, **293**, 295, 297
筋腫分娩	75
筋層浸潤	59
クラミジア	335
頸管上皮	41
頸管妊娠	145
茎捻転	383
頸部間質	41, 42, 65, 121, 122
月経周期	41
結節性硬化症	109
血栓症	261, 262
原発性無月経	164, 165, 166, 168
高異型度漿液性卵管上皮内癌	194
硬化性間質性腫瘍	251, **296**, 297, **354**
高カルシウム血症	261
広間膜	215
梗塞壊死	93
コスモスサイン	138
骨盤うっ滞症候群	**390**
骨盤子宮内膜症	**178**
骨盤臓器脱	**388**, 389
骨盤内感染症	236, 336, **378**, 379
骨盤腹膜炎	236
混合型胚細胞腫瘍	250

さ

最小偏倚型腺癌	142
子宮癌肉腫	**76**
子宮筋腫（平滑筋腫）	18, **88**, **91**, **94**, **97**, 101, 113, 130, 131, 283
頸部 ―	90, **130**
漿膜下 ―	90, **282**, 283
― 赤色変性	75, 93, **386**, 387
石灰化 ―	90, 92
卒中性 ―	**386**, 387
粘膜下 ―	**74**
富細胞性 ―	96, 104
卵管 ―	113, 253
類粘液 ―	96
子宮筋腫核出術	53
子宮頸癌	18, 80, **118**, 356
子宮頸部摘出術	121, 139
子宮収縮に伴う偽病変	**84**
子宮腺筋症	18, 58, 60, 62, 65, 79, **82**, **85**, 104
子宮蠕動	41
子宮腺肉腫	**78**
子宮体癌	77
― 手術進行期分類	58
― 術後再発リスク分類	59
― 組織学的分類	57
子宮脱	389
子宮低形成／無形成	**168**
子宮内膜	40, 42
子宮内膜癌	18, 51, **56**, **62**, **71**, 80, 87, 181
子宮内膜間質肉腫	107
高異型度 ―	**105**, 107
低異型度 ―	79, **102**
子宮内膜症	171, 177, 179, 219, 221, 265, 309, 310, 318, 323, 340, 385
ポリープ状 ―	318
子宮内膜症性嚢胞	**220**, 261, 265, **308**, **312**, **316**, **338**
子宮内膜増殖症	51, **68**, 70, 181
異型 ―	70, 73
子宮内膜ポリープ	51, **72**, 77, 79
子宮平滑筋肉腫	**100**
子宮傍組織	41, 43, 121

子宮留血症	80
子宮留水症	71, 80
子宮留膿症	80
脂肪平滑筋腫	96
脂肪抑制法	24
重複子宮	172
絨毛	374
絨毛癌	157, **158**, 159, 162, 323
絨毛性疾患	157, **160**
出血性卵巣嚢胞	**319**, 321
漿液性腫瘍	**216**
高異型度漿液性癌	194, 255, 259
漿液性癌, 子宮	57, **64**, **65**, **66**, 77
漿液性癌, 卵巣・卵管・腹膜	194, **199**, **200**, 254, 255, **256**, 273, 323
漿液性境界悪性腫瘍	**252**, 253, **256**
漿液性嚢胞腺腫	217
漿液性卵管上皮内癌	259
低異型度漿液性癌	194, 255
漿液粘液性腫瘍	315
─ 境界悪性腫瘍	**252**, 253
硝子壊死	93
静脈内平滑筋腫症	98
処女膜閉鎖	177
新カルチノイド症候群	249
神経鞘腫	**287**, 288
腎欠損	173
侵襲性血管粘液腫	**368**, 370
腎性全身性線維症	22
ステンドグラス腫瘍	**326**, 343, 345
性決定部位	167
成熟奇形腫	240, 249, **324**, 328, 380, 385
─ 悪性転化	242
性腺芽腫	167
性腺形成不全	**166**, 167
線維莢膜細胞腫	291, 295
線維血管性隔壁	301, 305
線維腫	283, **290**, 292, 295, 297, **347**, 383
線維肉腫	292

腺筋腫	101
腺線維腫	261, 265, 270
選択的エストロゲン受容体モジュレーター	50
選択的脂肪抑制法	179, 325
前置胎盤	**146**, 148, 149
穿通胎盤	150
腺肉腫	**79**
造影剤腎症	22
双角子宮	**174**
存続絨毛症	157, **158**, 159

た

体内磁性体	19
胎嚢	374, 377
胎盤血管腫	155
胎盤部トロホブラスト腫瘍	160
胎盤ポリープ	**151**
大網ケーキ	197
脱落膜化	318, 374
多嚢胞性卵巣症候群	56, **180**
タモキシフェン	50, 56, 73, 77, 79
単角子宮	**170**
恥骨尾骨線	388
腟癌	**356**, 360
腟中隔	173
腟閉鎖	173
中隔子宮	**174**
中間型トロホブラスト腫瘍	157
虫垂粘液性腫瘍	**238**, 274
直腸腟中隔	318
チョコレート嚢胞	**220**, **308**, **338**
帝王切開	53
ディスジャーミノーマ	**300**, **352**
停留精巣	165
転移性腫瘍	115, 270, 297
─ 子宮腫瘍	115
─ 卵巣腫瘍	245, 270, **271**, 277, 297, 303
転移性平滑筋腫	98
トンネル・クラスター	135, 138

な

内膜間質結節 ··· 104
内膜間質肉腫 ······························· 77, 101, 104
内膜症性囊胞
　········· 139, 179, 315, 317, 321, 339, 345, 385
ナボット囊胞 ····························· **134**, 135, 138
二次性腫瘍
　— 子宮 ·· **114**, 115
　— 卵巣 ·· **271**, 273
妊娠黄体 ··· 380
妊娠付属物遺残 ································· **151**, 153
粘液腫 ··· 370
粘液性腫瘍 ···························· 222, 225, **226**, 344
　低異型度 — ·· 275
　粘液性癌 ············· 249, **268**, 270, 273, 275, 326
　粘液性境界悪性腫瘍 ······························· 270
　粘液性囊胞腺腫 ······························· 225, 299
年齢による変化
　— 子宮の変化 ··· 45
　— 卵巣の変化 ··· 46
囊胞性萎縮 ·· 51
膿瘍 ·· 232

は

胚細胞性腫瘍 ······································· 301, 349
播種性腹膜筋腫症 ······························ **284**, 285
白血病 ·· 115
バルトリン腺癌 ·· 365
バルトリン腺囊胞 ······················· 365, 368, 370
ヒアリン変性 ··· 90
微小浸潤 ·· 253
ヒトパピローマウイルス ················ 356, 359
非ホジキンリンパ腫 ··································· 305
びまん性平滑筋腫症 ····································· 98
腹腔内播種（腹膜播種） ···························· 197
腹水の流れ ··· 197
腹膜悪性中皮腫 ·· **201**
腹膜インプラント ·· 253
腹膜癌 ··· 194, 255, 259
腹膜偽粘液腫 ························ **202**, 239, 268, 275
腹膜腫瘍の組織学的分類 ···························· 195
腹膜妊娠 ·· 145
富細胞性線維腫 ·· 292
婦人科画像診断に役立つweb resources ········· 363
ブスコパン® ·· 19
ブレンナー腫瘍 ········ 268, 292, **298**, 299, 328, **346**
分子標的薬 ·· 311
分葉状頸管腺過形成 ···················· 135, **136**, 138, 142
平滑筋肉腫 ·· 77, **285**
平滑筋肉腫／子宮内膜間質肉腫の進行期分類 ····· 104
放射線治療，子宮頸癌 ································ 127
傍腫瘍症候群 ··· 111
胞状奇胎 ··· **156**
　侵入 — ··· **158**, 159
傍神経節腫 ··· **289**
傍精巣囊胞 ··· 165
放線菌症 ······································· 236, 335, 336
傍卵巣囊胞 ··· **214**
ホルモン産生 ·· 273
ホルモン補充療法 ··································· 48, 50

ま

マクロ環型製剤 ·· 148
慢性骨盤痛 ··· 391
未熟奇形腫 ·· 246, **350**
未分化子宮肉腫 ································· 105, 107
未分化胚細胞腫 ··························· 167, **300**, **352**
明細胞癌 ················· 57, 253, **260**, **262**, 265, 315, 323
メドロキシプロゲステロン酢酸エステル剤 ·········· 69
メトトレキサート ··························· 145, 374
メトヘモグロビン ·· 221
メラニン ·· 133

や

癒着胎盤 ································· **149**, 150

ら

卵黄囊腫瘍 ············· **250**, 251, 323, **332**, 333, **351**
卵管炎 ·· 219

卵管癌	194, 255, **258**
卵管妊娠	374
卵管膨大部妊娠	374
卵管卵巣膿瘍	**234**, 236, **334**
卵管留血症	219, 309
卵管留水症	**218**, 219, 236
卵管留膿症	336
卵巣過剰刺激症候群	229
卵巣癌	**194**, 198

卵巣甲状腺腫
　　　　248, 249, 251, 270, 328, **341**, 343, 345

卵巣出血	**375**, 377
黄体出血	319, 377
卵胞出血	377
卵巣腫瘍の組織学的分類	192, 195
卵巣粘液性腫瘍	326
卵巣嚢腫茎捻転	**380**
卵巣嚢腫破裂	383, **384**, 385

卵巣嚢胞
黄体嚢胞	213
卵胞嚢胞	213
卵胞	41, 43, 213
緑色腫	305
リンパ嚢胞	233
類上皮トロホブラスト腫瘍	162

類内膜癌
　子宮 ― 　57, 59, **61**, **62**, **63**, **64**,
　　　　　　66, 67, 77, 265, **267**
　卵管 ― 　259
　卵巣 ― 　67, 253, 259, 261, **264**,
　　　　　　265, **266**, **267**, 315

ルテイン化	229

『画像診断』別冊 KEY BOOK シリーズ

婦人科 MRI アトラス 改訂第 2 版

2004 年 4 月 15 日	第 1 版第 1 刷発行
2016 年 6 月 24 日	第 1 版第 5 刷発行
2019 年 4 月 5 日	改訂第 2 版第 1 刷発行
2021 年 3 月 15 日	改訂第 2 版第 2 刷発行

編 著	今岡いずみ・坪山尚寛・田中優美子
発行人	小袋朋子
編集人	小林香織
発行所	株式会社 学研メディカル秀潤社 〒 141-8414 東京都品川区西五反田 2-11-8
発売元	株式会社 学研プラス 〒 141-8415 東京都品川区西五反田 2-11-8
印刷所	株式会社 廣済堂
製本所	株式会社 難波製本

この本に関する各種お問い合わせ
【電話の場合】●編集内容については Tel. 03-6431-1211（編集部）
　　　　　　●在庫については Tel. 03-6431-1234（営業部）
　　　　　　●不良品（落丁，乱丁）については Tel. 0570-000577（学研業務センター）
　　　　　　　〒 354-0045 埼玉県入間郡三芳町上富 279-1
　　　　　　●上記以外のお問い合わせは学研グループ総合案内 0570-056-710（ナビダイヤル）
【文書の場合】〒 141-8418　東京都品川区西五反田 2-11-8
　　　　　　学研お客様センター『婦人科 MRI アトラス 改訂第 2 版』係までお願いいたします．

©2019 by Izumi Imaoka, Takahiro Tsuboyama, Yumiko Oishi Tanaka
Printed in Japan.
●ショメイ：ガゾウシンダンベッサツキーブックシリーズ　フジンカエムアールアイアトラス　カイテイダイニハン

本書の無断転載，複製，頒布，公衆送信，翻訳，翻案等を禁じます．
本書に掲載する著作物の複製権・翻訳権・上映権・譲渡権・公衆送信権（送信可能化権を含む）は株式会社 学研メディカル秀潤社が管理します．
本書を代行業者等の第三者に依頼してスキャンやデジタル化することは，たとえ個人や家庭内の利用であっても，著作権法上，認められておりません．

学研メディカル秀潤社の書籍・雑誌についての新刊情報・詳細情報は，下記をご覧ください．
　https://gakken-mesh.jp/

本書に記載されている内容は，出版時の最新情報に基づくとともに，臨床例をもとに正確かつ普遍化すべく，著者，編者，監修者，編集委員ならびに出版社それぞれが最善の努力をしております．しかし，本書の記載内容によりトラブルや損害，不測の事故等が生じた場合，著者，編者，監修者，編集委員ならびに出版社は，その責を負いかねます．
また，本書に記載されている医薬品や機器等の使用にあたっては，常に最新の各々の添付文書や取り扱い説明書を参照のうえ，適応や使用方法等をご確認ください．

[JCOPY]〈出版者著作権管理機構委託出版物〉
本書の無断複写は著作権法上での例外を除き禁じられています．複写される場合は，そのつど事前に，出版者著作権管理機構（電話 03-5244-5088，FAX 03-5244-5089，e-mail：info@jcopy.or.jp）の許諾を得てください．

表紙・本文デザイン	GRID，麒麟三隻館
表紙写真	アフロ／ Edson Vandeira
DTP/ 図版作成	株式会社センターメディア